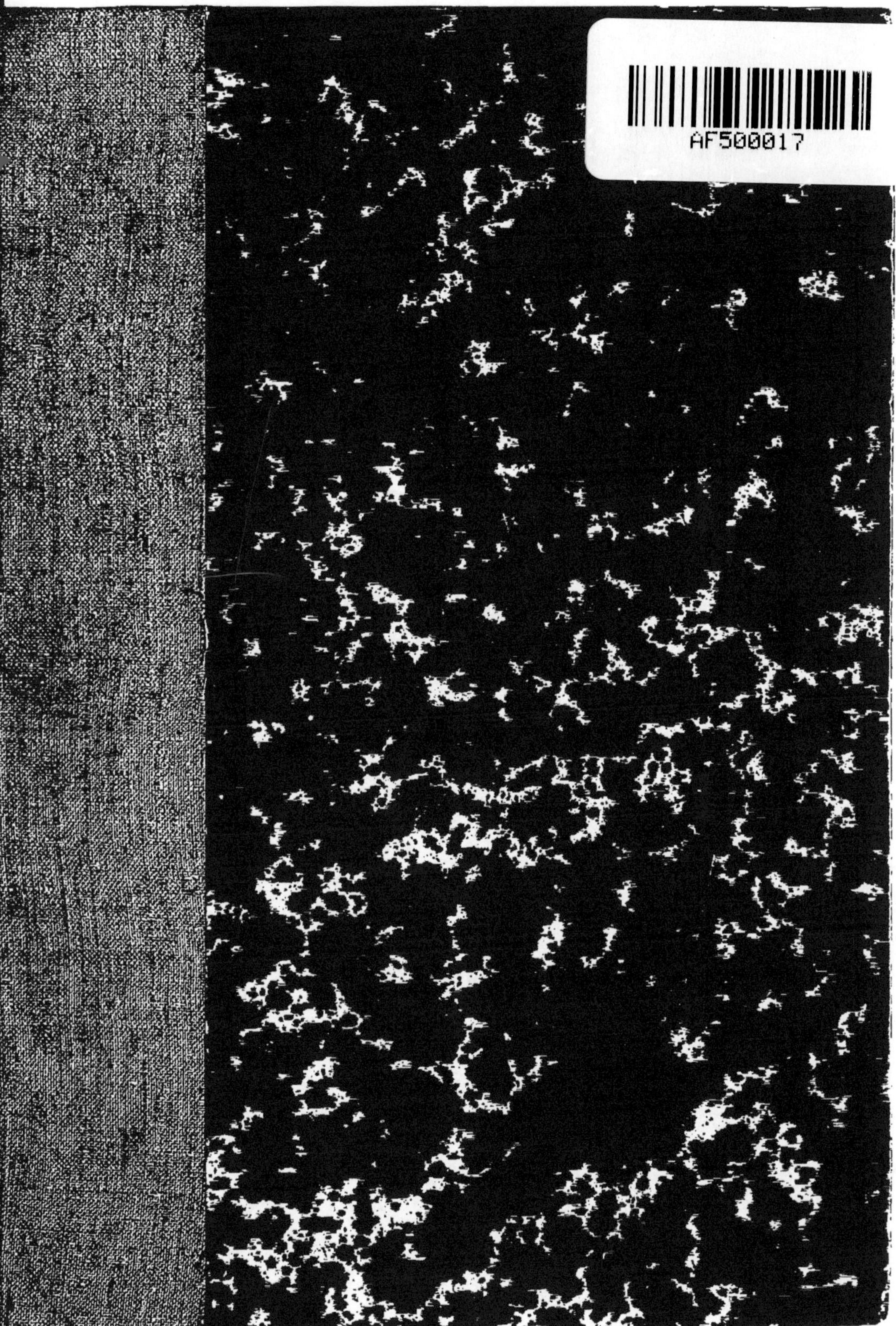

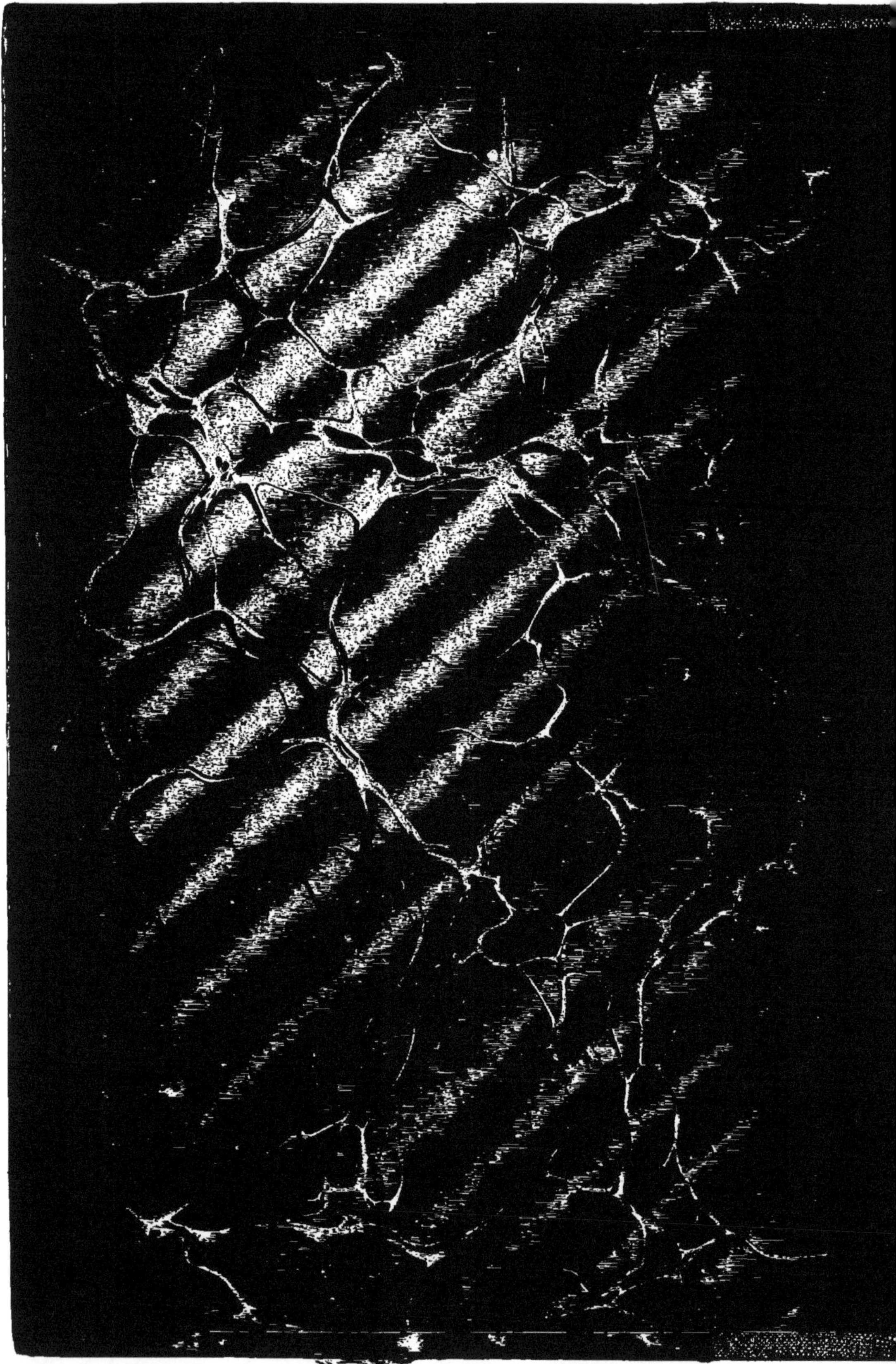

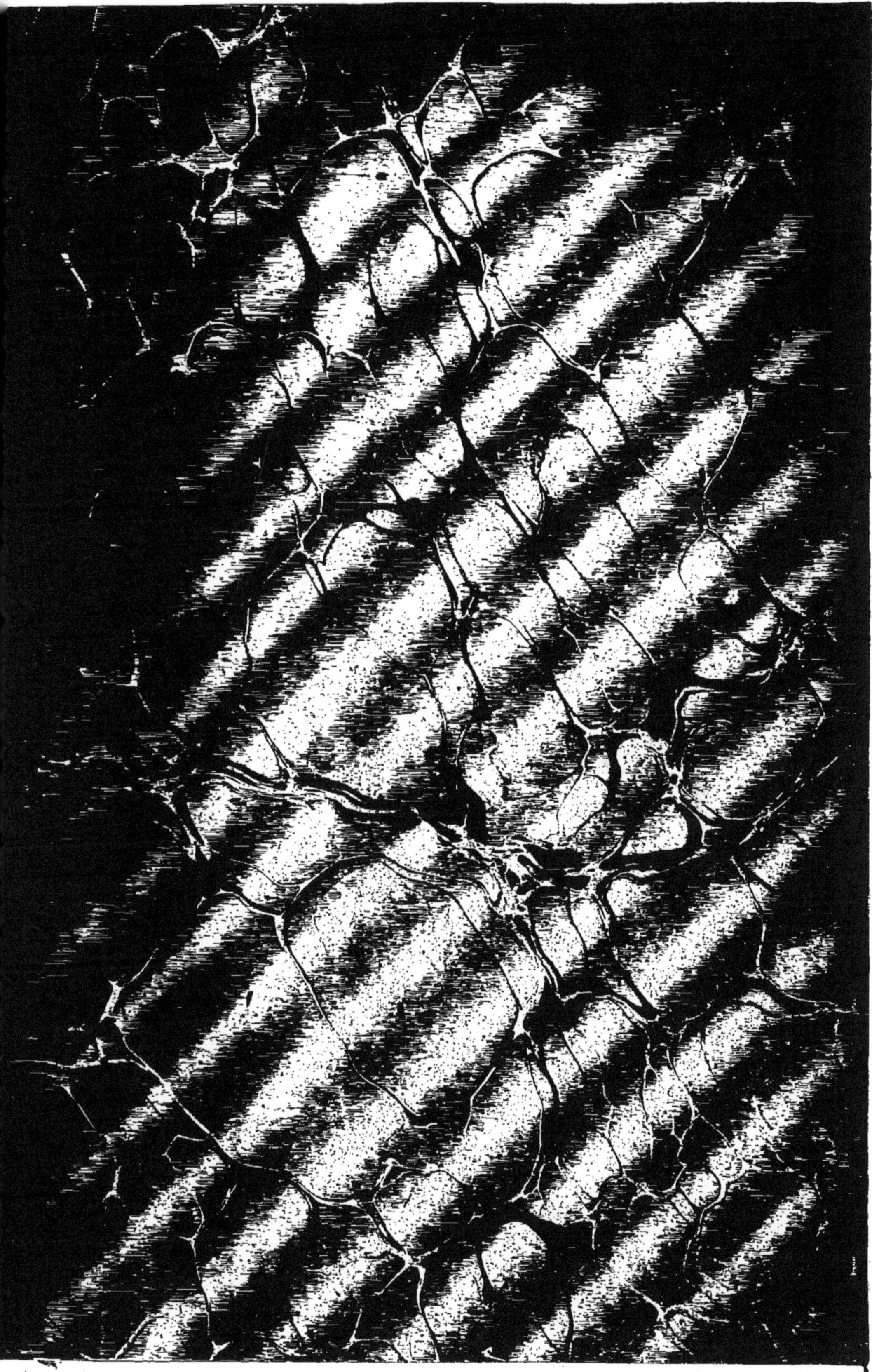

TRAITÉ D'HYGIÈNE

PUBLIÉ EN FASCICULES

SOUS LA DIRECTION DE MM.

P. BROUARDEL
PROFESSEUR À LA FACULTÉ DE MÉDECINE DE PARIS
MEMBRE DE L'INSTITUT

E. MOSNY
MÉDECIN
DE L'HÔPITAL SAINT-ANTOINE

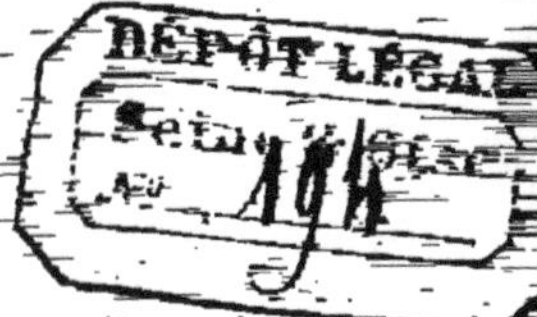

X

HYGIÈNE NAVALE

PAR

DUCHATEAU
DIRECTEUR [illegible] DE SANTÉ
DE [illegible] A LORIENT.

JAN
MÉDECIN EN CHEF
DE LA MARINE.

PLANTÉ
MÉDECIN PRINCIPAL
DE LA MARINE.

Avec 3 planches coloriées et 38 figures dans le texte.

PARIS
LIBRAIRIE J.-B. BAILLIÈRE ET FILS
19, Rue Hautefeuille, près du Boulevard Saint-Germain

1906

X

HYGIÈNE NAVALE

LISTE DES COLLABORATEURS

ACHALME .... Directeur du laboratoire colonial de l'École des Hautes-Études
ALLIOT .... Médecin des Colonies.
ANTHONY .... Secrétaire de la Société d'Anthropologie.
BLUZET .... Inspecteur général adjoint des Services sanitaires.
BONJEAN .... Chef du Laboratoire du Conseil supérieur d'hygiène.
BOREL .... Directeur de la IIe Circonscription sanitaire maritime, lauréat de l'Institut.
BOULAY .... Ancien interne des Hôpitaux de Paris.
BROUARDEL (G.) .... Médecin des Hôpitaux de Paris.
BROUARDEL (P.) .... Professeur à la Faculté de médecine de Paris, membre de l'Institut et de l'Académie de médecine.
CALMETTE .... Directeur de l'Institut Pasteur de Lille et professeur à la Faculté de médecine de Lille.
CHANTEMESSE .... Professeur d'hygiène à la Faculté de médecine de Paris, médecin des Hôpitaux, membre de l'Académie de médecine.
CLARAC .... Médecin-inspecteur du Service de Santé des colonies.
COURMONT (J.) .... Professeur d'Hygiène à la Faculté de médecine de Lyon.
COURTOIS-SUFFIT ...... Médecin en chef des Manufactures de l'État.
DINET .... Secrétaire de la Ligue pour l'Hygiène scolaire.
DOPTER .... Professeur agrégé à l'École du Val-de-Grâce.
DUCHATEAU .... Directeur du Service de Santé de la Marine, à Lorient.
DUPRÉ (E.) .... Professeur agrégé à la Faculté de médecine de Paris, médecin de l'Hospice La Rochefoucauld.
FAIVRE (Paul) .... Inspecteur général adjoint des Services sanitaires.
FONTOYNONT .... Professeur à l'École de médecine de Tananarive.
GAUTHIER (Arthur) ..... Inspecteur sanitaire à Suez.
IMBEAUX .... Ingénieur des Ponts et Chaussées, directeur du Service municipal de Nancy.
JAN .... Médecin en chef de la Marine.
JEANSELME .... Professeur agrégé à la Faculté de médecine de Paris, médecin de l'Hôpital Tenon.
LAFEUILLE .... Médecin-major de l'Armée.
LAUNAY (de) .... Ingénieur en chef des Mines, Professeur à l'École des Mines
LECLERC DE PULLIGNY. Ingénieur en chef des Ponts et Chaussées, secrétaire de la Commission d'Hygiène industrielle près le ministère du Commerce
LESIEUR (CH.) .... Chef des travaux d'hygiène à la Faculté de médecine de Lyon.
LEVY-SIRUGUE .... Ancien interne des Hôpitaux de Paris.
MARCH (L.) .... Chef des Services de la Statistique générale de la France.
MARCHOUX .... Médecin principal de deuxième classe des troupes coloniales.
MARTEL (E.-A.) .... Auditeur au Conseli supérieur d'hygiène.
MARTIN (A.-J.) .... Inspecteur général de l'assainissement et de la salubrité de l'habitation de la Ville de Paris.
MARTIN (L.) .... Médecin en chef de l'Hôpital Pasteur.
MASSON .... Sous-directeur de l'Assainissement de Paris.
MORAX .... Ophtalmologiste des Hôpitaux de Paris.
MOSNY (E.) .... Médecin de l'Hôpital Saint-Antoine.
NETTER .... Professeur agrégé à la Faculté de médecine de Paris, médecin de l'Hôpital Trousseau, membre de l'Académie de médecine.
NOC .... Médecin-major de deuxième classe des troupes coloniales.
OGIER (J.) .... Chef du Laboratoire de toxicologie de la Faculté de médecine de Paris.
PLANTÉ .... Médecin principal de la Marine.
RIBIERRE .... Ancien interne des Hôpitaux de Paris.
ROUGET .... Professeur agrégé à l'École du Val-de-Grâce.
SERGENT (Ed.) .... De l'Institut Pasteur.
SERGENT (Et.) .... De l'Institut Pasteur.
SIMOND (L.) .... Médecin principal de deuxième classe des troupes coloniales.
THOINOT .... Professeur agrégé à la Faculté de médecine de Paris, médecin de l'Hôpital Saint-Antoine.
WIDAL .... Professeur agrégé à la Faculté de médecine de Paris, médecin de l'Hôpital Cochin.
WURTZ (R.) .... Professeur agrégé à la Faculté de médecine de Paris, médecin des Hôpitaux de Paris.

4652-05. — Corbeil. Imprimerie Éd. Crété.

TRAITÉ D'HYGIÈNE

PUBLIÉ EN FASCICULES

SOUS LA DIRECTION DE MM.

P. BROUARDEL
PROFESSEUR A LA FACULTÉ DE MÉDECINE DE PARIS
MEMBRE DE L'INSTITUT

E. MOSNY
MÉDECIN
DE L'HOPITAL SAINT-ANTOINE

X

HYGIÈNE NAVALE

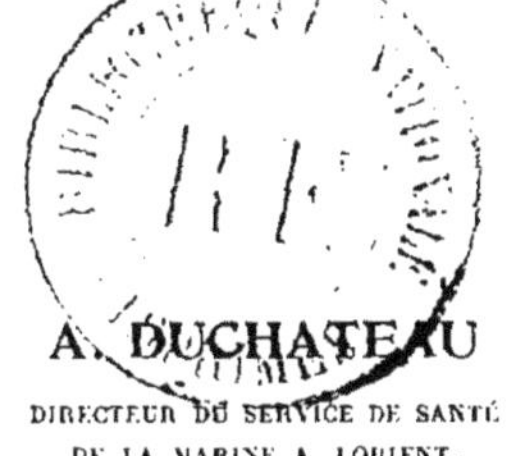

PAR

A. DUCHATEAU
DIRECTEUR DU SERVICE DE SANTÉ
DE LA MARINE A LORIENT.

JAN
MÉDECIN EN CHEF
DE LA MARINE.

PLANTÉ
MÉDECIN PRINCIPAL
DE LA MARINE.

Avec 3 planches coloriées et 38 figures dans le texte.

PARIS
LIBRAIRIE J.-B. BAILLIÈRE ET FILS
19, Rue Hautefeuille, près du Boulevard Saint-Germain

1906

TRAITÉ D'HYGIÈNE

PUBLIÉ SOUS LA DIRECTION DE

MM. P. BROUARDEL et E. MOSNY

HYGIÈNE NAVALE

MARINE DE GUERRE

PAR

JAN ET **PLANTÉ**

Médecin en chef de la Marine. Médecin principal de la Marine.

I. — LES NAVIRES.

A la fin de l'année 1900, le Gouvernement français fit adopter par les Chambres un programme de constructions navales, dont l'accomplissement réglera prochainement la composition de notre flotte de guerre.

Cette flotte a des rôles variés à remplir, auxquels sont appropriés des bâtiments de types spéciaux, et ces types, qu'après bien des tâtonnements les grandes marines actuelles ont acceptés, se réduisent en réalité à quatre classes :

Les cuirassés ;

Les croiseurs ;

Les torpilleurs et contre-torpilleurs (aviso-torpilleurs et torpilleurs de haute mer) ;

Les sous-marins.

Toutefois, des navires cuirassés d'un faible tirant d'eau, et d'un moindre tonnage que les cuirassés modernes, dont le type n'est plus reproduit, figurent encore dans nos escadres actives : ce sont les garde-côtes cuirassés.

Ces cinq classes de bâtiments répondent aux besoins de notre politique dans les mers d'Europe.

Mais la Marine n'a pas seulement à se préoccuper de l'organisation des défenses maritimes de la métropole, elle doit encore entretenir des forces dans les mers lointaines pour la protection de nos intérêts coloniaux et commerciaux.

Les bâtiments construits pour faire face à ces obligations hors d'Europe rentrent tous aujourd'hui dans la classe des croiseurs cuirassés et protégés, et ont pour adjuvants des avisos à roues ou à hélice, destinés à disparaître bientôt ; des canonnières en fer de 500 à 600 tonnes de déplacement, et des chaloupes canonnières de 150 à 200 tonnes, dont la mission consiste à remonter les fleuves et les rivières.

Le transport des troupes aux colonies et leur rapatriement s'opèrent actuellement à l'aide de paquebots affrétés par l'État. Mais la marine tient en réserve dans son arsenal de Toulon un certain nombre de grands transports-hôpitaux, primitivement destinés au service de l'Indo-Chine, et qui seraient très heureusement utilisés, le cas échéant, soit pour transporter des corps de troupe et tout leur matériel, soit surtout comme navires-ambulances.

L'un d'eux, le *Tonkin*, a été dernièrement distrait de son affectation première et transformé, sous le nom de *Duguay-Trouin*, en école d'application des aspirants.

Enfin les vestiges de l'ancienne marine comptent toujours en service trois représentants devenus des casernes flottantes, qui forment trois navires-écoles : le *Borda*, anciennement vaisseau l'*Intrépide*, aujourd'hui l'École navale ; la *Bretagne*, ancien navire de haut bord : le *Fontenoy*, actuellement l'École des mousses, — deux écoles pour lesquelles des installations à terre, adoptées déjà par d'autres marines, sont réclamées avec insistance par les hygiénistes, — et la *Saône*, vieil aviso-transport, réservé dans le port de Brest aux apprentis-gabiers, dont l'instruction technique s'effectuait encore, il y a deux ans, sur la dernière frégate à voile qui ait pris armement : la *Melpomène*.

Quant aux deux autres grandes écoles de spécialités maritimes, — celles des torpilleurs et des canonniers, — la première a élu domicile sur un cuirassé relativement moderne, le *Magenta* ; la seconde subsiste depuis vingt ans sur une frégate d'escadre décuirassée et aménagée intérieurement pour sa destination : la *Couronne*.

Telles sont, en ce moment, les diverses espèces de bâtiments qui composent notre flotte de guerre. Celle-ci est déjà bien différente de celle que décrivirent si méthodiquement Rochard et Bodet dans leur *Traité d'hygiène navale*, dont l'apparition coïncidait avec le premier échantillon de croiseur cuirassé (*Dupuy-de-Lôme*), et dont les commentaires si complets se rapportent, comme dernières unités modernes, aux cuirassés d'escadre *Formidable* et *Hoche*.

Depuis la publication de ce traité didactique, ces cuirassés ont dû subir, pour n'être pas démodés, d'importants changements, et, quoique l'un d'eux, le *Formidable*, figurât encore dernièrement dans notre escadre du Nord, l'évolution maritime leur a substitué des bâtiments de combat beaucoup plus puissants en même temps que beaucoup plus compliqués.

Mais ce sont surtout les croiseurs, que l'on a définis d'un mot en les appelant « les cavaliers de la mer », qui, depuis l'époque dont nous parlons, c'est-à-dire depuis moins de dix ans, ont conquis une large place en tactique navale, chargés qu'ils seront de faire dans nos escadres un double service de reconnaissance et de garde, d'entraver le commerce d'un adversaire, de ravager des côtes, etc....

Pour s'acquitter de toutes ces charges, il a fallu qu'ils fussent nombreux et variés, et pour satisfaire aux qualités dominantes — vitesse et rayon d'action — qu'on exige d'eux, leur conception architecturale s'est élevée jusqu'aux proportions des cuirassés, puisque les derniers types du genre, *Ernest Renan* et *Edgar Quinet*, déplaceront 14 300 tonneaux.

Les torpilleurs et contre-torpilleurs, aidés des sous-marins, ont, de leur côté, acquis un rôle prépondérant dans la défense du littoral, dont ils sont devenus les véritables garde-côtes, et dans la protection des escadres, qu'ils contribueraient si efficacement à assurer. On les a multipliés, et on les perfectionne chaque jour.

Enfin le développement de la puissance maritime de certaines nations lointaines, auxquelles il suffisait d'opposer naguère, pour appuyer une réclamation diplomatique, des navires d'une valeur militaire médiocre, nous oblige maintenant à entretenir hors d'Europe des unités modernes représentées par différents croiseurs.

Il en résulte que, depuis une dizaine d'années, la physionomie de notre flotte de combat a considérablement changé.

Les limites restreintes du fascicule qui nous est réservé dans cet ouvrage ne sauraient évidemment admettre une étude approfondie d'un grand nombre de bâtiments relevant des diverses catégories que nous venons d'énumérer. L'écart considérable qui existe entre le tonnage de nos croiseurs cuirassés, — pour ne citer que cet exemple, — laisse en effet aux constructeurs une latitude assez large pour leur permettre d'apporter, dans l'exécution du programme qui leur est prescrit, des modifications intérieures susceptibles de différencier très sensiblement, au point de vue hygiénique, deux représentants de cette même classe.

Nous bornant, dans ces conditions, à choisir pour chaque espèce de bâtiments un des types les plus modernes, nous n'envisagerons que la distribution intérieure spéciale à chacun d'eux.

PROGRÈS DE LA CONSTRUCTION. — Mais, sans entrer dans des développements qui seraient ici hors de propos, il ne nous paraît pas dénué d'intérêt de préluder à l'étude du navire, en rappelant succinctement la marche qu'a suivie, parallèlement aux progrès de la métallurgie et de l'artillerie, la construction de nos unités de combat. Ce simple aperçu technique élucidera le mode de cuirassement et de cloisonnement qui fait de ces unités modernes des demeures s'accordant si difficilement avec les prescriptions de l'hygiène.

Mode de cuirassement. — L'usage des navires cuirassés date du succès qu'obtinrent en 1855, à l'attaque des forts de Kinburn, nos batteries flottantes *Lave*, *Tonnante* et *Dévastation*, dont les murailles de fer furent à l'épreuve des plus gros projectiles ennemis.

Quatre ans après, la France mettait à l'eau le premier cuirassé de haut bord, la *Gloire*; l'Angleterre imitait presque aussitôt son exemple, et, dès l'entrée en service des nouveaux engins, une lutte, qui d'ailleurs dure toujours, s'engagea entre le canon et la cuirasse, l'avantage restant tour à tour à l'attaque et à la défense.

Dans le but d'augmenter la puissance défensive du navire, l'acier ne tarda pas à remplacer le fer forgé. Les plaques de ce dernier métal avaient pourtant l'avantage de se fendre très peu sous le choc; mais, malgré l'épaisseur croissante qu'elles acquirent, les coups de l'artillerie parvinrent à les percer.

Les plaques en acier eurent primitivement sur celles en fer le désavantage d'être plus cassantes, tout en formant un blindage plus résistant à la perforation, et ce n'est qu'à la suite d'une longue série d'essais que la métallurgie fut en état de livrer des plaques douées à la fois d'une cohésion et d'une résistance qui les rendirent à peu près impénétrables.

En même temps que la métallurgie accomplissait ces progrès, l'artillerie devenait de plus en plus redoutable :

1° En augmentant la puissance de perforation des pièces de tout calibre, due à une plus grande vitesse initiale (emploi des poudres lentes et allongement des pièces), ainsi qu'à l'utilisation des projectiles en acier chromé;

2° En introduisant le tir rapide;

3° En chargeant ses projectiles avec des explosifs (en France, la mélinite).

L'augmentation de puissance de la grosse artillerie eut pour conséquence de rendre toujours plus difficile l'impénétrabilité *absolue* de la muraille d'un navire par une cuirasse appliquée sur ses flancs; si bien qu'on finit par renoncer, — la qualité du métal allant d'ailleurs chaque année en s'améliorant, — à augmenter l'épaisseur de la ceinture cuirassée. C'est ainsi que, de 45 centimètres qu'elle était sur le *Formidable*, elle est descendue à 32 centimètres sur l'*Iéna*, et même à 30 centimètres sur le *Suffren*. Du reste, on peut dire que pratiquement, — les résultats de la guerre sino-japonaise l'ont démontré, — une telle épaisseur met très suffisamment à l'abri des coups perforants, car ce n'est qu'à petite distance et sous une incidence normale (conditions presque irréalisables pendant un combat) qu'elle pourrait être traversée par les gros projectiles de rupture.

Cette ceinture ou cuirasse est surmontée sur toute la longueur du bâtiment d'un pont blindé, et forme avec lui la carapace d'acier sous laquelle sont abrités les organes essentiels du navire, dont toute la partie immergée porte le nom d' « œuvre vive », par opposition à l' « œuvre morte », que figure toute la partie située au-dessus de la flottaison.

L'introduction des canons à tir rapide exposa bientôt l'œuvre morte à être démolie dès les premiers instants du combat (fait confirmé par la bataille du Yalu, septembre 1894); d'où la nécessité non seulement de protéger la moyenne et la petite artilleries étagées à différentes hauteurs, mais encore toute la partie basse de cette œuvre morte qui leur sert de support.

L'emploi des projectiles à explosifs rendit d'ailleurs plus impérieuse encore cette nécessité, puisque les dégâts considérables qu'ils produisent sont tels que, si leur éclatement a lieu au contact ou même simplement dans le voisinage (moins de 1 mètre) d'un pont blindé de 10 centimètres, celui-ci est défoncé, et ses fragments sont projetés dans les fonds.

Ce court exposé des effets de l'artillerie suffit à expliquer la répartition du blindage adoptée sur nos unités modernes.

La cuirasse de 30 à 40 centimètres d'acier entoure, avons-nous dit, les flancs du navire d'une muraille véritablement protectrice. Mais l'épaisseur du pont blindé qui repose sur cette cuirasse, et s'étend sur toute la longueur du bâtiment, ne saurait dépasser 7 à 9 centimètres, sous peine d'atteindre, par suite de ses dimensions, un poids inadmissible. Un pareil pont, nous l'avons vu, peut être entamé par un projectile à explosif venant éclater dans son voisinage, et ses débris pourraient occasionner les plus graves avaries aux organes essentiels qu'il recouvre. Aussi cherche-t-on à diminuer les chances d'une telle éventualité :

1° En revêtant toute l'œuvre morte, et en particulier ses parties basses, d'une cuirasse mince, complétée par des traverses également cuirassées, allant du pont blindé au pont supérieur du navire, et formant ainsi un immense écran contre les coups de travers et d'enfilade;

2° En établissant, à 2 mètres environ au-dessous du pont blindé, une plate-forme d'acier dite pare-éclats, qui devient le véritable pont protecteur des fonds.

Avec cette disposition cuirassée, la ceinture et cette plate-forme, sauf dans des cas exceptionnels, resteront intactes, et seuls seront endommagés la cuirasse mince de l'œuvre morte et le pont blindé.

Mais alors l'eau fera irruption sur ce pont et, par les brèches ouvertes, sur la plate-forme sous-jacente. Pour qu'un coup de perforation ne puisse pas ouvrir à la mer des espaces intérieurs trop étendus, dont l'invasion par l'eau porterait une grave atteinte à la stabilité du navire, il faut que cette plate-forme soit très compartimentée, ce qui revient à dire que le complément indispensable de la protection par la cuirasse est le cloisonnement cellulaire de la tranche comprise entre le pont blindé et la plate-forme pare-éclats.

Tel est, en résumé, le genre de protection par cuirassement et cloisonnement qu'opposent aux coups de l'artillerie ennemie les unités modernes dont nous allons étudier maintenant quelques-uns des principaux types.

STRUCTURE DES DIFFÉRENTS TYPES DE NAVIRES.
DISTRIBUTION INTÉRIEURE DE CHACUN D'EUX.

CUIRASSÉS D'ESCADRE. — « Le cuirassé d'escadre est et restera longtemps encore, écrivait dernièrement Normand, l'élément principal d'une flotte. » Il représente par excellence l'instrument offensif des marines de guerre, et le *Programme maritime de 1900-1906* résume très justement en ces termes sa fonction militaire : « Dans les batailles navales, les cuirassés formeront quelque chose comme l'infanterie et l'artillerie de l'armée de mer réunies, associées dans une action commune, et les coups qu'ils porteront seront d'autant plus efficaces que ces navires seront mieux protégés, par conséquent plus capables de tenir longtemps. »

Les deux qualités maîtresses qu'en art militaire on exige d'un cuirassé sont en effet la puissance offensive et la protection ; la vitesse et le rayon d'action ne viennent qu'en seconde ligne, sans toutefois pouvoir être inférieurs aux qualités similaires que possèdent les cuirassés étrangers.

Nous venons de déduire de ses raisons techniques le système de protection que doivent recevoir nos cuirassés. Leur puissance offensive s'exprime avant tout par le nombre de canons (grosse, moyenne et petite artilleries) dont ils sont porteurs, et que complètent accessoirement des tubes lance-torpilles aériens et sous-marins et, à l'avant, un éperon. Le groupement ou la dispersion de ces pièces à bord déterminent le genre du cuirassé.

Anciennement les grosses pièces d'artillerie étaient réunies dans un fort central, séparant les deux étages supérieurs du bâtiment en trois segments indépendants les uns des autres. Le *Courbet*, la *Dévastation*, et le *Redoutable*, dont Rochard et Bodet ont publié dans leur *Traité d'hygiène* les coupes schématiques, restent les trois types de ce genre, susceptibles de prendre encore armement en cas de besoin.

Sur ces cuirassés, un large puits d'aérage percé au centre du réduit blindé permettait encore une ventilation naturelle de certaines régions des fonds. De plus, les ouvertures d'angle du fort central, découpées en vue du tir en chasse et en retraite des grosses pièces, entraînant une rentrée des formes de l'avant et de l'arrière, obligeaient à placer sur le pont la moyenne artillerie, et dégageaient par cela même des espaces libres commodément habitables. L'hygiène y trouvait certainement son compte.

La série des cuirassés d'escadre qui succédèrent au type *Courbet* eurent pour caractéristique le remplacement du fort central par des tourelles placées sur le pont. — Ces grosses tourelles, qui améliorèrent considérablement la conduite du tir, sont ou complètement fermées et mobiles, ou fixes et dites *barbettes*, c'est-à-dire ne formant qu'un parapet blindé circulaire, que surmonte un dôme, et qui du pont s'élève jusqu'au-dessous de la volée du canon, protégeant ainsi la plate-forme tournante, le châssis et une partie de l'affût.

La conséquence primordiale de cette transformation fut de rendre aux deux étages supérieurs, que les murailles transversales du fort blindé séparaient en trois compartiments distincts, toute leur continuité, modifiant de la sorte leurs conditions d'habitabilité.

L'étage immédiatement inférieur au pont redevint alors, dans toute l'étendue de sa partie médiane, une belle batterie, très aérée par de larges sabords, mais plus ou moins dégagée suivant les bâtiments. C'est ainsi que, absolument libre sur le *Formidable*, cette batterie, sur le cuirassé similaire l'*Amiral Baudin*, présente l'inconvénient d'abriter les cuisines, qui en font un lieu d'habitation beaucoup moins propice.

L'avant de la batterie est réservé à l'hôpital, qui s'y trouve très favorablement installé, étant à la fois bien ventilé et suffisamment isolé ; l'arrière, aux logements d'amiraux et de commandants.

Toutefois, sur certains types, tels que le *Marceau* et surtout le *Hoche*, que surmontaient autrefois de lourdes superstructures, dont les dimensions sont aujourd'hui bien réduites, des différences assez notables d'aménagements ont pu être introduites dans la distribution de ces locaux. Enfin, les deux extrémités de la batterie correspondent directement avec les grands espaces toujours libres qui s'étendent sous la volée des grosses pièces de l'avant et de l'arrière, et qui constituent ce qu'on appelle les *plages*.

L'étage sous-jacent à cette batterie, autrement dit l'entrepont principal, ne reçoit plus le jour et l'air que par des panneaux de descente, et latéralement par des hublots. L'arrière est consacré au carré de l'état-major ; de chaque côté, et sur toute la longueur de l'étage, sont construits en tôle mince gondolée, recouverte d'une peinture au liège destinée à combattre l'humidité, une série de logements réservés aux officiers, aspirants et maîtres; l'extrême avant est occupé par des apparaux de mouillage et de remorque.

Toute la portion médiane sert de poste de couchage à une partie de l'équipage. Elle est partout bien encombrée, spécialement par des casiers à sacs, et ne profite guère des hublots dont sont percées les murailles, puisque le plus grand nombre d'entre eux s'ouvrent soit au carré, soit dans les autres logements. Mais ses dimensions sont toujours assez judicieusement calculées pour fournir à chacun de ses habitants le cube d'air qui lui est nécessaire.

Ces deux étages sont traversés perpendiculairement par les tourelles, les cheminées, les manches à air, les monte-charges et les mâts militaires, dont le tube intérieur, autour duquel serpente un escalier, sert lui-même pour certains réduits des fonds, et, suivant les circonstances, de conduit d'évacuation d'air vicié ou d'arrivée d'air frais.

Ces considérations générales s'appliquent pour toute la tranche supérieure du bâtiment, c'est-à-dire pour toute la partie située au-dessus du pont blindé, aux types *Formidable*, *Amiral-Baudin*, *Hoche*, *Marceau*, *Neptune* et *Magenta*.

Cependant, le système de protection des gros canons par des tourelles susbtituées au fort central fut, sur un avis émis dès 1889 par le conseil supérieur de notre Marine, étendu aux pièces de moyen calibre.

Cette innovation entraîna la modification complète du premier étage de la tranche supérieure, le second étage ou entrepont principal conservant les dispositions que nous venons d'indiquer brièvement.

En effet, la protection attribuée de chaque bord de cet étage aux pièces de moyenne artillerie, soit que celles-ci fussent abritées par de petits réduits blindés (*Brennus*), soit qu'elles fussent isolées dans de petites tourelles cuirassées (*Masséna*), fait en réalité disparaître la batterie. On conserva encore ce nom à ce premier étage, mais la nouvelle batterie ne fut plus représentée que par un grand espace bien dégagé et si largement aéré que les courants d'air dussent y être atténués à l'aide de châssis vitrés. Ce premier étage devint un local très encombré sur son axe par le passage des grosses tourelles, des cheminées, monte-charges, mâts militaires, etc., très rétréci latéralement par les abris de l'artillerie moyenne, et réduit, somme toute, à deux coursives de passage, assez basses et mal éclairées.

Or, en même temps que, par suite des différents modes de protection appliqués aux diverses pièces d'artillerie, la tranche supérieure du navire subissait tous ces changements, la tranche inférieure se transformait aussi.

La suppression du fort central créa d'abord l'obligation de

compléter le pont blindé principal, en l'étendant sans interruption sur toute la longueur du bâtiment. Il servait ainsi d'abri aux machines, aux chaufferies et à tous les appareils auxiliaires (presse de pompage, dynamos, servo-moteurs, barre, etc.) qui occupent cette tranche inférieure. Puis on reconnut que, pour être efficace, cette protection devait être doublée d'un deuxième pont blindé (plate-forme pare-éclats construite à 2 mètres au-dessous), qui limita avec lui la tranche cellulaire véritablement protectrice des œuvres vives. Concurremment, l'emploi des machines hydrauliques destinées à la manœuvre des grosses pièces, l'augmentation du nombre et de la force des dynamos, l'utilisation des trois hélices, lesquelles, en réduisant la puissance de chaque moteur, permirent de loger la machinerie dans des cellules contiguës mais spéciales, compliquèrent outre mesure le compartimentage de la tranche inférieure. Dès lors, l'aération de tous les étages situés au-dessous des ponts blindés devint un problème de plus en plus difficile à résoudre, et nous constaterons au chapitre de la ventilation la solution très peu satisfaisante que, malgré l'ingéniosité des constructeurs, ont reçue à cet égard certains compartiments, en particulier ceux où nuit et jour fonctionnent des dynamos.

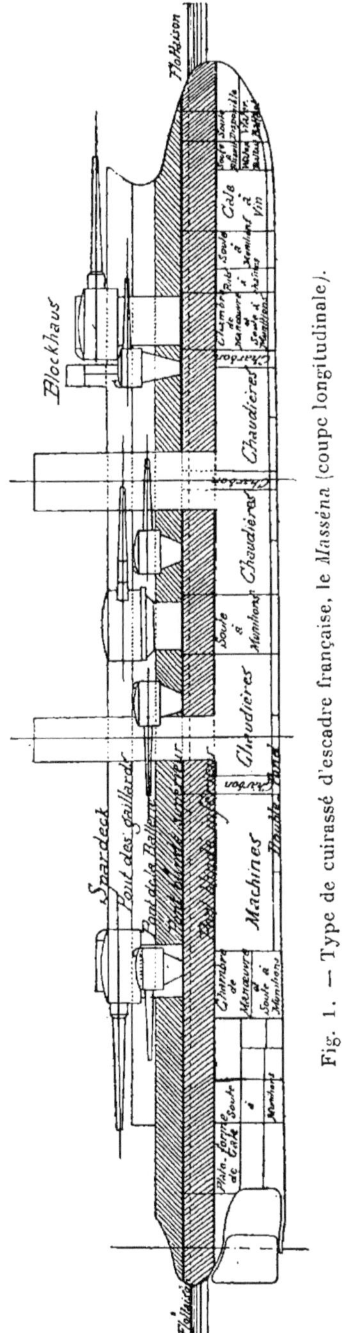

Fig. 1. — Type de cuirassé d'escadre française, le *Masséna* (coupe longitudinale).

Ce court aperçu général se rapporte aux cuirassés d'escadre *Brennus*, *Carnot*, *Jauréguiberry*, *Charles-Martel* et *Masséna*, dont le dernier type, lancé en 1896, est représenté par le *Bouvet*, et dont le schéma de la figure 1, emprunté au *Cours d'architecture navale* de Croneau, nous fournit une coupe longitudinale.

La série des cuirassés suivants, qui furent mis à l'eau entre les

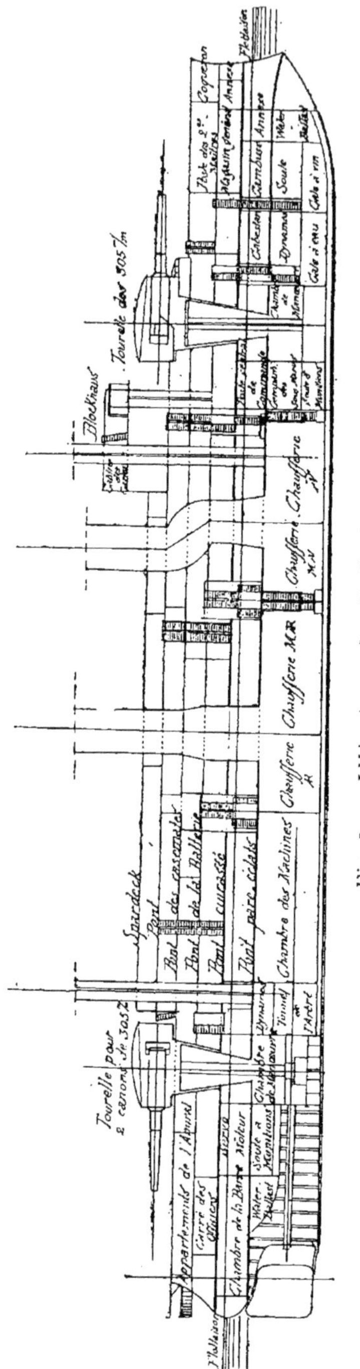

Fig. 2. — L'*Iéna* (coupe longitudinale).

années 1896 et 1899, comprend par ordre chronologique : le *Charlemagne*, le *Saint-Louis*, le *Gaulois*, l'*Iéna*, le *Suffren* et le *Henri IV*.

Ces types réalisent le maximum de puissance offensive et défensive des cuirassés actuels et forment, par conséquent, les éléments principaux de nos escadres actives. Les cinq premiers possèdent des aménagements à peu près identiques, et nous choisirons l'un d'entre eux, l'*Iéna*, pour en donner une description un peu détaillée, quoique encore bien succincte.

Quant au dernier en date, le *Henri IV*, il n'atteint plus que 8 400 tonnes de déplacement, au lieu de 11 000 à 12 000 comme ses prédécesseurs, dont il diffère très sensiblement par ses conceptions architecturales. Le problème de la protection y est réalisé à l'aide d'un caisson blindé très large, rachetant par un accroissement de longueur la diminution de hauteur, — d'où une stabilité énorme associée à un moindre déplacement, — système imaginé par le directeur du génie maritime, M. Bertin, mais qui jusqu'à présent n'a pas reçu d'autre application.

Description de l'Iéna. — L'*Iéna* (fig. 2) mesure 122 mètres de long sur 20 mètres de large à la flottaison. Son déplacement est de 12 104 tonnes.

Son armement se compose, dans l'axe du navire, de 4 pièces de 305 millimètres jumellées en tourelles cuirassées à 32 centimètres, l'une à l'avant, l'autre à l'arrière ; latéralement de 8 pièces de 164mm,7, 4 de chaque côté, en casemates cuirassées à 10 centimètres, et d'un certain nombre de pièces d'artillerie légère dispersées sur le pont et sur les passerelles. Il est muni de quatre tubes lance-torpilles, deux sous-marins et deux aériens.

La protection des œuvres vives comporte une cuirasse-ceinture de 0m,32 d'épaisseur, que recouvre un pont blindé de 9 centimètres, au-dessous duquel est établie une plate-forme pare-éclats de 4 centimètres, formant avec lui une tranche cellulaire de 2m,10 de hauteur. La protection des œuvres mortes est assurée par une cuirasse mince, qui des plaques en ceinture s'élève jusqu'au pont en muraille d'éclatement, et que complètent à l'intérieur du navire deux cloisons cuirassées transversales.

Toute la partie du navire située au-dessus du pont blindé se subdivise en trois étages, appelés *entreponts*, le terme de *batterie* étant proscrit de la nouvelle nomenclature maritime. Ces étages sont surmontés du pont ou spardeck, qui supporte autour du mât de l'avant le blockaus cuirassé (poste de combat du commandant d'où les ordres sont transmis électriquement ou par le moyen des porte-voix aux différents services), et deux passerelles, reliées entre elles par un boulevard longitudinal, dont le centre, s'élargissant sur toute la dimension du spardeck, sert de chantier à de nombreuses embarcations. Le bloc des cuisines de l'équipage est très heureusement situé sous ce chantier. Des châteaux d'eau surplombent le boulevard, et tous les hamacs trouvent place dans les grands bastingages établis de chaque côté et au milieu du pont. Celui-ci, où se rencontrent encore sur sa ligne médiane des treuils, des forges, une fonderie, une pavillonnerie, etc., n'est cependant pas assez encombré pour qu'un grand nombre d'hommes ne puissent à certaines heures s'y promener librement. Sans offrir sous ce rapport tous les avantages des anciens ponts, auxquels suppléent d'ailleurs sur nos unités modernes la plage avant et certains entreponts, tel qu'il est, ce spardeck constitue pour l'équipage un lieu de réunion très propice.

Étages supérieurs. — Les trois étages supérieurs du navire communiquent entre eux et avec le pont par des panneaux qui se correspondent; ils sont désignés, en allant de bas en haut, sous les noms d'entrepont principal, de premier et de deuxième entrepont.

Deuxième entrepont. — La topographie du deuxième entrepont (fig. 3), qui se trouve être l'étage le plus élevé, est caractérisée par la présence, au milieu de cet étage, d'un véritable réduit blindé, simulant, — dans des proportions et avec des dispositions bien différentes toutefois, — le fort central des anciens cuirassés : on pourrait logiquement le nommer la batterie des casemates. Huit pièces de 164mm,7 y sont réparties, à raison de quatre de chaque côté, dans huit casemates, que des coursives isolent les unes des autres, et que limitent à l'avant et à l'arrière des cloisons transversales de 0m,10 de blindage, percées d'étroites portes de communication. Le centre de ce réduit est occupé par le grand panneau d'aérage des machines, une série de

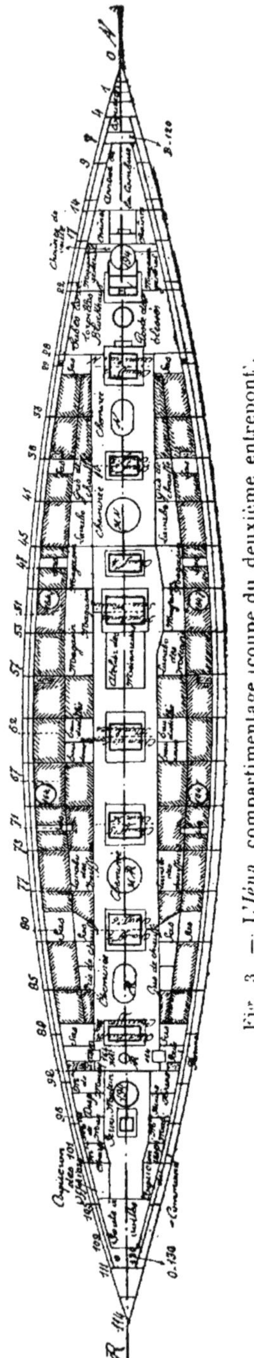

Fig. 3. — L'*Iéna*, compartimentage (coupe du deuxième entrepont).

cuisines, deux séchoirs et la boulangerie, bien placés à proximité de l'escalier d'accès des ponts et de deux coursives séparant des casemates.

Celles-ci, toutes similaires, largement aérées et éclairées par le sabord de la pièce de 16, chauffées l'hiver à la vapeur, servent de poste de couchage aux hommes préposés à l'armement des pièces : 153 canonniers s'y reposent la nuit très hygiéniquement.

La partie arrière de cet étage se compose d'une plage, réservée aux officiers, que domine la grosse tourelle arrière, ainsi que les locaux très salubres des officiers supérieurs (chambres et carré).

La partie avant englobe la plage avant, domaine de l'équipage, suffisamment élevée pour être très rarement, du moins en Méditerranée, rendue intenable par l'état de la mer, plage adossée à la grosse tourelle avant, dont le pied forme le centre d'un grand local circulaire transformé en lavabo. De chaque côté et à l'arrière de ce lavabo sont établies, sur parquet carrelé, les poulaines de l'équipage.

Ce n'est pas l'emplacement qu'eût choisi pour elles un hygiéniste. Si elles sont assez bien aérées, elles ne sont, en pareil endroit, ni assez spacieuses, ni suffisamment isolées, et les ozonateurs qu'on y entretient sont parfois impuissants à en chasser toute mauvaise odeur. Sur le *Gaulois*, qui fut lancé deux ans avant l'*Iéna*, toutes les poulaines — de l'équipage, des maîtres et des seconds maîtres — sont cantonnées sur l'extrême avant du premier entrepont, commodément groupées et aussi complètement isolées que possible du reste de l'étage. Il est regrettable qu'une aussi favorable disposition n'ait pas été reproduite partout. Elle démontre en tout cas que, sur nos unités modernes, les exigences de l'hygiène ne se heurtent pas aussi obstinément qu'on pourrait le croire à des impossibilités matérielles, et, si nous ne tenions à faire rapidement ici une étude descriptive plutôt que critique, nous pourrions appliquer cette remarque à bien d'autres détails de moindre importance, en prenant encore pour modèle le *Gaulois*, qui, à notre avis, marque, pour toute la tranche supérieure du navire, le point culminant auquel ait atteint l'hygiène sur nos cuirassés récents.

Premier entrepont. — Le premier entrepont (fig. 4) ou deuxième étage est divisé en trois parties inégales par deux cloisons transversales.

La partie arrière, consacrée aux appartements de l'amiral et de certains officiers supérieurs, offre par ses travers les portes de coupées qui l'aèrent abondamment au mouillage. Elle communique par un panneau avec les étages supérieurs, et ce panneau ainsi que deux escaliers aboutissant sur la plage arrière permettent en toute circonstance l'arrivée de l'air à ce segment d'étage, dont l'avant est occupé de chaque côté par des bouteilles affectées aux officiers.

La partie médiane du premier entrepont est constituée par un quadrilatère de 40 mètres de long sur 17 de large, percé de vingt-deux sabords et de deux coupées qui, avec des panneaux d'accès, l'inondent d'air et de lumière. Les fenêtres de ces sabords sont surmontées d'impostes mobiles, destinées à assurer une aération continue, en dirigeant un courant d'air vers le plafond, quand ces fenêtres sont fermées. Le centre de ce grand poste a pu être semé d'obstacles (enveloppes des cheminées, manches à escarbilles, conduits de ventilation, monte-charges), sans provoquer l'encombrement de ce vaste local, absolument réservé à l'équipage, qui y prend ses repas, y couche et s'y repose aussi le jour dans des conditions hygiéniques très appréciables.

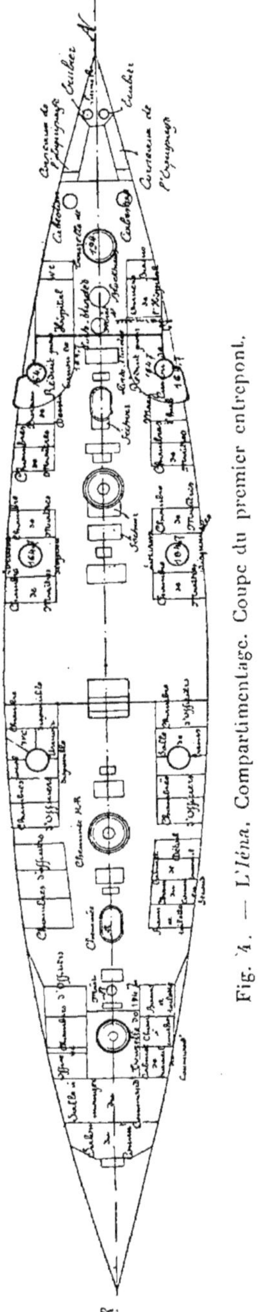

Fig. 4. — *L'Iéna*. Compartimentage. Coupe du premier entrepont.

La partie avant de cet étage, que rétrécit beaucoup le passage du tube central et de la tourelle avant, se termine par un poste de seconds maîtres, dont l'habitabilité est parfaite. C'est la place qu'occupe sur le *Gaulois* le groupe des bou-

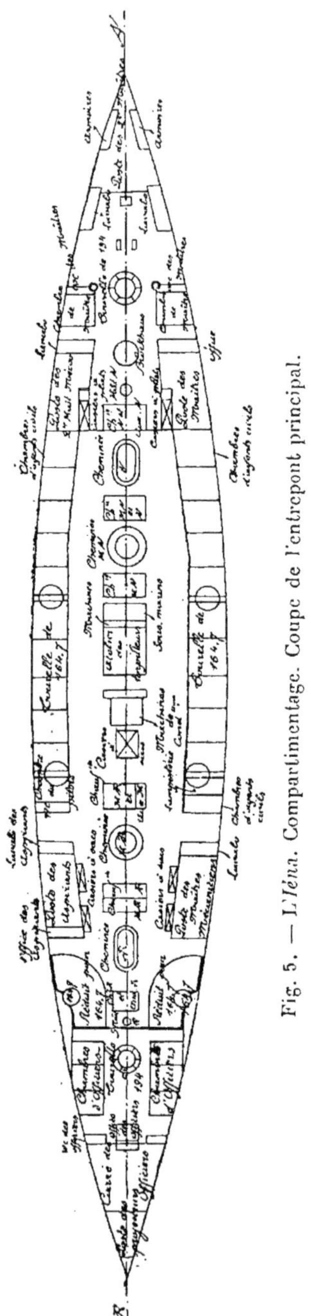

Fig. 5. — L'*Iéna*. Compartimentage. Coupe de l'entrepont principal.

teilles dont nous avons parlé. Latéralement se trouvent les locaux de l'infirmerie, dont l'étude fera l'objet d'un chapitre spécial (*Annexes et dépendances du navire*), et qui, disons-le en passant, sans être aussi bien situés que l'étaient sur les cuirassés moins modernes les hôpitaux de l'avant, suffisent, avec leur pharmacie, leurs salles de visite, d'isolement et de bains, à toutes les obligations médicales du bord.

Entrepont principal. — Le troisième étage (fig. 5) ou entrepont principal repose sur le pont blindé. Sectionné transversalement par onze cloisons étanches, il comprend une partie médiane, de chaque côté de laquelle s'étendent deux parties latérales symétriques.

Sur la partie médiane, que traversent tourelles, mâts militaires, cheminées, aspirateurs et panneaux de descente, sont placés les casiers à sacs, véritable vestiaire des hommes. Le carré des officiers occupe l'extrême arrière ; la cambuse et son annexe, l'extrême avant de l'entrepont. Ce sont des locaux éclairés et aérés par de nombreux hublots, et, si leur ventilation souffre parfois de la fermeture de ces derniers, ce n'est jamais qu'assez rarement, à la mer et par mauvais temps.

Les deux parties latérales sont réservées de chaque côté à une allée large de 3 mètres, s'étendant d'un bout à l'autre du navire, et en dehors de cette longue coursive réservée à la circulation, mais que scindent les cloisons étanches, à toute une série de logements (chambres d'officiers, postes d'aspirants, de premiers et de deuxièmes maîtres), auxquels sont annexées des salles de bains munies de douches en pluie. Tous ces locaux sont séparés de la muraille du bâtiment par une cloison en tôle, interposant entre elle et eux un matelas d'air isolant, plus théorique que pratique ; leurs cloisons intérieures sont ajourées supérieurement, et leur aération comme leur éclairage sont sous la dépendance de hublots, distribués à raison de deux par chambre, mais dont ne profite guère le centre si encombré et toujours assez obscur de l'entrepont.

Tels sont, en résumé, les trois étages constituant la tranche supérieure de l'*Iéna.*

Les étages situés au-dessous du pont blindé, où résident journellement mécaniciens, chauffeurs et torpilleurs, c'est-à-dire plus du tiers d'un équipage, dont l'effectif s'élève à 646 hommes, deviennent trop compliqués pour pouvoir être décrits, même sommairement, sans le secours d'un plan à grande échelle. Aussi bien, aurons-nous l'occasion, en traitant la question de la ventilation, de signaler les particularités les plus intéressantes pour nous que peut présenter la tranche inférieure d'un cuirassé d'escadre, et nous nous bornerons ici à donner le très court aperçu topographique d'un compartimentage, soumis d'ailleurs aux mêmes desiderata hygiéniques sur toutes les unités analogues à celle que nous envisageons.

Étages inférieurs. — Toute l'œuvre vive de l'*Iéna*, comprise entre le pont blindé et la cale proprement dite, se divise en trois parties : supérieure, médiane et inférieure.

Partie inférieure ou cale. — Une plate-forme délimite avec les doubles fonds, sur toute la longueur du bâtiment, la partie inférieure, qui n'est autre que la cale. Celle-ci ne reçoit qu'accidentellement et par infiltration de petites quantités d'eau qu'on épuise facilement à la main ; elle est donc constamment sèche. — Nous expliquerons, à l'article *Vidanges*, comment toutes les eaux grasses des machines et des chaufferies, réunies dans des puisards ménagés entre cette plate-forme de cale et les planchers mobiles des chambres de machine et de chauffe, sont aspirées par des pompes Thérion et évacuées par le canal d'un collecteur d'assèchement.

Partie médiane. — La partie médiane, intermédiaire aux deux autres, s'étend entre la plate-forme de cale et la plate-forme pare-éclats. Elle est divisée par des cloisons perpendiculaires les unes aux autres en dix-neuf compartiments d'inégale capacité, qui renferment des organes essentiels servant de soutes à munitions ou de water-ballasts. Parmi ces organes, les plus importants sont représentés par trois machines motrices, quatre chaufferies, six dynamos, dont trois à l'avant et trois à l'arrière, et deux tubes lance-torpilles sous-marins.

Partie supérieure. — La partie supérieure est formée par l'espace de $2^{m},10$ de hauteur compris entre la plate-forme pare-éclats et le pont cuirassé. C'est la tranche cellulaire protectrice des fonds en cas d'avaries survenues pendant le combat au pont blindé. Elle est très compartimentée, dans le but de fractionner les envahissements d'eau se produisant par les brèches d'un pont défoncé, et ses nombreuses cellules, hermétiquement closes pendant une action navale, sont transformées latéralement en magasins, soutes à charbon et lavabos de mécaniciens et de chauffeurs ; longitudinalement elles abritent certains appareils tels que barre, servo-moteurs, frigorifiques destinés à abaisser la température des soutes à poudre, bouilleurs, poste central de transmission d'ordres communiquant directement par un tube cuirassé avec le blockhaus, machines électriques et à bras servant à manœuvrer les grosses tourelles, cabestans, etc.

Cette simple énumération laisse entrevoir les difficultés qu'on doit éprouver à faire vivre hygiéniquement dans ces réduits étroits et surchauffés le grand nombre d'hommes qui s'y trouvent emprisonnés par leur service. Il paraît d'ailleurs impossible, et quel que soit l'intérêt militaire qui s'y attache, que, pour des unités nouvelles, on puisse, dans l'ordre du compartimentage, aller au delà des complications rencontrées actuellement sur la tranche inférieure des cuirassés du type *Iéna*.

Cuirassés en construction. — Les bâtiments destinés à succéder dans nos escadres actives à la série *Iéna*, *Suffren*, sont les cuirassés de 14 800 tonnes, prévus au programme d'accroissement de la flotte, voté en 1899.

La puissance offensive de ces navires sera représentée, comme sur les types précédents, par quatre canons de 305 millimètres jumelés dans deux tourelles à l'avant et à l'arrière ; mais les pièces de $164^{m},7$ seront portées à dix-huit, dont douze jumelées en six tourelles, trois de chaque côté, et six en casemates.

Ces navires posséderont cinq tubes lance-torpilles. Leur protection est constituée par une ceinture-cuirasse de $0^{m},30$ d'épaisseur, s'élevant à $2^{m},50$ de la flottaison de bout en bout. Un blindage de 8 centimètres enveloppe tout l'avant du bâtiment. Le pont cuirassé supérieur a 5 centimètres d'épaisseur, la plate-forme pare-éclats 7 centimètres.

Ces nouveaux types ont reçu les noms de *République*, *Patrie*, *Démocratie*, *Justice*, *Liberté* et *Vérité*. Les quatre premiers viennent d'être lancés ; les autres sont encore sur leurs cales de construction. Nous savons que leurs dispositions intérieures ne différeront pas très sensiblement de celles des cuirassés de 12 000 tonnes que nous venons d'examiner ; mais nous ne serons fixés sur leur valeur hygiénique qu'après la période de leurs essais. Toutefois on peut prédire, d'une façon générale, que la suppression des formes rentrantes, auxquelles sont substituées des murailles droites sur tous ces bâtiments, et la surélévation des étages habités due au cuirassement des œuvres mortes, feront de ces unités nouvelles des lieux d'habitation dont les qualités hygiéniques ne pourront qu'augmenter.

CROISEURS. — On désigne sous la dénomination commune de *croiseurs* tous les bâtiments armés d'une artillerie moyenne et de tubes lance-torpilles, qui ont pour caractéristique une grande vitesse et un grand rayon d'action.

Eclairer l'armée de ligne à faible distance, explorer la mer sur une vaste étendue à l'image des raids de cavalerie, courir sus au commerce ennemi, telles sont les missions les plus urgentes que devront remplir les navires de cette classe.

La première de ces missions n'exige que des bâtiments de faible puissance ; il n'en est pas de même des autres, qui imposent des navires capables d'agir isolément, de se défendre, et au besoin d'attaquer.

Aussi existe-t-il un nombre considérable de types de croiseurs, dont la description et le classement se confondent avec leur étude historique. Toutefois, si différentes que soient leurs formes et leurs dimensions, — celles-ci s'étendant de 1 000 à 14 000 tonnes, — nos croiseurs rentrent tous dans les trois catégories suivantes : croiseurs protégés (subdivisés eux-mêmes en croiseurs de première, deuxième et troisième classe), croiseurs corsaires protégés, croiseurs cuirassés.

Croiseurs protégés. — Le premier croiseur protégé lancé en France en 1884, et dû aux plans du directeur des constructions navales Bertin, fut le *Sfax*.

C'est du *Sfax* que dérive toute la série des croiseurs dits protégés, qui, pendant une quinzaine d'années, ont été construits tant en France, d'où l'idée était partie, qu'à l'étranger, et qui tous ont pour caractère commun la similitude du mode de protection.

Celui-ci repose sur l'emploi d'un pont blindé en dos d'âne, situé partiellement ou en totalité au-dessous de la flottaison, et surmonté d'une tranche cellulaire, de hauteur différente suivant les croiseurs, mais toujours infiniment divisée.

Sur le *Sfax*, dont la figure 6 représente une coupe médiane, cette tranche cellulaire a été particulièrement bien étudiée et mérite d'être sommairement expliquée, puisqu'elle a servi de modèle à toutes les autres.

Elle est comprise entre le pont blindé en dos d'âne qui lui sert de base, et le pont de la batterie qui forme son plafond. Deux cloisons verticales *aa'*, *bb'*, font le tour complet du bâtiment, le divisant sur toute sa longueur.

L'espace laissé entre la cloison *aa'* et la paroi du navire est partagé en un très grand nombre de cellules dites à *cofferdam*, véritables caissons étanches, qui furent primitivement remplies de cellulose fortement comprimée, et provenant du déchiquetage des fibres de l'enveloppe de la noix de coco.

La cloison *bb'*, courant parallèlement à *aa'*, limite avec elle un couloir C, qui supporte des planchers intermédiaires P, permettant, grâce aux fenêtres *f*, de visiter les *cofferdams*.

La partie centrale contiguë à ce couloir est fractionnée en nombreux compartiments servant pour la plupart de soutes à charbon.

Ce système à flottaison cellulaire avec *cofferdams* bourrés de cellulose avait pour but de protéger la stabilité du navire contre les projectiles de l'époque. Ceux-ci, en traversant la tôlerie légère de la coque, faisaient un trou légèrement supérieur à leur diamètre et éclataient ensuite. Le pont blindé arrêtait les éclats, et la cellulose en foisonnant bouchait automatiquement les ouvertures à la flottaison. Mais l'expérience ayant prouvé qu'en vieillissant la cellulose perdait sa propriété de foisonner au contact de l'eau, une circulaire ministérielle en prescrivit l'enlèvement. Le système à flottaison cellulaire n'en persista pas moins ; les cellules disposées le long des parois du navire furent seulement de plus en plus fragmentées, de façon à limiter autant que possible les invasions d'eau.

Ainsi donc, sur tous les croiseurs protégés quels qu'ils soient, un pont blindé, établi au niveau de la flottaison, abrite machines, chaudières et soutes à munitions. Il ne protège pas la stabilité du navire, dont la conservation repose sur l'intégrité du cloisonnement de la tranche cellulaire.

Au-dessus de cette tranche, s'élèvent, suivant les types, un ou deux étages en tôlerie mince, dans lesquels sont répartis les canons et les tubes lance-torpilles. Le pont supporte lui-même un certain nombre de pièces d'artillerie, abritées derrière des masques, ou enfermées dans des tourelles, et, lorsqu'il est surmonté d'une dunette et d'une tengue, que relient généralement des passerelles, concourt avec les étages qui lui sont inférieurs à la distribution des logements.

On a, sur ces données, construit en France de nombreux croiseurs, auxquels on s'est efforcé de procurer une vitesse de plus en plus élevée, en augmentant progressivement leur tonnage. Dans cette longue série de bâtiments figurent sous des aspects très différents les croiseurs protégés de troisième classe (*Forbin*, *Lavoisier*, *Surcouf*, *Destrées*), ceux de deuxième classe (*Duchayla*, *Cassard*, *Davoust*, etc.), et enfin ceux de première (*Cécille*, *Tage*, *Isly*, etc.), dont le déplacement passe successivement des 3 000 à 4 000 tonnes du *Suchet* et du *Protêt*, aux 5 700 tonnes du *Jurien de la Gravière*, et aux 8 000 tonnes des croiseurs-corsaires *Châteaurenaut* et *Guichen*.

Il serait impossible de donner en quelques lignes une vue d'ensemble de tant de bâtiments divers, et il nous paraît superflu de résumer la description de l'un d'eux, quelque important que soit d'ailleurs son équipage, attendu que, pour les raisons que nous indiquerons plus loin, aucun de ces types ne sera plus reproduit.

Qu'il nous suffise donc de remarquer d'une façon générale que tous les croiseurs protégés de première et de deuxième classe possèdent au-dessus de leur tranche cellulaire deux étages — aujour-

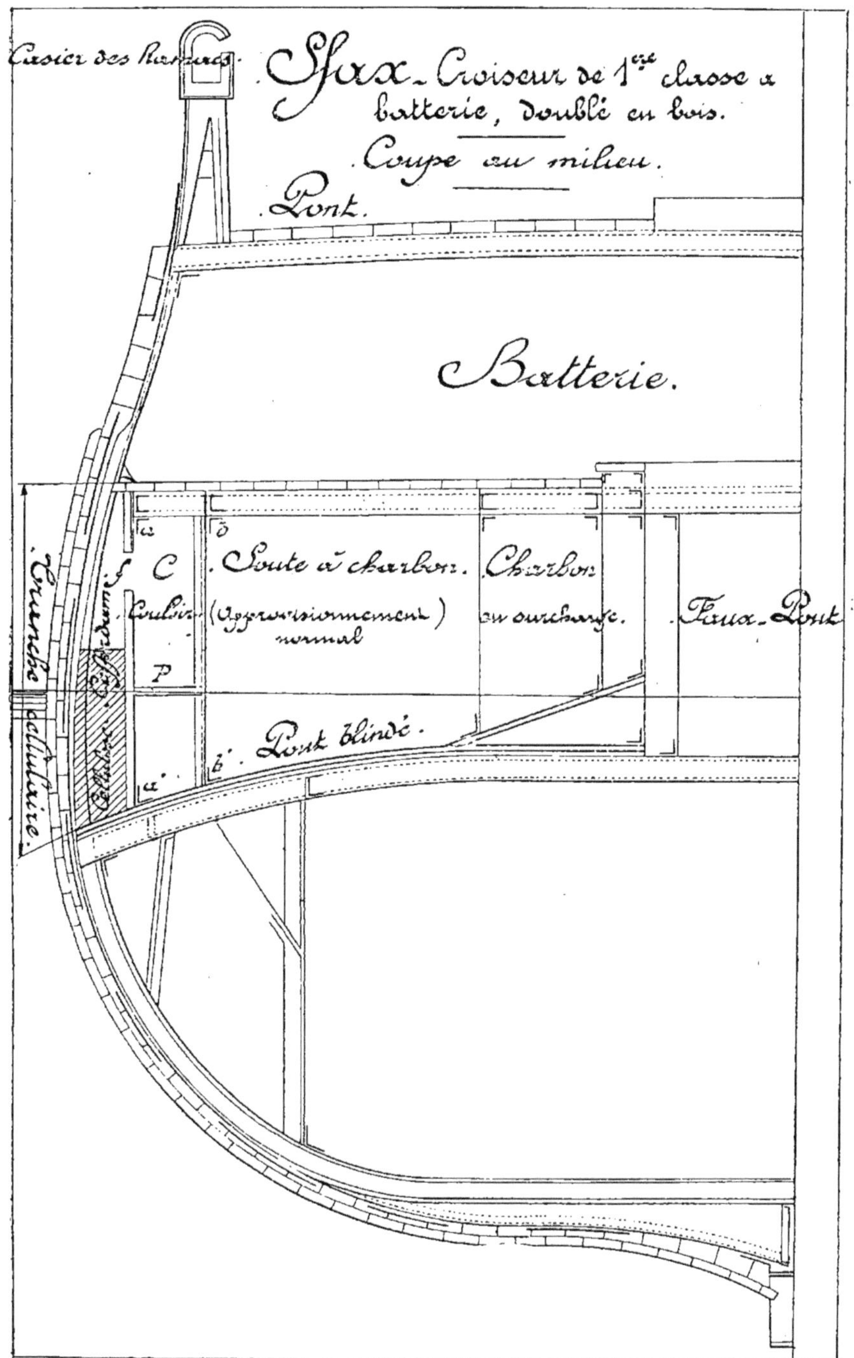

Fig. 6. — Le *Sfax*, croiseur de 1re classe à batterie, doublé en bois. Coupe médiane.

d'hui *entreponts* — dont les parties médiane et avant, laissées à la disposition de l'équipage, deviennent pour ce dernier des lieux d'habitation bien éclairés et aérés, du moins au mouillage. Tous les hommes y prennent leurs repas, et le plus grand nombre d'entre eux y trouvent un bon poste de couchage. L'arrière est toujours consacré aux logements du commandant et de l'état-major; le poste des maîtres et l'infirmerie sont installés à l'avant. Sur le pont, où des espaces inoccupés servent de promenoirs aux hommes, sont le plus souvent relégués les cuisines, le four et les poulaines. Certains types, tels que le *Duchayla*, présentent cependant le défaut d'avoir leurs cuisines placées dans l'entrepont. Les passerelles deviennent des abris par mauvais temps. Quant aux étages situés au-dessous du pont blindé, et dont la plus grande partie est réservée aux machines et aux chaufferies, leur aération est généralement bien assurée, exception faite pour les compartiments des machines auxiliaires, — en particulier des dynamos, — qui sont presque partout défectueux. Toutefois, tels qu'ils sont, ces croiseurs protégés de première et de deuxième classe présentent encore un coefficient hygiénique au moins égal, sinon supérieur, à celui des grands croiseurs en bois qui les précédèrent.

Les croiseurs protégés de troisième classe, — type *Lalande*, *Linois*, — se composent d'un faux-pont situé au-dessous d'un pont entouré de hauts bastingages, et supportant à l'avant une tengue, à l'arrière une dunette, reliées entre elles par des passerelles longitudinales. Sur les parois extérieures de ce faux-pont toujours assez bas, font saillie les caissons à cofferdam surmontant le pont blindé. L'espace réservé à l'équipage est toujours assez restreint, ce faux-pont étant partout fort encombré à la fois par les cheminées, les manches à air, les monte-charges, les tubes lance-torpilles et les cloisons percées de portes qui enferment dans de véritables cages les escaliers d'accès.

La dunette est réservée au commandant et à l'état-major, qui s'y trouvent bien à l'étroit, la tengue aux maîtres. L'infirmerie est le plus ordinairement installée à l'avant sur une partie latérale du faux-pont.

L'emplacement judicieux de la poulaine d'équipage est un petit problème difficile à résoudre sur ce genre de croiseurs. On lui consacre généralement un coin de la tengue, et le poste des maîtres ainsi que plusieurs postes de couchage des hommes se ressentent trop immédiatement de son voisinage.

Les cuisines et le four ont leur place toute désignée sur le pont, au-dessous de la passerelle de navigation qui entoure la cheminée.

L'extrême avant du faux-pont est disposé en cambuse.

Au-dessous du pont blindé, l'étage inférieur est divisé en une dizaine de compartiments, dont les plus importants, réservés aux machines, sont ventilés à l'aide de manches en tôle, destinées les unes à l'arrivée de l'air frais, les autres à l'échappement de l'air chaud refoulé par des ventilateurs. Les chaufferies ne possèdent pour chacune d'elles que deux conduits d'arrivée d'air, les foyers et les cheminées servant de voies d'évacuation.

Croiseurs cuirassés. — Tous ces croiseurs protégés, y compris les plus grands, tels que le *Guichen*, croiseur-corsaire qui représente chez nous le type le plus parfait du genre, n'ont plus leur raison d'être depuis l'apparition de l'artillerie à tir rapide et la mise en service des explosifs.

Le réseau cellulaire de la flottaison d'un croiseur simplement protégé ne peut plus, en effet, résister au feu de l'artillerie nouvelle, et, puisque l'intégrité de ce réseau assure seule la stabilité du navire, le blindage de toute la tranche protectrice est devenu une nécessité impérieuse. C'est de cette nécessité qu'est né le croiseur cuirassé, seul type de croiseur que l'on puisse désormais construire.

La France peut encore en revendiquer l'initiative, car, dès l'année 1888, elle mettait en chantier, sur les plans de de Bussy, le *Dupuy de Lôme*, dont la protection est assurée à la fois par un pont blindé et par une ceinture cuirassée de 10 centimètres d'épaisseur, enserrant de bout en bout la tranche cellulaire, sur une hauteur de 1^{m},10, depuis le pont protecteur jusqu'au pont des gaillards. En arrêtant les projectiles de la petite artillerie, et en provoquant à l'extérieur l'éclatement des explosifs de l'artillerie moyenne, cette cuirasse, nous l'avons suffisamment expliqué plus haut, doit maintenir la stabilité des navires.

Doué d'une grande vitesse, armé d'une artillerie puissante, le *Dupuy de Lôme* commença donc une véritable révolution dans l'architecture navale des croiseurs.

Des raisons économiques conduisirent, les trois années suivantes (1889, 1890 et 1891), à construire une réduction du *Dupuy de Lôme* représentée par quatre échantillons : *Bruix*, *Charner*, *Chanzy* et *Latouche-Tréville*. L'économie ne fut pas heureuse, et en 1899 on s'efforça de corriger les défauts militaires (protection plus aléatoire, vitesse réduite) de ces types, en augmentant les proportions de leur successeur, qui fut le *Pothuau*.

Mais la solution restait encore insuffisante, et il devint indispensable d'aborder franchement les tonnages élevés. Cette obligation conduisit au type *Jeanne d'Arc*, qui atteint 11 300 tonnes.

Les mêmes raisons d'économie qui, après le *Dupuy de Lôme*, nous valurent le *Chanzy* et ses similaires, firent suivre la *Jeanne d'Arc* des types *Gueydon* et *Montcalm* (9 500 tonnes), et de trois croiseurs construits pour les stations lointaines, *Desaix*, *Kléber* et *Dupleix* (7 700 tonnes).

Avec la *Gloire*, le *Condé*, le *Sully*, la *Marseillaise* et l'*Amiral*

Aube (1899), nous revenons aux croiseurs cuirassés de 10 000 tonnes, pour atteindre 12 500 tonnes avec le *J. Ferry*, le *Le Gambetta*, le *Victor Hugo*, le *J. Michelet*, puis 13 700 avec l'*Ernest Renan* et l'*Edgar Quinet*, croiseurs figurant au programme des constructions navales de 1900, et qui, à l'époque où nous écrivons, commencent seulement leurs essais.

Le *Waldeck-Rousseau*, dont la mise en chantier vient d'être décidée, devait encore dépasser ce tonnage; mais ces caractéristiques viennent d'être ramenées à celles de l'*Ernest Renan*.

Partisans des cuirassés et des croiseurs, tous sont aujourd'hui d'accord sur l'obligation des tonnages élevés, et la discussion ne porte plus que sur l'évaluation de la vitesse et l'épaisseur de la cuirasse. Peut-être un jour viendra-t-il, — c'est le rêve de certains techniciens, — où des concessions mutuelles fusionneront en une seule les deux grandes unités dont doivent être pourvues les marines modernes : le cuirassé et le croiseur cuirassé.

A tout bien considérer, ce jour ne paraît pas proche, car, dans les conditions où se trouvent actuellement toutes les marines, il semble indispensable de conserver pour les cuirassés comme pour les croiseurs cuirassés « l'état harmonique », caractérisé par le développement des qualités essentiellement propres à chacun de ces deux types de navires.

Ce simple aperçu historique établit, par ordre chronologique, la classification de nos croiseurs cuirassés, et nous nous bornerons, comme nous l'avons fait pour les cuirassés, à décrire succinctement l'un des plus importants d'entre eux, la *Marseillaise*, dont le médecin principal Valence, en qualité de premier médecin-major de ce bâtiment, a fait une étude si approfondie.

La *Marseillaise* est un croiseur cuirassé de 138 mètres de long sur $20^{m},20$ de large, muni d'un appareil moteur de 20 500 chevaux (3 machines verticales, 28 chaudières), capable de fournir une vitesse de 21 nœuds, et comportant un équipage de 590 hommes dont 25 officiers.

En considérant une coupe longitudinale de ce croiseur (fig. 7), on voit qu'il se compose de deux étages situés au-dessus du pont principal, et portant dans la nomenclature actuelle les noms de premier entrepont et entrepont principal; d'un faux-pont compris entre les deux ponts cuirassés (entrepont cellulaire), qui s'incline fortement à l'avant; et de deux autres faux-ponts très compartimentés, le premier interrompu en trois endroits par les chambres des chaufferies et des machines ; l'autre (en réalité troisième faux-pont ou cale), coupé comme l'étage précédent par la machinerie, et reposant sur la plateforme de cale.

Le pont proprement dit n'a pas la longueur complète du navire; il s'arrête environ à 10 mètres de l'arrière. Les cheminées et les tambours d'aération des machines et des chaufferies, le mât militaire avant, le simple mât arrière traversent son axe médian longitudinal.

Deux tourelles en forme de champignons, placées l'une à l'avant (pièce de chasse), l'autre à l'arrière (pièce de retraite), renferment toutes deux un canon de 194 ; quatre tourelles latérales et symétriques, armées chacune d'une pièce de 164,7, sont disposées vers le milieu et en abord.

Ces tourelles sont percées à la partie supérieure de 10 à 12 petites ouvertures rectangulaires, qui, avec leurs portes d'accès, contribuent à assurer leur aération.

Nous aurons l'occasion d'exposer dans un autre chapitre les précautions prises pour diminuer les dangers causés par l'accumulation des gaz de la poudre, qui seraient, en temps de combat, un des principaux facteurs de viciation de l'air de ces tourelles.

Derrière la tourelle avant s'élève une superstructure, formant comme un vaste rideau protecteur, entouré de boulevards extérieurs, au-dessus de laquelle sont établis la passerelle, le blockhaus et les châteaux d'eau.

Cette superstructure, que dominent le mât militaire, deux tambours d'aération et les deux cheminées d'avant, renferme dans son intérieur le bloc des cuisines, qui s'y trouve bien placé, séparé par une large coursive, de profonds caissons à hamacs fixés aux parois internes du rideau protecteur.

L'espace en forme d'U que limite à l'avant ce rideau, et que plafonnent des embarcations à leur poste de mer, est le seul abri offert par mauvais temps aux hommes de service sur le pont pendant la marche

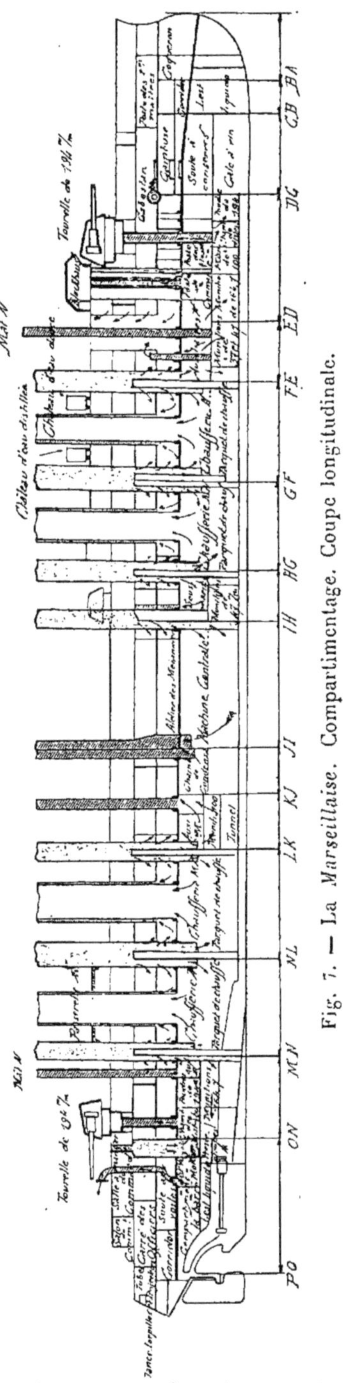

Fig. 7. — La *Marseillaise*. Coupe longitudinale.

du bâtiment. Il peut donc être accidentellement assez encombré ; aussi les seize hublots répartis intérieurement autour du rideau, et qui ont le tort d'être fixes sur la *Marseillaise*, ont-ils été rendus mobiles sur ses similaires.

A l'arrière du rideau, le pont est bien dégagé au mouillage ; mais il est sillonné de rails courant dans les deux sens entre les quatre tourelles latérales, et sur lesquels reposent à la mer les berceaux encombrants des embarcations.

Le premier entrepont, haut de $2^m,18$, a toute la longueur du navire, et comprend dans son extrême avant un grand lavabo, qui, sur certains croiseurs du même type (*Amiral Aube*), a été plus heureusement placé sur le pont, au-dessous de la passerelle. Derrière ce lavabo, et séparées l'une de l'autre par le couloir qui les dessert, sont les deux poulaines symétriques de l'équipage, aérées chacune par deux sabords, et une manche d'aspiration. Valence critique très justement leur parquet carrelé, dont le ciment se désagrège si facilement, emprisonnant ainsi des infiltrations d'eau mélangée d'urine, cause persistante de méphitisme. « Si, écrit-il avec raison, pour tout ce qui est bouteille, on abandonnait le carrelage, si on revenait au parquet métallique surmonté d'un caillebotis en fer zingué, avec chasse d'eau permanente dans l'intervalle, on supprimerait toute odeur, et les environs des poulaines ne seraient plus constamment maculés par l'urine que les semelles des hommes entraînent avec elles. » Ce système, qui a d'ailleurs fait ses preuves, et qu'on a délaissé pour des motifs qui nous échappent, était à la fois plus durable et moins coûteux.

La tranche d'entrepont comprise entre la cloison des bouteilles et la traverse cuirassée qui réunit deux casemates abritant des canons de 164,7 est en grande partie le domaine de l'hôpital et de ses dépendances (à tribord, salle de visite, pharmacie, et salle de bains ; à bâbord, hôpital proprement dit et sa bouteille). Tous ces locaux sont séparés de la coque par un lambrissage mi-fer mi-amiante. Leur situation est aussi favorable que le sont leur aération et leur éclairage.

La partie médiane de l'entrepont, qui s'étend entre la traverse cuirassée des deux casemates, établie pour préserver des coups d'enfilade, et la cloison arrière qui la sépare des logements des officiers, est consacrée à l'équipage. C'est en somme une vaste batterie de $43^m,20$ de long, éclairée et aérée de chaque côté par cinq sabords à châssis vitrés, une porte de coupée, et l'ouverture des canons de 100. Quoique réduite en largeur à l'avant par les casemates, au milieu par des chambres de maîtres, c'est une demeure aussi confortable que possible le jour comme la nuit.

L'arrière de cet entrepont est réservé aux chambres d'officiers, qui ont chacune 10 mètres cubes de superficie, possèdent un double plafond à opercules de ventilation, un sabord à fenêtre et à persienne, et sont lambrissées en tôle et carton d'amiante. Les appartements de l'amiral occupent l'extrême arrière.

L'entrepont principal, haut de 2m,18, repose sur le premier pont cuirassé revêtu de linoléum. Quatre cloisons transversales le séparent en cinq tranches inégales.

La première forme à l'extrême avant un triangle de 14 mètres de long, éclairé latéralement par 8 hublots, meublé de 32 armoires personnelles, — poste de seconds maîtres, — trop réduit pour le nombre de ses habitants. Deux lavabos lui sont annexés, et une simple cloison en molesquine le sépare de la machine des cabestans et des panneaux d'accès à la cambuse. Le fût de la tourelle de chasse, celui du blockhaus, le mât militaire occupent le centre de cette tranche, dont les côtés sont réservés à des locaux séparés en deux groupes par la coursive transversale qui aboutit aux tubes lance-torpilles aériens (postes et bouteilles bien installées de premiers maîtres et de deuxièmes maîtres mécaniciens). Tout l'espace médian de cette tranche devient un poste de couchage supplémentaire, assez peu favorisé.

La deuxième tranche, longue de 72 mètres, limitée à l'arrière par la traverse cuirassée qui relie deux casemates de 164, 7, est un second et très beau poste d'équipage, suffisamment dégagé, malgré les cheminées, les tambours de descente aux chaufferies, l'atelier des torpilles, les casiers à sacs, et autres moindres impedimenta rencontrés sur son axe. L'air et la lumière y pénètrent largement, surtout au mouillage; le chauffage à la vapeur y est bien distribué. A bâbord le poste des aspirants, à tribord celui des maîtres mécaniciens, tous deux très clairs et munis de lavabos, en occupent l'arrière.

Toutefois, les dix-sept trous à charbon dont est percé de chaque côté le premier point cuirassé (orifices de chargement), ordinairement fermés par des couvercles pleins, peuvent être occasionnellement obturés par de simples caillebotis, pour permettre l'aération des soutes dans cette tranche d'entrepont où couchent un grand nombre d'hommes.

C'est une cause de méphitisme dont l'importance n'échappera à aucun hygiéniste.

La troisième tranche est un avant-carré entouré de chambres d'officiers et contenant une bouteille à leur usage.

La quatrième n'est autre que le carré éclairé et aéré par une claire-voie et des sabords.

La cinquième, terminaison arrière de l'entrepont, loge dans son axe un tube lance-torpilles, et latéralement deux projecteurs.

Le premier faux-pont, compris entre les deux ponts cuirassés, est une tranche cellulaire de 2m,40 de haut. Elle est entourée sur toute la longueur du bâtiment par les cellules à cofferdam revêtues extérieurement de la ceinture de cuirasse, auxquelles on accède par un long couloir circulaire, coupé de portes étanches.

La cambuse, sans éclairage naturel, mais aérée par une manche d'évacuation, est placée derrière le coqueron, et le compartiment vide dit d'abordage, qui forme l'extrême avant de ce faux-pont. Deux compartiments séparés par le pied du blockhaus (poste de torpilles à tribord, poste des blessés à bâbord) la suivent immédiatement.

Dans toute sa partie médiane, ce grand faux-pont est occupé latéralement par des soutes à charbon contiguës au couloir des cofferdams, en dedans desquelles alternent des lavabos avec douches, très bien compris, à l'usage des chauffeurs et des mécaniciens, des dépôts à gris de chauffe, et des magasins. Tous ces locaux sont séparés par une large coursive de l'atelier des mécaniciens, des descentes aux chaufferies et machines et des cheminées échelonnées sur l'axe longitudinal.

L'arrière est réservé, à droite et à gauche, à des magasins, aux soutes à farine et aux citernes cimentées destinées à la conservation de l'eau distillée.

La dernière tranche trapézoïde de cet étage est représentée par la soute à voiles.

Le deuxième faux-pont, situé au-dessous du deuxième pont cuirassé, n'est pas un étage continu. Il est interrompu par trois grands espaces ayant la hauteur du deuxième et du troisième faux-pont, qui contiennent les deux groupes des chaufferies avant, les trois chambres contiguës des machines avec les condenseurs et les deux groupes des chaufferies arrière.

En dehors des chaufferies et des machines, dont la ventilation est si particulièrement réussie sur ces types de croiseurs, ce deuxième faux-pont est subdivisé en un grand nombre de tranches (soutes à munitions et chambres de distribution, soutes à charbon supplémentaires, soute à vin, compartiments des tubes sous-marins, machines auxiliaires avant et arrière, servo-moteur, etc.), où les hommes ne séjournent jamais que passagèrement, et dont l'éclairage artificiel et l'aération par aspiration sont d'ailleurs partout assez bien assurés pour qu'ils puissent y vivre à l'aise, dans une température que le voisinage de certains tuyaux de vapeur n'élève jamais excessivement.

Quant au troisième faux-pont, qui est occupé dans sa partie centrale par les appareils moteurs et évaporatoires, il est fragmenté à l'avant et à l'arrière en nombreux compartiments destinés à des chambres de munitions desservies par des monte-charges, à de hautes soutes à charbon, entre lesquelles sont encastrées les niches des bouilleurs, aux condenseurs, et aux tunnels des hélices.

Dans les doubles fonds, sectionnés par des cloisons verticales et compris entre la coque et les parquets des machines, des chaufferies et des soutes, circulent deux gros drains se déversant dans des puisards. De puissants moyens en assurent l'épuisement et l'assèchement.

TORPILLEURS, CONTRE-TORPILLEURS ; AVISOS ET CROISEURS-TORPILLEURS. — **Torpilleurs**. — Les torpilleurs, utilisés pour la première fois dans la marine, il y a une vingtaine d'années, étaient de petits bâtiments en fer, très légers, jaugeant environ 30 tonneaux, qui alliaient à la finesse des formes une grande vitesse. Ils avaient pour mission d'aller déposer directement sous les flancs d'un navire le réservoir à explosif disposé au bout d'une hampe dont ils étaient uniquement armés. C'étaient des « porte-torpilles ».

Lorsque la torpille Witehead fit son apparition, — torpille autonome expulsée d'un tube à l'aide d'un gâteau de poudre et qui, en tombant à l'eau, se met spontanément en marche vers le but qu'elle doit atteindre, — on allongea notablement ces petits navires, auxquels on adapta un tube de lancement, et qui devinrent ainsi des « lance-torpilles ». Ces « lance-torpilles » acquirent progressivement un déplacement de 80 à 85 tonnes : ce sont les torpilleurs dits de « première classe », qui contribuent actuellement à former le matériel des défenses mobiles des ports et des côtes.

L'idée de doter les escadres de petits torpilleurs-vedettes de 12 tonnes, capables d'intervenir pendant une phase du combat en filant rapidement porter un explosif contre un combattant, avait conduit à construire un croiseur particulier, la *Foudre*, aménagé intérieurement en atelier de réparations, et sur le pont duquel étaient logés huit de ces engins portatifs.

Nous avons renoncé en France à ces vedettes porte-torpilles, pour leur préférer des torpilleurs de 150 tonnes susceptibles de naviguer à côté des cuirassés, et ces deux types — torpilleur défensif et torpilleur d'escadre — restent les seuls que nous mettions aujourd'hui sur chantiers.

L'innovation des torpilleurs avait donné naissance en Angleterre à un genre de navires spécialement destinés à leur donner la chasse, possédant par conséquent une vitesse supérieure à la leur et une artillerie susceptible de percer leur coque, qu'on nomma des *destroyers*.

Ceux-ci eurent pour conséquence la production de nos avisos-torpilleurs (type *Bombe*, *Lévrier*), qui atteignaient, comme les destroyers de la puissance rivale, un déplacement de 400 tonnes, et celle des croiseurs-torpilleurs (type *Cassini*, *Condor*) de 900 et 1 200 tonnes, dont les approvisionnements plus considérables en vivres et en charbon avaient pour but d'étendre le rayon d'action.

Mais ces avisos et croiseurs-torpilleurs semblent, pour des raisons de tactique navale, devoir définitivement céder leur place aux contre-torpilleurs de 300 tonnes (*Arbalète*, *Arc*, *Mousqueton*, *Carabine*, *Sarbacane*, *Dard*, etc.), dont le nombre s'accroît tous les ans, et qui, armés de deux tubes lance-torpilles aériens et de sept pièces d'artillerie légère, joueraient à la fois le rôle de torpilleurs d'escadre et de destroyers.

Nous nous bornerons donc à donner une description de ce groupe important d'unités, toutes sensiblement uniformes, et qui représentent en somme un type très agrandi de torpilleur de première classe.

Contre-torpilleurs. — Le contre-torpilleur de 300 tonnes est constitué par une double coque d'acier en forme de fuseau, longue de 54 mètres sur 5 mètres de large (fig. 8 et 9).

Le pont proprement dit, toujours très dégagé pour ne pas opposer d'obstacles aux coups de mer qui le balaient, est recouvert complè-

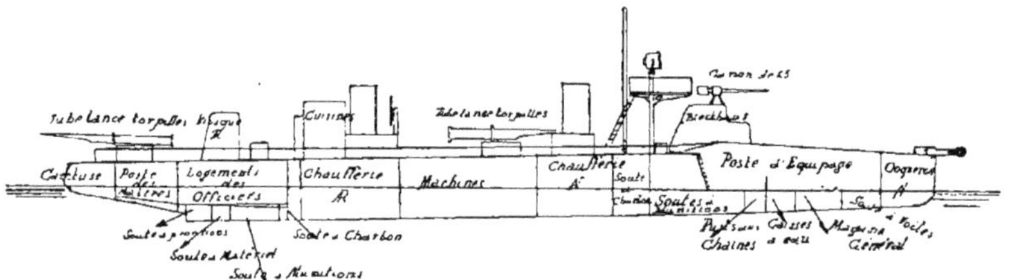

Fig. 8. — *Sarbacane*, coupe longitudinale.

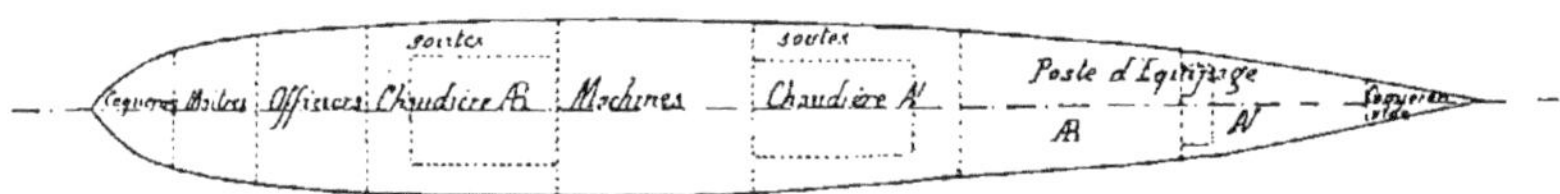

Fig. 9. — Contre-torpilleur d'escadre.

tement, sur ses deux tiers postérieurs, d'une superstructure supportée par de légères colonnes de 0m,60 de haut, qui forme en réalité le véritable pont du navire.

Deux petites cuisines, l'une commune à l'état-major et au commandant, l'autre affectée à l'équipage, sont installées au milieu de ce pont. Ce sont de petits réduits, aérés par des fenêtres grillagées, où le cuisinier se meut difficilement dans l'étroit espace qui lui est ménagé entre son fourneau et les parois de sa cage. Au mouillage, ces cuisines, bien chaudes l'été, suffisent au service du bord, mais, à la mer, il n'est pas rare que les mouvements désordonnés du navire les rendent inutilisables.

Tout à fait à l'avant du pont, et de chaque bord, sont établies deux guérites en toile masquant deux bouteilles, qui peuvent être assez souvent condamnées au mouillage, l'équipage trouvant toutes les commodités désirables à proximité du quai où s'amarre ordinairement le contre-torpilleur. En tout cas, leur emplacement est bien choisi, et leur modèle vient d'être heureusement modifié.

Primitivement ces bouteilles se composaient d'une cuvette avec tuyau d'évacuation, dont la vidange s'opérait malaisément à l'aide d'une pompe latérale puisant à la mer. Ce système défectueux a été remplacé sur les derniers types par de simples poulaines à la turque, dont un robinet qu'on manœuvre facilement permet d'assurer la propreté complète.

Sur l'axe longitudinal du pont se rencontrent avec les deux cuisines, les cheminées, les descentes aux compartiments intérieurs, et les deux tubes lance-torpilles aériens. Quelques petites manches d'aération et les tambours de ventilation des chaufferies de machines émergent latéralement. Trois canons de 47 sont disposés de chaque bord, un canon de 65 sert de pièce de chasse.

A l'avant des cheminées, une sorte de perchoir, d'où l'officier de quart dirige le bâtiment, est bâti au-dessus du petit blockhaus abritant le servo-moteur.

L'extrême avant incliné en dos d'âne est occupé par les ancres et les chaînes.

L'intérieur d'un contre-torpilleur est subdivisé par sept cloisons étanches en huit compartiments, d'inégales dimensions, qui, de l'avant à l'arrière, s'échelonnent dans l'ordre suivant :

1° Petit compartiment vide dit d'abordage;
2° Le poste d'équipage;
3° La chaufferie avant;
4° La chambre des deux machines;
5° La chaufferie arrière;
6° Le logement de l'état-major et du commandant;
7° Le poste des maîtres ;
8° La cambuse.

Les soutes à munitions forment le plancher du poste d'équipage et du carré; les soutes à charbon entourent les chaufferies, empiétant sur l'avant du carré.

Les doubles fonds sont parcourus par un gros drain qui aspire dans tous les compartiments. L'asséchement terminal s'opère à l'aide de seaux et de fauberts.

Le poste d'équipage, qui absorbe le tiers antérieur du bâtiment, est bien exigu pour les 54 hommes qu'il loge. Il est réduit de chaque côté par des casiers à sacs, au-dessus desquels pendant le jour sont arrimés les hamacs, que l'étroitesse du poste oblige à disposer la nuit sur deux plans. Une double rangée de sept petits hublots rectangulaires, deux manches en tôle dont les pavillons doivent être remplacés lorsqu'on navigue par des champignons, et le panneau d'accès encombré par le servo-moteur, lui procurent presque toujours au mouillage une suffisante arrivée d'air frais. Mais, à la mer, quand toutes ces ouvertures sont closes par précaution, l'air du poste se confine vite, et le tuyau terminé en bec de flûte qu'on a disposé sous les barrots du plafond et branché sur le conduit d'aération d'une chaufferie, est impuissant à purifier l'atmosphère. Il arrive alors qu'un certain nombre d'hommes désertent ce milieu pour aller chercher un refuge dans la chaufferie inoccupée ou sur le pont, et il paraît bien difficile de remédier à cet inconvénient, tant que le fonctionnement de ces étroits navires exigera un minimum de 50 hommes.

La ventilation des machines et des chaufferies, qui se fait par aspiration, a été très perfectionnée sur les types récents, où la température est descendue des 68° qu'elle a pu atteindre accidentellement sur l'*Arbalète* et l'*Épieu*, aux 48° qu'elle marque maintenant sur la *Francisque* et le *Mousqueton*. Le tirage forcé, auquel on est souvent obligé d'avoir recours, expose même les chauffeurs à de violents courants d'air, contre lesquels ils doivent se prémunir.

Le carré, éclairé par une claire-voie, est entouré par deux petites chambres d'officier, aérées chacune par deux hublots et une porte. Le logement du commandant, qui comporte une chambre et une salle à manger, placé derrière lui, en est séparé, d'un côté par une chambre réservée au second, de l'autre par la bouteille des officiers et deux tout petits offices. Si exigus qu'ils soient, ces logements, ingénieusement disposés, sont acceptables au mouillage.

Le compartiment qui suit est réservé à sept officiers mariniers : un premier maître mécanicien qui possède une cabine ménagée à tribord, et six seconds maîtres qui couchent dans des hamacs. Sur certains types, deux d'entre eux occupent des couchettes.

Ce poste, qui est muni d'un lavabo à rabattement, est ventilé par six hublots, deux petites manches, et le panneau d'accès que termine une échelle verticale. Il est presque inhabitable à la mer, non seulement par suite de la fermeture de ses ouvertures aératoires, mais à cause des trépidations qu'on y ressent.

L'extrême arrière, transformé en cambuse, éclairée seulement par des hublots fixes et le trou qui lui sert d'accès sur le pont, est un séjour fort pénible pour le magasinier, et bien peu propice à la conservation des vivres.

Ces contre-torpilleurs s'approvisionnent d'eau douce pour une durée de quatre à cinq jours avant le départ, en faisant le plein de deux caisses situées dans le poste d'équipage. Toutefois les derniers types sont pourvus de bouilleurs avec réfrigérants ; tous possèdent un filtre Lapeyrère.

Aucun isolant, en dehors des toiles dont ils s'enveloppent, ne les défend l'été contre la chaleur solaire, et l'hiver, c'est à l'aide de petits poêles à charbon, qui ne sont pas sans dangers, qu'on combat l'humidité et le froid dans les différents postes de couchage.

De cet exposé se dégage la conclusion que les contre-torpilleurs, et à plus forte raison les torpilleurs, dont ils ne sont qu'un modèle amplifié, constituent des habitations nautiques en opposition constante avec les règles de l'hygiène. Si leurs équipages ne souffrent pas des conditions d'habitabilité de ces petits bâtiments, c'est que ceux-ci ne tiennent jamais longtemps la mer, et qu'au mouillage les hommes s'empressent d'évacuer le bord pour passer le plus de temps possible sur le quai auquel la planche les relie, et même, s'ils sont embarqués sur les torpilleurs d'une défense mobile, pour coucher dans des locaux voisins mis à leur disposition.

Mais dans le cas particulier des contre-torpilleurs qui suivent les mouvements des escadres, la statistique médicale fait suffisamment ressortir l'influence du milieu sur ses habitants, par la comparaison des moyennes de malades relevées sur ces petits navires et sur les cuirassés.

Voici, pour ne citer que la dernière année, les chiffres qui expriment ces résultats en 1904 :

	Proportion p. 1 000 des malades	
	soignés à bord.	envoyés à l'hôpital à terre.
Cuirassés..................	615,79	130,57
Contre-torpilleurs...........	861,03	269,75

Ces chiffres, dont il ne faut pas s'exagérer l'importance, ont cependant leur valeur, et d'ailleurs l'expérience récente, qu'un groupe de contre-torpilleurs a faite en se rendant de Toulon en Indo-Chine, a prouvé, malgré la multiplicité des relâches et la réduction de la vitesse de route, qu'au cours d'une traversée un peu prolongée ces étroits bâtiments se transformaient rapidement en logements insalubres.

SOUS-MARINS ET SUBMERSIBLES. — Si ancienne que soit l'idée du bateau sous-marin, elle n'a pu recevoir une application pratique qu'avec l'utilisation des moteurs modernes, et le premier type de sous-marin doué d'une certaine valeur militaire date en réalité de 1885. Ce fut le *Gymnote*, construit sur les plans du directeur des constructions navales Gustave Zédé, dont le nom devait être donné peu de temps après au second type de navire de cette catégorie.

A partir de ce moment, le mystérieux problème de la navigation sous-marine put être considéré comme résolu.

On sait qu'il consiste à réaliser un bateau susceptible de naviguer à la surface de la mer, de s'enfoncer à volonté à une certaine profondeur, pour se diriger sous l'eau vers un but déterminé (c'est un lance-torpilles), et d'émerger à son gré, en réitérant s'il le faut sa manœuvre.

Les ingénieurs des constructions navales Romazzotti, Laubeuf et Maugas ont à notre époque triomphé d'un problème aussi compliqué, en lui appliquant des solutions élégantes et diverses que nous ne ferons que mentionner, nous bornant à rappeler qu'actuellement les bateaux sous-marins forment deux classes distinctes : les sous-marins proprement dits, et les submersibles.

Les premiers ne naviguent que sous l'eau, ou si près de sa surface que, même émergés, ils restent presque entièrement recouverts par la mer : ce sont le *Morse*, l'*Esturgeon*, le *Thon*. la *Bonite*, etc., de Romazzotti ; le *Lutin*, le *Gnome*, le *Farfadet*, etc., de Maugas.

Les seconds, d'un tonnage généralement plus élevé, sont pourvus d'appareils moteurs leur permettant de tenir un certain temps la mer, comme de petits torpilleurs, tout en étant disposés de manière à pouvoir, au moment voulu, opérer une plongée et manœuvrer en submersion. Ce sont le *Narval*, le *Triton*, l'*Espadon*, etc., de Laubeuf.

Chacun de ces types de bâtiments, — les seuls que nous construisions en France, — compte des partisans et des adversaires. Mais, quel que soit dans l'avenir le type qui doive prévaloir, à la suite des expériences comparatives auxquelles sont encore soumis ces sortes de navires, une des qualités maîtresses de tout sous-marin, quel qu'il soit, résidera dans la faculté de pouvoir, sans nuire à la santé de l'équipage, naviguer en immersion pendant dix à quinze heures de jour, c'est-à-dire aussi longtemps qu'il le faudra pour exercer une action offensive, essentiellement destinée à échapper à la vue de l'ennemi.

La seule question qui puisse nous intéresser ici se réduit donc à savoir si, dans l'état actuel des choses, l'habitabilité du sous-marin est toujours assurée au cours d'une immersion prolongée.

Ce point du problème de la navigation sous-marine a beaucoup préoccupé les inventeurs, depuis l'époque déjà lointaine où l'amiral Bourgeois et l'ingénieur de la marine Brun conçurent le projet du *Plongeur* qui ne réussit pas, jusqu'à nos jours, où plusieurs moyens sont prévus pour ménager au sous-marin, pendant sa plus longue plongée, une atmosphère respirable.

En réalité, la difficulté réside beaucoup moins dans le renouvellement de l'oxygène absorbé que dans l'évacuation de l'acide carbonique accumulé et mêlé aux toxines de la respiration.

Sans sortir de la réserve qu'impose encore la discussion de ce sujet, nous pouvons pourtant, laissant de côté les détails explicites, indiquer les trois moyens propres à assurer l'aération d'un sous-marin. Ce sont : 1° l'usage de l'air ou de l'oxygène comprimés dans des réservoirs ; 2° la purification et la régénération de l'air vicié à l'aide d'un procédé chimique ; 3° la remontée à la surface pendant le court espace de temps nécessaire pour recueillir une nouvelle provision d'air.

Le premier procédé, — celui des réservoirs d'air ou d'oxygène comprimés à plusieurs atmosphères, — qui se présente tout d'abord à l'esprit, n'est pas d'une application facile dans un endroit clos et resserré, même lorsqu'on dispose d'un mécanisme spécial et automatique réglant la distribution du gaz tenu en réserve.

Le second moyen consiste à décomposer un corps chimique qui dégage de l'oxygène, en même temps qu'on fait absorber l'acide carbonique en excès par des substances telles que la soude ou la chaux. C'est le moyen qui a servi de base aux expériences retentissantes du Dr Laborde, très satisfaisantes à certains égards, mais qui exigent des appareils beaucoup trop encombrants pour nos sous-marins.

Le troisième mode d'aération se réduit à une simple manœuvre d'émersion. C'est assurément le plus simple des trois, et même le plus rationnel, en dépit de l'objection militaire qu'on peut lui opposer de prime abord, — à savoir qu'il fait perdre au sous-marin sa qualité d'invisibilité, pendant le temps, si limité soit-il, du retour à la surface. Il suffit, en effet, d'adapter au petit bâtiment un tube approprié, muni à sa base d'un ventilateur aspirant, pour, en faisant surgir ce tube d'une hauteur suffisante, emmagasiner rapidement la quantité d'air pur nécessaire à une rénovation atmosphérique. Mais comment se débarrasser en même temps de l'acide carbonique en excès joint aux émanations pulmonaires et cutanées qui ont pu créer le méphitisme intérieur? En accentuant un peu la manœuvre d'émersion, de façon à permettre l'entre-bâillement du casque qui recouvre le kiosque, et laisser ainsi s'échapper abondamment l'air vicié.

Empressons-nous du reste de constater qu'au cours des plus longues immersions qu'ont affrontées nos sous-marins les hommes qui les montaient n'ont jamais été sérieusement incommodés par la viciation de l'air intérieur. Chimiquement parlant, il paraît bien établi qu'au bout de la douzième heure l'air de certains sous-marins doit être régénéré, et cependant aucun trouble physiologique important n'est ressenti à bord à la fin de cette période de temps, qui, en pratique, ne sera que très exceptionnellement dépassée.

D'ailleurs l'habitabilité d'un navire étant fonction de son tonnage, comme celui des bateaux sous-marins tend toujours à s'élever, sans qu'il soit nécessaire d'accroître proportionnellement le nombre d'hommes qu'ils utilisent, il est évident que la viciation de l'air intérieur pendant ses longues plongées deviendra de moins en moins redoutable.

Mais l'équipage d'un sous-marin peut être exposé à des effets nocifs inhérents à la nature des moteurs employés : nous voulons parler des dangers causés par la production des vapeurs de benzol, ou les émanations d'acide sulfurique provenant des accumulateurs en chargement. Nous signalons en passant cette question, qui fait l'objet d'études confidentielles, et nous ajouterons à l'actif des reproches hygiéniques imputables aux sous-marins le refroidissement, dont les hommes souffrent particulièrement l'hiver dans nos ports de l'Océan, refroidissement qu'accentue encore l'immobilité à laquelle les condamne la plongée. On y remédie tant bien que mal en leur distribuant des chaufferettes électriques. Le petit fourneau électrique installé à bord, et sur lequel on peut délayer des potages en tablettes, ou faire chauffer des boissons, serait aussi occasionnellement d'un grand secours.

En revanche, dans nos ports de la Méditerranée, les sous-marins se défendent bien difficilement, à l'état de repos, contre la température ambiante, qui, pendant l'été, devient vite excessive. C'est en cours d'exécution des travaux minutieux nécessités par leur entretien que cette action de la chaleur solaire a été ressentie et s'est traduite par de fréquents malaises.

En résumé, un bateau sous-marin, quel qu'il soit, formera toujours, par sa constitution même, une véritable antithèse avec les règles fondamentales de l'hygiène. Mais, obligés de subir ses conditions d'habitabilité, nous pouvons du moins prendre certaines mesures préventives à l'égard de son équipage.

Les règlements de la Marine ont déjà fait preuve d'une louable prévoyance, en exigeant des hommes destinés au service des sous-marins des aptitudes physiques spéciales sévèrement contrôlées. A notre avis, l'intérêt de l'équipage comme celui du navire commanderaient davantage. Il serait, croyons-nous, particulièrement avantageux, à ce double point de vue, de désigner pour chaque type de sous-marin un équipage de rechange au moins partiel entraîné à sa manœuvre et à sa surveillance. Cette mesure s'imposera en temps de guerre, si le sous-marin doit être astreint à un service de longue durée; elle ne serait pas moins profitable en temps de paix, si, comme l'affirment certains officiers, dont l'expérience nous paraît faire autorité, les travaux d'entretien de cette classe de navires conduisent facilement au surmenage, dans le milieu hygiéniquement défectueux où ils s'exécutent.

Si incomplet qu'il soit, cet aperçu des différents bâtiments composant actuellement la flotte française va nous permettre, en passant maintenant en revue les facteurs généraux de l'hygiène du bord, de les rapporter occasionnellement aux unités dont les types font l'objet des descriptions précédentes.

HABITABILITÉ DU NAVIRE

L'habitabilité d'un navire est fonction d'un grand nombre de facteurs, dont les coefficients respectifs de quatre d'entre eux caractérisent à eux seuls l'hygiène générale du bord.

Ces quatre principaux facteurs sont :

1° Le *volume des locaux* (espace et cube d'air réservé à chaque homme), dont le calcul plus ou moins bien établi par rapport au nombre d'habitants, détermine ou non l'encombrement ;

2° L'*aération*, qui, assurant le renouvellement de l'air vicié, donne la mesure du confinement ou de la suffisante quantité d'air respirable ;

3° et 4° La *température* et l'*humidité*, dont les variations peuvent se traduire par un retentissement plus ou moins éloigné sur la santé des hommes.

Les mesures rigoureusement prises aujourd'hui pour fournir aux équipages une eau potable stérilisée ; les précautions appliquées aux divers systèmes de vidanges ; les soins d'entretien du navire et les considérations propres à ses annexes et dépendances (locaux disciplinaires et infirmeries) feront, avec l'examen des quatre facteurs qui dominent l'habitabilité nautique, l'objet de cet article.

ESPACE ET CUBE D'AIR. — L'évaluation du cube d'air dévolu à bord à chaque individu est une donnée qui manque inévitablement de précision. La formule qui l'exprime, et qui n'est autre que le rapport du tonnage total du bâtiment au nombre d'hommes formant son effectif, se trouve, en effet, ainsi que le remarquent très justement Rochard et Bodet, entachée de multiples erreurs, dont la première et la plus grave consiste à faire entrer en ligne de compte toute la partie immergée si considérable du navire, et qui reste inhabitée la nuit.

Aussi ces hygiénistes avaient-ils proposé de substituer à la formule traditionnelle du cubage individuel celle d'un carré aératoire, obtenu en divisant « la surface absolue d'un compartiment, diminuée de la somme des surfaces inutilisables, par le nombre d'hommes qui y habitent ».

Cette formule semble effectivement plus logique, mais elle est encore sujette à caution.

Quel que soit le mode d'expression adopté, il restera toujours impossible d'établir la moyenne exacte du cubage d'air revenant à chaque habitant du bord, parce que aucune formule ne pourra évaluer les circonstances si variables de situation et d'aération qui modifient singulièrement l'habitabilité des divers postes de couchage que l'on a surtout en vue dans cette question.

Sans donc chercher à tirer une conclusion propice ou défavorable à telle ou telle unité de la connaissance des moyennes du cube ou du carré aératoire, que ces moyennes se rapportent à la totalité du navire et de son équipage ou à certaines parties du bâtiment transformées en dortoirs, nous admettons que 4 mètres cubes est un minimum qui doit toujours être réservé à chaque emplacement de hamac.

Ce chiffre semblera sans doute bien faible, comparé à celui qu'on exige strictement à terre dans les conditions d'habitation normale.

Mais le nombre si élevé de nos effectifs, dont la réduction échappe à notre compétence, ne permet pas d'exiger davantage, et nous nous déclarerions très satisfaits si ce chiffre de 4 mètres cubes était toujours atteint.

Il ne l'est pas sur toutes nos unités, et pourtant, avec un cubage moindre, les effets de l'encombrement nocturne sont évités, parce que la ventilation des divers postes de couchage situés dans les étages supérieurs est telle qu'elle parvient à combattre efficacement les exhalations pulmonaires et cutanées. Les deux types de cuirassé et de croiseur décrits plus haut, et que nous nous contenterons de prendre comme exemples, nous en fournissent la preuve. Sur l'*Iéna*, le cubage individuel atteint à peine 4 mètres cubes dans le grand entrepont, où plus de 300 hommes peuvent suspendre la nuit leurs hamacs, et sur la *Marseillaise*, dont l'entrepont principal, malgré de récentes modifications, reste encore un poste de couchage excellent pour 476 hommes, ce cubage ne dépasse pas 4^{mc},8 de la cloison avant à la cloison arrière.

La hauteur d'entrepont de ces bâtiments mesure cependant plus de 2 mètres sous barrots, et cette hauteur, qui d'ailleurs n'est pas tout à fait la même sur les cuirassés et croiseurs d'une même catégorie, mais qui, en tout cas, est supérieure à celle des anciennes batteries, n'a pas augmenté autant qu'on pouvait le supposer la valeur hygiénique des compartiments servant actuellement de dortoirs.

C'est que cette valeur dépend surtout de l'installation des hamacs dans les postes de couchage. Or, le nombre d'hommes réunis dans chaque poste ne permet pas, avec les dispositions universellement adoptées sur tous nos bâtiments, d'éviter l'entassement. Car, même dans les vastes entreponts de nos unités modernes, la position des crocs de hamacs fait que ceux-ci se touchent transversalement, empiétant longitudinalement les uns sur les autres. Cette disposition crée partout un encombrement plus ou moins réel, suivant les circonstances de la vie à bord, très variables du reste avec les exigences du service à la mer et en rade, et nous n'entrevoyons qu'une précaution susceptible d'être facilement prise sur beaucoup de types, au moment de leur construction, et capable d'améliorer dans une certaine mesure les conditions des postes de couchage : c'est celle qui consisterait, pour les mêmes prévisions d'effectifs, à multiplier les crocs de hamacs, dont la distribution est aujourd'hui limitée aux plafonds des entreponts et des casemates.

Dans cet ordre d'idées, Couteaud et Girard proposent d'utiliser certaines coursives et même le spardeck, où, l'été, des hamacs seraient accrochés au pont des embarcations, abrités latéralement par une toile mobile. Il est certain qu'il existe dans les étages supérieurs des grandes unités modernes plusieurs endroits inoccupés, dont la transformation en dortoirs supplémentaires, pendant la saison chaude, ne semble pas soulever d'objections. Le dégagement qui en résulterait constituerait un bénéfice hygiénique assez appréciable, pour que l'attention des constructeurs soit attirée sur cette simple modification.

VENTILATION. — La ventilation d'un navire, qui est naturelle et artificielle, a pour triple objet d'évacuer l'air vicié des locaux, de le remplacer par de l'air nouveau et d'abaisser la température des compartiments surchauffés.

L'aération des étages situés au-dessus du pont cuirassé s'effectue par le jeu des ouvertures dont sont percés les murailles et les ponts (sabords, hublots, portes de coupée et panneaux), — c'est la *ventilation naturelle*; celle des étages situés au-dessous de ce pont se fait aussi par des voies débouchant à l'air libre (tambours spéciaux, manches à air, mâts, monte-charges et panneaux d'accès), mais elle s'opère surtout à l'aide d'appareils actionnés par des moteurs devenus électriques, — c'est la *ventilation artificielle*.

Cette distinction, que tous les auteurs ont admise en traitant cette question, n'offre pas seulement des facilités d'exposition. La différence des deux ventilations, malgré le mutuel concours qu'elles se prêtent, est assez marquée dans la réalité pour justifier cette division méthodique.

Nous nous y conformerons donc, en étudiant d'abord la ventilation naturelle des parties hautes du navire, puis celle des parties basses, qui est mixte, et dont la solution, en dépit de l'ingéniosité des procédés nouveaux, est encore loin d'être partout satisfaisante, aujourd'hui que les nécessités militaires conduisent, pour localiser les avaries, à multiplier le compartimentage des étages inférieurs, et, pour renforcer la protection horizontale, à réduire autant que possible les orifices pratiqués sur les ponts blindés.

Toutefois, nous ne ferons que mentionner ici les formules relatives à l'*aération absolue* et *spécifique* du navire. La première est déterminée par le rapport entre la somme des ouvertures extérieures et le volume du bâtiment, ou de certains de ses compartiments; la seconde, par le rapport entre cette même surface aératoire et le chiffre de l'effectif.

Rochard et Bodet ont fait ressortir les raisons pour lesquelles ces formules, qui ne tiennent aucun compte de la quantité d'air frais pénétrant pendant un temps donné dans la totalité du bâtiment ou d'un de ces locaux, ni de la durée de ce renouvellement atmosphérique, n'ont qu'une valeur spéculative. Aucun instrument spécial, — anémomètre ou manomètre différentiel, — ne permet d'acquérir sur nos bâtiments les notions essentielles d'introduction et de consommation d'air neuf rapportées à une unité de temps, qui seules pourraient exprimer nettement le « coefficient de ventilation » du navire. Les chiffres qui traduisent le carré aératoire spécifique ou absolu manquent d'ailleurs par eux-mêmes de précision. Les calculs qui les établissent ont été basés, pour un même navire, sur des interprétations diverses des éléments de la formule et n'aboutissent par suite qu'à des moyennes numériques dont on ne saurait déduire une indication pratique.

Ventilation naturelle. — Un local mis en communication avec l'atmosphère par des ouvertures supérieures et latérales devient le siège de courants d'air qui le ventilent naturellement. C'est le cas des parties hautes des navires qui puisent directement l'air extérieur aux panneaux, aux différents sabords, aux hublots et aux portes de coupée.

Panneaux. — Ce sont de larges baies carrées ou cylindriques pratiquées à travers les ponts, et uniformément réparties aujourd'hui suivant l'axe du navire. On en distingue deux sortes, qui, dans l'espèce, s'associent au même but : panneaux d'aération proprement dits et panneaux de circulation.

Les ouvertures béantes des premiers encastrent des caillibotis en fer, dont la présence, indispensable pour prévenir le danger des chutes, réduit d'un quart l'accès qu'elles offrent à l'air extérieur. Ces panneaux sont préposés à l'aération de certaines parties des fonds du navire : tels sont les débouchés des grands conduits d'aérage qui, du pont, entraînent l'air à l'entrée des compartiments qu'occupent les machines et les chaufferies.

Les seconds contiennent les échelles métalliques, qui établissent la communication entre les différents étages. Ces échelles, disposées en sens contraire, lorsqu'elles sont doubles, n'opposent au libre passage de l'air qu'un obstacle négligeable, étant formées de marches ajourées. Sur nos unités nouvelles, ces panneaux de circulation se correspondent directement, et cette superposition verticale, qu'on a soupçonnée à tort de ne pas favoriser la dispersion de l'air à travers les étages, n'offre au contraire, sans compter bien d'autres commodités usuelles, que des avantages d'aération et d'éclairage.

Les petits panneaux à claire-voie qu'on rencontre à l'arrière des navires ont surtout pour office d'éclairer des logements d'amiraux, de commandants ou d'états-majors.

Sabords, hublots et portes de coupée. — *Sabords*. — Les orifices de dimensions diverses répartis sur tout le pourtour du navire pour l'aération et l'éclairage latéraux de ses parties hautes sont en premier lieu les sabords, qui doivent être classés en trois catégories.

Les uns, toujours très larges, ouvrent des champs de tir à l'artillerie, et les casemates ou les batteries, dont ils entaillent les murailles, ne peuvent que profiter nuit et jour de leurs grandes proportions. Car on n'use pas toujours pour leur fermeture des écrans métalliques susceptibles de s'adapter à la volée des pièces, et les toiles mobiles dont on se contente le plus souvent, au moins dans les casemates, pour les obstruer la nuit, ne servent qu'à modérer l'aération.

Les autres, exclusivement réservés à l'entrée de l'air et de la lumière, ont acquis sur beaucoup de bâtiments les dimensions de véritables fenêtres, très heureusement surmontées parfois d'impostes mobiles, destinées à entretenir une arrivée d'air continue au plafond de l'entrepont.

Quant aux troisièmes, qui ne sont autres que les sabords de charge, leur rôle aératoire est à peu près nul, sauf sur nos grands transports-hôpitaux, où, pendant le séjour du bâtiment sur rade, ils contribuent efficacement à ventiler l'étage sur lequel ils s'ouvrent.

Hublots. — Les hublots, orifices circulaires de $0^m,25$ de diamètre, dont l'obturation s'obtient à l'aide de disques enchâssant des verres épais, servent à aérer les étages les moins élevés. Si multipliés qu'ils soient aujourd'hui, — ils sont généralement répartis à raison de deux par chambre, — ils ne tiennent évidemment jamais lieu de sabords. La hauteur des nouveaux entreponts permet cependant de les utiliser beaucoup plus fréquemment qu'autrefois.

Portes de coupée. — Enfin les portes de coupée apportent encore, mais au mouillage seulement, une large provision d'air aux locaux dont elles forment l'entrée.

Toutes ces issues offertes à l'air extérieur garantissent l'aération des parties hautes du navire. Quelques circonstances de navigation ou de service peuvent, il est vrai, l'entraver momentanément. L'état de la mer, certains exercices d'attaques obligent parfois à tenir fermées les ouvertures du pourtour, qui, en principe, le sont d'ailleurs expressément la nuit. Mais, dans ces occasions, les panneaux forment toujours des voies d'accès et d'échappement assez spacieuses, pour suppléer, pendant un temps limité, à l'absence de courant latéral. Il est même nécessaire d'entourer nuitamment ces panneaux de rideaux protecteurs, pour préserver les hommes, dont les hamacs sont suspendus au voisinage des échelles, des douches d'air froid qui les atteindraient.

Ventilation artificielle. — Les échanges atmosphériques, si indirects et souvent si faibles, auxquels sont astreints les compartiments situés au-dessous du pont cuirassé, ont créé la nécessité d'une *ventilation artificielle.* Cette appellation doit être réservée à l'emploi des moyens mécaniques mis en œuvre pour déterminer des courants d'approvisionnement et de dégagement.

Toutes les fois en effet que, dans un compartiment clos d'une tranche inférieure du navire, la quantité d'air à renouveler n'est pas trop considérable, et que la période de renouvellement de cet air peut sans inconvénient s'accomplir lentement, si la situation de ce compartiment admet l'installation de deux conduits directs, préposés l'un à l'arrivée, l'autre à l'évacuation de l'air, sa ventilation sera établie.

Manches à air. — Ces deux conduits ou *manches à air* déboucheront sur le pont supérieur, la manche d'arrivée aboutissant au point le plus bas de l'espace à ventiler, et celle de sortie à la région supérieure de cet espace. L'air vicié étant de l'air échauffé, l'écart entre la température du compartiment et celle de l'atmosphère extérieure déterminera la vitesse d'écoulement du fluide.

La difficulté consiste à donner à ce tirage une valeur suffisante.

On a cherché à la résoudre en terminant extérieurement les manches par des dispositifs capables d'accroître la vitesse d'écoulement dans ces deux sortes de conduits.

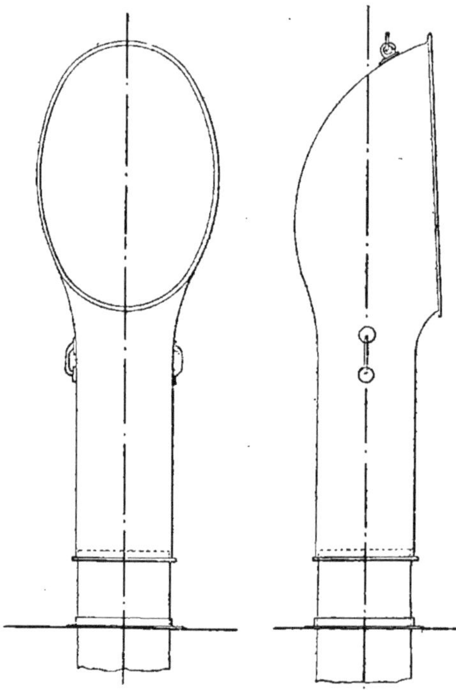

Fig. 10. — Trompe.

Trompe. — A cet effet, les conduits d'arrivée ont été coiffés d'un pavillon évasé ou *trompe*, dont la surface est calculée de manière que les molécules d'air venant le frapper horizontalement soient dirigées dans l'intérieur de la manche. Ce pavillon mobile peut, à l'aide de manettes, être orienté au vent (fig. 10).

Conduits d'évacuation. — Les conduits d'évacuation ont à leur tour subi des modifications qui tendent à les transformer en véritables aspirateurs. Telles sont, entre autres, les manches Nouailher, Racoon et Giffard (fig. 11).

Cette seconde sorte de conduits peut du reste être réalisée occasionnellement par les hauts tuyaux d'appel que forment les noyaux creux des mâts et les fûts des tourelles ; elle l'est surtout très efficacement par les enveloppes des cheminées, dont la chaleur est mise à profit pour provoquer une vive aspiration.

Toutes ces voies de conduction d'air frais et d'échappement d'air vicié ressortissent, en somme, — exception faite de celle des cheminées, — à la ventilation naturelle. Leur bon fonctionnement dépend de la direction du vent, plus particulièrement de sa force, et de la vitesse du navire.

Les manches à air, si variable que soit leur action, toujours subordonnée à une orientation qui implique une surveillance constante, constituent évidemment les procédés de ventilation les plus recommandables. Malheureusement, dans l'état actuel de nos constructions navales, ils ne s'appliquent qu'aux compartiments les moins habités et les plus éloignés des sources de chaleur. Car, dans les locaux où la température est très élevée et où réside un nombreux personnel, ils seraient bien impuissants à fournir un renouvellement de l'air

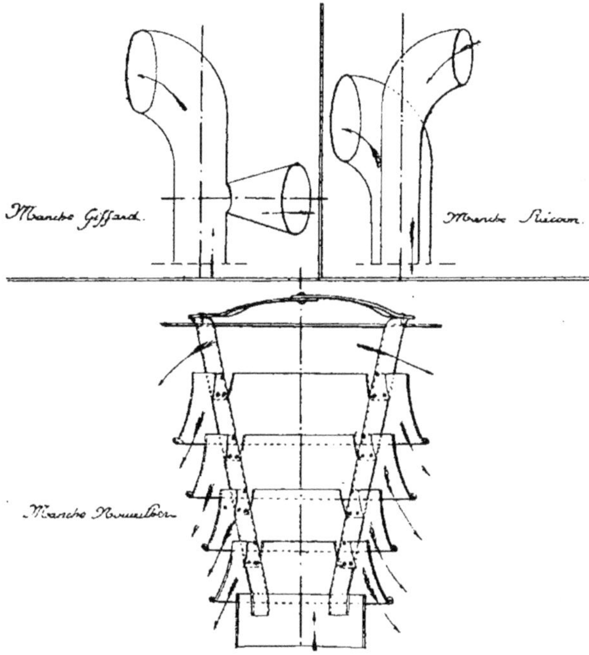

Fig. 11. — Manche Giffard, manche Racoon et manche Nouailher.

dans le court espace de temps que leur ventilation comporte. Voici en effet, empruntés au cours de Guayde, les chiffres habituellement admis pour ces temps de renouvellement dans les locaux en question :

Pour les compartiments	des machines principales	1 minute.
	des appareils auxiliaires	3 minutes.
	d'appareils à vapeur de petite dimension	5 —
	de la cale	12 à 15 —

Le recours aux moyens mécaniques devient donc impérieux pour imprimer à l'air la vitesse que réclame l'aération des espaces tributaires de ces règles.

Ventilateur. — Ces moyens consistent essentiellement dans l'interposition sur le parcours de l'air d'un *ventilateur*, qui, sur les nouveaux types, est presque toujours électrique, et présente de ce fait les avantages suivants : suppression de l'action calorique due au moteur à vapeur et à son tuyautage, affectation facile à tous les locaux, mise en marche et débits plus rapides. Ce ventilateur peut être placé sur un conduit d'arrivée d'air, et il agit alors par *refoulement*; il peut intercepter une voie d'évacuation, et il agit dans ce cas par *aspiration.*

C'est de la disposition même des locaux à ventiler, de leur situation, et de leur appropriation dont on s'inspire pour choisir le genre de ventilateur opportun, soit dont on cherche à produire dans l'intérieur du local la *surpression* qu'engendre le ventilateur refoulant, ou la *dépression* qu'entraîne le ventilateur aspirant.

Dans cette occurrence, on ne perd pas de vue la notion expérimentale enseignant que le refoulement exerce une action très locale, et provoque un *refroidissement* souvent très considérable au voisinage même de l'orifice d'où sort le jet d'air, tandis que l'aspiration agit sur une grande surface, déterminant, suivant les courbes de moindre résistance, l'afflux de l'air de tous les points du local vers le tuyau d'appel. On n'oublie pas aussi que l'extraction de l'air vicié, *qui ne s'opère bien qu'en ligne droite*, réclame toujours le plus grand isolement, et qu'il importe avant tout qu'aucune contamination ne puisse altérer l'air frais qu'un puits d'aérage fournit à des locaux voisins. Enfin, si le compartiment très clos ou très surchauffé exige une aération puissante, c'est à la *combinaison* du refoulement et de l'évacuation, dont les appareils devront conserver une vitesse corrélative, qu'on s'adresse pour obtenir le résultat poursuivi.

Tels sont, très brièvement résumés, les principes et les systèmes sur lesquels repose à bord la ventilation artificielle.

Nous allons rapidement passer en revue leur application :

1° Aux machines principales;

2° Aux chaufferies;

3° Aux compartiments d'appareils auxiliaires et aux soutes.

Application de la ventilation. — **Machines principales.** — Nos grandes unités modernes possèdent trois machines motrices contiguës, qui, séparées les unes des autres, remplissent transversalement toute une tranche des étages inférieurs. Quels que soient d'ailleurs le nombre et la disposition des machines sur un bâtiment de combat, leur ventilation artificielle, tendant principalement à débarrasser les chambres où elles sont logées de l'air surchauffé qui s'y accumule très rapidement, fait toujours appel dans ce but au refoulement et à l'évacuation.

Le ventilateur *refoulant*, placé en un point quelconque du compartiment, situé même parfois en dehors de lui, puise l'air dans un tambour qui provient du pont supérieur. L'air refoulé est projeté dans une canalisation horizontale courant au-dessous du parquet inférieur, et d'où partent de nombreux jets lancés dans toutes les directions où le refroidissement doit se faire sentir.

Le ventilateur *aspirant* est établi au plafond du compartiment, ou même à l'étage situé immédiatement au-dessus. Il aspire ordinairement l'air vicié par une série de trous, de 8 à 10 centimètres de diamètre, ménagés à la partie supérieure de la chambre, et le chasse dans un conduit débouchant au-dessus du pont le plus élevé, couronné parfois de lames courbes dirigées en sens inverse des ailettes de l'aspirateur.

Les conduits de ventilation reçoivent des formes en rapport avec les dispositions locales des espaces qu'ils desservent.

Le débit horaire de chacun des ventilateurs varie sur les grands bâtiments entre 25 000 et 30 000 mètres cubes.

Le schéma ci-contre, dans lequel le ventilateur de refoulement est teinté en grisé clair, celui d'évacuation en grisé foncé, figure ce mode de ventilation adapté à une des machines de l'*Iéna* (fig. 12).

Chaufferies. — La provision d'air que nécessite la ventilation de toute chaufferie doit suffire à la fois aux besoins atmosphériques du compartiment où réside un plus ou moins grand nombre de chauffeurs, et à ceux qu'exige la combustion du charbon dont les grilles sont chargées. L'activité de cette combustion devient ainsi le facteur principal auquel reste subordonné le genre d'aération de la chaufferie.

Pendant la marche ordinaire du bâtiment, qui n'a lieu qu'à une vitesse modérée, le renouvellement atmosphérique de la chambre de chauffe et la quantité d'air indispensable à la surface de grille peuvent être assurés par une canalisation naturelle convenablement établie.

Mais, lorsque l'allure est très accélérée, les taux de combustion réclament des volumes d'air considérables, et la ventilation artificielle peut seule satisfaire alors aux exigences de la chauffe.

Les chaufferies de nos bâtiments comportent donc des installations afférentes aux deux systèmes d'aération.

La ventilation ordinaire ou naturelle s'approvisionne généralement d'air neuf à plusieurs sources, qui sont d'abord les tambours spéciaux garnis d'escaliers de descente, dont les portes s'ouvrent sur le parquet supérieur des chaufferies.

Ces tambours peuvent accéder directement du spardeck à la chaufferie, ou d'un entrepont situé au-dessus d'elle, contribuant de la sorte à réaliser la ventilation de cet entrepont par aspiration. La première disposition, quoi qu'on en ait dit, est très préférable à l'autre, puisque, l'entrepont étant déjà ventilé par d'autres moyens, il importe surtout de fournir au compartiment de la chaufferie un air aussi pur que possible.

Ce sont ensuite les manches à escarbilles, plus ou moins multipliées; ce sont enfin, sur certains types tel que l'*Iéna*, des ouvertures grillagées, pratiquées sur la plate-forme blindée au-dessus des rues de chauffe, et qui d'ailleurs remplissent leur office d'une façon très intermittente, car elles servent au moins autant au dégagement d'air chaud provenant des couches supérieures de la chaufferie qu'à un apport d'air frais.

L'air employé à la combustion arrive aux grilles par les portes des cendriers, dont les équipes de chauffe règlent l'ouverture.

Quant à l'air employé au renouvellement atmosphérique de la chaufferie, sa voie d'évacuation est invariablement la même partout : c'est l'espace ménagé entre la cheminée et une enveloppe concentrique montant au-dessus du pont supérieur, espace annulaire qui forme un vaste tuyau d'appel.

S'il existe un compartiment entre le pont cuirassé et le plafond de la chaufferie, cette voie d'évacuation, remarquons-le en passant, peut être très avantageusement utilisée pour son aération. Dans ce cas, une deuxième enveloppe concentrique limite autour de la première un nouvel espace annulaire, dans lequel l'échauffement de la haute cheminée attire l'air vicié de ce compartiment.

La ventilation artificielle reprend ses droits dès que les besoins de la marche obligent à augmenter la force du tirage, et c'est à l'aide de puissants ventilateurs à vapeur ou électriques qu'elle s'effectue.

Ces ventilateurs qui commandent les rues de chauffe à raison de un ou deux par rue, suivant l'activité qu'on veut imprimer à la combustion, aspirent l'air dans des conduits spéciaux, descendant du pont, et s'évasant au-dessus d'elles contre une cloison.

Ces conduits sont munis intérieurement de clapets en tôle, dont une vanne, manœuvrée du parquet de la chaufferie, permet de régler le jeu.

Le débit horaire de ces ventilateurs atteint parfois, comme celui des machines, 40 000 mètres cubes.

Sur la plupart des bâtiments, ces grands ventilateurs refoulants agissent dans une chaufferie transformée en *vase clos*, pour déterminer un *tirage forcé*.

Les conditions du vase clos sont réalisées par la fermeture hermétique de toutes les voies d'accès d'air que nous avons énumérées : tambour spécial, manches à escarbilles, ouvertures grillagées du plafond, lorsqu'elles existent. La voie d'échappement d'air chaud par l'espace annulaire de la cheminée est en même temps complètement obturée. Le violent courant d'air, uniquement dû aux ventilateurs refoulants, ne peut alors fuir que par une seule issue : celle des cendriers.

On comprend qu'avec ce système l'air chaud qui s'accumule dans la région supérieure du compartiment, sans y subir de brassage, détermine très vite une température difficilement supportée par le personnel. Aussi, sauf sur les torpilleurs, dont l'exiguïté de la chambre de chauffe réduit à son minimum cet inconvénient, tend-on aujourd'hui à substituer au tirage forcé ce qu'on appelle simplement le *tirage activé*. Toutes les voies naturelles d'arrivée d'air restant closes, comme dans le premier système, la route d'échappement d'air chaud par l'enveloppe de la cheminée est seule maintenue

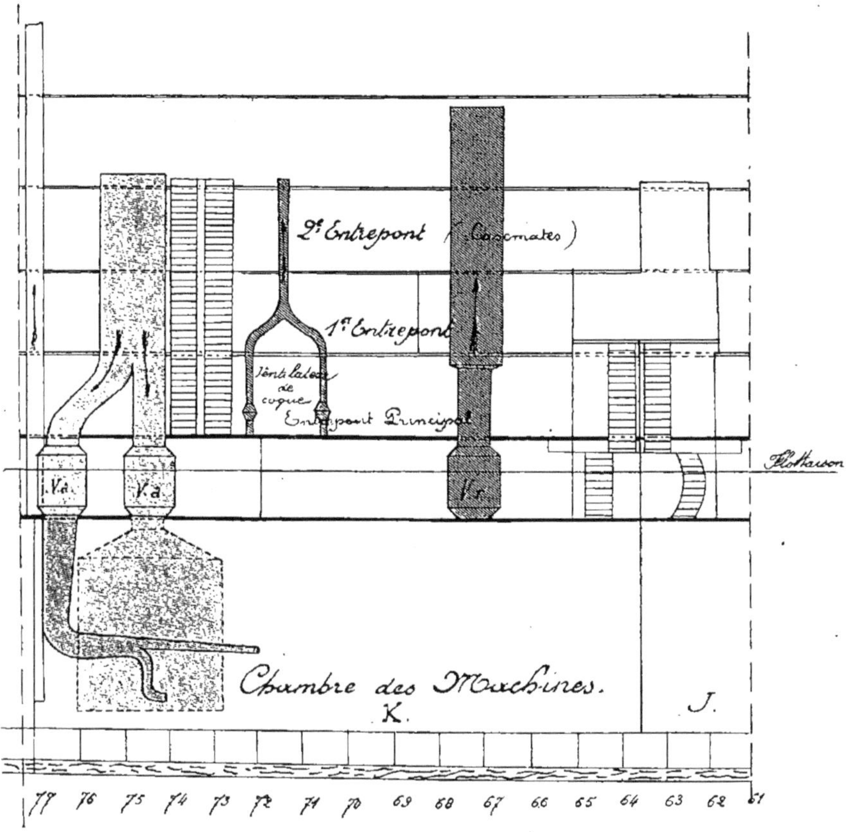

Fig. 12. — Ventilation d'une machine de l'*Iéna*.
Le ventilateur du premier plan est celui de la machine centrale ; l'autre, moins teinté, du second plan, celui de la machine latérale bâbord.

béante, et on donne aux ventilateurs une puissance assez largement calculée pour apporter la provision d'air nécessaire aux besoins de la combustion (fig. 13).

Machines auxiliaires et soutes. — D'une façon générale, la seule méthode de ventilation adoptée au-dessous du pont blindé est la ventilation par tranche. Mais les bons résultats offerts par elle dans les chambres des machines principales et des chaufferies proviennent de l'ampleur des voies d'accès et d'échappement que nous venons d'indiquer, et qui demeurent le privilège absolu de ces compartiments.

En dehors de ces régions favorisées, nous ne rencontrons le plus souvent, sous les ponts cuirassés, que des espaces plus ou moins restreints, où l'air d'un entrepont supérieur ne pénètre, — quand il y pénètre, — que par un étroit escalier d'entrée, et d'où l'air vicié ne s'évacue au dehors que par un chemin direct tout à fait occasionnel.

C'est la situation la plus ordinaire des cellules où sont cependant placés les appareils auxiliaires si divers (dynamos, cabestan, bouil-

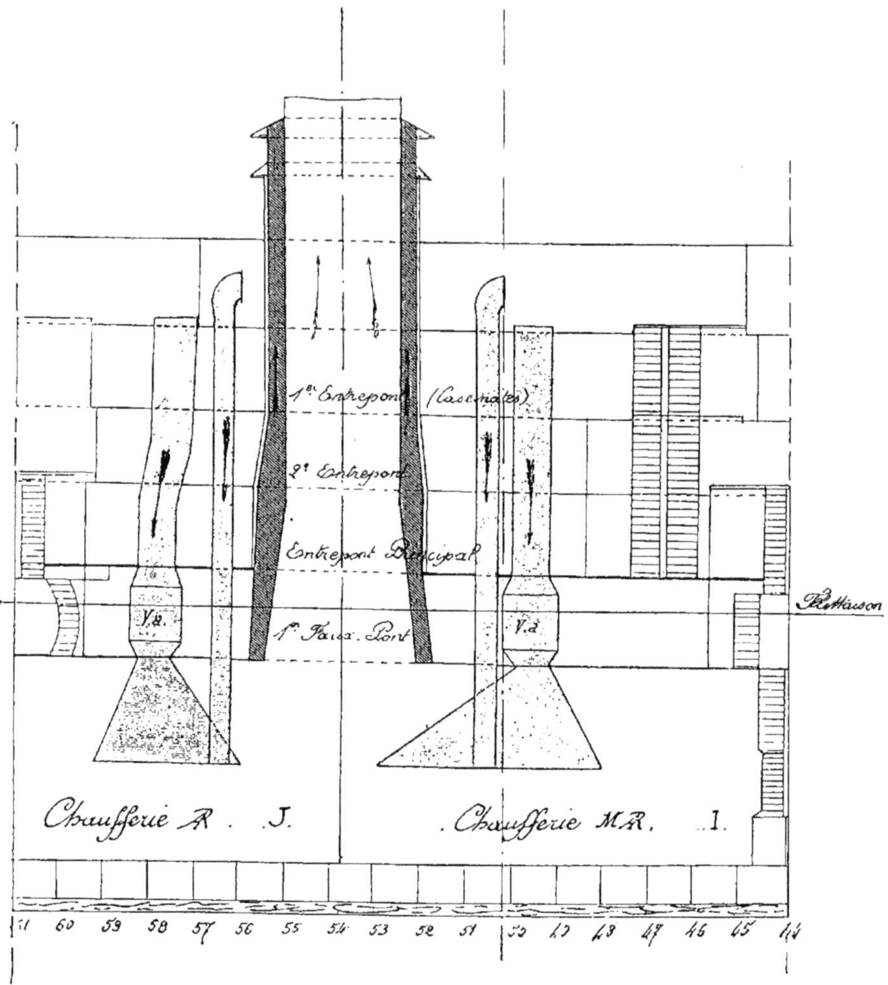

Fig. 13. — Ventilation d'un groupe de chaufferies de l'*Iéna* (groupe AR).

leurs, condenseurs, servo-moteurs) indispensables à toute unité de combat. Ces cellules sont de plus toujours isolées les unes des autres par les cloisons étanches, dont le but est de limiter les envahissements d'eau pouvant provenir d'une brèche, et ce compartimentage a pour conséquence de rendre indépendante la ventilation de chaque cellule.

Une pareille ventilation ne peut inévitablement qu'être artificielle, et la disposition des ventilateurs électriques, leur force, leur source d'aspiration comme leur voie d'évacuation engendrent pour chaque compartiment un système, dont l'étude s'inspire principalement des conditions locales de l'espace à ventiler.

Les panneaux de circulation percés dans les divers ponts sont autant que possible utilisés comme conduits d'arrivée d'air frais, et c'est dans le cas de ces cellules, que, à défaut de tuyau spécial d'échappement, est avantageusement mis à profit le voisinage d'un fût de tourelle, d'un noyau de mât ou d'un monte-charge. Lorsque, ce qui n'est pas rare, dans une même tranche, deux ou plusieurs cellules communiquent librement sans former des compartiments étanches distincts, des branchements peuvent être opérés sur des collecteurs communs destinés les uns à l'arrivée, les autres à l'évacuation de l'air. Les règles fixées expérimentalement pour le renouvellement de l'air des compartiments clos, et que nous avons citées plus haut, servent logiquement de base à l'établissement des procédés de ventilation imaginés.

Mais il faut reconnaître que ces procédés, dont nous venons de formuler les principes presque partout, et en particulier dans les chambres de dynamos, de bouilleurs et de condenseurs auxiliaires, ne parviennent que très imparfaitement à combattre l'excès d'humidité et de chaleur que fait naître la présence de ces appareils.

Cette situation subsistera tant que la protection horizontale du pont blindé restera aussi sévèrement respectée qu'elle l'est sur nos bâtiments. C'est l'air puisé à l'extérieur, ce sont surtout les larges voies d'évacuation, lesquelles ne sont vraiment efficaces qu'autant qu'elles sont droites, — dût-on pour les créer encombrer un peu les entreponts, — qu'appelle la ventilation de ces compartiments.

Toutefois, en portant la moindre atteinte à l'exclusivisme protecteur du pont blindé, on est en droit d'attendre un excellent résultat de la généralisation, peut-être encore assez lointaine, en tout cas d'une meilleure application, — celle-là très prochaine, — de la force électrique aux services du bord.

Dans l'état actuel des lieux, l'expérience nous démontre l'insuffisance notoire des moyens artificiels employés à combattre l'excès de chaleur, dont la source émane des tuyaux de vapeur ramifiés dans les compartiments clos qu'occupent les machines auxiliaires.

Pourquoi s'obstiner alors à distribuer ces machines dans des cellules, où l'air neuf ne peut pas pénétrer, et dont l'air vicié est si difficilement extrait? Et pourquoi ne pas chercher, par une disposition nouvelle, à supprimer les graves inconvénients qu'entraîne, en collectant partout la vapeur, cette dispersion des machines?

L'idée d'une usine centrale, située à proximité des chaudières, et dont *l'aération serait aussi méthodiquement assurée* que l'est celle d'une chambre de chauffe ou de grande machine, s'est ainsi présentée à l'esprit de ceux qui ont pu constater l'atmosphère intérieure, si souvent intolérable, des compartiments où, nuit et jour, fonctionnent les appareils auxiliaires.

Cette usine centrale, renfermant toutes les dynamos, et d'où l'énergie serait conduite à tous les appareils actionnés électriquement, en réduisant au minimum la canalisation de la vapeur, produirait dans toutes les cellules avant et arrière du bâtiment un abaissement de température, dont l'influence se ferait également sentir sur les soutes à munitions, situées au-dessous des tranches actuellement occupées par les générateurs d'électricité.

Des raisons militaires peuvent seules expliquer le retard apporté à une solution aussi avantageuse. On a cherché, en isolant par groupes les dynamos dans des cellules espacées, à soustraire ces appareils aux risques d'une destruction en bloc.

Ces raisons militaires, qui paraissaient prépondérantes, viennent pourtant de céder devant les nécessités hygiéniques que nous invoquons ici, et sur le type *Patrie* qu'achèvent en ce moment les chantiers de la Seyne, l'usine centrale dont nous parlons est en voie de construction.

Établie au voisinage immédiat des chaudières, elle contiendra toutes les dynamos à l'exclusion de deux, transportées l'une au pied de la tourelle avant, l'autre au pied de la tourelle arrière des canons de 305. Cette précaution est destinée à mettre les mouvements de ces grosses tourelles à l'abri d'un arrêt de l'usine pendant le combat. Mais ces dynamos ainsi détachées du dépôt central, où la lumière pu sera sa source tant de jour que de nuit, ne seront mises en marche qu'à de rares intervalles, et les tranches éloignées du siège des machines auxiliaires seront préservées en temps normal des effets calorifiques de la vapeur. C'est un des plus grands progrès dont pût bénéficier, sur nos futurs cuirassés, l'hygiène des compartiments profonds.

Constatons d'ailleurs que, sur nos grands croiseurs du type *Marseillaise*, on a déjà renoncé à l'affectation défectueuse des compartiments clos aux appareils auxiliaires, et que, grâce à une heureuse combinaison dont l'hygiène fait son profit, on est parvenu à placer « en à bord », les bouilleurs dans les chaufferies, et les dynamos dans les chambres de machines.

Sur nos bâtiments en exercice, on doit considérer que les compartiments de machines auxiliaires dont la température ne dépasse pas 30° sont bien aérés et très habitables. 40° est un maximum qu'il ne faudrait jamais franchir, avec cette restriction que le renouvellement atmosphérique sera assez rapide pour transformer en air sec l'air humide dont l'impression est si particulièrement pénible. Or, certains compartiments atteignent encore accidentellement, à bord des cuirassés modernes, 50 et même 57° !

L'aération des soutes à charbon, qu'on a soin de ne jamais remplir complètement, et qui ne donnent jamais lieu à des accidents de grisou, peut toujours être établie par leurs trous de charge, et l'est au reste par les portes d'épuisement.

Celle des soutes à poudre, où les hommes ne séjournent que transitoirement, et que surmontent des monte-charges, relève plus spécialement d'appareils frigorifiques qui n'ont pas jusqu'ici donné les résultats qu'on attendait d'eux.

Celle des doubles fonds n'est utile qu'au moment des visites, et s'opère à l'aide de ventilateurs portatifs.

Quant à celle des tourelles, nous nous réservons d'en parler à l'article de la pathologie spéciale, en signalant les troubles causés par les gaz délétères de la poudre sans fumée, que Torel a décrits.

En résumé, la ventilation naturelle des étages supérieurs de nos bâtiments est conforme à toutes les exigences de l'hygiène.

La ventilation artificielle des étages construits au-dessous du pont blindé assure à nos types les plus récents l'habitabilité de leurs chambres de chauffe et de grandes machines.

Les procédés aératoires, que des descriptions détaillées pourraient seules faire ressortir, réservés aux réduits des divers appareils auxiliaires, si ingénieux qu'ils soient souvent, restent presque partout très défectueux.

Mais l'introduction sur nos futurs cuirassés d'une usine électrique centrale largement aérée nous fait entrevoir le jour où l'homme pourra rencontrer un milieu tempéré dans les compartiments profonds de ces unités de combat.

THERMOMÉTRIE. — HYGROMÉTRIE. — L'étude de la thermométrie et de l'hygrométrie du navire n'occupe qu'une place assez restreinte dans les traités didactiques d'hygiène navale. Ce n'est certes pas qu'elle manque d'intérêt, mais les solutions pratiques auxquelles elle conduit sont elles-mêmes très limitées et ne comportent pas de longs développements.

Dans le court article que nous consacrerons à cette question, nous ne nous préoccuperons d'ailleurs que des influences thermiques et hygrométriques qui se font sentir aux étages supérieurs. Un des buts principaux de la ventilation, dont nous venons d'exposer le fonctionnement général, ne consiste-t-il pas en effet à combattre la chaleur humide des compartiments situés au-dessous du pont blindé ?

Nous avons indiqué, avec les procédés dont cette ventilation dispose pour atténuer cette chaleur, les différentes causes (présence d'un générateur de vapeur ; son voisinage plus ou moins immédiat ; confinement d'un local) qui concourent à élever exagérément la température et l'humidité des espaces réservés aux chaufferies, aux machines motrices et aux appareils auxiliaires.

Nous n'y reviendrons pas, et nous n'envisagerons ici que les influences spéciales, du milieu climatérique, des matériaux de construction, et des formes du navire, auxquelles sont soustraits les locaux placés au-dessous de l'eau, et qui président aux variations de la température et de l'humidité des étages les plus élevés du navire.

Thermométrie. — L'action de l'air et surtout des rayons solaires est le facteur principal des conditions thermiques de ces étages. Mais, si les nombreuses ouvertures latérales des entreponts permettent, en réglant à volonté la pénétration de l'air, de modérer ses impressions suivant les régions, les saisons, la direction des vents, et l'heure de la journée, la nature des matériaux de construction et l'inclinaison des parois du navire favorisent beaucoup plus qu'autrefois les radiations solaires.

Les tôles et les plaques métalliques, que l'architecture navale utilise seules aujourd'hui, occupent un des premiers rangs dans l'ordre de la conductibilité. Elles accumulent pendant toute la durée du jour un calorique qu'elles cèdent lentement la nuit, et les espaces qu'elles limitent deviennent, dans certaines conditions saisonnières, facilement inhabitables. Les formes rentrées des murailles d'acier offrent de plus des surfaces particulièrement propices aux rayons incidents. Il est vrai que sur les types récents cet inconvenient tend à disparaître, grâce à la direction verticale qu'on donne maintenant à ces murailles. Celle-ci ne peut cependant opposer qu'une faible résistance aux ardeurs du soleil, qu'exagère encore la situation défavorisée de certains logements des entreponts. Nous faisons ainsi allusion aux locaux dont les plafonds correspondant au pont sont directement chauffés par lui ; à ceux placés au voisinage d'un four ou d'un bloc de cuisine ; ou encore, comme cela arrive dans les entreponts principaux, à ceux dont les parquets sont en contact avec un tuyautage de vapeur. Dans tous ces locaux, l'été en France, et surtout dans les climats torrides, où nos bâtiments modernes accomplissent des croisières, la température intérieure devient très vite insupportable.

De quelles ressources disposons-nous pour l'abaisser ? Ces ressources, trop souvent insuffisantes, il faut en convenir, se réduisent à peu près exclusivement aux tentes, aux rideaux de tente et de carène.

Les tentes forment un toit sur toute la longueur du navire, et il est parfois nécessaire de les doubler aux pays chauds. Les petits rideaux qu'elles portent pendent des bords de la tente aux bastingages sur le pont, aux rembardes sur les boulevards, sur les dunettes et sur les plages.

Les rideaux de carène courent à l'aide d'anneaux sur une filière tendue autour du bord, et, écartés des parois de navire par des arcs-boutants, tombent presque jusqu'à la mer.

Les tentes et ces deux sortes de rideaux constituent une véritable carapace de toile dont s'enveloppe le navire avant que ses murailles et son pont ne soient échauffés, les rideaux de tente et de carène pouvant être très rapidement rentrés s'ils entravent l'arrivée d'une brise que procure l'évitage, ou s'ils interceptent trop la lumière.

Les tentes et les rideaux abaissent sensiblement la température intérieure de tous les locaux et celle du pont. On peut d'ailleurs favoriser leur protection en utilisant les collecteurs d'incendie pour les asperger d'eau de mer, dont l'évaporation, momentanément du moins très bienfaisante, est trop rarement mise à profit dans les climats tempérés.

Si efficaces qu'ils soient, tentes et rideaux ne parviennent pas toujours, même en France, à rendre supportable l'atmosphère intérieure des étages élevés du navire. Que de fois en Méditerranée, pendant les mois de juillet et d'août, nous avons constaté des températures de 32°, suivies de très faibles rémissions nocturnes ! Malheureusement tous les autres moyens qui leur servent d'adjuvants, — à l'exception des ventilateurs portatifs, dont l'usage s'est heureusement répandu dans les carrés et dans les postes, — n'ont fourni jusqu'à présent que des résultats à peu près négatifs.

Les enduits extérieurs font toujours l'objet d'expériences dans certains pays, et à cet égard nous ne pouvons que regretter qu'on ait renoncé sur nos grosses unités à ce gris blanc dit « toile mouillée », dont le pouvoir absorbant pour les rayons calorifiques était notablement inférieur à celui de la peinture noire, seule en usage aujourd'hui.

Les matelas d'air isolants, interposés entre des parois en tôle et des écrans de linoléum ou de carton d'amiante, n'atténuent jamais la chaleur, l'air, qui n'y circule pas, atteignant très vite, dans son immobilisation, la température extérieure.

Quant à la méthode du refroidissement artificiel à l'aide d'appareils frigorifiques, sur laquelle on avait fondé de grandes espérances, elle n'a jusqu'à présent pas tenu ses promesses et n'arrive même pas encore à procurer aux soutes à poudres la réfrigération qui leur serait nécessaire.

C'est pourtant dans cette voie qu'il semble logique de poursuivre des recherches pour solutionner la question.

Hygrométrie. — Les demeures exclusivement en fer que nous offrent les bâtiments modernes sont éminemment prédisposées au phénomène de la rosée, et, à la suite du refroidissement nocturne, l'eau ruisselle parfois sur les parois de leurs étages supérieurs. A cette source principale d'humidité, due à la nature même de l'habitation, s'ajoutent encore : l'état spécial de l'air marin ; les fuites des tuyautages ; l'eau des lavages, qui, pour n'être plus prodiguée comme autrefois, est encore abondamment répandue ; les coups de mer provenant des lames, et balayant quelquefois les boulevards et les plages; les embruns, et l'expiration pulmonaire des hommes entassés dans les postes de couchage.

Toutes ces causes s'associent pour créer à bord un milieu humide, très variable assurément suivant les régions et les saisons, que, faute d'observations instrumentales, nous ne pouvons pas mesurer, mais qu'il n'est que trop fréquent de constater au toucher.

On a cherché depuis longtemps à diminuer sur les murailles métalliques les effets malsains de la condensation, et le premier procédé consista à revêtir intérieurement ces murailles de cloisons en bois, séparées d'elles par une couche d'air de plusieurs centimètres d'épaisseur. Mais le bois est une matière inflammable qui a perdu droit de cité sur nos unités de combat.

On a songé alors à le remplacer par des placages de différentes substances, en particulier l'amiante, qui pourraient être efficaces, si l'air qu'ils emprisonnent subissait une chasse continue, ce qui n'a jamais lieu.

Le linoléum directement collé sur la tôle atténue certainement l'humidité dont elle peut être le siège, ainsi que l'un de nous l'a constaté lors des premiers essais qui en furent faits sur le *Cécille*; mais il est impuissant à l'arrêter, et il en est de même des différents enduits essayés.

Le plus ordinairement employé a été la peinture au liège (couche de peinture ordinaire saupoudrée de poudre de liège, recouverte elle-même de blanc de zinc). Or, le liège ainsi incorporé perd toutes ses qualités de porosité, et sur le revêtement rugueux qu'il forme à la tôle la rosée se dépose comme sur une paroi lisse. Le vernis-liège, qui lui est supérieur à certains points de vue, et dont le médecin italien Belli a fait une étude très minutieuse (1), n'est utile qu'à la condition que l'état hygrométrique de l'air ne contrarie pas la dessiccation du liège formant une mixture où entrent par parties égales l'ocre jaune et l'argile.

En réalité, aucun de ces procédés ne peut nous préserver de l'humidité, qu'une bonne ventilation peut seule diminuer pendant l'été, et qu'abolit très heureusement l'hiver le chauffage à la vapeur.

CHAUFFAGE. — ***Chauffage à la vapeur.*** — S'il est très difficile, dans toutes les conditions climatériques, d'abaisser la température des étages supérieurs du navire, nous pouvons, avec le précieux concours du chauffage à la vapeur, les préserver toujours du froid extérieur, quel que soit son degré thermométrique.

Nous ne ferons que rappeler ici, sans les réveiller, les discussions auxquelles a donné lieu son introduction relativement récente dans notre marine, et dont, à cette époque, les *Archives de médecine navale* se firent l'écho.

(1) BELLI, *Arch. di marina nav.*, 1901.

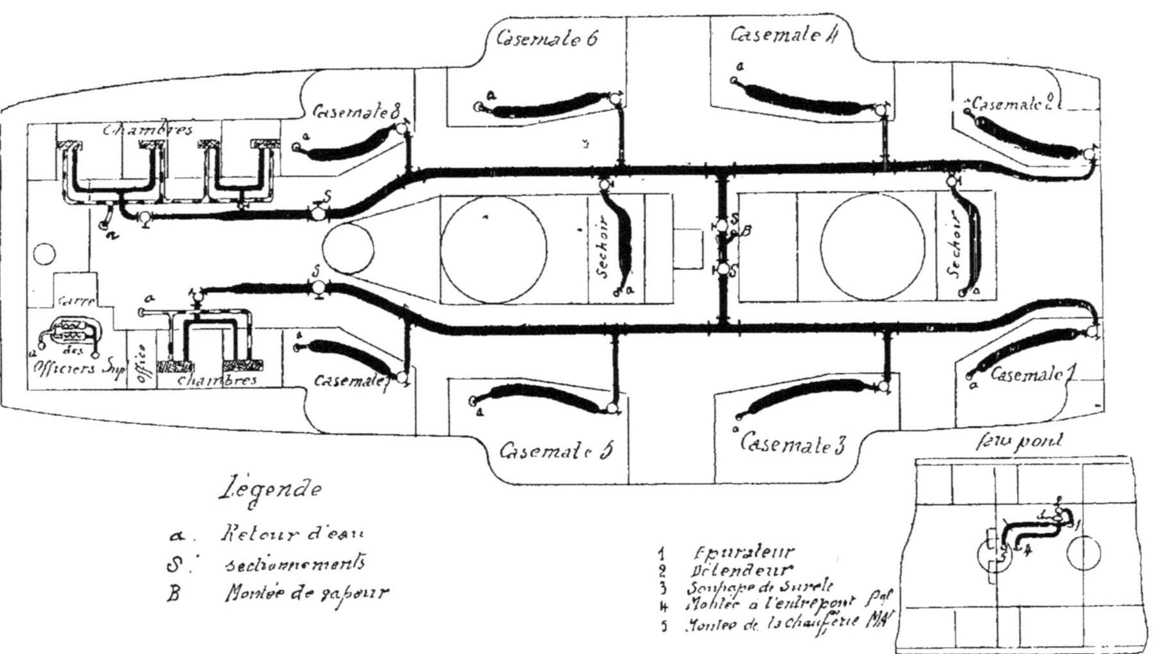

Planche I. — Chauffage du premier entrepont de l'*Iéna*.

Les objections tirées des brusques transitions de température, auxquelles les obligations du service exposaient les hommes, n'ont pas tenu longtemps devant les résultats pratiques qu'appuyèrent bientôt de chiffres éloquents les statistiques médicales. Les marines étrangères avaient d'ailleurs avant nous très favorablement tenté l'expérience de ce mode de chauffage, définitivement adopté aujourd'hui sur toutes nos unités modernes, à l'exception des torpilleurs.

Ces petits bâtiments ne pouvant, dans les conditions de leur armement, alimenter au mouillage des calorifères, doivent encore se contenter de poêles à charbon dans leurs différents logements, où ils nécessitent la nuit une grande surveillance en prévision des accidents d'asphyxie.

Le chauffage à l'eau chaude n'a jamais été essayé sur nos bâtiments. Il serait, croyons-nous, d'une application plus compliquée et d'un prix plus onéreux, mais il est certain qu'il procurerait, au moins dans les petis locaux, une chaleur plus agréable, moins lourde, que celle qui émane du mode de chauffage répandu actuellement.

Celui-ci emprunte sa vapeur aux grandes chaudières, où normalement elle est à 15 ou 20 kilos de pression. Un détenteur la ramène à 1kg,500 au moment où elle suit la canalisation qui la conduit aux différents poêles.

Ces poêles sont de simples serpentins, ou une combinaison de serpentins et d'ailettes (radiateurs Grouvelle-Arquenbourg), entourés d'un manchon de cuivre ajouré dans les carrés et dans les chambres, d'un grillage en bronze dans les entreponts et les casemates.

La vapeur, en se condensant, abandonne sa chaleur, et l'eau de condensation fait retour, par un tuyautage spécial, au collecteur d'alimentation des chaudières (Pl. I).

Des soupapes disposées sur le trajet de la canalisation permettent de rendre le chauffage indépendant, de le limiter par conséquent à telle ou telle pièce, où de petites manettes servent, en réglant l'introduction de la vapeur dans chaque poêle, à graduer la température du local placé sous sa dépendance.

La disposition en chaufferettes, qu'on rencontre très généralement maintenant dans les chambres et les carrés, est très préférable à celle des poêles d'applique, placés verticalement, qui échauffent moins régulièrement l'atmosphère de la pièce.

Dans les entreponts et les casemates, le serpentin longe sous sa grille le pied des cloisons. Quand ils fonctionnent bien, — car il arrivait encore dernièrement sur quelques bâtiments que le débit de vapeur fût trop faible pour la surface de condensation qu'offrent les radiateurs, — ces poêles, dont la manipulation est devenue très facile, peuvent procurer, quel que soit le temps, une température intérieure de 15 à 20°.

Ils font donc des étages élevés, qui seuls en sont pourvus, de nos unités actuelles, des demeures confortables en hiver, d'où l'humidité est écartée, et où naissent en proportion beaucoup moindre qu'autrefois les maladies *a frigore*.

ÉCLAIRAGE. — L'éclairage naturel du navire s'opère par toutes les ouvertures latérales (sabords, hublots, portes de coupée) et verticales (panneaux de circulation, encastrement de verres épais), dont sont traversés les murailles et les ponts.

A de rares exceptions près, — état de la mer obligeant à fermer les sabords, rideau de tente ou de carène interceptant le jour, — cet éclairage, favorisé par le revêtement intérieur à la peinture blanche ou à la chaux de tous les étages, est toujours très bien assuré, du moins dans les entreponts supérieurs, car il peut se faire que l'entrepont principal, situé au-dessus du pont blindé, soit obligé, les jours de faible lumière solaire, d'avoir recours à l'éclairage artificiel.

Celui-ci, qui devient une nécessité constante au-dessous du pont cuirassé, est maintenant électrique sur tous les bâtiments.

L'éclairage à arc trouve chez nous une utilisation exclusivement militaire, dans son application aux différents projecteurs des hunes, des passerelles, des entreponts supérieurs et des galeries.

L'éclairage à incandescence est seul répandu à l'intérieur du navire au-dessus comme au-dessous du pont cuirassé. Il n'en est pas de même dans toutes les marines, où certains compartiments des fonds, en particulier les chambres de machines et les ateliers de mécaniciens, sont inondés de lumière par des lampes à arc.

L'électricité est fournie par des dynamos mues à la vapeur, et placées, quand elles ne sont pas nichées dans les chambres de machines comme sur certains grands et récents croiseurs, dans ces cellules, dont nous avons relaté la disposition si particulièrement désavantagée au point de vue de l'aération.

Les lampes à incandescence sont répandues dans toutes les parties du bâtiment depuis les compartiments les plus profonds jusqu'au sommet des mâts, le long desquels, disposées en colonnes de feux rouges et blancs, elles forment par leurs combinaisons les signaux de nuit.

Dans les logements particuliers, les carrés et les postes, ces lampes sont munies de globes en verre simple ou dépoli; dans les entreponts, elles sont recouvertes d'une cloche en verre qu'abrite un grillage. Enfin il existe à bord un grand nombre de lampes mobiles, que de longs conducteurs peuvent amener dans les coins les plus reculés, ou qui, réunis en faisceau sur un grand réflecteur, servent à projeter une vive clarté partout où les circonstances réclament l'intensité de leur lumière.

Les avantages de l'éclairage électrique sont peut-être encore plus manifestes à bord que dans tout autre milieu, non seulement par les chances d'incendie qu'il éloigne, mais encore par la réduction à son minimum d'une cause d'échauffement, et par l'absence de toute altération de l'air ambiant.

Comme toute autre source lumineuse un peu vive, la lampe à incandescence est passible de petits méfaits oculaires (fatigue de la vue, larmoiement), presque toujours dus à une insuffisante protection. Ces troubles, assez rares d'ailleurs, sont négligeables, mais sur quelques bâtiments on éprouve le désagrément de ne pas jouir d'une fixité absolue de la lumière. Le fonctionnement de certains appareils, en particulier des treuils, dont on use constamment pour hisser des embarcations, produit, par les brusques dépenses d'énergie qu'exige leur mise en marche, des éclats aveuglants ou des éclipses presque totales. Il suffirait, pour faire disparaître cet inconvénient, de rendre indépendante la conduite électrique des lampes, et c'est certainement, malgré la petite complication pratique qu'il entraîne, le parti auquel on se résoudra désormais, étant donné l'intérêt militaire qui s'attache à la suppression de toute cause d'interruption lumineuse.

ENTRETIEN DU NAVIRE. — De tous les soins journaliers qu'entraîne la propreté du navire, le lavage des ponts, le fourbissage des aciers et des cuivres, et le renouvellement de la peinture, sont les seuls qui intéressent l'hygiéniste.

Lavage des ponts. — Les critiques si justifiées auxquelles donna lieu le lavage des ponts à grande eau, — véritable inondation d'eau de mer à tous les étages, précédée d'un brossage au sable ou à la brique, — n'ont plus leur raison d'être, depuis le remplacement des ponts en bois par des parquets métalliques recouverts de linoléum. C'est à l'aide de fauberts mouillés que s'opère aujourd'hui chaque matin le lavage du linoléum. La pratique invétérée des anciens errements n'a cependant pas encore réduit partout cette opération au simple essardage qu'elle comporte, et des maîtres de manœuvre trop zélés, mais mal stylés, croient encore bien faire en laissant couler sur les parquets, pendant un certain temps, une petite nappe d'eau que débite une manche en cuir. Toutefois, c'est une pratique qui tend de plus en plus à disparaître, et à laquelle les détériorations du linoléum, qui se désagrège et se décolle lorsqu'on l'humecte trop, mettront bientôt fin d'elles-mêmes.

Les fauberts affectés à l'essardage sont lavés ensuite à grande eau, sans être autrement désinfectés.

Sur la plupart des bâtiments, après asséchement des parquets, on passe sur le linoléum une très légère couche de pétrole, dont l'odeur se dissipe vite et dont les propriétés antiseptiques et lustrales mettent cette fois d'accord l'esthétique et l'hygiène. C'est donc une précaution recommandable.

Fourbissage. — Chaque lavage est suivi à bord d'un fourbissage, auquel l'équipage s'emploie chaque matin plus ou moins longtemps, suivant la répartition journalière du service.

C'est un genre de besogne qui ne fait jamais défaut sur nos bâtiments, où, sans parler du cuivre jaune employé à l'ornementation des claires-voies et des passerelles, ni de l'acier nécessairement clair d'une foule d'appareils, toutes les échelles et tous les parquets des étages inférieurs du navire restent en fer nu.

Il est d'usage dans la marine d'entretenir ces cuivres et ces fers polis et brillants ; on pousse même la coquetterie jusqu'à transformer les épontilles des ponts et des entreponts en colonnes miroitantes. L'aspect du bâtiment y gagne en élégance, mais cette qualité si appréciée a cependant une limite qu'on ne devrait pas dépasser. Or il arrive trop souvent que l'abus du fourbissage dit *à sec*, — lequel, en réalité, est toujours un peu gras, pour éviter les taches de rouille survenant si rapidement à bord, — entraîne des conséquences fâcheuses, en ce qui concerne spécialement les parquets et les échelles.

Les précautions incessantes qu'on prend pour les rendre aussi lisses que possible sont condamnables, et il serait à désirer que, partout où le linoléum ne peut être appliqué directement sur toute la surface du parquet, on laissât en permanence des bandes de cette substance formant chemins, ou qu'on utilisât des tôles lattées, tout au moins quadrillées, qui diminueraient les chances de chutes, souvent graves, auxquelles le fer poli d'aujourd'hui prédispose tout particulièrement.

Quant au matériel de fourbissage (vieux linge, débris d'étoffe, chiffons gras), mis à la disposition des hommes, et qu'ils ont trop de tendance à multiplier, en le dissimulant dans tous les recoins d'un bâtiment, il serait très hygiénique de le réglementer strictement.

Peintures. — Le maniement des différentes peintures employées à bord est devenu beaucoup moins nocif depuis que de récentes dépêches ministérielles ont substitué le blanc de zinc à la céruse et préconisé l'usage du minium de fer.

La peinture noire s'emploie surtout à l'extérieur, la blanche à l'intérieur. La peinture rouge au minium est l'enduit des fonds, la verte (vert de Schweinfurth, acéto-arsénite de cuivre) est réservée à la carène.

Cette dernière n'est maniée que pendant le passage du bâtiment au bassin, et toutes les précautions sont prises pour que le grattage qui précède le badigeonnage ne puisse provoquer aucun accident (lavages répétés au savon après chaque suspension de travail, et lunettes).

D'ailleurs l'emploi de cette peinture verte est déjà moins vulgarisé, depuis les essais satisfaisants d'autres enduits inoffensifs, et capables comme elle de préserver les coques des taraudages qu'y pratiquent différentes espèces de petits mollusques.

Les peintures noire et blanche sont rarement étendues au pinceau ; c'est en bouchonnant que les hommes les appliquent. Les ratiers préposés au lavage et au bouchonnage des parois extérieures, ainsi que les hommes chargés de peindre les embarcations suspendues à de hauts « porte-manteaux », sont toujours munis d'une ceinture de sauvetage pendant ce pénible et parfois périlleux travail.

Tous les samedis, le navire reçoit *intus et extra* une couche de peinture noire et blanche, luxe vraiment excessif contre lequel les hygiénistes ont jusqu'ici vainement récriminé. On leur objecte que de grands lavages au savon ou même à la potasse sont impuissants à faire disparaître les nombreuses souillures auxquelles les cloisons, et les portes sont exposées à bord. On préfère donc dissimuler ces taches sous une couche superficielle de peinture hebdomadaire. La peinture au vernis, usitée en carrosserie et sur les yachts, abolirait les inconvénients de ce mauvais système : mais elle occasionnerait un surcroît de dépense que la Marine n'a pas encore pu s'imposer.

Crachoirs. — En tête des prescriptions hygiéniques qu'inaugure l'arrêté ministériel du 22 mai 1902, il faut placer l'introduction à bord de larges crachoirs métalliques, appliqués à la muraille des bâtiments ou montés sur pied, et remplis de sable ou de poussière de charbon humide. C'est une mesure dont le besoin se faisait tout spécialement sentir sur nos navires, où les anciens et petits crachoirs en bois cerclés d'acier soigneusement poli avaient plutôt un rôle décoratif les jours d'inspection qu'une destination pratique.

Le même arrêté prescrit leur désinfection journalière (jet de leur contenu tous les soirs à la mer, et lavage à l'eau bouillante) et nous n'émettrons qu'un vœu, c'est que l'éducation du marin soit de plus en plus dirigée vers leur usage, par la multiplication de ces crachoirs sur tous les parquets des entreponts, et en particulier sur ceux des étages inférieurs, séjour habituel d'un nombreux personnel occupé toute la journée, à la lueur des lampes électriques, à des travaux d'usine.

VIDANGES. — Le service de l'assainissement à bord d'un navire de guerre est rendu particulièrement difficile par le développement du compartimentage, la présence de la ceinture cuirassée pour les grandes unités de combat, et l'impérieuse nécessité de réduire au minimum le nombre et la dimension des ouvertures faites dans la coque.

Il est cependant du plus haut intérêt hygiénique que soient évacués le plus rapidement possible à la mer les produits des déchets humains et tous les liquides qui, provenant des divers étages du navire, viennent s'accumuler dans les bas-fonds, où ils ne doivent pas séjourner.

La quantité très considérable d'eau employée par les machines pour les diverses opérations d'extinction des escarbilles et des mâchefers, d'arrosage incessant des pièces en mouvement, envahirait rapidement les cales si l'on ne procédait en même temps à son évacuation : mais cette évacuation doit être complète, sous peine de voir se constituer dans les cales cet *égout nautique* que les procédés modernes d'asséchement ont fait aujourd'hui heureusement disparaître.

Ce service d'épuisement doit être en outre assez puissant pour assurer l'évacuation de la cale envahie par le fait d'une voie d'eau.

Dans les parties les plus élevées du navire, les eaux provenant des pluies ou du lavage sont évacuées à la mer par des conduites appelées *dalots*, dont l'entretien est relativement facile ; mais sous la cuirasse, toutes les eaux ménagères provenant du lavage des ponts, du lavage corporel, des lavabos, tombent dans les cales par des canaux spéciaux fermés par des vannes que l'on manœuvre à chaque étage.

Le service des vidanges proprement dites se fait par des bouteilles ou cabinets isolés, disséminés le long du bord, destinés à certains officiers ou groupes d'officiers et maîtres, et par des poulaines destinées à l'équipage ; ces latrines sont toujours placées sur l'avant du navire.

Nous étudierons successivement les procédés de nettoyage des fonds du navire et les systèmes de vidanges les plus utilisés.

Service des eaux à bord. — Le service des eaux à bord, qui comporte, outre l'assainissement, la fourniture de l'eau de mer nécessaire aux besoins journaliers pour le lavage et l'incendie, est assuré par un système de tuyautage fort compliqué dont les principaux organes sont représentés par :

1° Un grand drain ou collecteur d'épuisement;

2° Un petit drain ou collecteur de prise d'eau à la mer;

3° Un collecteur d'incendie ;

4° Un collecteur d'asséchement des cales qui intéresse particulièrement l'hygiéniste.

Grand drain. — Le grand drain est un tuyau en tôle zinguée de 35 centimètres de diamètre sur les cuirassés, de 25 centimètres sur les croiseurs. Il est établi sur la plus grande partie de la longueur du bâtiment.

Généralement subdivisé en plusieurs tronçons, il est destiné à vider les grands compartiments de la cale envahis par l'eau. Dans ce but, il communique *directement avec les compartiments centraux*, par de courts branchements munis de soupapes à crépines, qui, au moyen de tringles, peuvent être manœuvrées du pont principal.

Les compartiments latéraux vident leurs eaux dans les compartiments centraux qui leur correspondent au moyen de vannes.

Sur les drains sont branchés les tuyaux d'aspiration de tous les grands appareils d'épuisement (pompes à vapeur, éjecteurs, pulsomètres) dont les bâtiments sont pourvus : ces appareils d'épuisement refoulent l'eau directement à l'extérieur du navire.

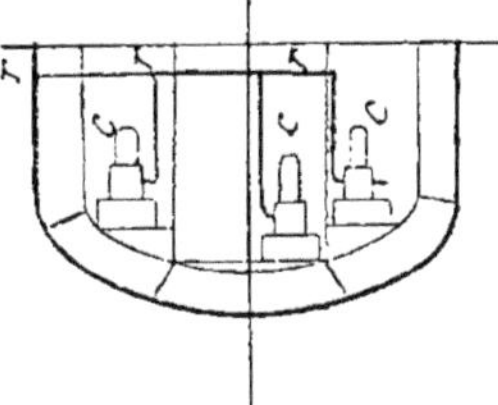

En temps ordinaire, il circule dans la cale des eaux provenant principalement du service de la machine et de la charge des chaudières.

Sur les bâtiments de type déjà un peu ancien, l'assèchement de la cale était obtenu de la façon suivante : on envoyait l'eau de la cale dans le grand drain, que de petites pompes de service, soit à vapeur, soit à bras, greffées sur lui, et refoulant à l'extérieur, servaient à épuiser.

On a reconnu que cet emploi du grand drain pour l'assèchement de la cale offrait de réels inconvénients : il peut être obstrué par des saletés qui s'y accumulent, il peut être rongé par des eaux corrosives de la cale : une circulaire du 24 avril 1903 défendit donc d'utiliser le grand drain, à la suite d'une note du service des constructions navales, dans laquelle on signale que des dépôts de 5 à 6 centimètres ont été trouvés dans les tuyaux, et que des odeurs fades, écœurantes chaudes et nauséabondes se dégageaient, comparables aux exhalaisons, qui se produisent au niveau des bouches d'égout.

Aussi, à l'heure actuelle, réserve-t-on uniquement le grand drain pour l'épuisement en cas de voie d'eau : on le conserve en temps normal parfaitement clos, et l'assèchement de la cale s'opère aujourd'hui par un drain spécial.

Collecteur d'assèchement. — Ce drain, appelé *collecteur d'assèchement des cales*, reçoit des dispositions variées suivant les bâtiments (fig. 14).

Sur certains d'entre eux, il se contente, au moyen de pompes en service, d'aspirer les eaux sales, collectées dans des puisards situés aux points les plus déclives des grands compartiments des machines et des chaufferies.

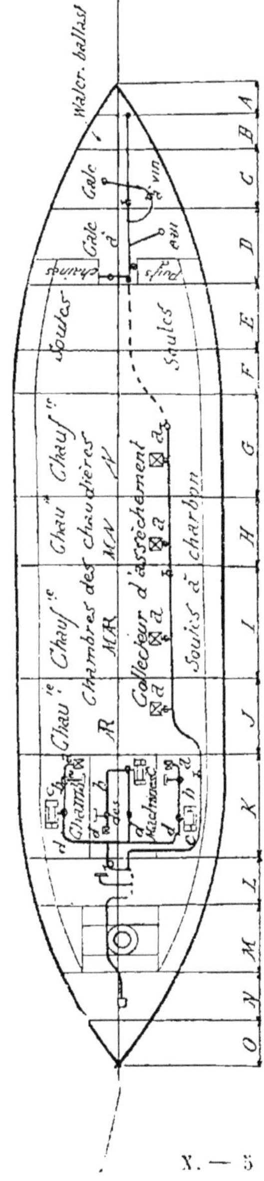

Fig. 14. — Cale de l'*Iéna*. Collecteur d'assèchement.

a, puisards ; *b*, aspiration au puisard ou à la cale ; *c*, thirions d'assèchement ; *d*, aspiration au collecteur d'assèchement ; *r*, refoulement des thirions à la mer.

Sur les unités les plus perfectionnées, ce collecteur d'assèchement communique, à l'aide de manches mobiles, avec des raccords de tuyaux en tôle zinguée, plongeant aussi bas que possible dans les cellules des doubles fonds et dans les water-ballast, dont il peut ainsi assurer la vidange.

Petit drain. — Le *petit drain* ou *petit collecteur* est un tuyau en cuivre de 15 à 20 centimètres de diamètre qui court dans les cales du navire et communique avec la mer par un certain nombre de prises d'eau, *toujours ouvertes*, en sorte qu'en temps normal l'eau circule librement dans le conduit.

Collecteur d'incendie. — Ce petit drain fournit l'eau de mer aux divers services du bâtiment : à l'aide de pompes, il refoule l'eau sous pression dans le collecteur d'incendie, et, par l'intermédiaire d'un château d'eau placé sous une passerelle d'où partent des tuyaux de distribution, il permet d'obtenir instantanément de l'eau de mer dans toutes les parties du bâtiment où le besoin s'en fait sentir.

Bouteilles et poulaines. — ***Bouteilles.*** — Les bouteilles, water-closets individuels, sont en nombre variable sur chaque bâtiment, et placées près des logements des officiers ou des maîtres auxquels elles sont destinées.

Elles se composent de cuvettes à siège assez élevé, fermées par un double clapet destiné à empêcher toute projection du contenu des tuyaux de descente, comme cela peut se produire dans les forts coups de roulis. Dans le même but, les clapets, qui se manœuvrent à la main, fonctionnent successivement ; le même mouvement détermine une chasse d'eau provenant d'un réservoir fixé entre barrots.

Le tuyau d'évacuation, que l'on construit aussi rectiligne que possible, sans coudes où pourraient se produire des engorgements, est compris dans l'intérieur de la muraille du navire, sans saillie à l'extérieur, et plonge à une faible profondeur au-dessous du niveau de l'eau.

L'entretien de ces bouteilles demande des soins minutieux qui ne réussissent pas toujours à supprimer toute odeur. Elles sont généralement munies aujourd'hui d'urinoirs en faïence appliqués sur la paroi à hauteur convenable, également munis de chasses d'eau de mer qui facilitent leur entretien.

On ne peut reprocher aux cuvettes des bouteilles que leur mécanisme un peu compliqué, qui rend leur nettoyage difficile et ne suffit pas à éviter les projections d'eau dans les forts coups de roulis : il y aurait intérêt à simplifier ce système.

Poulaines. — Ce sont les latrines réservées à l'équipage : elles sont généralement situées sur le pont et à la partie la plus avant du navire ; elles sont également toujours au nombre de deux, symétriques de chaque bord, de façon que l'une puisse être condamnée tandis que l'autre est en nettoyage ou en réparations.

Sur les bâtiments les mieux installés, comme sur le *Gaulois*, qui est peut-être le plus confortable de tous nos cuirassés, un vestibule et des doubles portes les isolent du reste du bâtiment.

Les latrines proprement dites sont formées d'une longue gouttière en cuivre, fixée à la paroi par un de ses bords, et divisée en deux suivant son axe par un perchoir métallique.

Un écran en forte tôle étamée, placé sur le rebord de la paroi antérieure de la gouttière, empêche la projection d'urine au dehors. La face postérieure du banc creux doit avoir une pente voisine de la verticale pour obtenir que les matières solides tombent plus sûrement dans la gouttière, dont la forte inclinaison doit les mener rapidement dans les corneaux.

La gouttière est séparée en un certain nombre de places, deux par mètre environ, limitées par des barres métalliques servant de point d'appui pendant le roulis.

Les tuyaux de descente ne plongent pas dans la mer; ils sont quelquefois extérieurs au navire et débouchent au-dessus du niveau de l'eau.

Les parquets des poulaines, primitivement en fer, furent revêtus plus tard d'un enduit de ciment quadrillé, et, sur quelques unités, d'un carrelage en grès cérame qui n'a pas donné de bons résultats : ces carreaux sont difficiles à appliquer sur la tôle du parquet ; ils se fendillent facilement sous l'influence de la dilatation du fer, des vibrations des machines et de l'artillerie ; des crevasses se produisent dans lesquelles l'urine pénètre, et la production des gaz ammoniacaux finit par désagréger le ciment : tout nettoyage complet est impossible, et le méphitisme particulier aux latrines mal tenues devient une cause d'inhabitabilité pour les locaux de l'avant.

A la suite des plaintes formulées par divers bâtiments et par les constructions navales, on est revenu sur cette disposition, et une circulaire du 1er mai 1903 prescrit de remplacer les caillebotis par un parquet amovible fait de grilles à barreaux cylindriques en fer zingué, installé à 10 ou 15 centimètres au-dessus du sol de la poulaine.

Les moyens employés pour la propreté et la désinfection des poulaires sont, outre les nettoyages fréquents et les chasses d'eau continues, les lavages avec l'eau de mer électrolysée ; les appareils employés sont basés sur le principe du système Hermitte : décomposition de l'eau de mer par un courant électrique suffisant et utilisation du liquide ainsi électrolysé pour la désodorisation et la désinfection des locaux.

C'est le médecin principal Piton qui eut l'idée d'essayer ce système sur les navires de guerre : il fit une première application de ce procédé à bord de l'*Amiral Trehouart*.

Un appareil analogue fut installé sur le *Bouvines* en 1902, mais, construit d'une façon un peu rudimentaire, il fut abandonné par suite de son fonctionnement irrégulier, intermittent : puis en 1904, il fut repris, modifié, et semble avoir donné des résultats excellents.

Cet appareil (1) se compose de réservoirs à eau de mer, caisses en bois carrées de 30 centimètres de côté, enduites intérieurement de gutta-percha et coaltarées à l'extérieur; dans ces bacs plongent des charbons, par l'intermédiaire desquels se fera la décomposition de l'eau de mer.

Le débit de cette eau est réglé de façon à pouvoir opérer dans les urinoirs et dans les poulaines une irrigation continue mécanique de toutes les surfaces souillées.

Lorsque l'on veut obtenir de l'eau ozonée, — et il suffit d'une heure ou deux de fonctionnement journalier pour chaque poulaine, — on fait passer dans les réservoirs d'eau un courant de 70 à 80 volts, pris sur le courant fourni par le bord ; les charbons employés sont ceux qui servent pour les projecteurs.

L'appareil ainsi conditionné est facile à installer sur n'importe quel navire, et comme il y a toujours à bord une chaudière sous pression et une dynamo en marche, la dépense qu'il occasionne est tout à fait négligeable.

Les réactions chimiques qui se produisent pendant le passage du courant électrique dans l'eau de mer sont très complexes; il se dégage, entre autres produits, de l'ozone, et le dégagement de chlore est très important : la valeur antiseptique du chlore à l'état naissant est incomparablement supérieure à celle des solutions chlorées employées dans d'autres procédés de désinfection.

Dès que le courant est établi dans cet appareil, il se fait au-dessus des récipients un dégagement intense de vapeurs chlorées à l'odeur un peu piquante, mais parfaitement supportable, qui remplissent l'atmosphère et agissent sur les composés ammoniacaux et sulfurés qu'elle contient. La désodorisation d'une poulaine en service s'effectue en dix minutes environ ; l'effet produit est incontestable.

D'ailleurs des expériences, relatées dans les *Archives de médecine*, ont été effectuées en 1894 pour mesurer le pouvoir antiseptique de l'eau de mer électrolysée par le procédé Hermitte : ces recherches ont corroboré les résultats obtenus pour l'eau chlorée par Chamberland et Fernbach (2).

Le dosage de l'eau électrolysée fait par le pharmacien principal Chalufour à Cherbourg a donné 12 centimètres cubes de chlore par litre. Il serait d'ailleurs facile d'augmenter la production du chlore en employant des électrodes de plus grande surface et en les rapprochant de façon à diminuer la résistance de l'électrolyte.

(1) Bellet, Appareil électrolyseur d'eau de mer pour la désinfection des poulaines. *Archives de médecine navale*, janvier 1904.

(2) *Annales de l'Institut Pasteur*, juin 1903.

ANNEXES ET DÉPENDANCES. — **Infirmerie.** — L'emplacement des locaux d'infirmerie ne soulève plus d'objections sur les devis d'un bâtiment moderne. A défaut du pont, où il serait impossible de créer le dégagement nécessaire à leur établissement, c'est dans la partie du navire la plus favorisée au double point de vue de l'aération et de l'éclairage que sont toujours distribués ces locaux, c'est-à-dire à l'avant du premier entrepont.

Mais si, à cet égard, aucune discussion ne peut surgir, des divergences d'opinion font varier la répartition des logements hospitaliers sur des unités de même type, à l'encontre même de certains principes, qui devraient seuls servir de guides en pareille occurrence.

Nous savons que, pour obvier à cet inconvénient, un plan définitif d'infirmerie est en ce moment à l'étude, et nous ne doutons pas qu'il soit prochainement adopté sur tous les bâtiments en construction, comme sur ceux qui pourront admettre les transformations prévues dans son arrêté.

Celui-ci ne manquera certainement pas de s'inspirer des progrès réalisés sur les cuirassés et les grands croiseurs, lesquels nous offrent déjà, — malgré les erreurs de certaines installations locales, — presque toutes les commodités et les ressources que le service médical du temps de paix a si longtemps souhaitées.

Sur les unités modernes les plus rationnellement disposées, l'hôpital est divisé en deux parties symétriquement placées en regard l'une de l'autre latéralement et à l'avant du premier entrepont, abondamment pourvu d'air et de lumière, et séparé du grand poste de l'équipage par une cloison blindée. Il comprend sur chaque unité une même série de logements, dont la distribution sera la suivante, si nous prenons pour exemple la combinaison appliquée à l'entrepont de l'*Iéna* :

A bâbord : pharmacie et salle de pansements, salle de visite ;

A tribord : salle des malades, salle de bains, salle d'isolement, bouteille (water-closets).

Pharmacie et salle de pansements. — La destination du local affecté à la pharmacie est rarement unique. Il est presque partout assez spacieux pour pouvoir abriter le matériel de pharmacie et servir de salle de pansements.

Les médicaments et objets de pansements sont renfermés dans des coffres spéciaux dus à l'initiative du directeur du Service de santé Rouvier, et qui sont en usage depuis 1899. Tous nos bâtiments sont pourvus de ces coffres Rouvier, d'un maniement très simple, et qui ne doivent subir à bord aucune modification extérieure, ni même porter aucune indication de navire, afin de pouvoir indifféremment servir à tous. Leur délivrance est naturellement proportionnelle aux nombres des effectifs : les cuirassés en détiennent chacun dix, dont deux de réserve ; il en revient un, de plus petit modèle, par torpilleur.

Ces coffres n'ont pas seulement pour but de faciliter le logement du matériel pharmaceutique volumineux que comporte le service de nos unités, ils offrent surtout l'avantage, particulièrement précieux en temps de mobilisation, d'une grande rapidité d'embarquement, et simplifient beaucoup en temps ordinaire l'opération des rechanges.

Qu'elle soit attenante ou séparée de la pharmacie, la salle de pansements renferme toujours un lit, sur lequel un blessé peut recevoir immédiatement des soins; elle contient un caléfacteur à vapeur fonctionnant nuit et jour pour les besoins de l'infirmerie, et une table à pansements en bois dont tous les chirurgiens réclament le remplacement par l'étagère en métal laqué qu'a imaginée à l'usage du bord M. l'inspecteur général Auffret; il serait indispensable qu'elle fût toujours munie d'un lavabo à eau chaude et à eau froide; son parquet devrait être carrelé.

Elle appelle ainsi bien des perfectionnements que nous n'attendrons plus longtemps, espérons-le; son innovation est, en tout cas, une excellente mesure, qui récompense des efforts obstinés.

Salle de visite. — Généralement contiguë à la pharmacie, cette petite salle, pourvue d'un lavabo, et qui donne souvent asile aux armoires à linge, est très appréciée. Elle permet au médecin de s'isoler avec un malade, que sa timidité naturelle ou la nature de son affection faisaient hésiter autrefois à passer publiquement la visite. Elle peut devenir un cabinet noir pour l'ophtalmoscopie.

Salle des malades. — C'est la chambre où sont couchés les malades. Sa situation favorise toujours son éclairage et son aération; un poêle à charbon peut y suppléer le calorifère à vapeur, s'il vient à s'avarier; les rideaux de carène la protègent l'été des rayons thermiques, et, lorsqu'ils n'y suffisent pas, un ventilateur électrique fonctionne en permanence le long d'une de ses cloisons.

Mais cette pièce est rarement assez vaste pour le nombre des malades dont on prévoit le couchage; aussi n'use-t-on jamais que d'un seul des deux plans de lits superposés et trop rapprochés, qui peuvent y être montés. Ces lits à roulis, très confortables, ont été décrits en détail par Rochard et Bodet (1).

Le lit d'hôpital à roulis de Du Bois Saint-Sevrin est aujourd'hui réglementaire dans la marine et remplacera les lits d'infirmerie actuellement en service au fur et à mesure de leur condamnation (*B. O.*, 5 novembre 1900).

Ce lit est en fer forgé, extrêmement simple de construction (fig. 15), se repliant et se montant à la main, sans aucun instrument, à l'aide de quatre petits boutons à ailettes : c'est un lit à roulis simple, constituant un bon moyen de couchage, pouvant se décrocher facilement et constituer un bon moyen de transport par tous les temps.

(1) Rochard et Bodet, Traité d'hygiène navale, fig. 50.

Il est muni de pieds à anneaux pour reposer sur le sol et être porté à l'épaule au moyen de perches ou de manches de gaffe par quatre hommes; il peut recevoir une tente-abri pour le transport à terre par soleil ou mauvais temps; enfin l'usage d'un modèle unique permet

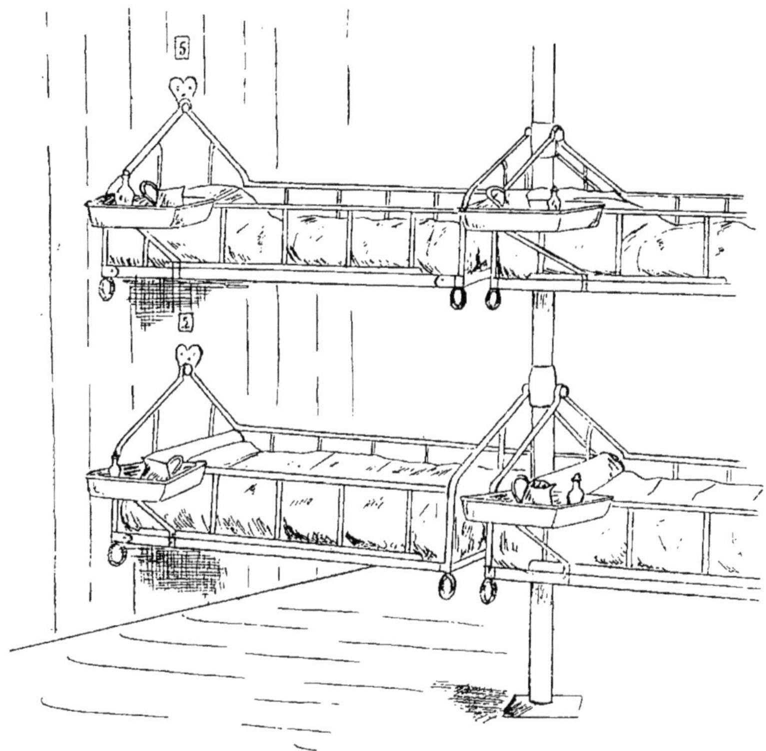

Fig. 15. — Lits à roulis.

de l'échanger d'un bâtiment à un autre ou d'un hôpital à un bâtiment quelconque : c'est déjà le principe admis pour les rechanges d'approvisionnements des coffres Rouvier.

Tout monté, ce lit ne tient pas plus de place qu'un cadre-hamac en toile; replié, il peut être conservé sans causer d'encombrement et être délivré même aux plus petits bâtiments.

Ce lit a donné les meilleurs résultats à bord des navires hôpitaux des œuvres de mer, pendant de très dures campagnes à Terre-Neuve.

En dehors de leurs dimensions trop restreintes, qui constituent la critique la plus sévère qu'on puisse leur adresser, il faut encore reconnaître que nos salles de malades offrent à bord, comme tous les hôpitaux latéraux, le désavantage, qui était au moins atténué sur les anciens hôpitaux de l'avant, auxquels ne se prêtent plus les bâtiments actuels, de ne pouvoir être soustraites, quelque précaution qu'on prenne, aux bruits si insupportables pour les malades, que font naître au-dessus et autour d'elles la circulation de l'équipage et l'activité incessante de certains ouvriers spéciaux (forgerons, charpentiers, boulangers, etc.).

Salle de bains. — Communiquant avec celle des malades sur l'avant de laquelle elle est ordinairement située, cette petite salle possède une baignoire, surmontée d'un appareil à douches et garnie d'un serpentin où circule la vapeur qui échauffe l'eau du bain. Elle loge un coffre à linge sale en tôle zinguée, et une étuve à stérilisation, dont la température intérieure peut être rapidement portée à 120°, et qui est assez grande pour admettre les objets de literie.

Bouteille. — Le water-closet d'hôpital, composé d'un siège et d'un urinoir d'applique, est établi, comme la salle de bains, sur parquet carrelé.

Salle d'isolement. — Une chambre annexée aux locaux d'infirmerie peut servir à isoler certains malades dans des conditions, qui, sans être parfaites, n'en sont pas moins très utiles. Cette chambre admet quatre ou six lits.

En y laissant en place un lit latéral, cette chambre d'isolement peut à la rigueur servir au montage de la table à rabattement destinée aux opérations.

Car, en dehors du *Duguay-Trouin*, école d'application des aspirants, que son programme annuel de navigation tient parfois longtemps éloigné d'un établissement hospitalier, aucun de nos bâtiments n'est encore doté d'une petite salle spéciale où un médecin-major puisse avec sécurité entreprendre une intervention chirurgicale urgente. C'est une lacune à notre époque, sinon sur les cuirassés, pour lesquels la proximité d'un hôpital, si relative qu'elle soit occasionnellement, peut être invoquée en faveur de l'absence de ce local, du moins sur nos grands croiseurs qui font campagne, et à plus forte raison sur nos transports-hôpitaux, destinés dans bien des cas à en ressentir l'impérieux besoin.

Une petite cuisine est réservée sur le pont à la préparation des vivres fournis aux malades par l'hôpital.

Nous n'avons envisagé ici que les installations matérielles du service médical en temps de paix. Nous nous réservons, en traitant la question des soins que réclament les blessés sur mer, d'exposer celles qui ont été prévues pour le jour du combat.

Locaux disciplinaires. — Il n'existe qu'un seul local disciplinaire prévu dans les aménagements intérieurs de nos bâtiments : c'est le cachot. On consacre à cette destination un, rarement plusieurs petits réduits des fonds, généralement situés à l'avant du navire, à proximité du magasin général.

Tels qu'on les rencontre partout, ces réduits justifient, avec une exactitude qui pourrait être moins précise, les titres de « cachots » qui leur sont assignés. S'ils sont assez hauts d'étage, ils sont totalement privés de lumière, l'air n'y pénètre que par leurs portes d'entrée, et l'humidité y élit domicile. Le voisinage immédiat des diverses matières que renferme le magasin général vient par surcroît empester l'air raréfié de ces cachots.

Ces conditions anti-hygiéniques rendent d'ailleurs leur utilisation tellement exceptionnelle qu'on n'y a jamais recours qu'en cas de force majeure, et il nous est arrivé, pendant des périodes d'embarquement dont chaque durée atteint deux ans, de ne pas voir s'ouvrir une seule fois la porte d'un cachot devant un homme rebelle à toute autre sanction.

La prison effective est subie dans trois ou quatre coursives de l'entrepont principal transformées en cellules très habitables, au moyen de portes s'ouvrant sur l'entrepont et de la fermeture extérieure des sabords percés de hublots qui commandent ces coursives.

Quant à la prison nominale, aux polices doubles et simples, qui, avec la consigne, toutes accompagnées de peloton, constituent l'échelle descendante des punitions susceptibles d'être infligées à bord, elles entraînent la privation du hamac, et c'est sur l'espace libre d'un entrepont que les hommes punis sont réunis la nuit, enveloppés l'été dans une, l'hiver dans deux couvertures. Une toile les préserve du contact direct du linoléum.

Toute personne détenue en prison est conduite sur le pont deux fois par jour, pendant une heure chaque fois, le matin au moment du service de propreté, et le soir après le branle-bas (arrêté ministériel du 22 mai 1902).

BRUITS ET TRÉPIDATIONS. — A l'époque où Fonssagrives détaillait, dans le style élégant et imagé qui lui est propre, les bruits si divers qu'on perçoit à bord, il ne prévoyait pas les puissants moyens d'accélération et de renforcement que ces bruits, de plus en plus multipliés, allaient rencontrer sur nos navires en fer.

Il est difficile, en effet, d'imaginer un ensemble de conditions plus propices à la formation et à la propagation des sons que l'intérieur d'un navire moderne, où, au milieu de la circulation tumultueuse de l'équipage, tous les exercices et toutes les manœuvres se joignent aux bruits qui montent de l'usine immergée, et spécialement à ceux ininterrompus des ventilateurs, pour retentir nuit et jour dans les caisses que forme le cloisonnement des entreponts.

Mais il faut avouer qu'on acquiert assez vite pour eux tous une accoutumance, qui ne va cependant pas jusqu'au respect absolu du sommeil. On comprend que nous constations à cet égard les susceptibilités individuelles les plus variables et les plus inattendues. C'est ainsi qu'actuellement des officiers, dont les logements sont voisins du poste de la télégraphie sans fil, et pour lesquels la mise en marche d'un treuil électrique, le ronflement d'un grand ventilateur, ou l'éclat d'une sonnerie de clairon passent inaperçus, sont toujours réveillés en sursaut par le crépitement, singulièrement perçant à la vérité, des étincelles d'émission.

Quoi qu'il en soit, tous ces bruits sont assurément gênants, mais aucun d'eux, — en dehors des bruits de l'artillerie, dont nous signalerons les atteintes auditives à l'article de la pathologie spéciale — n'est offensant.

Nous n'oserions attribuer la même innocuité aux vibrations qu'accentuent certaines allures du navire. C'est surtout dans la classe des moyens croiseurs, et principalement dans celle des torpilleurs et contre-torpilleurs, que les trépidations dues à la vitesse se font énergiquement sentir.

Les secousses exagérément répercutées dans les locaux de l'arrière, où se mêlent les chocs provenant de la rotation des hélices et les ébranlements imprimés à la masse du navire, sont souvent telles qu'elles rendent impraticables les obligations de la vie usuelle, et qu'elles annihilent en particulier toute possibilité de repos dans une couchette.

On devine dès lors, lorsqu'elles se prolongent, l'épuisement qu'elles peuvent rapidement provoquer, et, bien que nous ne possédions aucune observation clinique établissant une relation entre cette cause et un retentissement neuro-pathologique, il ne nous paraît pas illogique, jusqu'à plus ample informé, de soupçonner, dans une certaine mesure, le rôle étiologique de ces trépidations.

II. — LES MARINS.

RECRUTEMENT

Le contingent annuel nécessaire pour les besoins de la flotte est d'environ 9000 hommes, puisés à quatre sources différentes :

1° L'inscription maritime ;

2° Les engagés volontaires ;

3° Les jeunes gens qui, au moment des opérations du conseil de revision, demandent à servir dans la flotte et sont reconnus aptes à ce service ;

4° Les hommes du contingent auxquels les numéros les moins élevés ont été attribués par le tirage au sort.

En fait, ce dernier mode de recrutement n'a pas été utilisé depuis de longues années.

En principe, le recrutement doit se faire parmi les marins de l'inscription maritime, qui est le mode de conscription propre à la marine, et qui a pour but de ne fournir à l'armée de mer que des marins de profession ; dans cette institution sont compris tous les Français et naturalisés Français exerçant la pêche ou la navigation à titre professionnel ; c'est le recrutement obligatoire des marins âgés de dix-huit à cinquante ans; néanmoins, l'appel avant vingt ans ne se fait qu'en vertu d'un décret spécial.

Donc, tous les inscrits à l'âge de vingt ans sont soumis à la levée permanente, à l'exception toutefois :

1° Des élèves diplômés de la marine marchande ou des écoles supérieures de commerce, qui sont levés deux fois par an pour suivre les cours spéciaux des bâtiments-écoles;

2° Les inscrits dispensés (soutiens de famille, dispensés de droit), qui ne sont levés que pour un an.

La durée du service actif exigé des inscrits maritimes est de cinq années; mais ils sont toujours renvoyés dans leurs foyers avant ce terme, et la durée de la présence effective des inscrits sous les drapeaux a varié depuis cinq ans, de quarante-quatre à cinquante-quatre mois : elle est actuellement de quarante-six mois (1905).

L'inscription maritime fournit annuellement à elle seule : 1 000 à 1 200 dispensés qui font un an, et de 3 500 à 3 700 hommes qui font une période normale de service.

Le complément du personnel est demandé à l'engagement volontaire : engagements à long terme et engagements de cinq ans.

a. Les engagements à long terme, contractés à l'âge de seize ans, lient le jeune homme au service jusqu'à la date de la libération de la classe à laquelle il appartient. Ce recrutement a l'avantage de fournir des hommes instruits pour les spécialités les plus importantes, mais il ne fournit pas un grand nombre de recrues (500 par an), étant exclusivement réservé aux élèves de l'école des mousses, aux apprentis ouvriers mécaniciens de l'école de Lorient, aux apprentis élèves-mécaniciens admis, après concours, dans une des écoles de mécaniciens de Brest et de Toulon.

b. Les engagements de cinq ans sont largement ouverts, on leur demande 4 000 à 5 000 hommes : ils n'ont jamais fourni le chiffre demandé.

Enfin, outre ces divers modes de recrutement, il faut tenir compte des *rengagements* qui atteignent un chiffre très élevé, plus de 30 p. 100 pour les engagés volontaires ; les inscrits maritimes fournissent une proportion un peu plus élevée : on en compte en moyenne 50 p. 100 qui, après leur libération, contractent un nouveau lien avec la marine ; d'une manière générale, la durée des rengagements et des réadmissions est de trois ans ; toutefois le ministre peut les porter exceptionnellement à cinq ans.

Il n'y a pas, pour la marine, de meilleure source de recrutement que celui-ci : elle y trouve à la fois des marins instruits et entraînés, déjà formés dans les diverses écoles, et surtout des gradés qui fournissent à l'armée de mer des cadres de sous-officiers d'une valeur tout à fait exceptionnelle.

Il faut encore compter parmi les sources du recrutement maritime l'*école des mousses*, établie en rade de Brest sur un vieux vaisseau à deux ponts, la *Bretagne*. Les candidats sont choisis de préférence parmi les enfants de familles liées à la marine ou à l'armée ; ils reçoivent à bord une instruction primaire et une instruction technique spéciale destinée à en faire l'élite des spécialités : il y a, en effet, actuellement (1904), 1 027 officiers mariniers sortant de l'école des mousses sur un cadre de 7 186 gradés. Les conditions physiques exigées pour l'entrée à l'école des mousses sont excessivement rigoureuses, et l entraînement méthodique auquel ils sont astreints en fait de bonne heure des serviteurs instruits et disciplinés ; ils entrent à quatorze ans, et à seize ans doivent contracter un engagement à long terme.

Quant à l'*école des Pupilles de la marine*, c'est un établissement de bienfaisance, installé à Brest, où l'on élève les orphelins des marins de l'État ou du commerce : ils y reçoivent surtout une instruction professionnelle en vue d'assurer leur avenir dans la vie civile, s'ils renoncent à entrer au service de la flotte.

Dès l'âge de sept ans, ils peuvent être admis ; à quatorze ans, ils sont rendus à leur famille ou versés à l'école des mousses.

CONDITIONS D'ADMISSION. — APTITUDES PHYSIQUES. — Tout homme qui se présente pour être admis dans la marine comme engagé volontaire, de même que tout inscrit levé d'office ou sur sa demande, doit rallier le dépôt de son arrondissement maritime, où les médecins ont à constater son aptitude au service de la flotte.

Il n'y a pas dans la marine de conseil de revision.

La visite des engagés volontaires et des inscrits qui demandent à devancer l'appel se fait avec une grande sévérité ; les jeunes gens qui ne présentent pas une validité absolue sont repoussés : il n'y a pas lieu de tenir compte, dans une statistique, de la proportion de ces ajournés qui, à l'âge de la conscription, seront forcément repris par leur recrutement.

Pour les inscrits maritimes levés d'office, ceux qui sont, après leur incorporation, reconnus absolument impropres au service, sont visités et contre-visités par une commission de réforme qui les renvoie dans leurs foyers et les classe en deux catégories : 1° ceux qui ne pourraient, en cas de rappel sous les drapeaux, être utilisés dans aucun service de la marine ; 2° ceux qui pourraient, dans le même cas, être utilisés dans un service à terre.

Il n'y a pas de service auxiliaire et on ne prononce pas de réforme temporaire dans la marine.

La proportion des inscrits maritimes reconnus *inaptes au service de la flotte* est donc donnée par le chiffre des réformes prononcées à l'arrivée au corps : pour l'année 1900, sur 4 583 inscrits appelés il y a eu 552 réformes, soit plus de 11 p. 100, proportion supérieure à celle des conscrits déclarés impropres au service dans la France entière (8,2 p. 100), mais proportion qui se rapproche du chiffre des conscrits réformés dans les départements bretons, 12,6 p. 100 en 1901 !

Pour être accepté comme matelot quand on est inscrit, il n'y a pas de condition de taille ni de périmètre thoracique : la vision doit être égale à trois cinquièmes pour un œil et deux cinquièmes pour l'autre œil au moins ; une instruction très détaillée (avril 1891) sert de guide aux médecins de la marine dans l'appréciation des infirmités ou maladies qui rendent impropre au service de la flotte.

Les conditions requises pour l'engagement ou pour l'admission dans les diverses spécialités sont beaucoup plus sévères, surtout en ce qui concerne la vision, qui, dans la plupart des cas, doit égaler l'unité ; le minimum de taille est de 1m,54. Nous donnons ci-contre le tableau des aptitudes requises pour les spécialités de la marine (p. 78-79).

Les hommes sont soumis en outre à un examen sévère au point de vue du sens chromatique : par l'épreuve dite de confusion, on leur fait choisir, au milieu de nombreux écheveaux de laine, les échantillons de même nuance ; par des épreuves de jour et de nuit, on s'assure qu'ils ne sont pas daltoniens et distinguent nettement le vert du rouge. Il appartient aux médecins des divers groupes de s'assurer par des examens répétés que les hommes, entrés dans la marine avec une vue normale, ne deviennent pas daltoniens : on observe parfois des dyschromatopsies passagères et curables chez des torpilleurs exposés à la lumière des projecteurs.

Les deux sources principales du recrutement fournissent chacune à la marine un nombre d'hommes aujourd'hui sensiblement égal, alors qu'il y a à peine dix ans les matelots de la flotte provenaient pour les deux tiers au moins de l'inscription maritime.

La valeur hygiénique des hommes composant ces deux groupes varie beaucoup en raison de la diversité de leurs lieux d'origine.

Sans entrer dans des considérations hors de propos sur les avantages et les inconvénients de l'inscription maritime, on peut dire que cette institution, admirablement adaptée aux besoins de la marine à voiles, n'offre plus aujourd'hui la même supériorité.

Au fur et à mesure que l'ancienne marine a disparu, son personnel a subi peu à peu de profondes transformations : les gabiers et matelots de la manœuvre ont fait place aux mécaniciens, torpilleurs, électriciens que l'inscription maritime ne peut fournir qu'en très petit nombre : ces dernières spécialités exigent une instruction primaire et une éducation technique que l'on ne peut trouver chez

Tableau des aptitudes requises pour les spécialités de la Marine.

Nota. — Les aptitudes requises pour les spécialités de la Marine non contenues dans ce tableau sont celles demandées pour les inscrits maritimes (*B. O. Marine*, 8 avril 1891).

SOURCE OFFICIELLE des renseignements.	SPÉCIALITÉS.	CONDITIONS de vue.	APTITUDES physiques.	LIMITES DE L'AGE.	LIMITES DE LA TAILLE.	OBSERVATIONS.
B.O.Marine, 25 avril 1895.	Gabiers.	Excellente vue.	Bonne constitution.	Au moins 17 ans pour les anciens mousses et 18 ans pour les engagés volontaires.	1° Sans limite pour les inscrits et les anciens mousses. 2° $1^m,54$ pour les engagés volontaires.	»
B.O.Marine, 20 févr. 1893.	Canonniers.	V = 1 ni daltonisme, ni diplopie.	Très bonne.	Entre 17 ans et 30 ans.	1° $1^m,60$. 2° Tolérance jusqu'à $1^m,58$ pour les anciens mousses.	Etre exempts de toute infirmité, même légère, si elle est susceptible de s'aggraver (varices, pointe de hernie).
B.O.Marine, 15 avril 1891.	Torpilleurs.	V = 1 ni daltonisme, ni diplopie.	Santé robuste.	Age minimum. { 17 ans 1/2 pour les anciens mousses. 18 ans pour les inscrits. Age maximum. { 25 ans.	»	»
B.O.Marine, 15 avril 1891.	Mécaniciens torpilleurs.	»	Excellente santé.	De 18 ans à 29 ans.	Sans condition de taille.	Proviennent des mécaniciens.
B.O.Marine, 20 janv. 1893.	Timoniers.	Vue normale, ni daltonisme, ni diplopie.	Bonne constitution.	1° 16 ans 1/2 pour les anciens mousses. 2° 17 ans pour les engagés à longs termes.	Sans limite de taille.	»
B.O.Marine, 6 juin 1899.	Pilotes.	Vue excellente.	Aptitude physique très bonne.	»	»	La vue se mesure par les optotypes Maurel, qui, noirs ou colorés, doivent être vus à 13 m. Ni daltonisme, ni diplopie, ni vices de réfraction.
B.O.Marine, 30 avril 1897.	Service sémaphorique.	Excellente vue.	»	»	»	Aucune infirmité rendant impropre au service sémaphorique.
B.O.Marine, 5 juin 1897.	Apprentis guetteurs auxiliaires.	Excellente vue, ni daltonisme, ni diplopie.	Bonne constitution.	»	»	»
B.O.Marine, 2 juill. 1893.	Torpilleurs sédentaires.	VD = 1 VG { tolérance jusqu'à 3/5	Santé robuste.	De 18 ans à 25 ans.	»	»
B. O. 1896, p. 160.	Fusiliers.	VD = 1 VG { tolérance jusqu'à 3/5	Constitution robuste.	Au minimum. { 17 ans 1/2 pour les anciens mousses. 18 ans pour les autres.	$1^m,54$.	Absence de toute infirmité, même légère, varices, pointe de hernie, orteils déviés, pieds plats au degré nuisible pour la marche.
B.O.Marine, 5 juin 1897.	Tambour et clairon.	VD = 1 VG { tolérance jusqu'à 3/5	Constitution robuste.	18 ans au minimum.	$1^m,54$.	Examens sévères pour les apprentis-clairons au point de vue de la poitrine.

	et d'escrime.					varicocèles, ayant eu des fractures anciennes, entorses, etc.
B.O.Marine, 6 juin 1897, p. 25.	Mécaniciens.	VB = 4/5 tolérance jusqu'à 3/5 pour un œil.	Aptitudes physiques pour la flotte.	Pour les élèves-mécaniciens, de 19 à 24 ans. Pour les apprentis élèves-mécaniciens, de 16 à 18 ans.	1m,54.	»
B.O.Marine, 26 nov. 1890.	Chauffeurs.	»	Constitution robuste.	»	1m,58.	Absence de toute prédisposition aux hernies.
B.O.Marine, 3 juin 1897.	Scaphandriers.	»	Excellente santé.	Pas plus de 35 ans.	»	Absence d'affection cardiaque et de toute prédisposition aux congestions.
B.O.Marine, 5 juin 1897.	Mousses.	VD = 1 VG = 1 ni daltonisme, ni diplopie, ni strabisme.	Poids : 40 kilos. Périm. thor. : 0,71. Périm. brachial, le bras fléchi : 0,32.	De 14 ans à 14 ans 6 mois. De 14 ans 6 mois à 14 ans 9 mois. De 14 ans 9 mois à 15 ans.	1m,429. 1m,440. 1m,451.	»
B.O.Marine, 11 déc. 1901.	Apprentis arsenaux.	VB = 1/2 V p. OD et OG non inférieure à 1/10 moins de 6 diopt. de myopie.	*B. O. Guerre*, 13 mars 1894.	14 ans à 17 ans.	»	De 14 ans à 14 ans 3 mois .... 1m,40 14 ans 3 mois à 14 ans 6 mois.... 1m,41 14 ans 6 mois à 14 ans 9 mois.... 1m,42 14 ans 9 mois à 15 ans.......... 1m,43 15 ans à 15 ans 3 mois .... 1m,44 15 ans 3 mois à 15 ans 6 mois.... 1m,45 16 ans 6 mois à 15 ans 9 mois.... 1m,46 15 ans 9 mois à 16 ans .... 1m,47 16 ans à 16 ans 3 mois .... 1m,48 16 ans 3 mois à 16 ans 6 mois.... 1m,49 16 ans 6 mois à 16 ans 9 mois.... 1m,50 16 ans 9 mois à 17 ans.......... 1m,51 *Nota*. — Pas de condition de taille pour les orphelins et fils de veuve dont les pères sont morts d'accidents en service ou de maladies contractées en service.
B.O.Marine, 11 déc. 1901.	Ouvriers.	VB = 1/2 Id.	Pas de faiblesse de constitution. Le médecin est seul juge et ne s'en rapporte pas au périm. thorac.	»	Taille minimum, 1m,52	Se rapporter au *B. O. de la Guerre* du 13 mars 1894. Toutefois en diverger pour quelques particularités : laideur de la face, dentition mauvaise, pieds plats, qui ne sont pas incompatibles avec le service des arsenaux.
»	Ecole de Bordeaux.	VB = 1/2 Id.	»	»	»	Ne pas avoir été ajourné au dernier conseil de revision (D. M. du 11 juillet 1903). Se rapporter au *B. O. de la Guerre* du 13 mars 1894.
»	Ecole navale.	Voir observations.	*B. O. Marine*, 8 avril 1891.	De 15 ans à 18 ans.	Examen du daltonisme. 1° Épreuve de nuit avec le chromo-optomètre. 2° Épreuve de jour avec les écheveaux de laine.	Examen de l'acuité visuelle. Vision monoculaire à 1 m. Distinguer 18 sur 20 des lettres n° 15 de l'échelle de Snellen. Bougie à 0m,50 de distance des caractères. Vision binoculaire à 2 m. Distinguer 18 sur 20 des lettres n° 15 de l'échelle de Snellen.

nos inscrits, adonnés à la pêche dès leur enfance, dont l'instruction est forcément très négligée. Sans doute, pour ceux qui devancent l'appel, on exige le certificat d'études ; mais, à défaut de ce titre, une attestation du maire du village en tient lieu, certifiant que le jeune homme a suivi les cours de l'école primaire ! Quant aux appelés, un grand nombre est illettré, ou à peu près.

Pour former les cadres des mécaniciens, il a donc fallu recourir à l'engagement volontaire, et on n'a pu trouver ces éléments que dans les grands centres industriels (régions du nord et du centre), tandis que les autres spécialités, gabiers, fusiliers, restent en majorité fournies par l'inscription maritime. Or les neuf dixièmes de ces marins proviennent des côtes de l'Océan, et la Bretagne à elle seule fournit les trois quarts de ce contingent, la Bretagne dont la population, ravagée par l'alcool, dépérit d'incontestable façon (1).

Nous verrons plus loin l'influence de cette diversité d'origine sur la morbidité de nos marins, surtout en ce qui concerne la tuberculose.

RÉFORMES. — Le chiffre des réformes est très considérable dans la flotte ; il est d'environ 30 p. 100 ; mais il est dû au mode de recrutement spécial de l'inscription maritime ; de plus, nous l'avons dit, il n'y a pas de conseil de revision dans la marine, de sorte que les inscrits, qui arrivent au port et sont *éliminés* d'emblée sans avoir été incorporés, comptent dans ce chiffre des réformés, dont ils représentent *plus de la moitié*.

Le nombre des réformes ou retraites avec pension pour infirmités contractées en service est assez faible et n'atteint pas 0,50 p. 1 000.

Les affections qui entraînent le plus souvent la réforme sont en première ligne la tuberculose et la bronchite chronique ; viennent ensuite les affections des yeux, des oreilles, les hernies, l'épilepsie, les maladies de l'appareil locomoteur, etc.

Les statistiques de la marine ne portent pas sur un assez grand nombre d'années pour pouvoir apprécier exactement l'influence des spécialités sur le nombre des radiations ; jusqu'à présent, ce sont les hommes de la manœuvre et du tir qui ont une plus forte proportion de réformés que les chauffeurs et les mécaniciens, ce qui peut, de prime abord, paraître invraisemblable : on en trouvera les raisons plus loin.

HYGIÈNE INDIVIDUELLE DES MARINS

HYGIÈNE DES MARINS EN GÉNÉRAL. — ***Vêtements.*** — Les vêtements et le linge des marins sont contenus dans deux sacs de forte toile et déposés à bord dans des casiers en tôle ajourée, sorte de grands caissons divisés par des cloisons en un certain nombre de compartiments qui peuvent exactement contenir chacun un sac. Les

(1) Mievel, Thèse de Paris. — Lowenthal, *Revue*, 1903.

casiers sont fermés par des chaînes, toujours gardés par des factionnaires, et les hommes n'ont leur sac à leur disposition qu'à certaines heures de la journée, fixées par le tableau de service.

Chaque fois qu'un homme embarque ou débarque, il transporte avec lui son sac, c'est-à-dire tout le trousseau qui lui est personnel : ses armes, son équipement restent à bord.

Voici la composition actuelle du sac du marin :

1 paletot.
1 veston.
2 chemises molleton.
2 chemises flanelle bleue.
2 pantalons toile blanche.
2 pantalons de drap.
3 pantalons de toile.
3 chemises de toile.
2 vareuses de toile.
1 jersey.
4 tricots.
2 caleçons.
1 grand sac.
1 petit sac.
1 chapeau.
2 bonnets.

2 paires de bas.
1 cravate laine.
1 cravate lasting.
1 ceinture.
2 paires de brodequins.
2 jugulaires.
2 rubans.
1 brosse à habits.
1 brosse à laver.
1 peigne.
2 serviettes.
2 coiffes : bonnets et chapeau.
1 brosse à souliers.
1 brosse à dents.
1 couteau.

La composition du sac du marin a été fréquemment modifiée, améliorée, mais les principaux éléments du costume restent les mêmes, bien adaptés, en principe, aux exigences de la vie maritime ; si le costume du marin manque souvent d'élégance, on ne peut en accuser que des raisons de confection ou d'entretien, dans lesquelles l'hygiène n'a pas à intervenir : il est facile d'y remédier.

Le linge de corps consiste en tricot, caleçon et bas de laine.

Le *tricot* en coton rayé bleu est appliqué directement sur la peau et présente des avantages hygiéniques tels que la délivrance de gilets de flanelle, souvent réclamés, nous semble tout à fait inutile.

Le but que l'on recherche, en mettant un vêtement en contact direct avec la peau, étant d'éviter, lorsque le corps est en sueur, une évaporation trop rapide, cause de refroidissement dangereux, ce but est admirablement rempli par le tissu de coton épais du tricot marin : il est à mailles assez serrées pour que l'homme n'ait pas la sensation de froid, et néanmoins assez perméable à l'air pour que le séchage se fasse rapidement et complètement ; la flanelle, au contraire, sèche très lentement, même quand elle est neuve et d'excellente qualité ; elle reste constamment humide lorsqu'elle est usagée ; son tissu se feutre et devient à peu près imperméable à l'air ; son lavage est difficile et déforme toujours plus ou moins les gilets munis de manches, comme les marins doivent en avoir.

En hiver, par-dessus le tricot de coton, se porte le jersey en grosse laine bleue, très chaud, très léger, très hygiénique.

La chemise de coton à laquelle est attaché le large col bleu d'uniforme vient ensuite avec la *chemise de laine*, qui se porte hiver comme été. Ce dernier vêtement, qui doit être flottant pour laisser la liberté des mouvements, pèche souvent dans sa confection et gagnerait à être fait sur mesure : le col de toile bleue, pour s'y adapter, doit être empesé, ce qui n'est pas réglementaire, mais de pratique courante. Au lieu d'être complètement fermée et serrée à la taille par une ganse, il vaudrait mieux que la chemise de laine fût ouverte en avant, et garnie d'une rangée de boutons dissimulés dans un double de l'étoffe, ce qui la rendrait plus facile à mettre et surtout à retirer, car lorsqu'un homme tombe à la mer, il lui est absolument impossible de se déshabiller dans l'eau, et il ne peut nager longtemps ; ses vêtements alourdis par l'eau paralysent rapidement ses mouvements.

L'adjonction d'une *cravate en laine* ou en *lasting* permet de fermer un peu l'ouverture de la chemise et garantit la partie supérieure de la poitrine trop exposée aux intempéries.

Les *pantalons* de laine sont du modèle dit « à pont », très incommode, qui sera certainement modifié.

Le *caban*, sorte de gros veston court, se porte l'hiver, vêtement chaud, excellent contre le froid et la pluie, mais aussi peu élégant que possible.

Enfin, il y a à bord de chaque navire un certain nombre de vêtements en toile cirée, dits « suroits », que les hommes revêtent dans les embarcations, par gros temps, pour les protéger de la pluie et des embruns.

Les marins n'ont que deux paires de *bas*, ce qui est insuffisant et explique que la plupart d'entre eux mettent leurs pieds nus dans leurs souliers ; il y a là au moins un défaut de propreté, sinon une cause de plaies au pied.

Chaussures. — Après de vives critiques, répétées depuis longtemps contre les lourdes chaussures des matelots, un nouveau modèle de brodequin moins lourd et mieux compris a été adopté récemment, en même temps que la seconde paire de chaussures du sac était remplacée par une chaussure plus légère, d'un usage pratique pour le service du bord (1).

Le personnel de la machine est autorisé à faire usage, en service, de galoches et de chaussons.

Coiffure. — La coiffure ordinaire du marin est le bonnet de travail, le béret en gros drap foulé, muni d'une jugulaire blanche, et d'un ruban sur lequel est inscrit le nom du navire où sert momentanément le matelot. Ce béret, excellent à tous points de vue pour le service à la mer, et pendant la saison fraîche à terre, est trop chaud en été, même quand il est muni d'une coiffe blanche ; aussi depuis longtemps

(1) *Bulletin officiel*, février 1904.

on a demandé d'adopter, pour la saison chaude, un bonnet en toile blanche, analogue à celui des matelots allemands.

Le chapeau de paille avec coiffe, encore réglementaire, est lourd et disgracieux ; l'adoption du béret de toile blanche entrainerait sa suppression complète ; il a été remplacé par le casque dans les pays chauds, et celui-ci pourrait même être adopté pour les compagnies de débarquement de l'escadre de la Méditerranée.

Le trousseau du marin ne comporte pas de mouchoirs ; et depuis de longues années les rapports signalent en vain cet oubli inélégant que rien ne justifie.

Le sac est complété par deux serviettes, un démêloir, près duquel nous voudrions voir une brosse de tête et une brosse à dents, dont il n'est pas toujours facile de faire adopter l'usage journalier ; un gobelet pour le rinçage de la bouche manque encore parmi les objets de toilette. La fréquence et la gravité des affections de la bouche et des dents à bord oblige les médecins-majors à soigner particulièrement ces détails de l'hygiène des marins.

Couchage. — Le couchage du matelot comprend :

1° Un hamac (ou branle) formé d'une pièce de toile grossière, de forme rectangulaire, ayant $1^{m},80$ de long sur 1 mètre de large ; les deux extrémités, c'est-à-dire les deux petits côtés du rectangle, sont percées de dix-huit œillets où se fixent des cordelettes convergeant vers un anneau de fer zingué (fig. 16, 17 et 18).

2° Un matelas crin et laine de $4^{kg},900$.

3° Deux couvertures de laine.

4° Une ou deux paires de draps, dont le modèle n'est pas encore fixé, le drap de hamac n'ayant été admis en principe que depuis 1902.

Les hamacs sont entretenus et réparés à bord par les soins du maître voilier; leur usure est assez rapide, et ils ne durent guère plus de dix-huit mois.

Les couvertures en laine de très bonne qualité sont mises de côté dès qu'elles sont en mauvais état et, une fois par an, le bord en fait remise au magasin de l'arsenal, de façon que le stock en usage soit toujours composé de bonnes couvertures.

Elles sont de couleur brune, qui a l'inconvénient anti-hygiénique de masquer les défauts de propreté ; mais la couleur blanche est vraiment impossible sur des navires à vapeur exposés sans cesse aux poussières soit du charbon qu'on embarque au mouillage, soit des escarbilles lorsque le navire est en marche.

Entretien. — Lavage. — D'après les règlements en usage, les hamacs sont lavés tous les quinze jours en rade, et tous les mois à la mer.

Les hamacs sont le plus souvent lavés à l'eau de mer, mais rincés à l'eau douce ; puis ils sont séchés à l'air libre, amarrés sur des cordes dites cartahus, où ils sont suspendus entre les mâts ; ce séchage à l'air, parfait sur les navires à voiles, est souvent une cause de malpropreté sur les navires à vapeur, où les hamacs sont exposés à la fumée, frottent contre les cheminées et sont rendus parfois presque aussi

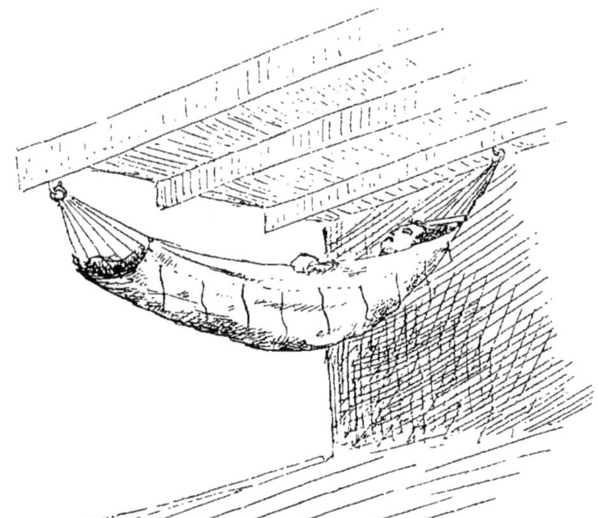

Fig. 16. — Le hamac suspendu.

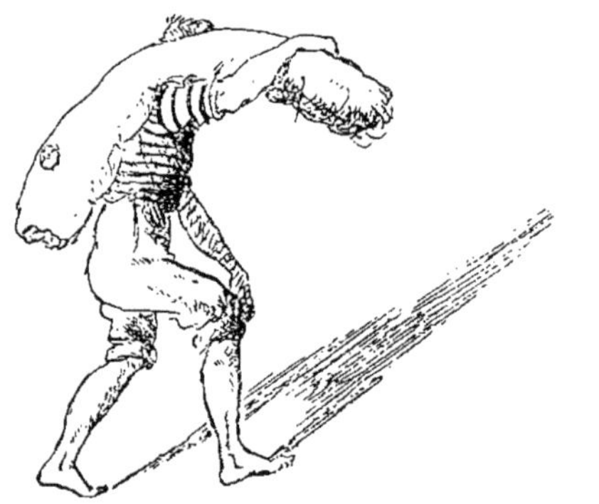

Fig. 17. — Le hamac roulé.

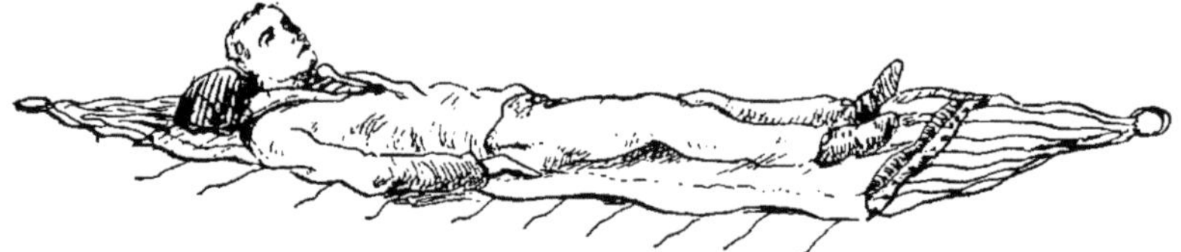

Fig. 18. — Le hamac étendu.

sales qu'avant le lavage ; aussi Valence (1) propose pour y remédier de tendre le linge et les hamacs sur les filières des tentes, comme cela

(1) VALENCE, Le couchage du matelot. *Archives de médecine navale*, mars 1903.

se fait dans beaucoup de marines étrangères. Les cartahus du mât d'artimon, à l'avant, et les filières sur toute la longueur du bateau donneraient un séchoir suffisant.

Ce séchage à l'air libre, surtout lorsque le soleil brille, est assurément parfait au point de vue hygiénique; malheureusement, de toutes les parties du matériel de couchage, le hamac seul bénéficie de cette heureuse disposition.

Les couvertures et les matelas sont aérés et battus une fois par mois ; les matelas, eux, ne reçoivent pas d'autres soins ; tous les ans ils sont renouvelés : renvoyés à la pavillonnerie, ils sont cardés et l'enveloppe est soumise au lavage.

Les couvertures sont deux fois par an envoyées à terre pour subir à la buanderie un lessivage et une désinfection complète. La même opération a lieu pour les couvertures d'un homme débarqué, de façon que son successeur trouve, en arrivant à bord, une couverture propre.

Désinfection. — Des mesures de désinfection sont prises pour le matériel de couchage chaque fois qu'un homme est dirigé sur l'hôpital pour une affection contagieuse ; il emporte avec lui son sac et son hamac, qui sont désinfectés par les soins de l'établissement hospitalier où il est en traitement. Cette mesure, prévue spécialement pour les maladies contagieuses, tend à s'étendre à tous les cas où l'envoi de l'homme à terre est jugé utile, car il est le plus souvent impossible, dans les premiers jours d'une maladie, d'affirmer un diagnostic et d'assurer que l'affection dont est atteint tel malade n'est pas, ou ne deviendra pas contagieuse.

Aussi un grand nombre de médecins-majors, soucieux de l'hygiène de leurs hommes, ont-ils demandé depuis longtemps, soit que l'on renouvelle plus fréquemment les désinfections à terre, soit que l'on dote tous les grands navires d'une étuve qui permette d'opérer n'importe où et dans n'importe quel cas la désinfection des matelas et couvertures des hommes débarquant pour une raison quelconque.

Onimus, à bord du *Gaulois*, réussit à faire construire par les moyens du bord une étuve que chaque cuirassé doit avoir aujourd'hui réglementairement ; Torel, à bord du *Masséna*, avait fait transformer en étuve électrique la baignoire de l'infirmerie, qui lui permit d'assurer, dans certains cas douteux, la désinfection du matériel de couchage et des effets de ses malades.

En dehors même du danger des maladies contagieuses, ces désinfections fréquentes auraient l'énorme avantage de supprimer dans les matelas et couvertures les parasites qui y pullulent si aisément, punaises, pediculi, dont le rôle pathogène, dans beaucoup de maladies transmissibles, est peut-être plus important qu'on ne le croit encore à l'heure actuelle.

Quel que soit le modèle adopté pour les draps, drap-sac probablement, ou draps liés au hamac et à la couverture, leur lavage sera au moins aussi fréquent que celui des hamacs, et leur séchage devra avoir lieu dans les séchoirs installés le long des cheminées, à l'abri du charbon et des poussières, quand il ne sera pas possible de les exposer à l'air libre et au soleil.

Postes de jour du matériel de couchage. — Pendant le jour, les hamacs, roulés avec leur matelas et leurs couvertures (fig. 17), sont arrimés dans les bastingages, où personne ne peut plus y toucher, jusqu'au branle-bas du soir, moment où chaque hamac est remis à son possesseur.

Ces bastingages, autrefois situés sur le pont de chaque bord, constituaient de vastes caissons, faciles à aérer, à nettoyer, où les hamacs pouvaient même, quand le temps le permettait, rester exposés quelques heures par jour aux rayons du soleil. Mais, aujourd'hui, avec les ponts ras, le bastingage a disparu, et les hamacs sont, pendant le jour, remisés dans des caissons en tôle, autant que possible dans les parties hautes, sous les passerelles, mais quelquefois à l'intérieur du navire, dans des parties où souvent le soleil ne peut pas pénétrer, où l'aération même est parfois difficile.

Le seul remède à cet état de choses est, comme cela se pratique sur certains bateaux, de laisser après le branle-bas les hamacs exposés, non roulés, dans une partie découverte pendant un temps suffisant pour que les couvertures et les matelas soient bien asséchés avant leur remise au caisson.

Postes de couchage. — Au branle-bas du soir, chaque marin prend son hamac sur l'épaule et va le suspendre aux crocs du poste de couchage qui lui est assigné (fig. 16).

Ces crocs sont généralement fixés aux barrots lorsque la hauteur d'entrepont ne dépasse pas $2^m,50$; si elle atteint 3 mètres, les hamacs se crochent à des tringles transversales suspendues à une certaine distance au-dessous des barrots, ce qui facilite l'ascension de l'homme dans le hamac et le maintient à une assez grande distance du plafond, où la chaleur est toujours plus forte, l'air moins facilement renouvelé.

L'intervalle entre les crocs est d'environ $0^m,65$ et ne doit guère tomber au-dessous de ce chiffre, sinon les hamacs viennent au contact, ce qui ne devrait jamais se produire.

La distance entre deux crocs du même hamac est d'environ 3 mètres et son inclinaison peut varier au gré du dormeur, grâce à un quarantenier de 2 mètres de long, qui, du côté des pieds, permet d'allonger ou de raccourcir la tension du hamac.

Les avantages de ce mode de couchage sont nombreux et nul meilleur dispositif ne peut le remplacer : outre ses qualités hygiéniques et économiques, le hamac permet un repos que ne peut donner la meilleure des couchettes de bord ; le roulis et le tangage n'y sont que fort peu ressentis, ce qui est déjà un gros avantage pour les hommes sensibles au mal de mer ; mais encore il diminue et atténue considérablement les secousses et les trépidations, si pénibles sur certains navires.

L'idéal du couchage à bord est le *cadre*, sorte de hamac rectangulaire dont la forme est maintenue par un rectangle en bois qui en occupe le fond. Il y en a toujours un certain nombre à bord, réservés pour des malades ou des passagers.

Les chambres des officiers et des maîtres sont munies de couchettes de fer, avec sommier à cordes tendues, d'un confortable très suffisant, au sujet desquelles l'hygiéniste n'a rien à redire. Les nombreuses tentures qui ornaient les chambres ont heureusement à peu près disparu. Cependant il est utile qu'en tout temps la tôle gondolée qui constitue une des parois du lit soit recouverte d'une étoffe ou mieux d'une natte qui joue le rôle d'isolateur.

HYGIÈNE DES DIFFÉRENTES SPÉCIALITÉS MARITIMES. — Aux différentes catégories d'hommes composant un équipage, correspond une hygiène dictée par les conditions mêmes des travaux qui leur incombent.

Les catégories s'appliquent aux professions si diverses qu'exercent à bord les marins, lesquels participent presque tous, à tour de rôle, à des services généraux tels que celui des embarcations, mais dont la plupart restent exclusivement astreints à des obligations particulières, qui créent, suivant l'expression technique, les spécialités de gabiers, timoniers, canonniers, fusiliers, torpilleurs, mécaniciens, chauffeurs, et, en nombre infiniment moindre, de fourriers, d'agents des vivres (boulangers, cuisiniers, tonneliers, distributeurs), de charpentiers, de voiliers et d'infirmiers.

Gabiers. — Les gabiers, provenant tous de l'école des mousses et de l'inscription maritime, et auxquels on demandait autrefois tant d'agilité, d'endurance et d'adresse, en raison des fonctions qu'ils remplissaient dans la mâture, sont devenus une spécialité secondaire. Leurs qualités propres sont encore très précieusement utilisées pour la manœuvre des embarcations, mais leur nombre a subi une réduction proportionnelle à celle de leur rôle, et leur profession de moins en moins recherchée ne comporte d'autre exigence de recrutement que celle d'une vue normale, qui leur est nécessaire pour effectuer le service de veille auquel ils sont préposés à la mer dans les hunes.

Timoniers. — Les timoniers sont choisis parmi les hommes les plus intelligents et les plus instruits. Spécialement chargés de l'exécution et de l'interprétation des signaux qui, le jour et la nuit, réclament une attention minutieuse, ils surveillent au mouillage tous les mouvements de la rade, servent à chaque instant d'intermédiaires aux officiers pour la transmission des ordres et sont ainsi soumis physiquement et intellectuellement à un travail continu.

Leur provenance et leurs conditions de recrutement (vue excel lente de chaque œil) sont les mêmes que celle des gabiers ; quelques engagés, désireux de faire une carrière maritime, choisissent aussi cette spécialité, qu'ils jugent susceptible de leur ouvrir l'école des élèves-officiers.

Canonniers. — Les canonniers, que fournissent l'école des mousses et l'inscription maritime, ont toujours été et sont encore les hommes les plus robustes de l'équipage. Les procédés mécaniques appliqués aujourd'hui à la manœuvre des pièces de grosse et de moyenne artillerie rendent pourtant les qualités physiques moins nécessaires pour eux qu'autrefois. Cependant il est toujours utile qu'un canonnier soit grand pour pouvoir actionner facilement à l'aide d'une manivelle le volant de la pièce qu'il doit pointer ; il paraît surtout essentiel qu'un canonnier, pour faire un bon pointeur, possède une vue normale des deux yeux. C'est du moins l'avis auquel s'est ralliée tout dernièrement une commission dont l'un de nous fit partie en escadre, et qui fut convoquée pour décider si, en présence de certaines difficultés de recrutement, il ne serait pas possible d'abaisser en faveur des canonniers jusqu'à 3/5 la tolérance d'acuité visuelle de l'œil gauche.

La nature même de leur spécialité, qu'ils acquièrent comme les timoniers sur les navires-écoles la *Couronne* et le *Calédonien*, les exposent à de nombreux petits traumatismes, sans parler des grands accidents, bien rares heureusement, dus à l'éclatement d'une culasse, et ceux dont nous ne possédons encore qu'un exemple (*Masséna*) provenant des gaz délétères de la poudre sans fumée. Nous reviendrons plus loin sur ce sujet.

Fusiliers. — Les fusiliers ne servent pas seulement à former les compagnies destinées à opérer un débarquement sur une plage, ils sont aussi utilisés à bord au maniement de la petite artillerie. On leur tolère néanmoins une acuité visuelle de 3/5 à gauche, l'œil droit restant normal. Mais on exige qu'ils soient exempts de toute infirmité capable d'entraver la marche, et leurs aptitudes physiques méritent d'être d'autant plus rigoureusement observées, avant leur entrée au bataillon des apprentis-fusiliers siégeant à Lorient, que la marine ayant supprimé son école de gymnastique, récemment encore établie dans ce port, les marins fusiliers deviennent, au sortir de ce bataillon, les instructeurs de la gymnastique nouvelle, dont la Guerre a reconnu la supériorité et qu'elle a codifiée dans un manuel rendu applicable aux équipages de la flotte.

Torpilleurs. — Les torpilleurs constituent une spécialité qui prend chaque jour de l'extension, tous nos bâtiments étant armés d'au moins un tube lance-torpilles. Les travaux techniques qui leur reviennent (maniement des torpilles automobiles, de déblaiement et de blocus, surveillance et entretien des services électriques du bord), attirent parmi eux un certain nombre d'ouvriers d'usines qui restent au service de la Marine, ou rentrent dans leurs foyers après avoir acquis des notions théoriques et pratiques d'électriciens, propres à leur créer des débouchés industriels.

L'école des mousses, l'inscription maritime et l'engagement volontaire forment ainsi leurs trois sources de recrutement, et leur brevet s'obtient, après plusieurs mois de stage, soit sur les navires-écoles *Magenta* ou *Algésiras*, soit à terre.

Car il existe en réalité trois sortes de torpilleurs dans la marine : les torpilleurs proprement dits, qui forment eux-mêmes deux classes (torpilleurs embarqués et torpilleurs de défense fixe), et les mécaniciens torpilleurs.

Ceux-ci, comme leur nom l'indique, proviennent du personnel de la machine et reçoivent sur l'*Algésiras* un brevet dont la durée expire au bout de quatre ans. Ils sont exclusivement préposés à bord au chargement à l'air comprimé de la torpille automobile et à l'entretien de son mécanisme, dont ils assurent le fonctionnement et le réglage à l'aide de fréquents démontages et de balancements qui leur occasionnent assez souvent des traumatismes des doigts.

Les torpilleurs embarqués, brevetés sur le *Magenta*, ont dans leurs attributions tous les détails de la torpille automobile qui ne ressortissent pas à son mécanisme (chargement du cône muni d'un percuteur et rempli de fulmicoton, lancement de la torpille introduite dans des tubes spéciaux qu'ils apprennent à pointer) ; ils doivent aussi assurer la marche de tous les moteurs électriques actionnant les treuils, monte-charges, tourelles, ventilateurs, et la conduite de l'éclairage (lampes à incandescence et projecteurs), les machines génératrices d'électricité restant aux soins du personnel mécanicien ordinaire.

Ces matelots torpilleurs sont encore chargés à bord de la préparation de certaines torpilles dites *de déblaiement* (boîtes de 125 kilos de fulmicoton humide), que les navires d'escadre délivreraient en temps de guerre aux navires torpilleurs qui les accompagnent, et que ceux-ci feraient éclater dans une passe supposée minée, pour frayer un chemin aux grandes unités de combat, ainsi que de celle des *torpilles de blocus* destinées à être semées entre deux eaux au voisinage d'une rade-abri, et qui ne sont autres que ces mines dont les Japonais ont fait un si profitable usage devant Port-Arthur.

Quant à la troisième classe des matelots torpilleurs, elle comprend les marins affectés aux défenses fixes des ports, où ils acquièrent leur instruction spéciale, et desquels dépendent les lignes de défense que forment des torpilles *vigilantes* ou *de fonds*, susceptibles d'exploser au contact d'un navire ennemi, ou qu'on peut enflammer électriquement de terre au moment où ce navire paraît à portée de l'engin.

Telle est, en ce moment du moins, — car l'enchevêtrement de leurs attributions entraîne constamment, par voie de décrets, des modifications qui ne conduiront qu'à la longue à une organisation définitive, — la répartition des fonctions dévolues aux marins torpilleurs. En dehors d'un certain degré d'instruction et, autant que possible, d'une certaine adresse naturelle, leur spécialité ne comporte aucune condition d'aptitudes particulières à l'entrée au service.

Toutes ces différentes catégories de marins, — gabiers, timoniers, canonniers, fusiliers, torpilleurs, — auxquels s'ajoutent les fourriers, charpentiers, voiliers, agents des vivres, et cette classe de matelots que leur manque total d'instruction ou leur inaptitude physique font exclure de toute spécialité, constituent ce qu'on nomme communément les *hommes de pont*, expression assez impropre, attendu qu'un certain nombre d'entre eux (distributeurs, magasiniers, caliers, etc.) passent au moins autant d'heures dans les fonds du navire qu'à l'air libre. Il est cependant certain que, d'une façon très générale, leurs services les appellent sur le pont beaucoup plus fréquemment que les deux autres catégories formées par les mécaniciens et les chauffeurs, dont les conditions hygiéniques, très dissemblables, impriment à leur physionomie ce cachet spécial, qui les différencie parfois si nettement du reste de l'équipage.

Personnel de la machine. — Il se divise en deux classes : les mécaniciens et les chauffeurs.

Mécaniciens. — Presque tous engagés volontaires (un petit nombre provient pourtant aussi chaque année de l'école des mousses), ils sont instruits spécialement dans les écoles fondées par la Marine à Lorient, Brest et Toulon, ou incorporés directement dans les cadres de la flotte, après avoir satisfait devant une commission aux conditions d'un essai manuel, dont la valeur détermine leur grade d'ouvriers mécaniciens de première, deuxième et troisième classe.

Lorient possède une école d'ouvriers où l'on peut entrer dès l'âge de quinze ans, Toulon un cours d'apprentis élèves-mécaniciens, auquel préparent les écoles professionnelles de Vierzon, Nantes, Armentières, Voiron, Saumur, etc., et qui recrute à partir de seize ans des engagés de six, sept et huit ans. A Brest, sont institués deux cours, l'un, celui des apprentis quartiers-maîtres, où sont réunis quelques mousses et des jeunes gens issus d'écoles professionnelles ; l'autre, d'un degré supérieur, véritable pépinière d'officiers mécaniciens, d'où les élèves venus soit des écoles d'arts et métiers, soit des lycées et collèges, sortent officiers mariniers (élèves-mécaniciens), après avoir contracté un engagement de cinq ans.

Des concours règlent à époque fixe l'entrée à ces différentes écoles.

Ces multiples voies de recrutement laissent assez prévoir la diversité des provenances auxquelles s'alimente le personnel mécanicien.

Tentés par certains avantages de solde et la perspective d'un avancement qui peut être rapide, les candidats aux écoles de la Marine arrivent de tous les départements français, mais plus particulièrement des grands centres usiniers. Cette origine suffit déjà à établir leur différence avec les autres hommes du contingent fournis par le métier de la mer. Les travaux auxquels ils restent soumis dans les chambres de machines, si perfectionnée que soit aujourd'hui leur aération, accentuent encore cette distinction, et beaucoup d'entre eux conservent les stigmates d'une anémie professionnelle qui s'accuse par une pâleur et une maigreur spéciales.

Chauffeurs. — Ce sont des inscrits commissionnés d'abord *chauffeurs auxiliaires*, emploi dans lequel quelques-uns d'entre eux s'immobilisent pendant tout leur temps de service, qui, nommés *chauffeurs brevetés*, après un apprentissage fixé à un certain nombre d'heures de chauffe, peuvent, en justifiant des connaissances pratiques, acquérir dans cette spécialité les grades de quartier-maître et de second maître.

Quant aux *soutiers*, les uns, chargés de l'arrimage et de la délivrance du charbon, sont assimilables à des chauffeurs auxiliaires, et partagent du reste souvent leurs fonctions ; les autres, très peu nombreux, s'acquittent passagèrement d'un rôle de propreté dans les différentes soutes à poudre, à projectiles ou à filin qui dépendent par ailleurs des canonniers, fusiliers, voiliers, etc.

Aucune profession maritime n'expose aujourd'hui les hommes, plus que celle de mécanicien et de chauffeur, aux traumatismes les plus divers, depuis les simples contusions et plaies contuses dues à la chute des briquettes de charbon, et depuis la brûlure du premier degré, jusqu'à l'écrasement d'un membre par une pièce de machine, ou aux grands accidents survenus à la suite de la rupture d'un gros tuyau de vapeur, d'un peat-valve, de l'éclatement d'une chaudière, et dont les annales de la marine enregistrent sinistrement plusieurs exemples.

En dehors des congestions cérébrales et des coups de chaleur dont les chambres de chauffe et de machines sont les lieux d'élection, plusieurs affections médicales (rhumatismes, anémie) trouvent encore dans ces milieux des conditions particulièrement favorables à leur éclosion, et les phlegmasies aiguës, sous l'action des violents courants d'air que les hommes subissent en état de transpiration, y naissent elles-mêmes plus facilement qu'ailleurs. Contentons-nous de signaler à ce propos cette congestion pulmonaire spéciale provoquée par la douche d'air des grands ventilateurs refoulants, et qu'on a désignée sous le nom d'*électro-fannite*.

Toutes les spécialités maritimes dont nous venons d'indiquer les provenances, en soulignant brièvement leurs fonctions, commandent des soins hygiéniques particuliers à chacune d'elles, et qui ont trait aux vêtements et à la propreté corporelle, l'alimentation restant la même pour toutes.

Nous avons, à l'article *Habillement*, élucidé la question des costumes; il nous reste à envisager ici les soins corporels.

SOINS CORPORELS. — Dans la réglementation des soins du corps appliquée actuellement sur nos bâtiments, il faut faire deux parts, concernant l'une l'hygiène corporelle des hommes de pont, l'autre celle du personnel de la machine. Celle-ci est depuis plusieurs années déjà résolument entrée dans la voie du progrès; l'autre reste toujours passible de graves reproches, que des précautions, dont nous ne possédons encore que l'ébauche, jointes aux principes individuels, si obstinément prônés par les hygiénistes, feront cesser dans un avenir qui ne saurait être lointain.

Hygiène corporelle des hommes de pont. — Tous nos navires possèdent aujourd'hui un approvisionnement d'eau douce, que, dans les ports de guerre des citernes à vapeur, et dans les différents mouillages les navires eux-mêmes, au moyen de grandes outres transportées dans des chaloupes, renouvellent aussi souvent que l'exigent les besoins du service. Cette eau est réservée au lavage des hommes et du linge.

La quantité délivrée le matin aux hommes pour leur lavage corporel varie un peu, sur des bâtiments identiques, suivant la capacité des réservoirs qui n'est pas la même sur les unités semblables, et qui est trop réduite partout. Cependant cette quantité d'eau n'est jamais inférieure à 2 litres et atteint souvent 3 litres par personne. Elle est donc devenue suffisante pour assurer une propreté individuelle, mais son mode de distribution à l'égard des hommes de pont, privés des commodités exclusives au personnel de la machine, résume encore toutes les objections qu'on est en droit de formuler contre la méthode de lavage usitée à bord.

Cette méthode est celle des bailles remplies chaque matin des provisions d'eau destinées aux ablutions que font pêle-mêle autour d'elles des séries de douze à quinze hommes. Il est à peine besoin de faire remarquer le dégoût que peut inspirer aux autres l'eau d'une baille polluée par les premiers occupants, sans parler des dangers de contagion qu'offre ce lavage en commun. On ne s'expliquerait donc pas que, malgré les prescriptions formelles qui l'abolissent en principe, un pareil anachronisme subsistât dans la marine, même sur les types les plus récents, si le défaut d'installations matérielles ne rendait partout illusoire la sagesse du règlement ministériel qui résoud définitivement la question, et, après tant d'efforts dépensés pour cette conquête de l'hygiène, la consacre en ces termes :

« Le lavage corporel et commun dans les bailles est supprimé à bord des bâtiments de l'État. Il est remplacé par le lavage individuel sous la douche Barois, à l'eau tiède (25° environ) et au savon.

« Les nouveaux navires seront munis de lavabos pourvus de douches ; les hommes qui ne pourront trouver place aux lavabos auront chacun une cuvette qui sera logée dans le poste de l'équipage.

« Les officiers mariniers auront des lavabos particuliers.

« En été, lorsque la température extérieure le permettra, l'eau douce de lavage sera délivrée non chauffée.

« Elle sera chauffée l'hiver (1). »

Des lavabos ont été introduits sur les unités les plus modernes et occupent généralement le pourtour de la tourelle avant. Mais ils sont en nombre si insuffisant qu'ils restent inutilisés ; tous réclament d'ailleurs la distribution automatique réglant pour chaque homme la provision d'eau qui lui revient. Il ne sera pas difficile de trouver sur les futurs bâtiments l'emplacement nécessaire à une installation complète, et, en attendant l'application du règlement, bornons-nous à souhaiter que la délivrance d'une cuvette en fer-blanc numérotée relègue promptement dans l'oubli, avec tant d'autres errements, l'antique et déplorable coutume de la baille commune.

Hygiène corporelle du personnel de la machine. — Les mécaniciens et les chauffeurs ont depuis longtemps déjà devancé les autres catégories de marins, en bénéficiant de lavabos spécialement affectés à leur usage et situés à proximité des machines et des chaufferies. Ces lavabos, établis sur parquets carrelés, débitent de l'eau douce et sont complétés par des douches d'eau de mer, dont les hommes usent après leur savonnage.

Ce système de propreté corporelle, si bien approprié aux fonctions de ce personnel, est aujourd'hui assez perfectionné pour ne plus soulever que de petites critiques locales, relatives soit à l'exiguïté, soit à l'aération des réduits réservés aux lavabos. Sur beaucoup de navires, ils sont assez spacieux pour admettre des casiers-vestiaires servant au dépôt des vêtements de travail, qu'après leur toilette les hommes échangent contre des costumes de toile bleue dits *bleus propres*.

Ajoutons, pour terminer ce sujet, que, pendant la belle saison, toutes les fois que les circonstances le permettent, les hommes prennent chaque jour un bain de mer soit sur une plage, soit le long du bord.

Enfin, sur les unités nouvelles, un appareil à douches, dont la situation n'est pas toujours heureuse, quand, comme cela se voit quelquefois, une poulaine lui sert de refuge, et composé de plusieurs pommes d'arrosoir, est très utilement ouvert à l'équipage après l'embarquement du charbon. On peut, si la chaleur devient trop lourde, permettre l'usage d'affusions froides. Ces douches fonc-

(1) Règlement ministériel du 22 mai 1902.

tionnent à l'eau de mer. Il serait peu coûteux de les donner en tout temps à l'eau douce et, l'hiver, de les distribuer tièdes.

Hygiène des cheveux et de la bouche. — L'hygiène corporelle serait incomplète, si les soins réglementairement prescrits pour les cheveux et la bouche n'étaient strictement observés à bord.

Depuis 1901 (dépêche ministérielle du 17 août), le port de la barbe est libre dans la marine, et depuis 1903 (D. M. du 18 janvier), la longueur des cheveux, qui jusque-là étaient, suivant le gré de l'autorité, coupés ras ou demi-courts, peut atteindre 3 centimètres. Mais il importe de prévenir toute transmission d'affection cutanée par les outils des coiffeurs, auxquels, plusieurs fois par mois, les hommes confient leur chevelure.

Le règlement ministériel du 22 mai 1902 prévoit à cet égard toutes les mesures opportunes ; il est ainsi conçu :

« Si les instruments en acier peuvent être flambés à la lampe à alcool, ce procédé n'est pas applicable aux peignes, brosses, etc. Ces dernières même ne peuvent être soumises à l'action des bains antiseptiques qui amèneraient la chute des crins ou le décollement des deux tablettes de la brosse.

Pour désinfecter ces outils sans les détériorer, il y a lieu de les mettre en contact, en espace clos, avec des vapeurs d'aldéhyde formique.

Tout le monde peut improviser à bord un appareil à désinfection bien simple avec le formolateur Hélios. Ce vaporisateur, facile à se procurer dans le commerce, reçoit une pastille paraformique d'un prix insignifiant, dont les vapeurs, dégagées à la chaleur d'une lampe à alcool, se rendent par un tube de verre ou de caoutchouc dans un seau dit hygiénique, à travers un trou percé au couvercle. On dispose le matériel à désinfecter dans un plateau placé au fond du seau, après avoir eu soin d'y placer un peu d'eau chaude pour produire des vapeurs humides, favorables à la désinfection. Les objets à désinfecter restent en contact avec les vapeurs de formaldéhyde du soir au matin, douze heures environ.

Cet appareil, acheté sur le boni d'ordinaire, sera en service sur tous nos navires. »

Les soins de la bouche sont l'objet d'une grande surveillance à bord, et d'ailleurs la délivrance journalière du pain remplaçant le biscuit, dont la consommation devient de plus en plus rare, l'habitude de moins en moins fréquente de chiquer, la vulgarisation de la brosse à dents et de la poudre dentifrice éloignent aujourd'hui les causes qui contribuaient à altérer la denture des marins. Toutefois ceux-ci, quelque persuasifs que soient les conseils qu'on leur prodigue, se montrent encore trop souvent rebelles à l'usage de la brosse et de la poudre, et il faut avouer qu'on ne pourra leur en faire un reproche sévère, aussi longtemps qu'ils ne disposeront pas du lavage individuel. Les plus dégourdis d'entre eux parviennent seuls à se procurer chaque matin la petite quantité d'eau qui leur est personnellement indispensable pour le brossage des dents avec la poudre suivante, dont la distribution est régulièrement assurée par l'infirmerie :

Poudre dentifrice réglementaire.	Chlorate de potasse............	10 grammes.
	Acide borique pulvérisé........	10 —
	Craie lavée, pulvérisée.........	60 —
	Essence d'anis...........	V gouttes.

Des inspections sanitaires quotidiennes, passées à la salle de visite, et auxquelles tout l'équipage est soumis par séries, chaque homme comparaissant séparément et le corps nu, permettent aux médecins-majors de contrôler l'observance de ces différents soins corporels.

Lavage du linge. — Deux fois par semaine, — le lundi et le jeudi, — a lieu le lavage du linge, qui comporte quatre morceaux par homme (un tricot, une chemise, un pantalon et une vareuse de toile grise).

Les hamacs et les sacs sont lavés tous les quinze jours.

Deux fois par an, les couvertures de hamac doivent être envoyées à terre, pour subir à la buanderie d'un arsenal, un lessivage et une désinfection complets.

C'est à l'eau douce, au savon et à la brosse, procédé particulièrement favorable à l'usure précoce et rapide du linge des marins, que s'opère le lavage. Les quantités d'eau nécessaires, — environ 4 à 5 litres par homme, — sont réparties le matin entre les deux bordées dans de grandes bailles, et c'est en commun, — ce qui offre déjà de sérieux inconvénients, — que les hommes savonnent et rincent leur linge. De plus, le rinçage se fait à l'eau salée, l'eau des bailles devenue rapidement très savonneuse étant remplacée à cet effet par de l'eau de mer.

C'est là une erreur, contre laquelle les hygiénistes ne cessent de protester, et qu'une moindre parcimonie d'eau douce réservée aux besoins du lavage devrait, semble-t-il, avoir abolie à notre époque.

Toutes ces critiques s'évanouiront le jour où la lessiveuse à vapeur ne sera plus exclue des habitudes maritimes. Cette lessiveuse est d'ores et déjà réglementaire à bord et doit avoir un volume en rapport avec l'effectif. Mais on ne l'utilise encore qu'au lessivage des bleus imprégnés d'huile et de graisse des mécaniciens, sous prétexte qu'une lessive mal conduite peut accidentellement brûler quelques effets.

En réalité, la lessiveuse à vapeur n'a d'autre ennemi que la routine, et, sur un bâtiment, le *Duguay-Trouin*, où l'un de nous a pu, pendant deux campagnes successives, se rendre compte de tous les avantages de son mode d'emploi, il nous fut démontré qu'au bout de peu de temps, quand son apprentissage est accompli, ses adversaires n'hésitent plus à reconnaître eux-mêmes le progrès qu'elle réalise.

Une fois lavé, le linge est suspendu sur des filières dites *cartahus*, où il sèche rapidement, quand la clémence du temps favorise son évaporation.

Mais ce séchage peut être compromis par des circonstances climatériques ou simplement saisonnières; d'où l'utilité des *séchoirs* établis sur les bâtiments modernes.

Installés autour des cheminées, dont le calorifère est ainsi très favorablement mis à profit, ils sont aérés par des ouvertures latérales, auxquelles peuvent à l'occasion suppléer leurs portes.

RÉPARTITION DU TEMPS A BORD

La distribution du temps est réglée sur tous les bâtiments par des tableaux de service appropriés aux saisons d'hiver et d'été, et que nous reproduisons ici tels qu'ils sont actuellement fixés en escadre (p. 98).

Les navires en campagne suivent autant que possible une répartition de service analogue; les bâtiments-écoles apportent dans la succession de leurs travaux les diversions en rapport avec le mode d'instruction spéciale qu'ils délivrent. Mais des règles uniformes déterminent les heures de travail et de repos, et les mêmes exercices militaires se reproduisent partout, dans des conditions dont la similitude nous permet de résumer une appréciation générale sur ceux d'entre eux auxquels l'hygiène est plus directement intéressée.

QUARTS. — L'équipage comprend deux *bordées*, séparées en deux *divisions*, fragmentées elle-mêmes en deux *sections*, subdivisées en un certain nombre de séries, variant de un à quatre suivant l'effectif, et c'est par *quarts* de jour et de nuit, c'est-à-dire par périodes d'une durée de quatre heures, distribués différemment suivant la situation du navire au mouillage ou à la mer, que s'effectue le service.

Au mouillage, pendant le jour, il y a une bordée de quart, ce qui revient à dire qu'une moitié de l'équipage est désignée pour satisfaire aux diverses obligations intérieures ou extérieures qui peuvent lui incomber. Mais, au coucher du soleil, une division seule se partage les quarts, installés de telle façon que les hommes aient une nuit franche sur deux. Tous les trois jours, les permissionnaires peuvent descendre à terre.

En mer, le service se fait aussi par bordée, avec cette différence que la bordée entière passe toute la durée du quart aux postes qui lui sont assignés. Toutefois, pendant la nuit, ces postes ne nécessitant qu'exceptionnellement la présence simultanée de toute la bordée, les hommes inoccupés sont autorisés à se reposer sur le pont et dans les entreponts supérieurs, où des caporaux d'armes vont les réveiller si les circonstances réclament leur action.

En ce qui concerne le personnel des machines et des chaufferies, au mouillage et pendant la journée, des sections assurent à tour de rôle le service des feux d'une chaudière et la conduite des dynamos, les autres restant employés aux travaux de forge et d'établi, au démontage des pièces de machines ou au nettoyage des chaudières, indépendamment de quelques exercices (fusil, revolver, gymnastique), auxquels elles sont régulièrement astreintes une fois par semaine. La nuit, une section suffit aux obligations du quart.

A la mer, plusieurs combinaisons sont adoptées, suivant les préférences de l'autorité, sous la réserve qu'on prenne toujours pour base le tiers de l'effectif. On peut, portant les quarts à six heures, établir un roulement qui permet deux jours sur trois d'accorder aux hommes un repos prolongé, ou, divisant la longueur du jour en quarts alternés de trois et de quatre heures, appliquer la méthode dite des sept quarts, qui conduit à la nuit franche tous les trois jours.

De toute façon, la travail particulièrement pénible, sur nos unités modernes, des mécaniciens et des chauffeurs, n'excède jamais la moyenne de huit heures par jour. Il peut arriver accidentellement que, pendant les périodes de grandes manœuvres, un excès de dépense physique entraîne l'épuisement momentané de quelques-uns d'entre eux. Ces exemples de surmenage sont en tout cas très exceptionnels.

EXERCICES. — Les tableaux de service que nous donnons ci-après indiquent les heures de repas (déjeuner, dîner, souper), les diverses inspections, et tous les emplois auxquels les hommes participent à heures fixes, tant en mer qu'au mouillage, l'été comme l'hiver.

Remarquons en passant qu'après le dîner, qui a lieu à onze heures du matin, tout travail est suspendu jusqu'à une heure et que le repos du dimanche est aujourd'hui absolument et très heureusement respecté.

Au nombre des obligations multiples que ces tableaux de service imposent journellement aux équipages, figurent les exercices de spécialités (canon, fusil, torpille, signaux) qui représentent l'entraînement régulier nécessaire au développement d'une instruction militaire. Leur répartition et leur durée sont en toute saison assez judicieusement calculées pour que l'hygiène du marin n'ait jamais à en souffrir.

Nous ne nous préoccuperons donc pas de ces services, et nous négligerons aussi les travaux ordinaires du bord (lavage des ponts et des entreponts, fourbissage, peinture), sur lesquels nous nous sommes déjà précédemment expliqués plus haut.

Nous ne retiendrons pour les examiner ici que les exercices de

Horaire du service

JOURS.	BRANLEBAS. DÉJEUNER. LAVAGE CORPOREL.	LAVAGE du linge.	PROPRETÉ du bâtiment.	CHANGEMENT de tenue.	INSPECTIONS.	RATIONS.	DÎNER.	REPOS et SACS.
Lundi..........	5h15-6h15	6h15-7h30	Toute la matinée.	Pendant le dîner.	»	10h	11h	Midi à 1h
Mardi..........	5h15-6h15	»	6h15- 8h45	8h45-9h10	9h15	Id.	Id.	Id.
Mercredi.......	5h15-6h30 Briquer bancs et tables.	»	6h30- 8h45	8h45-9h10	9h15	Id.	Id.	Id.
Jeudi...........	5h15-6h15	»	6h15- 9h	9h-9h30	9h45	Id.	Id.	Id.
Vendredi.......	5h15-6h15	6h15-7h30	7h30- 9h15	9h15-9h40	»	Id.	Id.	Id.
Samedi.........	5h15-6h30 Briquer bancs et tables.	»	6h30-10h45	»	»	Id.	Id.	Id.
Dimanche......	5h15-6h15	»	6h15- 8h	8h-8h30	»	Id.	Id.	Id.

Exe

	Matin.	
Lundi..........	7h45 à 10h50.	— École de pointage.
	8h15 à 10h50.	— Démontage pour l'artillerie de tout calibre.
	10h à 10h50.	Visite des soupapes de drain. — Robinets de noyage. — Dalots de mer. Vérification de l'appareil à gouverner. Pourvoyeurs d'artillerie moyenne à l'exercice de chargement. Exercice de la barre et des transmissions (barre et machine) par le personnel de la bordée non de quart, appelé à s'en servir (mer et combat).
Mardi..........	10h à 10h50.	Bordée non de quart au revolver. Canonniers et fusiliers de quart à l'école de pointage. Gabiers disponibles au sifflet. — Signaux à bras et matelotage. Timoniers, torpilleurs et fourriers des transmissions à l'exercice des transmissions.
Mercredi.......	10h à 10h50	Pourvoyeurs d'artillerie moyenne à l'exercice de chargement. Canonniers et fusiliers des deux bordées à l'école de pointage. Gabiers disponibles à l'école d'accostage dans les embarcations armées avec les arriérés de nage disponibles. Cours de comptabilité pour les fourriers. Personnel des machines (bordée de quart) et arriérés de la bordée de quart à l'exercice du fusil. Torpilleurs non de service à l'exercice du fusil.
Jeudi...........	9h45......	**Inspection du commandant.** A la fin de l'inspection : Lecture du code, des ordres permanents sur la tenue, la discipline. Instruction morale et militaire donnée par les capitaines de compagnie.
Vendredi.......	10h à 10h50.	Bordée non de quart au revolver. Canonniers et fusiliers non de quart à l'école de pointage. Gabiers disponibles au sifflet, signaux à bras, et matelotage. Torpilleurs et timoniers désignés à la T. S. F.

(B). — A l'exception des arriérés du fusil.

Nota. — Les canonniers et fusiliers peuvent être appelés par petits groupes aux écoles de pointage en dehors hiver au mouillage.

ÉCOLE (1). GYMNASTIQUE (2).	CANOT-MAJOR.	PERMISSIONNAIRES.	HISSER cartahus et embarcations.	SOUPER.	APPEL. — BRANLEBAS.	
3h30-4h15	1h	4h30	4h30	5h15	6h30. Poste de combat.	(1) Cours ou étude des candidats au cours préparatoire des élèves-officiers. Le cours des chefs de section est fait pendant l'école élémentaire. (2) Y compris les torpilleurs et mécaniciens-torpilleurs non de quart.
3h38-4h15	3h30	4 30	4h30	Id.	6h30. Incendie général.	
3h30-4h15	3h30	4h30	4h30	Id.	6h30. Poste de veille.	
Si la Cie de débarquement ne va pas à terre de 3h15-4h15	1h30 ou 3h30	4h30	4h30	Id.	6h30. Poste de veille.	Le linge est amené sans signal à la volonté des commandants à 1h ou 3h ou plus tard si c'est nécessaire.
3h15-4h15	1h ou 3h30	4h30	4h30	Id.	6h30. Incendie général.	
»	1h	2h45	4h30	Id.	6h30. Poste de veille.	
»	»	9h mat. 1h soir.	5h	Id.	Pas d'appel. — Hisser les cartahus de linge avant le branlebas.	

ices.	Soir.		Nuit.
	1h à 2h.	École des mécaniciens (théorique).	
	1h à 2h. 2h à 3h.	Bordée non de quart. } Au } Non compris les mécaniciens, Bordée de quart .... } fusil. } torpilleurs et timoniers.	
	3h.	Amener le linge (si on l'amène à 1h, le fusil a lieu de 1h30 à 3h30).	
	1h à 2h.	Chauffeurs auxiliaires et apprentis chauffeurs non de quart à l'école de chauffe. Torpilleurs et timoniers désignés à la T. S. F.	7h45 à 8h25. Exercice de projecteurs. École de pointage nocturne pour les gens de quart. 7h15 à 7h45. Exercice particulier de Scott.
	1h.	Prendre les dispositions de branlebas de combat.	
	2h à 3h15.	**Branlebas de combat.**	
	2h15 à 3h.	*Exercice de signaux de combat.*	
		(S'il n'y a pas de branlebas de combat, faire exercice de postes de veille pour la bordée non de quart.)	
	1h à 2h.	Ecole des mécaniciens (théorique). — Chauffeurs auxiliaires et apprentis chauffeurs non de quart à l'école de chauffe (B). Spécialités à la théorie. — Arriérés du fusil à l'exercice.	7h15 à 7h45. Exercice particulier de Scott.
	2h à 3h.	*Exercice général de signaux :*	
	Exercice de détail du branlebas de combat.	Armement des pièces et soutes à l'entraînement. — Pointage et chargement méthodique et rapide. — Théorie et manœuvre des monte-charges. (Rappeler à l'exercice général du canon.) — Escouade de réserve à la théorie pratique des paillets Makaroff, colomés, plaques obturatrices. — Dispositif de remorquage. Personnel des transmissions à l'exercice des transmissions.	
	1h à 2h.	Ecole des mécaniciens (théorique). — Chauffeurs auxiliaires et apprentis chauffeurs non de quart à l'école de chauffe (B). **Compagnie de débarquement :**	7h15 à 7h45. Exercice particulier de Scott.
		1h. Appel. — 1h15 Pousse sur signal. — On l'envoie prendre à 3h35. — Pousse de terre à 4h.	
	Si le corps de débt ne va pas à terre :	1h à 2h. — Spécialités à la théorie. — Armements des 65 m/m au mousqueton. 2h à 3h. — Exercice pour le corps de débarquement.	
	1h à 2h.	Ecole des mécaniciens (théorique). — Chauffeurs auxiliaires et apprentis chauffeurs non de quart à l'école de chauffe (B). **Exercice d'embarcations :**	7h45 à 8h15. Exercice particulier de Scott.
		1h. Appel. — 1h15 Armer. — 2h15 Rappeler. — 2h30 Hisser.	
	S'il n'y a pas exercice d'embarcations :	1h à 2h15. — Gabiers au matelotage. — Spécialités à la théorie. Arriérés et timoniers non de quart à l'exercice du fusil.	

…eures prévues. — Ceux du 1er quart seront envoyés à l'école de pointage nocturne.

JOURS.	BRANLEBAS, DÉJEUNER, LAVAGE CORPOREL.	LAVAGE du linge.	PROPRETÉ du bâtiment.	CHANGEMENT de tenue.	INSPECTIONS	RATIONS.	DÎNER.	REP et SACS
Lundi..........	4h45-5h45	5h45-7h	Toute la matinée.	Pendant le dîner.	»	10h	11h	Midi à
Mardi..........	4h45-5h45	»	6h	8h15-8h40	8h45	10h	11h	Id.
Mercredi.......	4h45-6h Briquer bancs et tables.	»	6h15	8h15-8h40	8h45	10h	11h	Id.
Jeudi...........	4h45-5h45	»	6h	8h45-9h15	9h30	10h15	11h	Id.
Vendredi.......	4h45-5h45	5h45-7h	7h-9h	9h-9h25	»	10h	11h	Id.
Samedi.........	4h45-6h Briquer bancs et tables.	»	6h15	»	»	10h	11h	Id.
Dimanche......	5h15-6h15	»	6h15	8h-8h30	»	10h	11h	»

	Matin.	E
Lundi..........	7h15 à 10h45. — École du scaphandre. 8h15 à 10h45. — Démontage pour l'artillerie de tout calibre. 10h à 10h45. Vérification de l'appareil à gouverner et exercice de la barr et des transmissions (barre et machines) par le personnel d la bordée non de quart appelé à s'en servir (mer et combat) Pourvoyeurs d'artillerie moyenne à l'exercice de chargement	
Mardi..........	9h45 à 10h45. Bordée non de quart au revolver (mécaniciens et chauffeur compris). Canonniers et fusiliers de quart à l'école de pointage. Gabiers et armements des embarcations disponibles à l'écol d'embarcations. Timoniers, torpilleurs et fourriers des transmissions à l'exer cice des transmissions.	
Mercredi.......	I. — **Corps de débarquement :** 6h Appel. — 6h15. Pousse sur signal. II. — **Si le corps de débarquement ne va pas à terre :** 9h30 à 10h45. — Exercice pour le corps de débarquement.	
Jeudi...........	9h30........ **Inspection du commandant :** Après l'inspection des capitaines de compagnie : Lecture du code, des ordres permanents sur la tenue, la disci pline. Instruction morale et militaire donnée par les capitaines d compagnie.	
Vendredi.......	9h30 à 10h45. Canonniers et fusiliers de quart à l'école de pointage. Gabiers et armements des embarcations disponibles à l'écol des embarcations. Torpilleurs et timoniers désignés à la T. S. F. Mécaniciens de la bordée non de quart à l'exercice du fusil. Cours de comptabilité pour les fourriers.	

(B) A l'exception des arriérés du fusil.
Nota. — Les canonniers et fusiliers peuvent être appelés par petits groupes aux écoles de pointage en dehors

té au mouillage.

LE (1). MNAS- JE (2).	CANOT-MAJOR.	PERMISSIONNAIRES.	BAIGNADE.	HISSER cartahus et embarcations.	SOUPER.	SERRER les tentes.	APPEL. — BRANLEBAS.
)-4h30	1h	4h30	4h40-5h20	5h20	5h45	6h45	7h. Poste de combat.
)-4h30	3h30	4h30	Id.	5h20	5h45	6h45	7h. Incendie général.
)-4h30	3h30	4h30	Id.	5h20	5h45	6h45	7h. Poste de veille.
)-4h30	3h30	4h30	Id.	5h20	5h45	6h45	7h. Poste de combat.
)-4h30	1h 3h30	4h30	Id.	5h20	5h45	6h45	7h. Poste de veille.
»	1h	2h45	Id.	5h20	5h45	»	7h. Incendie général.
»	9h mat. 1h soir.	9h mat. 1h soir.	Id.	5h20	5h45	6h45	Pas d'appel. — Hisser les cartahus de linge avant le branlebas.

(1) Cours ou étude des candidats au cours préparatoire des élèves-officiers.

Le cours des chefs de section est fait pendant l'école élémentaire.

(2) Y compris les torpilleurs et mécaniciens - torpilleurs non de quart.

—

Le linge est amené sans signal, à la volonté des commandants, à 1h ou 3h, ou plus tard si c'est nécessaire.

	Soir.	Nuit.
1h. 0 à 2h30. 0 à 2h25. 0 à 3h25.	Amener le linge. Ecole des mécaniciens (théorique). Bordée non de quart. } Au fusil. } Non compris les mécaniciens, torpilleurs et timoniers. Bordée de quart....	
h à 2h. 1h. à 3h15. 15 à 3h.	Chauffeurs auxiliaires et apprentis chauffeurs non de quart à l'école de chauffe. — Timoniers au Morse. — Torpilleurs et timoniers désignés à la T. S. F. Prendre les dispositions de combat. **Branlebas de combat.** — Ecole pratique des mécaniciens au poste de combat. *Exercice général de signaux :* l n'y a pas de branlebas de combat, faire exercice de poste de veille pour la bordée non de quart.)	7h45 à 8h45. Exercice de projecteurs. Ecole de pointage nocturne pour les gens de quart. Exercice particulier de Scott pendant 30' par bâtiment isolé dès que la nuit est faite.
h à 2h. 5 à 3h15. xercice de détail du branlebas de combat.	Ecole des mécaniciens (théorique). — Chauffeurs auxiliaires et apprentis chauffeurs, non de quart, à l'école de chauffe (B). Spécialités à la théorie. — Arriérés du fusil à l'exercice. *Exercice général de signaux :* Armement des pièces et soutes à l'entraînement. — Pointage et chargement méthodique et rapide. — Théorie et manœuvre des monte-charges. (Rappeler à l'exercice du canon.) — Escouades de réserve à la théorie des paillets Makaroff, colomnés, plaques obturatrices, dispositif de remorquage. Personnel des transmissions à l'exercice des transmissions.	7h30 à 8h. Exercice particulier de Scott par division. Chaque chef de division fixe le bâtiment qui signale.
h à 2h. 5 à 3h15.	Ecole des mécaniciens. — Chauffeurs auxiliaires et apprentis chauffeurs, non de quart, à l'école de chauffe. — Spécialités à la théorie. Canonniers et fusiliers des deux bordées à l'école de pointage. Pourvoyeurs d'artillerie moyenne à l'exercice d'entraînement. Timoniers, matelots d'office et de cuisine, etc., à l'exercice du revolver.	Même exercice que le mercredi.
1h. 0 à 2h30. 5 à 3h15. 0 à 2h30.	Amener le linge. Ecole des mécaniciens (théorique). — Chauffeurs auxiliaires et apprentis chauffeurs à l'école de chauffe (B). **Exercice d'embarcations :** Théorie pour les torpilleurs qui ne vont pas à l'exercice d'embarcations. **S'il n'y a pas exercice d'embarcations :** Arriérés et timoniers (bordée non de quart) à l'exercice du fusil. — Spécialités à la théorie. — 3h. Ratiers aux sacs	7h45 à 8h15. Exercice général de signaux.

prévues. — Ceux du 1er quart seront envoyés à l'école de pointage nocturne.

Service d'été et d'hiver à la mer.

JOURS.	BRANLEBAS.	DÉJEUNER.	LAVAGE du linge.	PROPRETÉ du bâtiment.	CHANGEMENT de tenue.	INSPECTION.	DÎNER.	REPOS et SACS.	EXERCICES. — THÉORIES. ENTRETIEN DU MATÉRIEL.	ÉCOLE élémentaire. GYMNASTIQUE.	SOUPER.	APPELS. BRANLEBAS.	OBSERVATIONS.
Lundi.....	6^{h}	$6^{h}10$ à $7^{h}10$	$7^{h}10$ à $9^{h}10$	$9^{h}10$ à $10^{h}25$	Pendant le dîner.	»	$10^{h}30$ à midi.	Midi à 1^{h} pour une bordée.	Les exercices généraux ont lieu à l'heure signalée par l'amiral, soit dans la matinée, soit dans l'après-midi. — S'il n'est rien signalé, les commandants ordonnent des exercices particuliers à leur volonté ou des théories de 1^{h} à $3^{h}30$. Les exercices particuliers peuvent être prescrits à la bordée de quart. Tous les jours, samedi et dimanche exceptés, en dehors des exercices généraux signalés, des exercices particls et théories à la volonté des commandants; les spécialités de la bordée non de quart sont envoyées de 1^{h} à $3^{h}30$ aux ordres des officiers chefs de détail pour l'entretien du matériel et l'instruction individuelle.	$3^{h}50$ à $4^{h}50$	5^{h} à $6^{h}30$	$6^{h}40$ Combat.	1° Le lavage corporel a lieu à $7^{h}10$, à la fin du déjeuner de la 2e bordée. 2° En été, les tentes peuvent être faites et serrées en totalité ou en partie à la volonté des commandants. 3° Les commandants peuvent prescrire tous les soirs une école de pointage nocturne pour les pointeurs de la bordée de quart, sauf le samedi et le dimanche. Elle devra avoir lieu obligatoirement au moins une fois par semaine pour chaque bordée. 4° Les inspections de sacs sont fixées par les commandants. Elles peuvent avoir lieu pendant les inspections du mardi, mercredi, jeudi ou le samedi de 1^{h} à 4^{h}.
Mardi.....	6^{h}	$6^{h}10$ à $7^{h}10$	»	$7^{h}10$ à $8^{h}40$	$8^{h}40$ à $9^{h}20$	Matériel $9^{h}30$	$10^{h}40$ à midi.	Id.		$3^{h}50$ à $4^{h}50$	5^{h} à $6^{h}30$	$6^{h}40$ Incendie général.	
Mercredi..	6^{h}	$6^{h}10$ à $7^{h}30$	»	$7^{h}30$ à $8^{h}40$	$8^{h}40$ à $9^{h}20$	Plats $9^{h}30$	$10^{h}30$ à midi.	Id.		$3^{h}50$ à $4^{h}50$	5^{h} à $6^{h}30$	$6^{h}40$ Veille.	
Jeudi......	6^{h}	$6^{h}10$ à $7^{h}10$	»	$7^{h}10$ à $8^{h}40$	$8^{h}40$ à $9^{h}20$	Du commandant à $9^{h}30$	$10^{h}30$ à midi.	Id.		$3^{h}50$ à $4^{h}50$	5^{h} à $6^{h}30$	$6^{h}40$ Combat.	
Vendredi..	6^{h}	$6^{h}10$ à $7^{h}10$	$7^{h}10$ à $9^{h}10$	$9^{h}10$ à $10^{h}25$	Pendant le dîner.	»	$10^{h}30$ à midi.	Id.		$3^{h}50$ à $4^{h}50$	5^{h} à $6^{h}30$	$6^{h}40$ Combat.	
Samedi....	6^{h}	$6^{h}10$ à $7^{h}30$	»	$7^{h}30$ à 10^{h}	Une bordée pendant le dîner, l'autre en allant aux sacs.	»	$10^{h}30$ à midi.	Midi à 4^{h} pour les deux bordées successivement.		»	5^{h} à $6^{h}30$	$6^{h}40$ Incendie général.	
Dimanche.	6^{h}	$6^{h}10$ à $7^{h}10$	»	$7^{h}10$ à $8^{h}40$	$8^{h}40$ à $9^{h}20$	»	$10^{h}30$ à midi.	Id.		»	5^{h} à $6^{h}30$	$6^{h}40$ Pas d'appel.	

canotage et de gymnastique, — à laquelle se rattache la natation, — l'embarquement du charbon, et l'enseignement pratique du scaphandre, en raison des précautions hygiéniques particulières qu'exigent les uns et les autres.

CANOTAGE. — Il revient à tout bâtiment, y compris les petits croiseurs, deux séries d'embarcations, en nombre proportionné à l'effectif de l'équipage : l'une, se manœuvrant à la voile et à l'aviron, et composée de chaloupe, canots, baleinières et you-you, est commune à toutes les unités ; l'autre est formée de canots à vapeur plus ou moins puissants et de vedettes, — les canots automobiles n'ont encore fait, sous la forme d'une vedette à pétrole, qu'une timide apparition sur un seul de nos bâtiments, le *Duguay-Trouin*, — dont les spécimens sont délivrés aux navires, suivant leur importance, ensemble ou séparément.

Le canotage que nous avons en vue ne se rapporte qu'à la manœuvre de la première série, et peut être pratiqué par l'équipage, soit comme un exercice, soit à l'occasion des nombreuses allées et venues que nécessitent constamment les rapports du bord avec la terre (canots des vivres, service des officiers, service des permissionnaires, transport de matériel).

En tant qu'exercice exécuté par un temps propice, le canotage constitue la meilleure des gymnastiques d'assouplissement. Les mouvements rythmés des bras et du tronc pendant la nage à l'aviron développent méthodiquement le système musculaire et contribuent efficacement à la distension de la cage thoracique.

Mais le canotage de jour et de nuit, qui, en toute saison, doit assurer le va-et-vient avec le port de relâche, est un service entraînant de nombreux risques pour la santé des hommes. Exposés aux embruns et aux coups de mer pendant une nage vigoureuse, mal abrités du soleil, souvent surpris par la pluie, obligés parfois de séjourner dans une embarcation après avoir été mouillés, les canotiers ne doivent qu'à une accoutumance pour les intempéries acquise dès leur plus bas âge le privilège de n'être pas plus souvent victimes des corvées qu'ils assument.

Le devoir de l'officier de quart n'en consiste pas moins, si le temps est incertain, à munir toujours les canotiers de leurs cirés, et, si le soleil est ardent, à renouveler aux patrons les recommandations relatives à la mise en place des tentes, ainsi qu'au changement de tenue (reprise de la chemise de laine après la nage à l'aviron, pendant laquelle les hommes doivent la quitter).

Du reste il faut reconnaître qu'aujourd'hui on n'hésite plus à allumer les feux des embarcations à vapeur, et que celles-ci allègent déjà dans une mesure beaucoup plus large qu'autrefois le service des canotiers.

GYMNASTIQUE. — Une circulaire ministérielle du 2 avril 1904 abrège le manuel de gymnastique usité dans la marine, et le remplace par le règlement appliqué aux troupes de la guerre, lequel, aux termes mêmes de cette dépêche, « par un choix plus rationnel, et une gradation plus logique des mouvements, marque un progrès considérable sur les errements suivis jusque-là ».

Cet arrêté consacre ainsi la substitution de la méthode d'assouplissement à la gymnastique acrobatique des agrès (barre fixe, anneaux, trapèze), qui ne doit plus être admise qu'à titre de sport.

Dans le même ordre d'idées, la circulaire stipule encore qu'il conviendra « de favoriser l'organisation des jeux à terre toutes les fois que les circonstances s'y prêteront; de faire concourir la plus grande partie des équipages à la nage dans les embarcations, et de donner en été le plus de développement possible aux exercices de natation ».

Il faut louer sans réserve cette décision qui évite aux hommes les accidents trop fréquents, tout au moins les efforts musculaires exagérés, auxquels les exposait la gymnastique acrobatique, sans aucun profit pour l'accroissement corporel.

La différence essentielle des provenances interdit tout rapprochement exact, au point de vue de la constitution physique, entre le soldat et le marin arrivant au service. Mais il n'est pas contestable que la même instruction gymnastique convienne excellemment à l'un et à l'autre, quand les exercices qu'elle enseigne tendent à développer le corps en suivant un ordre méthodique basé sur leurs effets physiologiques.

Or, c'est précisément le but visé par l'instruction de la guerre, dont le règlement groupe les exercices en chapitres et en articles, suivant une règle qui proportionne leur intensité à la force, à la constitution, « à l'état d'entraînement de l'exécutant », et les classe de telle sorte que ce dernier ne soit amené que « progressivement et avec précaution » à la pratique de ceux qui réclament le plus d'énergie.

Ce règlement comprend deux parties : une gymnastique de développement et d'assouplissement, et une gymnastique d'application dans laquelle rentre la natation.

NATATION. — Il semblait logique de faire de la natation, pour tout marin quel qu'il soit, un précepte inéluctable. Les exigences de la marine n'étaient cependant pas aussi strictes jusqu'à ces derniers temps, et un certain nombre d'hommes entraient au service, quelques-uns d'entre eux en sortaient sans savoir nager.

L'arrêté ministériel de mai 1902 a comblé cette lacune, en prescrivant qu'à partir du 1er janvier 1905 « tout marin postulant un brevet de spécialité devra savoir nager suffisamment pour se maintenir une demi-heure sur l'eau », et qu'à partir de la même époque les candidats aux différentes écoles de la marine devront satisfaire à la même condition. Cet arrêté prévoit même un coefficient de natation dans les notes d'examen de sortie.

Tant à bord qu'à terre, dans les dépôts des équipages, nul ne peut d'ailleurs être exempté de baignade, sans avoir obtenu une dispense médicale, et toutes les occasions sont saisies avec empressement pour exciter le zèle des nageurs par l'organisation de joutes.

EMBARQUEMENT DU CHARBON. — Dans les arsenaux français, nos bâtiments s'approvisionnent de charbon en briquettes; à l'étranger, ils profitent des ressources locales de leurs relâches, en réservant toutefois une préférence au charbon expédié de Cardiff, qu'on rencontre sur presque tous les points du globe, et qui arrive en roches.

Ces deux états différents sous lesquels le charbon peut être mis en soutes ont leur répercussion sur l'embarquement de ce combustible, que des hommes échelonnés des chalands aux trous de soutes se passent de mains en mains. Les briquettes facilitent beaucoup ce passage ainsi que l'arrimage de la soute; les roches d'inégal volume les retardent, et les rendent d'autant plus pénibles qu'elles nécessitent toujours le concours de mannes lourdement chargées de poussier.

Dans les deux cas, ces opérations pour la prompte exécution desquelles on stimule l'entrain des hommes, en leur imprimant, à l'instar des Anglais, le caractère d'un sport, relèvent d'une même série de précautions. Des tentes établies au-dessus des chalands serviront d'abri contre le soleil, la pluie ou le vent; les hommes, à défaut de chaussures en bois, doivent s'entourer les pieds de briquettes ou de roches, pour prévenir les plaies contuses si fréquentes résultant de la chute des morceaux de charbon; des lunettes à escarbilles, si le vent est violent, doivent protéger leurs yeux. Tout embarquement de charbon est suivi d'un lavage sous la douche.

Les bâtiments peuvent être conduits en temps de guerre à renouveler à la mer leur approvisionnement de charbon. Dans cette occurrence, le navire choisit le moment propice pour accoster un bateau charbonnier, et à l'aide d'un appareil Temperley (sorte de grue soulevant des grappes de 5 à 10 sacs de charbon) reçoit le combustible sur le pont supérieur, d'où, par un panneau spécialement aménagé à cet effet, il parvient à un entrepont, et de là aux trous de soutes.

Les Anglais et les Américains, pour éviter des pertes de temps, prennent à la remorque le charbonnier, et, au moyen d'une aussière en fil d'acier formant une glissière très inclinée étendue du mât de l'avant du remorqué au mat de l'arrière du remorqueur, organisent un transbordement de charbon en sacs.

Avec ces procédés on peut, dans des circonstances favorables, prendre en livraison 40 à 50 tonnes de charbon par heure.

SCAPHANDRE. — L'appareil plongeur en usage dans la marine est le scaphandre Rouquayrol-Denayrouse. C'est un vêtement en toile caoutchoutée très résistante, surmonté d'un casque, formant au plongeur une enveloppe complète, dans laquelle au moyen d'une pompe on refoule constamment de l'air, qui ressort d'une manière continue par une soupape chargée d'un ressort, et placée au sommet du casque. Un manomètre fixé sur le réservoir où puise la pompe à air permet de régler l'arrivée de l'air à l'intérieur de l'enveloppe, en maintenant une pression aussi voisine que possible de celle du milieu dans lequel se trouve le plongeur.

Celui-ci, très chaudement vêtu à l'intérieur de l'appareil, doit être doué d'une excellente constitution physique, exempt de toute affection cardiaque et de prédisposition aux congestions. On n'admet plus à l'école du scaphandre que des candidats ayant moins de trente-trois ans.

Les marins pourvus du brevet de scaphandrier doivent être examinés et auscultés au moins une fois tous les trois mois par le médecin-major du bâtiment, dépôt ou service auxquels ils sont affectés. (Arrêté ministériel du 22 mai 1902.)

Le plongeur étant à jeun, la descente comme la montée doivent toujours s'opérer lentement. Lorsque la plongée dépasse 20 mètres, — à moins d'une nécessité absolue, un scaphandrier ne descend jamais au delà de 30 ou 40 mètres, — l'ascension verticale et la décompression du vêtement par ouverture du casque commandent une lenteur proportionnée au temps passé sous l'eau.

ALIMENTATION

La question de l'alimentation des marins se présente de façon très differente, suivant que l'on considère les hommes attachés à des services à terre, défenses fixes, défenses mobiles, dépôts des équipages, navires en réserve, ou bien les matelots embarqués sur des navires armés, susceptibles de faire des traversées plus ou moins longues; encore faut-il distinguer parmi ceux-ci les navires qui composent les escadres du Nord et de la Méditerranée, et les navires de croisière appelés à séjourner dans des pays chauds.

Tandis que pour les navires du premier groupe l'alimentation ne présente pas plus de difficultés que pour tous les hommes de troupe casernés dans les diverses garnisons du territoire, elle se complique singulièrement quand il s'agit de fournir une nourriture saine et réparatrice à un nombreux équipage, composé d'hommes jeunes, faisant un service parfois des plus pénibles, dans de longues traversées à peine coupées de courtes relâches; de plus, il y aurait lieu de rechercher quelles modifications doivent être apportées à l'alimentation pendant les séjours en pays chauds, où les besoins de l'organisme sont différents, et où notre équilibre physiologique ne peut être maintenu que par une nourriture appropriée aux transformations de nos organes. Enfin il faut songer qu'en cas de guerre les escadres d'Europe peuvent se trouver elles-mêmes, pendant de longues périodes, privées de toutes facilités de ravitaillement et forcées de vivre uniquement avec les ressources de la ration réglementaire. C'est en nous plaçant à ce dernier point de vue que nous l'étudierons plus spécialement.

Cette ration a été profondément modifiée depuis peu de temps, non seulement dans son mode de distribution, — question administrative qui ne nous intéresse que secondairement, — mais encore dans la composition même de ses éléments.

Tandis que l'alimentation des marins était en grande partie végétarienne, puisque ces hommes n'avaient de viande qu'au dîner seulement, cinq jours par semaine, et jamais au souper, composé exclusivement de soupe et de légumes, ils ont aujourd'hui de la viande à chaque repas, deux fois par jour ; la proportion des éléments azotés et hydrocarbonés est restée sensiblement la même, correspondant aux 20 grammes d'azote et aux 310 grammes de carbone que l'on croit généralement être nécessaires pour compenser les pertes d'un homme adulte, de constitution moyenne, soumis à un travail normal.

Il y avait autrefois deux types de ration : une ration de journalier et une ration de campagne, destinée aux navires naviguant au loin.

A partir du mois de novembre 1897, il ne fut plus prévu qu'une seule espèce de ration pour tous les marins, quelle que soit leur situation, quel que soit le pays où ils séjournent ; de plus, une importante modification porta sur la composition de cette ration, qui comprend chaque jour soit 400 grammes de viande de bœuf ou 300 grammes de mouton ou de porc frais, soit 250 grammes de conserves de viande ou 300 grammes de porc salé, assurant ainsi à tous les repas, tous les jours, une ration de viande, tandis que la ration adoptée jusqu'à cette époque ne comprenait que cinq repas de viande sur quatorze dîners et soupers.

De plus, des allocations journalières sont accordées pour les légumes et les assaisonnements, et les vivres viande ainsi que les légumes secs peuvent être remplacés par des indemnités représentatives, à taux fixe.

Ce système permet de donner aux équipages une nourriture variée, sans introduire sur les bâtiments le régime complet de l'ordinaire difficile à appliquer sur les navires armés. Nous allons voir quels sont les *éléments* de cette ration, quelle est leur *origine*, leur *valeur nutritive*, leur mode de *préparation*, leur *conservation*.

Quel que soit son grade, tout marin embarqué sur un navire de guerre a droit à une ration composée comme l'indique le tableau ci-contre :

DENRÉES.		RATION journalière.	DÉ-JEUNER.	DÎNER.	SOUPER.	OBSERVATIONS.
			gr.	gr.	gr.	
Vivres. Pain.	Pain d'équipage	550 gr.	200	175	175	Lorsqu'il n'est délivré que du pain blanc, les allocations sont fixées comme suit : Déjeuner........ 200 grammes. Diner.......... 275 — Souper.......... 275 — } 750 grammes par jour. Lorsque le pain est fabriqué à bord, il est alloué 740 grammes de farine par kilogramme de pain. Dans les cas exceptionnels où cette allocation serait reconnue insuffisante, la quantité consommée en sus serait justifiée par un ordre écrit et motivé du commandant.
	Pain blanc	200 —	»	100	100	
	Biscuit	»	150 (8)	»	»	
Vin.	Marins	50 centil.	»	25	25	
	Mousses	30 —	»	15	15	
Dé-jeuner.	Café	20 gr.	20	»	»	
	Sucre	20 —	20	»	»	
Vivres. Viande (1).	Viande fraiche (2). de bœuf	400 gr. (5)	»	200	200	Peuvent être remplacés par une indemnité représentative de 0fr,40 par jour ou de 0fr,20 par repas (3).
	Viande fraiche (2). de mouton	300 gr. (5)	»	150	150	
	Viande fraiche (2). de veau ou de porc	»	»	»	»	
	Ou conserve de viande	250 gr. (5)	»	125	125	
	Ou porc salé	300 gr. (5)	»	150	150 (9)	
Lé-gumes (A).	Légumes verts argent (3)	0fr,04 (6)	»	»	»	
	Et légumes secs (haricots ou riz)	100 gr. (7)	Peuvent être remplacés par une indemnité représentative de 0fr,03 (3); peuvent également être représentés, à l'extérieur, par 400 grammes de pommes de terre.			
Assai-sonne-ment.	Graisse ou huile ou gelée de viande	6 gr.	Délivrés suivant les besoins, la dépense mensuelle ne doit pas dépasser le total des allocations acquises pour les trois denrées réunies.			
	Poivre	0gr,10	Délivrés suivant les besoins, la dépense mensuelle ne doit pas dépasser le total des allocations acquises; toutefois pour le sel, il peut être alloué un supplément dans la limite de 4 grammes; la quantité ainsi délivrée sera portée en dépenses à la fin de chaque mois.			
	Sel (4)	16 gr				
	Vinaigre	8 millil.				

(A) Les allocations de légumes et d'assaisonnements sont journalières : c'est-à-dire qu'elles doivent être décomptées d'après l'effectif journalier des rationnaires de l'équipage. Mais, lorsque des subsistants ne prennent à bord qu'un seul repas (dîner ou souper), ces allocations doivent être réduites de moitié ; le calcul de la dépense s'établit en multipliant la quotité de l'allocation journalière par la moitié de l'effectif des ayants cause.

(1) Il peut être délivré de la viande fraiche à un repas (ration de 200 ou de 150 gr.) et à l'autre repas des vivres de conserve (125 gr. de conserves de viande ou 150 gr. de porc salé).

(2) Suivant les ressources des lieux et afin de varier la nourriture, il peut être embarqué des moutons ou des porcs pour être distribués à raison de 300 grammes par ration journalière, si cette mesure n'est pas onéreuse pour le trésor.

(3) Les diverses indemnités représentatives, auxquelles s'ajoute le produit de la vente des peaux, issues, bottes, boites à conserves, etc., doivent servir exclusivement au régime alimentaire des hommes. Il est expressément interdit de les affecter à un autre usage. Les bords ont toute latitude pour employer ces indemnités à l'achat de poissons, de pâtes alimentaires, d'œufs, etc.

(4) Il est en outre alloué du sel pour la fabrication du pain.

(5) Les jours où la totalité des vivres « viande » sera allouée en une seule espèce de viande (viande de bœuf, de mouton, de veau ou de porc frais, conserves ou porc salé), la répartition par repas pourra être modifiée par les autorités du bord.

(6) Des légumes desséchés peuvent être délivrés par les magasins des subsistances ou les dépôts coloniaux, sur la demande de commandants, pour être consommés à raison de 4 grammes pour 1 centime.

(7) Avec faculté de mélanger et de délivrer suivant les besoins, pourvu que la dépense mensuelle ne dépasse pas le total des allocations acquises.

(8) En remplacement de 200 grammes de pain.

(9) Pouvant être remplacés deux fois par mois, pour les bâtiments, par 100 grammes de sardines.

Nota. — Les denrées de la ration devront être, autant que possible, préparées en ragoûts, rôtis, etc., pour tout ou partie de l'équipage.

Bases d'embarquement des vivres de campagne.

Les quantités de vivres de campagne à embarquer sur les bâtiments sont calculées d'après les fixations du tableau suivant, qui indique la composition de 1000 rations.

QUOTITÉ de la ration.	DÉSIGNATION DES DENRÉES.	QUANTITÉS correspondantes à 1 000 rations.	PROPORTION adoptée.	OBSERVATIONS.
0kg,150	Biscuit (déjeuner)	107 kil.	5/7	
0kg,148	Farine (A), pour pain d'équipage, Déjeuner	42 kil. } 301 kil.	2/7	
0kg,259	Farine (A), pour pain d'équipage, Dîner et souper	259 — } 301 kil.	7/7	
0kg,148	Farine (A), pour pain blanc, Dîner et souper	148 kil.	7/7	
0kg,148	Farine pour pain blanc (B), Déjeuner	42 kil. } 449 kil.	2/7	
0kg,407	Farine pour pain blanc (B), Dîner et souper	407 — } 449 kil.	7/7	
»	Fleurage	3 kil.	»	
0lit,50	Vin	525 litres.	7/7	Y compris 5 p. 100 en plus.
0kg,020	Café	20 kil.	7/7	
0kg,020	Sucre	20 —	7/7	
0kg,125	Conserve de viande (C), Dîner	125 kil. } 241 kil.	5/7	
0kg,125	Conserve de viande (C), Souper	116 — } 241 kil.	26/28	
0kg,300	Porc salé	»	»	Les délivrances se font à raison de 300 grammes pour 250 grammes de viande. A raison de deux soupers par mois.
0kg,100	Conserves de poisson	7 kil.	2/28	
0kg,100	Légumes secs. Haricots	99 —	5/7	
	Légumes secs. Riz	1 —		
»	Légumes desséchés	»	»	Les délivrances n'ont lieu que sur la demande des commandants, lesquels déterminent les quantités à embarquer pour les cas où il leur serait impossible de se procurer des légumes frais.
0kg,006	Graisse	4 kil.	7/7	Les magasins des subsistances délivreront aux bâtiments de la gelée de viande en remplacement de graisse ou d'huile, lorsque les approvisionnements l'exigeront.
0kg,006	Huile	2 —		
0gr,10	Poivre	0kg,050	7/7	
0kg,016	Sel. Ration	16 kil.	7/7	
»	Sel. Fabrication du pain	3 —	»	
0kg,008	Vinaigre	5 litres.	7/7	

(A) Pour les bâtiments qui reçoivent deux sortes de farine.
(B) Pour les bâtiments qui ne reçoivent que de la farine pour pain blanc.
(C) Les bâtiments recevront des boîtes de 1 kilogramme ou au-dessous, pour faire l'appoint des distributions, etc. Pour les petits bâtiments (torpilleurs, etc.), la totalité de l'approvisionnement sera constituée en boîtes de 1 kilogramme et au-dessous.

Dans les ports de guerre, ce sont les magasins des subsistances qui fournissent chaque jour les vivres aux navires armés et aux divers groupes de marins en service à terre. Quelques-uns, comme le pain, le biscuit, certaines conserves, sont fabriqués dans des établissements militaires appartenant à la marine ; d'autres sont fournis par adjudication et soumis au contrôle sévère de plusieurs commissions, analysés, quand cela est nécessaire, dans les laboratoires de la marine.

Hors des ports, les achats sont faits sur place, ordinairement par adjudication, et les vivres sont examinés avant leur embarquement par une commission dont fait partie le médecin-major.

Nous verrons en détail les précautions qu'exige la recette de chacun des principaux aliments.

VALEUR NUTRITIVE DE LA RATION. — L'examen de la ration au point de vue de ses éléments chimiques montre que ces derniers n'ont pas sensiblement varié avec la nouvelle réglementation. Cette question a déjà fait l'objet d'études de divers médecins de la marine qui ont voulu se rendre compte du rendement en azote et en carbone fourni par la nouvelle ration : la diminution de certaines denrées pouvant faire craindre que l'application du décret 1897 ait apporté quelque déficit préjudiciable à la santé des hommes.

Guezennec (1), pendant une campagne dans l'océan Atlantique, après avoir traduit en poids d'azote et de carbone les différentes allocations alimentaires pour chaque repas, a donné les chiffres suivants :

	Azote.	Carbone.
a. Déjeuner avec pain donne	4,80	82,80
b. Déjeuner avec biscuit donne	5,45	100,50
Dîner 1 : Viande fraîche, légumes verts	9,20	127,20
Dîner 2 : Viande fraîche, légumes secs	9,20	136,85
Dîner 3 : Conserves viande et légumes verts	11,32	153,51
Dîner 4 : Conserves viande et légumes secs	11,32	161,15
Dîner 5 : Porc salé	7,50	175,39

On peut composer quatre soupers dont les valeurs chimiques sont représentées par :

	Azote.	Carbone.
Souper 1 : Viande fraîche	14,20	189,09
Souper 2 : Conserves viande	11,32	161,15
Souper 3 : Porc salé	7,50	175,39
Souper 4 : Sardines	11,70	155,09

Assemblons maintenant les différents repas pouvant constituer la ration alimentaire d'une journée et cherchons les quantités d'azote et de carbone qu'ils représentent. Faisons, par exemple, les associations suivantes :

		Azote.	Carbone.
1°	Déjeuner *a*	4,80	82,80
	Dîner 1	9,20	127,29
	Souper 1	14,20	189,09
		28,20	399,18

(1) Guezennec, Notes d'hygiène navale. *Archives de médecine navale*, février 1900.

2°	Déjeuner *b*	5,45	100,50
	Dîner 2	9,20	136,85
	Souper 2	11,32	161,15
		25,97	398,50
3°	Déjeuner *b*	5,45	100,50
	Dîner 3	11,32	153,61
	Souper 4	11,70	155,09
		28,47	409,20

Guezennec conclut que ces différentes combinaisons répondent aux besoins physiologiques de la nutrition et que la ration fournit une nourriture suffisamment réparatrice, qui ne semble pas réclamer l'addition d'autres éléments alimentaires pour la pluralité de l'équipage. Il constate que le rendement en carbone est très élevé; les haricots contribuent pour une large part à ce résultat.

Ces chiffres se rapprochent sensiblement de ceux donnés par Rochard et Bodet (1), calculant la valeur de l'ancienne ration d'après les mêmes principes : il s'agissait de la ration de campagne, la plus riche des deux.

En supposant réunis dans la même journée les moins favorables des divers repas qui pouvaient se succéder dans le courant de la semaine, ils trouvaient :

1° *Au point de vue de l'azote :*

	Azote.	Carbone.
Déjeuner	8gr,00	117 grammes.
Dîner	10gr,00	201 —
Souper	5gr,10	146 —
	23gr,10	464 grammes.

2° *Au point de vue du carbone :*

	Azote.	Carbone.
Déjeuner	8gr,00	117 grammes.
Dîner	12gr,40	136 —
Souper	7gr,20	142 —
	27gr,60	395 grammes.

Et encore dans cette ration il n'est pas tenu compte des allocations en assaisonnements : 8 grammes d'huile d'olive ou 12 grammes de graisse de Normandie.

On voit donc qu'à s'en tenir à ces chiffres la nouvelle ration paraît avoir une valeur à peu près égale à l'ancienne, et ne devrait sa supériorité qu'à la variété plus grande des aliments journaliers.

Mais, d'autre part, les résultats ne sont pas tout à fait les mêmes si on envisage la ration, toujours au point de vue de ses éléments chimiques, mais d'une façon un peu moins abstraite, eu égard à sa teneur en *matières albuminoïdes*, en *graisses* et en *hydrates de carbone*.

(1) Rochard et Bodet, Traité d'hygiène, de médecine et de chirurgie navales.

Voici quels sont les éléments de la ration actuelle :

DÉTAIL DE LA RATION.	POIDS par 24 heures.	ALBUMINOÏDES.	GRAISSES.	HYDRATES DE CARBONE.
Pain ou biscuit.......	750	61,50	6	375
Viande fraîche........	400 (1)	84	22	1,60
— conservée.....	300			
Légumes secs.........	100	24	1,5	56
Graisse ou huile.......	6	»	5	»
Vin..................	»	»	»	70
Café.................	»	»	»	3
Sucre................	»	»	»	19
	»	169,50	34,5	524,60

(1) Les quantités de viande fraîche, 400 grammes, et conservée, 300 grammes, se valent sensiblement, la viande fraîche ayant toujours une certaine quantité de déchets (os, aponévroses) qu'on ne trouve pas dans les conserves de viande.

Lorsque l'on examine les chiffres obtenus par cette analyse, on est tout d'abord frappé de la faible proportion de graisses qui revient à la nouvelle ration (elle ne s'élevait pas d'ailleurs au-dessus de 40 grammes dans l'ancienne ration). Cette pénurie des corps gras n'aurait pas cependant de grands inconvénients, si elle était compensée par un apport plus considérable des hydrates de carbone qui se transforment aisément en graisses dans l'économie ; mais malheureusement il n'en est pas ainsi, et le chiffre de ces derniers correspond à peine à une ration de travail ordinaire, le chiffre des albuminoïdes étant seul en léger excès.

C'est ce que nous montre la comparaison de ces chiffres avec ceux donnés par les principaux auteurs qui se sont occupés de cet important problème de l'alimentation.

D'après le professeur Armand Gautier (1), la ration d'entretien strict de l'homme au repos absolu doit comprendre un minimum de :

Albuminoïdes.	Graisses.	Hydrates de carbone.
107,3	64,5	407,5

Pour Bodet (2), ces éléments seraient seulement de :

80 pour les albuminoïdes,
60 pour les graisses,
et 300 pour les hydrates de carbone.

Enfin le professeur Maurel (3), de Toulouse, admet dans les mêmes conditions, pour les climats tempérés :

90 pour les albuminoïdes,
60 pour les graisses,
et 300 également pour les hydrates de carbone.

(1) A. Gautier, L'alimentation et les régimes chez l'homme sain et chez les malades, Paris, 1904.
(2) Bodet, *Bulletin de thérapeutique*, décembre 1900.
(3) Maurel, *Archives de médecine navale*, 1900-1901.

Mais ce n'est là qu'une ration d'entretien correspondant exactement aux pertes physiologiques de l'organisme. Tout homme qui se livre à un travail quelconque doit recevoir un supplément de nourriture proportionnel à ce travail; l'appréciation de ce supplément peut se faire soit par l'expérimentation, soit par l'observation des moyennes alimentaires qui paraissent nécessaires aux ouvriers de nos pays pour accomplir leurs divers travaux; les chiffres obtenus sont d'ailleurs sensiblement les mêmes dans les deux cas.

Le professeur Maurel, prenant un certain nombre d'hommes nourris au régime lacté, leur fit accomplir un travail facile à évaluer; il leur fit monter une certaine quantité d'eau à une hauteur donnée, soit un travail approximatif de 43 500 kilogrammètres, et, dans ces conditions, il lui suffit d'ajouter à la ration de ces hommes 1 demi-litre de lait pour les maintenir en bonne santé, à leur poids initial; il en conclut que les dépenses dues à un travail physique moyen ne dépassent pas le cinquième de la ration d'entretien et que, par conséquent, cette dernière étant connue, il suffit de l'augmenter de cette quantité pour avoir la ration de travail.

De son côté, le professeur Armand Gautier, observant les populations agricoles du midi de la France, dont le travail est très considérable, admet qu'un bon ouvrier fournit, dans sa journée de huit à dix heures de travail, de 260 000 à 280 000 kilogrammètres. Pour produire ces 260 000 kilogrammètres, ces ouvriers consomment en automne un supplément d'aliments contenant par jour des principes nutritifs dans les proportions suivantes :

Albuminoïdes.	Graisses.	Hydrates de carbone.
78,5	35,5	339,2

Si on ajoute à cette dépense la ration alimentaire stricte d'entretien de l'homme au repos, on a :

	Ration de repos.	Ration de travail.	Total.
Albuminoïdes............	78	78,5	156,5
Graisses.................	50	35,5	85,5
Hydrates de carbone.....	370	339,0	709,0

En tenant compte de la différence de travail fournie par les hommes en expérience de Maurel et les ouvriers de Gautier, les chiffres de la ration de travail offrent une concordance très suffisante entre les données de l'expérimentation et de l'observation.

Il faut encore chercher quel est le chiffre de *calories* auquel correspondent les divers éléments de la ration du marin. Si l'on prend comme chiffre moyen 4 calories par gramme pour tous les albuminoïdes, quelle que soit leur origine, animale ou végétale; 9 calories (8,65 d'après Gautier) pour les corps gras; et 4 calories (3,88 d'après Gautier) pour les hydrates de carbone, l'alimentation des marins correspond par jour aux chiffres suivants :

Pour les albuminoïdes	$170 \times 4 =$	680 calories.
Pour les graisses	$34 \times 9 =$	306 —
Pour les hydrates de carbone	$524 \times 4 =$	2096 —
Total		3 082 calories.

Ce nombre de calories correspond à un travail relativement modéré ; car, même si l'on adopte les chiffres les plus faibles, ceux donnés par le professeur Maurel pour la ration d'entretien, il ne faut pas compter pour cette dernière moins de 2 800 calories pour un homme adulte du poids de 70 kilos : il ne resterait donc que 300 calories environ de disponibles pour la ration de travail, ce qui est évidemment bien peu.

Mais en prenant les moyenne relatives à l'alimentation des ouvriers les plus divers, les chiffres calculés par Smith, Gautier, Atwater sont bien supérieurs, alors qu'il s'agit simplement d'un travail fatigant sans être excessif : ces divers auteurs donnent un mininum de 3 884 calories nécessaires pour l'alimentation des ouvriers observés.

D'autre part, « entre l'énergie mesurée au calorimètre à l'état de chaleur par l'homme au repos, et celle qui correspond aux dépenses du même individu fournissant ce même travail fatigant mais non excessif », Atwater a trouvé 1 400 calories.

Enfin, d'après Smolensky, les ouvriers chargés d'un travail très rude, surtout lorsqu'ils vivent dans un pays froid, ont besoin d'une alimentation correspondant à 5 290 calories.

En prenant une moyenne d'environ 1 200 calories nécessaires à l'homme pour fournir en plus de sa ration d'entretien un travail raisonnable, c'est donc un total de près de 4 000 calories qui sera indispensable, chaque fois que les hommes auront à fournir une corvée tant soit peu longue, des exercices prolongés, veilles de nuit, etc., et encore ces chiffres seront-ils insuffisants dans bien des cas, où les marins, dans les circonstances de service à la mer, en canot ou en torpilleurs, qui se répètent assez fréquemment, auront à fournir un travail exagéré.

En appliquant ces données à la ration du marin, il est aisé de voir que les allocations fournies réglementairement ne peuvent suffire à un travail bien considérable ; or le personnel de la machine et des chaufferies, aujourd'hui très nombreux à bord, fournit par moments un travail énorme qui exige une alimentation spéciale. Aussi il y a toujours eu dans la marine une ration supplémentaire que l'on appelait autrefois ration de boulimie, qui a été supprimée et remplacée par des allocations fixées par le règlement de janvier 1898 ; ces allocations sont accordées aux chauffeurs, torpilleurs, élèves des bâtiments-écoles, pilotes, etc., et proportionnées à la durée de leur travail.

Ce service hors rations accorde à chaque homme par quart de quatre heures de chauffe un supplément de 100 grammes de pain et 0^{lit},125 de vin ; plus une allocation journalière de 10 grammes de café et 10 grammes de sucre destinés à la confection d'une boisson hygiénique.

Le rendement fourni par ces suppléments a également fait l'objet d'une étude du Dr Guezennec (1), qui les trouve notoirement insuffisants.

« Chaque homme, dit-il, faisant deux quarts par jour, il en résulte que les allocations supplémentaires lui fournissent un supplément de :

	Azote.	Carbone.
Pour sucre et café...	1,20	10,50
Pain et vin.........................	2,40	80,50
Total par jour............	3,60	91,00

Or, d'après Smith, pour un travail actif (auquel il convient d'assimiler le travail des mécaniciens et des chauffeurs), les quantités d'aliments nécessaires à un homme de poids moyen doivent être portées à 440 grammes de carbone et 25 grammes d'azote.

L'homme exigerait donc un supplément de :

440 — 310 = 130 grammes de carbone ;
25 — 20 = 5 — d'azote.

Or les allocations supplémentaires réunies fournissent une augmentation de 90 grammes de carbone (en chiffres ronds) et 3,60 d'azote par jour ; il en résulte que ces allocations ne fournissent pas les quantités de carbone nécessaires à l'entretien des combustions organiques. Le complément exigerait :

130 — 90 = 40 grammes de carbone.

Comment pourrait-on compléter ce déficit de 40 grammes de carbone ? »

Guezennec propose, en éliminant les aliments solides, pour lesquels la fatigue donne peu d'appétence, d'ajouter un supplément soit de sucre, soit de vin, soit de mélange de café, sucre et tafia, soit de thé, soit de fromage. En évitant la surcharge en alcool, il estime qu'il serait urgent de compléter les allocations faites aux mécaniciens, aux chauffeurs et aux soutiers, eu égard aux énormes déperditions qu'ils subissent à la mer.

Le Dr Gauran (2), à bord du *Protet*, dans l'océan Pacifique, signalait également l'insuffisance des suppléments de la ration pour les chauffeurs et les mécaniciens qui, « obligés de fournir un travail très pénible

(1) Guezennec, *loc. cit.*

(2) Gauran, Notes médicales recueillies pendant une campagne dans l'océan Pacifique.

dans une température très élevée, ne sont pas suffisamment nourris » ; il fait observer qu'on n'est pas allé assez loin dans le service hors rations, le pain et les boissons hygiéniques sont insuffisants, et que, pour compléter la ration, il faudrait y ajouter au moins 100 grammes de viande, l'élément azoté capable de fournir le meilleur travail.

Sans doute il serait avantageux de fournir aux hommes surmenés un supplément azoté de valeur nutritive indiscutable ; mais à la mer, dans les longues traversées, dans les croisières, dans tous les cas où les équipages doivent vivre de la ration seule, les approvisionnements de viande fraîche sont insuffisants pour permettre ces suppléments, et la viande conservée ne peut rendre les mêmes services en raison des troubles digestifs qu'elle ne manque pas de provoquer dans les pays chauds en particulier.

Il en est de même des compléments de la ration, fournis par les allocations en alcool, tafia, café, thé, etc.

S'il est vrai que l'alcool peut être considéré comme un aliment, cette proposition n'est vraie que dans une certaine mesure, et l'on admet généralement que la consommation du vin ne peut dépasser 1 demi-litre par jour, en tant qu'aliment utile : au delà de cette dose, il constitue un excitant du système nerveux dont l'utilité est plus que contestable, et dont le rendement en travail est certainement inférieur à quantité d'autres aliments solides.

En résumant les observations qui précèdent, en nous basant aussi bien sur les calculs théoriques que sur les observations recueillies par un grand nombre de médecins-majors, on peut conclure que la ration du marin français, même en y adjoignant les allocations supplémentaires prévues par les règlements, ne donne pas un nombre de calories suffisant pour le travail que les marins ont à fournir dans un grand nombre de circonstances.

De plus, cette ration présente une pénurie de corps gras qui, en dehors même de la quantité d'énergie perdue de ce chef, n'est peut-être pas sans inconvénients pour la santé des hommes.

Ce côté de la question a déjà été signalé, et le médecin en chef Couteaud (1) dans « La prophylaxie et la lutte contre la tuberculose à bord », écrivait :

« Les corps gras me semblent exister en proportion trop faible dans l'alimentation du bord. Le Breton habitué au beurre n'en trouve pas dans la ration. Le Normand ne retrouve plus son lard de Normandie si estimé pourtant, mais aujourd'hui non réglementaire. Les sardines à l'huile, excellents produits cependant, ont aussi disparu de la ration. Il me semble qu'on est allé un peu loin dans la voie des suppressions, et que les éléments hydrocarbonés ont été trop sacrifiés. Ce sont des aliments respiratoires, qu'on ne l'oublie pas, et peut-être les pêcheurs

(1) Couteaud, médecin en chef de la marine. Lutte contre la tuberculose à bord, *Archives de médecine navale*, février 1903.

d'Islande, qui boivent tous l'huile de foie de morue à longs traits, ont-ils raison de prétendre que cette pratique les préserve de la tuberculose. »

Il y aurait donc certainement avantage à apporter à la ration une modification qui correspond à un besoin réel : sans doute, cette augmentation des corps gras est facile à réaliser pour les équipages à terre, ou pour les équipages des navires d'escadre, dont le ravitaillement journalier est très facile : il suffit que les commandants en second et les officiers chargés de s'occuper de l'alimentation du bord connaissent ce desideratum et en tiennent compte dans les achats qu'ils ont à faire pour l'ordinaire de leurs hommes : il appartient aux médecins-majors des navires de les guider dans ces achats.

Mais c'est là un inconvénient du régime de l'ordinaire appliqué dans la flotte, où les hommes sont dispersés en un très grand nombre de groupes séparés les uns des autres, la nourriture peut être très différente d'un bord à l'autre suivant les idées des commandants, leur instruction hygiénique, leurs connaissances plus ou moins précises des règles qui président à la bonne alimentation des travailleurs : il est à désirer que les règlements fixent les quantités approximatives des éléments de la ration qui doivent être achetés journellement pour les hommes soit au repos, soit au travail.

Il est encore un aliment que l'on a supprimé de la ration réglementaire, et que nombre de médecins embarqués ont vivement regretté : c'est le fromage, autrefois le fromage de Hollande, dont la conservation facile, la grande valeur alimentaire pour un faible encombrement, faisaient un aliment de premier choix pour les navigations lointaines : il constituerait une ressource précieuse pour les allocations supplémentaires à donner aux hommes, le jour où ils fournissent un travail exagéré, et aurait avec le pain qui l'accompagne une valeur réparatrice autrement grande que le vin, le tafia et le café, qui, au delà de l'allocation réglementaire et journalière très suffisante, ne donnent guère que l'illusion du bien-être par l'excitation nerveuse qu'ils procurent.

Il reste encore à apprécier la valeur hygiénique des modifications apportées par la nouvelle ration qui, nous l'avons vu, si elle est pauvre en graisses, est en revanche très riche en matières albuminoïdes empruntées au règne animal.

L'intention très louable de cette modification a été de substituer à l'éternel dîner de fayots un menu substantiel et varié, et d'assurer aux hommes soit un ragoût, soit un rôti, enfin un plat de viande à chaque repas : et c'est ainsi que la quantité de viande a été portée à 400 grammes par jour ; mais il faut tenir compte des déchets inévitables, la viande étant fournie non désossée, et, de ce chef, les chiffres que nous avons donnés pour les éléments albuminoïdes doivent être considérés comme un peu trop élevés.

Or, dans les escadres, il est encore facile d'appliquer cette réglementation, la viande fraîche dont la qualité est vérifiée chaque jour par une commission de compétence indiscutable étant fournie quotidiennement par le service des subsistances de la marine ; mais, dès qu'un navire s'éloigne des côtes, les animaux sont embarqués vivants, et pour peu que la croisière se prolonge, ne tardent pas à dépérir, quels que soient les soins très attentifs dont les entourent leurs gardiens intéressés à leur bonne conservation ; la chair de ces animaux maigrit, perd son aspect persillé si recherché, et si la traversée se prolonge, les repas seront composés la plupart du temps avec de la viande de conserve. Si bien préparé et si bien conservé que soit cet endaubage, quelle que soit sa valeur alibile très réelle, il est toujours moins bien toléré que la viande fraîche, et son usage n'est pas sans provoquer quelques troubles dyspeptiques chez les marins qui en font un usage prolongé : sans doute, les jeunes estomacs de vingt ans s'en accommodent, mais il y a à bord un grand nombre d'hommes rengagés et de sous-officiers d'âge mûr, qui demandent un peu plus de ménagements et qui fournissent, en effet, un nombre de dyspeptiques très élevé dans les hôpitaux.

C'est là un inconvénient de ce régime, mais il n'est pas le seul.

Pour que l'homme puisse vivre en équilibre physiologique parfait et pour qu'il puisse travailler, il lui faut une nourriture dans laquelle les ternaires soient aux azotés dans la proportion de 1 à 4 ; d'autre part, il n'est pas indifférent d'emprunter les albuminoïdes à l'animal ou à la plante. L'utilisation dans l'intestin des albuminoïdes végétaux n'est que des 85 centièmes environ des albuminoïdes animaux, et, de plus, la viande fraîche, rôtie, a sur la digestion, sur le cerveau, une action excitante qui semble rendre le travail plus facile.

Mais il importe surtout, lorsqu'on fait usage de viande, de ne pas dépasser cette proportion de 1 à 4 pour les ternaires. Lorsque cette proportion est dépassée, il en résulte des habitudes qui rendent très pénible la diminution et la privation de l'aliment préféré : et de plus il se fait chez les personnes habituées au régime carné prédominant une modification telle des organes glandulaires qu'elles supportent avec peine un changement de régime et digèrent très difficilement les amylacés. La viande devient une véritable nécessité alimentaire et, si elle vient à faire défaut, on ne pourra obtenir des hommes un rendement de travail satisfaisant, quelle que soit la valeur du régime substitué.

Il faut toujours songer que les équipages doivent être entraînés au point de vue de la guerre, c'est-à-dire pour un temps où ils auraient à fournir un effort excessivement considérable, et juste en ce même temps où les approvisionnements, particulièrement en viande fraîche comme en viande conservée, seront forcément réduits.

Dans la ration telle qu'elle est comprise aujourd'hui, la proportion des albuminoïdes par rapport aux ternaires est largement dépassée, puisque nous l'avons évaluée à 171 pour les premiers et à 496 pour les seconds, ce qui correspond à un peu plus du tiers.

On peut donc craindre que le jour où des raisons de force majeure réduiront la quantité de viande et entraîneront dans la ration un supplément d'hydrocarbonés plus faciles à trouver dans les légumes secs de conservation très longue, ce jour-là, les hommes, habitués à une alimentation tout autre, souffrent de ce changement et aient de la peine à fournir la somme d'énergie intense qu'ils auront à dépenser.

Sans en revenir au régime végétarien un peu exclusif d'autrefois, il y aurait lieu d'assurer une meilleure proportion des divers éléments de la ration, et d'augmenter la quantité des hydrocarbonés, surtout en ce qui concerne les allocations supplémentaires.

Celles-ci sont manifestement insuffisantes, et une plus grande latitude doit être laissée aux commandants pour donner à chaque homme un supplément de nourriture proportionné au travail qu'il a à fournir en certaines circonstances.

Les approvisionnements doivent être complétés par l'achat de fromages : gruyère, hollande, de légumes secs : fèves, pois, lentilles, maïs.

La suppression de la viande à un repas, au repas du soir par exemple, permettrait, grâce à l'économie réalisée, l'achat de condiments : graisses, beurres, huiles indispensables à la bonne préparation des légumes secs, et, tout en compensant la pénurie de la ration en corps gras, on pourrait ainsi rétablir la proportion des albuminoïdes aux ternaires, proportion de 1 à 4, indispensable à une alimentation saine et réparatrice.

MODIFICATIONS DE LA RATION SUIVANT LES CLIMATS. — Les navires de guerre sillonnent toutes les mers du globe, et leurs équipages ont à supporter les climats les plus variables ; dans certaines croisières, ces changements de latitude se font assez brusquement et non sans préjudice pour leur santé ; dans d'autres cas, très fréquents, les équipages vivant à bord de petits bateaux stationnaires dans les rivières de certaines régions, particulièrement en Afrique et en Indo-Chine, ont à supporter toutes les rigueurs du climat tropical, sans bénéficier des traversées, des séjours plus ou moins longs en pleine mer, si favorables aux organismes débilités par l'anémie tropicale.

Il paraît évident, *a priori*, que la nourriture ne doit pas, dans des climats dont la température est très élevée, être la même que dans les régions des mers arctiques. Les données de la physiologie concordent à ce sujet avec l'observation de l'alimentation des peuplades habitant ces pays divers.

Si l'on cherche quelle est l'utilisation des 3000 ou 4000 calories qui représentent la ration de travail de l'homme adulte, on voit qu'une grande partie de ces calories (70 à 75 p. 100 suivant les auteurs) est dépensée par la chaleur de radiation du corps et l'échauffement de l'air ambiant : il faut y joindre la chaleur latente de vaporisation de l'eau par les poumons et par la peau.

Donc, au fur et à mesure que la température de l'air s'élève, les pertes de l'organisme par refroidissement deviennent de plus en plus faibles, augmentant la part d'énergie transformable en travail : d'où cette conclusion que l'homme peut, dans les climats chauds, vivre et travailler avec une alimentation beaucoup plus réduite que dans les pays froids. Cette réduction proportionnelle au degré de la température ambiante ne peut pas, d'ailleurs, s'abaisser autant que les chiffres ci-dessus pourraient le faire croire, parce qu'il faut ajouter aux dépenses normales du corps la perte de calorique causée par l'énorme évaporation de la peau dans les pays chauds. Encore y aurait-il lieu de tenir compte de la variation de l'humidité de l'atmosphère. Cette évaporation de la peau, très active dans certains climats chauds et secs, comme le Sénégal, la côte d'Abyssinie, devient très faible dans des pays comme la Cochinchine, le delta du Tonkin, où la tension de la vapeur d'eau est très considérable.

De plus, il est d'observation courante que les indigènes des pays tropicaux se contentent d'une alimentation très réduite dans laquelle les albuminoïdes n'entrent que pour une très faible quantité, et cependant certains de ces peuples non seulement jouissent d'une excellente santé, mais encore sont capables d'efforts considérables et longtemps soutenus : les troupes indigènes du Tonkin marchent aisément plusieurs jours de suite avec une faible provision de riz et de poisson sec et font preuve, dans des expéditions militaires, des mêmes qualités d'entrain et de vigueur que les Européens qui les conduisent au feu.

Parmi les Européens qui vivent dans les colonies, il est à remarquer que ceux qui y jouissent de la meilleure santé, qui y prospèrent, y passent leur vie complète, sont toujours des gens sobres, ayant une alimentation peu abondante, souvent plutôt végétale qu'animale ; c'est le cas des familles créoles établies depuis plusieurs générations dans quelques-unes de nos colonies ; c'est le cas des missionnaires des missions étrangères, qui, bien que *vivant presque* toujours à la *mode des indigènes*, dont ils adoptent même le costume, se portent généralement bien, et ont, en Indo-Chine au moins (1), une longévité qui se rapproche sensiblement de celle du clergé de France.

D'après Armand Gautier, les ouvriers agricoles des environs de Lille consomment par jour 159 grammes d'albuminoïdes alimentaires comme ceux des environs de Narbonne ; mais, en revanche, les premiers résistent à leur climat froid et pluvieux, en ajoutant à

(1) Communication du supérieur des missions étrangères. Les missionnaires ne sont jamais rapatriés que dans le cas d'une santé irrémédiablement compromise.

leur ration 315 grammes de substances grasses et amylacées de plus que les seconds.

L'instinct des habitants des régions chaudes et des régions froides les a donc portés à modifier leur alimentation suivant les besoins imposés par le milieu à leur organisme.

Les règlements maritimes se basant sur cette tradition en ce qui concerne du moins les pays froids ont prévu des allocations spéciales pour les hommes naviguant dans les régions froides. A partir d'un certain degré de latitude Nord pour quelques bâtiments en mission à Terre-Neuve, en Islande, il est prévu par jour et par homme un supplément de 125 grammes de pain ou de 80 grammes de biscuit ; pour la confection de boissons chaudes, il est alloué 3 centilitres de spiritueux, 15 grammes de sucre et 4 grammes de thé.

Pour les pays chauds, il n'entre, d'après les mêmes règlements, aucune modification de la ration d'Europe, telle que nous l'avons étudiée. Non seulement elle ne subit aucun changement, mais encore elle est augmentée : elle comprend, en effet, un supplément dit de *boisson hygiénique* pour laquelle chaque homme reçoit :

10	grammes	de café,
ou 4	—	de thé,
et 10	—	de sucre.

Telles sont les seules modifications prévues pour la ration d'après la latitude où se trouvent les bâtiments. Elles sont insuffisantes : « Nous ne disons pas qu'elles sont inutiles, disaient Rochard et Bodet (1), mais nous demandons autre chose ; on a déjà fait beaucoup pour l'amélioration de la ration,... c'est une raison de plus pour signaler à la bienveillance toujours vigilante de l'autorité maritime les *desiderata* qu'on peut faire disparaître. Aucune autre question ne laisse une plus grande latitude, une plus grande liberté d'action au médecin et à l'administration, parce qu'aucune autre ne soulève moins d'incompatibilité entre les exigences militaires et celles de l'hygiène ; toutes deux s'y meuvent très à l'aise, et les questions budgétaires elles-mêmes n'y apportent aucune difficulté sérieuse ; il ne s'agit, en effet, que de changements à faire et non d'additions à apporter. »

Nous ajouterons même : il ne s'agit que de diminutions en ce qui concerne les tropiques.

Ces *desiderata*, exprimés il y a longtemps, n'ont pas été pris en considération dans la constitution de la nouvelle ration, et il est vraisemblable que cette question n'a pas été traitée, non pas par omission, mais en raison de l'extension donnée dans la marine au régime de l'ordinaire : chaque navire pouvant modifier à son gré,

(1) Rochard et Bodet, *loc. cit.*

suivant ses ressources, suivant la saison et le climat, son genre d'alimentation.

Comme nous l'avons dit plus haut au sujet de la composition de la ration, ce serait parfait si ces questions étaient bien connues de tous et s'il n'y avait pas à leur sujet une diversité d'opinions dans lesquelles la mode, les goûts personnels, les caractères entrent trop souvent pour une large part.

Il n'est pas inutile que ces principes soient réglés d'avance par des hommes de compétence indiscutable, quitte à laisser dans leur application une latitude aussi grande que possible.

Ces questions ont fait l'objet de nombreuses études, particulièrement chez les Hollandais, qui ont adopté depuis longtemps une ration ordinaire des pays tempérés et une ration tropicale.

En France, depuis une vingtaine d'années, le professeur Maurel (de Toulouse) a publié une série d'études des plus complètes et a fourni les conclusions les plus précises au sujet des besoins alimentaires des Européens dans les pays chauds (1).

Après une longue suite d'expériences sur les animaux, sur les malades, sur lui-même, dans les diverses régions du globe, Maurel est arrivé à fixer les rations ainsi qu'il suit :

Fixation approximative de la ration d'entretien de l'homme adulte, par kilogramme de poids, en aliments simples et en calories, d'après les climats et les saisons.

Saison chaude des pays intertropicaux (1 gramme d'azotés et 4 grammes de ternaires) (température mensuelle moyenne : 30° à 25°).

Azotés		$1^{gr},00$ =	$5^{cal},000$	$27^{cal},500$.
Ternaires.	Corps gras	$1^{gr},00$ =	$9^{cal},000$	
	Alcool	$0^{gr},50$ =	$3^{cal},500$	
	Hydrates de carbone	$2^{gr},50$ =	$10^{cal},000$	

Saison fraîche des pays intertropicaux et *saison chaude des pays tempérés* ($1^{gr},25$ d'azotés et 5 grammes de ternaires) (25° à 20°) :

Azotés		$1^{gr},25$ =	$6^{cal},000$	$32^{cal},500$.
Ternaires.	Corps gras	$1^{gr},00$ =	$9^{cal},000$	
	Alcool	$0^{gr},50$ =	$3^{cal},500$	
	Hydrates de carbone	$3^{gr},50$ =	$14^{cal},000$	

Saisons intermédiaires des pays tempérés et *saison chaude des pays froids* ($1^{gr},50$ d'azotés et 6 grammes de ternaires) (20° à 10°) :

Azotés		$1^{gr},50$ =	$7^{cal},500$	$38^{cal},000$.
Ternaires.	Corps gras	$1^{gr},00$ =	$9^{cal},000$	
	Alcool	$0^{gr},50$ =	$3^{cal},500$	
	Hydrates de carbone	$4^{gr},50$ =	$18^{cal},000$	

Saison froide des pays tempérés et *saisons intermédiaires des pays froids* ($1^{gr},75$ d'azotés et 7 grammes de ternaires) (10° à 5°) :

Azotés		$1^{gr},75$ =	$8^{cal},750$	$43^{cal},250$.
Ternaires.	Corps gras	$1^{gr},00$ =	$9^{cal},000$	
	Alcool	$0^{gr},50$ =	$3^{cal},500$	
	Hydrates de carbone	$5^{gr},50$ =	$22^{cal},000$	

(1) Maurel, *Archives de médecine navale*, t. LXXIV et LXXV, 1900 et 1901.

Saison froide des pays froids (2 grammes d'azotés et 8 grammes de ternaires) (+ 5° et au-dessous) :

Azotés		2gr,00 = 10cal,000	48cal,500.
Ternaires.	Corps gras	1gr,00 = 9cal,000	
	Alcool	0gr,50 = 3cal,500	
	Hydrates de carbone	6gr,50 = 26cal,000	

Ces quantités d'aliments correspondent à la ration d'entretien de l'homme n'ayant à faire face à aucun travail manuel professionnel.

Ces dépenses sont calculées d'une façon suffisamment approximative par kilogramme du poids du corps, en ayant soin de se baser pour fixer la ration d'un homme sur son poids normal et non sur son poids réel : cette observation est capitale quand il s'agit des obèses. Dans un autre tableau, Maurel donne le nombre de calories correspondant à ces diverses rations pour des hommes du poids de 60, 70 et 80 kilogrammes.

Ration d'entretien.

CLIMATS ET SAISONS.	NOMBRE de calories par kilogramme.	HOMME de 60 kilogrammes.	HOMME de 70 kilogrammes.	HOMME de 80 kilogrammes.
Saisons chaudes des pays chauds	30	1 800	2 100	2 400
— froides des pays chauds et été des pays tempérés	35	2 100	2 450	2 800
— intermédiaires des pays tempérés et été des pays froids	40	2 400	2 800	3 200
— froides des pays tempérés et intermédiaires des pays froids.	45	2 700	3 150	3 600
— froides des pays froids	50	3 000	3 500	4 000

D'après ces données, la ration de la marine, au point de vue de son rendement en travail, de son chiffre en calories, serait plus que suffisante dans les pays chauds, et rien ne serait plus facile que d'en diminuer la quantité pour arriver à la ration type proportionnelle à la température de chaque climat.

Mais elle présente un vice radical sur lequel l'attention doit être attirée en raison de son importance hygiénique considérable dans les pays chauds : c'est la forte proportion d'albuminoïdes qu'elle renferme. Nous avons vu que ces éléments, indispensables pour réparer les pertes azotées de l'organisme, n'ont pas besoin, en aucun cas, de dépasser 1 gramme à 1gr25 par kilogramme, quelle que soit d'ailleurs leur origine.

Cet excès d'albuminoïdes dans la ration du marin français est uniquement dû à la quantité considérable de viande qui lui est allouée quotidiennement.

Or, rien n'est plus dangereux dans les pays chauds que l'excès de l'alimentation, et surtout l'excès des aliments azotés, auquel il faut rattacher la plupart des infections des voies digestives avec leurs complications hépatiques.

C'est un préjugé courant de penser qu'une nourriture fortement azotée est indispensable pour combattre l'anémie tropicale, et c'est une des raisons pour lesquelles il importe de ne pas laisser à chaque groupe le choix de la composition de sa ration.

Cette influence nocive des azotés en excès a été signalée maintes fois. Maurel (1), dès 1880, poursuivant l'idée des inconvénients de la suralimentation azotée dans les pays chauds, vérifia par l'expérimentation ce que la clinique lui avait fait si souvent constater : l'influence nocive d'une nourriture trop riche dans l'étiologie des accès bilieux, des congestions du foie, liés à la dysenterie et aux troubles du tube digestif.

Un de nous (2), au sujet des rapports de l'intestin et du foie en pathologie exotique, insistait sur la très grande importance qu'a une alimentation trop riche et surtout trop azotée sur les maladies de l'intestin qui retentissent rapidement sur le foie. La prétendue congestion physiologique du foie sous l'influence de la chaleur est toujours pathologique, comme déjà l'avait dit Layet (3), et nous croyons fermement que la très grande majorité, pour ne pas dire la *totalité des affections du tube digestif* si fréquentes dans les pays tropicaux et en particulier dans notre colonie indo-chinoise, sont dues à des *fautes d'alimentation*, celle-ci toujours trop riche en matériaux *azotés*.

On peut donc conclure qu'il est logique d'admettre la pluralité des rations, qui doivent varier non seulement avec la température et les conditions des divers climats, mais encore avec la nature du travail effectué par les hommes.

En s'aidant des données fournies par les tableaux ci-dessus, il est facile d'établir, selon les ressources de chaque pays, une ration d'entretien qui serait donnée aux hommes au moment des périodes de repos au mouillage, pendant lesquelles leur activité physique est à son minimum : puis, des suppléments de ration seraient alloués suivant le nombre d'heures de travail fourni, en appréciant le genre de travail, et le nombre approximatif de calories auxquels il correspond : le tout calculé largement de façon que la ration présente toujours sur les calculs théoriques un excédent notable, nécessité par l'âge des sujets, et par des déchets inévitables que subissent les aliments du fait de leur préparation.

La quantité des albuminoïdes restant toujours la même pour subvenir aux pertes azotées de l'organisme, c'est uniquement dans

(1) Maurel, Régime alimentaire dans les pays chauds. Congrès de Blois. *Association française pour l'avancement, des sciences*, 1880.

(2) Congrès de médecine de Bordeaux, 1895. Rapports. Foie et intestin.

(3) Layet, art. Cochinchine. *Dictionnaire encyclopédique des sciences médic.*

les ternaires que doivent être choisies les allocations supplémentaires de la ration.

Il existe un certain nombre d'aliments qui n'entrent pas dans la composition réglementaire, tels que le riz, le fromage, le maïs, la lentille, etc., et qui constitueraient une ressource précieuse pour ces suppléments. Leur richesse alibile, la facilité de leur conservation les rendraient précieux pour de longues croisières, pendant lesquelles, en temps de guerre (car c'est toujours à cette prévision qu'il faut se rapporter). le renouvellement des approvisionnements serait si souvent impossible.

Le *riz*, en particulier, qui joue un si grand rôle dans l'alimentation des peuples de l'Extrême-Orient, devrait constituer un des éléments primordiaux de la ration, auquel il conviendrait que les marins fussent accoutumés de tout temps, tandis qu'au contraire ils ne l'aiment pas, parce que les cuisiniers ne savent pas le préparer, ne savent même pas le faire cuire et ne le présentent jamais que sous forme d'une bouillie fade, qui ne rappelle jamais les préparations si délicates que réussissent tous les cuisiniers chinois.

Le riz doit être consommé avec des condiments qui en relèvent le goût, facilitent son assimilation et jouent certainement un rôle très important dans le rendement en travail si remarquable que donne cette céréale chez les Orientaux.

Chez les Annamites, c'est le nioc-mam, sorte de saumure de poisson fermenté, qui est l'assaisonnement indispensable du riz, et vient compléter heureusement sa pauvreté en azote.

Chez les Japonais, c'est le soyou, sauce également très riche en principes azotés, obtenue par la fermentation du pois de Soja (*Soja hispida*) avec du riz et du froment. Et ce dernier peuple, dont la sobriété est proverbiale, vient de donner d'une façon péremptoire la preuve qu'il n'est pas indispensable d'avoir une alimentation fortement carnée pour développer les instincts guerriers, l'esprit d'initiative, l'audace qui dépendent de tout autres facteurs, d'essence plus élevée.

En empruntant à ces peuples certains modes de préparation de leur riz, en l'adaptant à nos goûts, nul doute que nous ne trouvions là une ressource jusqu'ici complètement négligée pour l'alimentation des marins dans les pays chauds.

Le maïs, si répandu dans quantité de pays d'Europe et d'Amérique, se prête également à un grand nombre de préparations, soit avec du sucre, soit avec du fromage, qui en font un aliment de premier ordre que les hommes apprécieraient certainement le jour où il serait présenté sous un aspect appétissant.

Les lentilles pourraient alterner avec les éternels fayots et, par leur association avec le lard, compléteraient pour certains repas le déficit en graisse que nous avons constaté dans la ration.

Pour la ration d'Europe comme pour la ration des pays chauds, il est indispensable de la compléter en corps gras par des approvisionnements de beurre salé en boîte, et par la graisse de Normandie, toujours très goûtée des équipages du nord dans la confection de leur soupe.

En dehors des inconvénients que présente au point de vue du rendement en travail une ration dans laquelle les divers éléments ne sont pas en proportions convenables, son influence sur la santé des hommes n'est pas moins grande, surtout dans les pays chauds.

De récentes observations faites par plusieurs médecins de la marine permettent de penser que le béribéri, qui était considéré comme l'apanage exclusif des races colorées, peut également frapper les Européens sous les tropiques.

Or, c'est précisément à la pénurie des graisses dans l'alimentation que Bremaud avait attribué une grande part dans l'étiologie du béribéri, et Laurent, d'après ses conseils, put arrêter à Poulo-Condor une grave épidémie de cette affection, en modifiant simplement la ration des Annamites atteints.

Tout récemment le médecin-major de l'*Alcyon* au Gabon (1) signalait une affection ayant frappé le tiers de son équipage et se rapprochant singulièrement par ses symptômes et sa pathogénie du béribéri nautique décrit par Le Dantec (2). Il attribue un grand rôle dans l'étiologie de cette maladie à l'alimentation vicieuse du bord que ne pouvaient corriger les allocations en argent tout à fait insuffisantes dans un pays où la vie est d'un prix très élevé. Il accuse le manque de légumes frais, l'usage de la *viande conservée*, excellente quand elle paraît à intervalles éloignés sur une table, mais écœurante et nuisible par les troubles digestifs qu'elle provoque, si on en use trois ou quatre jours par semaine.

Nous y joindrons la pénurie des corps gras, qui peut vraisemblablement jouer ici le même rôle que dans la forme classique du béribéri.

RATIONS SPÉCIALES. — ***Rations des malades.*** — La ration de malade à bord des bâtiments est composée d'après les prescriptions médicales.

Pour les bâtiments stationnaires, on limite les approvisionnements au bordeaux, au banyuls et au lait concentré.

Pour les navires qui ne s'éloignent pas des côtes de France, qui naviguent dans les mers d'Europe, on prévoit pour 100 hommes :

Vin en bouteilles	10 litres.
Gelée de viande	1 kilogramme.
Conserve de volaille	1 —
Haricots verts	1 —
Pois verts	1 —

(1) Duville, Rapport de fin de campagne. *Archives de médecine navale*, 1905.
(2) Le Dantec, Pathologie exotique.

Chocolat	250 grammes.
Pruneaux	500 —
Tapioca	150 —
Gelée de pommes	250 —
Gelée de coings	250 —
Beurre	250 —
Lait concentré	6 kilogrammes.
Vin de Banyuls (1)	8 litres.
Vin de Bordeaux	8 —

En escadre, ces quantités sont renouvelées au fur et à mesure des besoins.

Pour les bâtiments qui effectuent de longues traversées, on leur délivre à l'armement pour une campagne de deux ans les mêmes produits en quantité variable suivant les régions, suivant les facilités du ravitaillement; ces quantités du reste peuvent être augmentées ou diminuées en raison de la nature de la campagne, dans telle proportion jugée convenable par l'autorité maritime.

Sur la proposition des médecins, on autorise l'achat de poules, œufs, poissons, légumes et autres vivres frais qui sont délivrés aux malades en remplacement des denrées embarquées; il arrive souvent que les tables d'état-major cèdent aux malades des vivres de leur approvisionnement.

L'alimentation des malades n'a d'importance que pour les campagnes lointaines, pendant lesquelles les médecins-majors se décident difficilement à laisser leurs malades en pays étranger, dans des hôpitaux où ils ne trouvent pas toujours les soins que réclame leur état; les malades traités à bord dans ces conditions participent alors à tout le bien-être dont peuvent disposer l'état-major et le commandant du navire.

La marchande. — Chaque fois qu'un navire arrive au mouillage, il est de tradition de laisser monter à bord les marchands de la localité, qui apportent aux marins, outre les curiosités du pays, des liqueurs, des fruits, des vivres frais qu'ils peuvent acheter à leur guise : cette tolérance est très goûtée des hommes retenus à bord par les obligations du service; et dans les ports où les escadres séjournent le plus souvent, à Brest, à Toulon, il s'est établi une sorte d'industrie locale qui par des bateaux réguliers apporte chaque jour une véritable cargaison de vivres ; chaque navire a son bateau attitré, avec sa marchande qui est un peu du bord et se conforme aux goûts variés des hommes pour l'achat de ses denrées.

La vente de ces denrées alimentaires, qui intéresse directement l'hygiène du bord, demande à être surveillée de très près ; les charcuteries, viandes froides, saucissons, pourraient en particulier facilement causer des intoxications alimentaires s'ils n'étaient pas de bonne qualité et très frais.

(1) Le vin de Banyuls, avant d'être délivré à la flotte, est conservé un an dans les magasins pour éviter la fermentation à bord.

Cette surveillance doit être encore plus sévère sur les rades étrangères et en pays chauds.

Aussi la marchande ne peut-elle commencer la vente de ses produits qu'après une inspection minutieuse passée par le médecin du bord; et les maîtres veillent à ce qu'il ne soit pas introduit d'alcool sous les apparences de limonade ou de bière autorisées. La fraude, si elle existe, doit être rare, car les marchands, très jaloux de leur privilège fructueux, ne s'exposent pas volontiers à le perdre, sachant que la première infraction à la consigne les ferait expulser du bord.

L'hygiéniste n'a donc pas trop à s'inquiéter d'une tolérance très goûtée des hommes et qu'il est facile, avec beaucoup de surveillance, de ne pas laisser dégénérer en abus.

Rations des indigènes. — Depuis longtemps la marine recrute des indigènes dans la plupart des colonies, en Afrique, à Madagascar, en Extrême-Orient, pour les embarquer sur les bâtiments des stations locales.

Il importe en effet, au point de vue sanitaire, de réduire, autant que possible, le personnel européen embarqué sur ces bâtiments, et de n'y maintenir qu'un simple cadre de marins gradés, chargés d'instruire les indigènes.

Il a été nécessaire de prévoir pour ces hommes une ration mieux en conformité que la nôtre avec leurs habitudes alimentaires.

Pour les noirs de la côte d'Afrique, de Madagascar, elle se compose de riz du pays, 500 grammes; de viande fraîche, 375 grammes, ou de conserves de bœuf, 200 grammes, avec 250 grammes de pain ou de biscuit; on y adjoint 24 grammes de café, 25 grammes de sucre et 25 grammes de sel.

Pour les matelots de l'Indo-Chine, leur nourriture diffère tellement de la nôtre qu'on les laisse se nourrir eux-mêmes avec une indemnité représentative. Comme les tirailleurs des régiments annamites, les matelots se font généralement apporter leurs repas deux fois par jour, par des femmes chargées de préparer leurs aliments à leur goût, moyennant une pension des plus minimes.

L'État a tout intérêt à cette organisation, qui laisse aux indigènes leurs habitudes auxquelles ils tiennent beaucoup ; étant très végétariens, ils accepteraient difficilement notre nourriture carnée, pour laquelle ils ont un profond dégoût.

LES ÉLÉMENTS DE LA RATION. — Examinons maintenant dans quelles conditions les vivres destinés aux rations sont transportés à bord et quelles sont les précautions prises pour en assurer la bonne qualité et la conservation.

Viande. — La viande fraîche peut être de la viande de bœuf, de veau, de mouton ou de porc.

Les conditions exigées pour la recette des animaux doivent être bien connues des médecins navigants, appelés souvent à se prononcer sur la qualité du bétail acheté sur place dans les ports étrangers.

On tolère une certaine quantité de viande de vache, de taureau ou de brebis au lieu de viande de bœuf et de mouton, mais dans des limites qui ne doivent pas être dépassées : environ 4/10 pour la viande de vache et 5/10 pour la viande de brebis.

Les bœufs et les vaches doivent être âgés d'au moins trois ans, sauf exception pour quelques animaux de deux ans, dont l'embonpoint ne laisse rien à désirer.

Les taureaux francs ou bistournés ne doivent pas non plus avoir plus de deux à trois ans.

On recommande de ne pas accepter les moutons et les brebis qui n'ont pas encore leurs quatre premières incisives de remplacement, les béliers bistournés après avoir servi à la reproduction, les vaches et les brebis en état de gestation, les animaux présentant des traces de luxation ou de blessures qui ne leur permettent pas de marcher.

Les animaux doivent être vigoureux et gras.

L'état d'embonpoint des animaux sur pied se reconnaît par des dépôts de graisse qui se trouvent, chez les bœufs, à la dernière côte, au défaut de l'épaule, à la base de la queue, au pourtour de l'anus (cimier), chez les moutons au cimier, dans les régions scrotale et lombaire et à la dernière côte.

Dans les ports de guerre, chaque matin, une commission composée d'officiers de marine et de médecins procède à l'examen des animaux sur pied ; elle est assistée d'un vétérinaire agréé par l'administration, qui l'éclaire avant et après l'abatage sur l'état sanitaire des animaux présentés.

Les bestiaux étant admis, la même commission examine la viande en cheville, après l'abatage.

La viande doit être belle, bien saignée : à la coupe elle doit présenter une coloration vive et brillante, une consistance ferme, élastique, une odeur agréable ; elle a un aspect persillé, marbré chez les animaux soumis à un engraissement normal ; cette dernière qualité, indispensable, rend la viande plus facile à digérer, tandis que les viandes maigres, difficilement attaquées par les sucs digestifs, ont une valeur alibile très inférieure.

Les viscères, et spécialement les poumons et le foie de chaque animal abattu, doivent être soigneusement examinés, ce qui permet de déceler souvent une des nombreuses affections parasitaires dont les bovidés sont si souvent atteints : fièvre aphteuse, tuberculose, actinomycose, etc.

Les rognons doivent être suffisamment couverts de graisse, et cette graisse doit être figée et ne laisser suinter aucune sérosité sur les parois de la poitrine et du bas-ventre trois heures après l'abatage ; mais, lorsque la graisse extérieure est épaisse et également répartie, cet examen des organes internes est moins important, l'état d'embonpoint d'un animal étant le meilleur indice de sa bonne santé.

Lorsque la viande a été reconnue de bonne qualité par la commission des ordinaires, elle est transportée à bord par les canots de chaque navire : les hommes la portent, quartier par quartier, et la déposent dans les embarcations sur des toiles appelées prélarts, dont l'entretien est assez difficile ; il serait préférable de les remplacer par de la toile cirée imperméable, dont le nettoyage se ferait aisément chaque jour. La conservation de la viande fraîche à bord présente de grandes difficultés, surtout dans la Méditerranée en été et dans les pays chauds : il est difficile d'installer à bord un garde-manger qui la mette à l'abri des poussières, des mouches, des escarbilles, et dans un endroit suffisamment frais pour la protéger contre la putréfaction. Aussi il y a longtemps que les hygiénistes ont demandé qu'on réserve à bord de tous les navires un compartiment spécial destiné à recevoir la viande fraîche, où on entretiendrait une température assez basse pour en assurer la conservation.

Ce desideratum pourra être réalisé grâce à la présence à bord, aujourd'hui réglementaire, d'une machine à glace de grand modèle, à moins que l'on utilise le procédé de réfrigération par la détente de l'air comprimé, ce qui serait également facile à bord des navires de guerre, où l'air comprimé est utilisé pour la charge des torpilles.

La viande étant devenue la base de l'alimentation des marins, il importe de chercher par tous les moyens à assurer à cet aliment une conservation parfaite sans laquelle elle perd toutes ses qualités et devient même dangereuse à consommer.

Actuellement la viande en quartier est protégée par une sorte de capot en toile, ouvert par le bas, qui laisse l'air circuler librement et la protège en même temps contre les souillures extérieures.

Pour les traversées d'une durée de quelques jours, les animaux sont embarqués vivants, et gardés dans une étable installée dans les parties hautes du navire, sur l'avant, où ils sont soignés par des hommes choisis autant que possible parmi les bouviers et les bouchers de profession. Quels que soient les soins dont on les entoure, les bovidés dépérissent rapidement à la mer, et leur chair amaigrie devient en peu de temps dure, coriace, difficile à digérer. Les porcs au contraire se conservent très bien, et les moutons supportent également bien le séjour à la mer.

Au fur et à mesure des besoins, les animaux sont abattus, visités soigneusement par le médecin du navire, et dépecés comme on procède en général dans tous les abattoirs.

La répartition se fait entre chaque plat, en donnant à chacun à tour de rôle les meilleurs morceaux et en égalisant autant que possible les quantités de graisses et d'os. Les abatis ne comptent pas dans la ration et ne sont conservés et consommés que lorsqu'ils sont reconnus absolument sains.

Les *conserves* de viande de bœuf, les seules réglementaires dans la marine, sont préparées uniquement à la manutention du port de Rochefort et ont une réputation très justifiée, tant par la qualité de la viande employée que par l'excellence du procédé ordinaire de sa conservation : la viande coupée en gros morceaux, sans os, est stérilisée à la chaleur (120°) dans des boîtes soudées à l'étain fin, soigneusement analysé. Aussi les accidents d'intoxication métallique sont-ils complètement supprimés, et, d'autre part, il est facile de vérifier à l'ouverture de la boîte l'intégrité parfaite de l'endaubage, que la moindre altération sensible au goût ou à l'odorat doit faire condamner de suite : on doit se rappeler que la conserve peut être dangereuse à consommer, même quand la boîte n'est déformée par aucune production gazeuse à son intérieur : toute boîte douteuse doit être toujours jetée à la mer.

Pain. — Le pain a remplacé peu à peu et presque complètement le biscuit, dont l'usage se perpétue encore ; en vue du temps de guerre, où le pain frais serait certainement très rare, il ne serait pas sans inconvénient que le matelot perdît tout à fait l'habitude du biscuit ; comme nous l'avons dit plus haut, l'estomac supporte difficilement du jour au lendemain une forte proportion d'un aliment auquel il n'a jamais été habitué.

En principe, il doit être distribué aux équipages trois repas de pain par jour, et on étudie le moyen de munir graduellement les bateaux de pétrisseuses mécaniques, permettant de produire la quantité de pain nécessaire sans imposer de trop grandes fatigues aux boulangers.

La *farine* délivrée aux bateaux par les subsistances est en boîte métallique, et, bien qu'elle soit toujours de très bonne qualité, les rapports des médecins-majors s'accordent pour dire que le pain fait à bord est généralement médiocre ; cela tient à différentes causes : qualités de la levure, qui a été récemment changée ; insuffisance du personnel, surtout en l'absence de pétrisseuse mécanique ; enfin mauvaises installations des fours, dont plusieurs types sont encore en essai dans la marine.

Voici les résultats obtenus en 1904 dans l'escadre de la Méditerranée : trois systèmes de fours ont été essayés : le four Schweitzer, le four Somasco et le four Wieghorst.

Le système Schweitzer est formé d'un dôme métallique divisé en deux parties latérales munies chacune d'une lame de métal mince à glissières, formant sole, sur laquelle sont placées les portions de pâte.

Un feu de houille échauffe la sole et doit maintenir la température de 200°, constatée au pyromètre placé à la partie antérieure de l'appareil.

Résultat : pain mal cuit ou brûlé.

Le four Somasco est à deux étages, la sole est en brique, la voûte en fonte; le temps de chauffe de la première fournée est de quatre heures, les autres d'une heure, mais les deux étages se maintiennent difficilement à une température égale, le haut chauffe plus que le bas et le fond du four, qui est en tôle, brûle la pâte.

Enfin le système Wieghorst, dans lequel le chauffage est obtenu à l'aide de tubes à vapeur surchauffée. Le réglage de la température s'obtient aisément en tirant ou en repoussant à volonté les tubes.

La pression est donnée par un manomètre qui traduit les degrés correspondants de la température. La chauffe est très uniforme, l'excès de température provoque l'avertissement d'une sonnerie. Dans ces conditions la cuisson est rapide et régulière et a fourni un pain bien cuit et de bon goût (1).

Mais les autres systèmes ont donné des résultats bien inférieurs aux anciens fours en brique chauffés au bois qui sont actuellement encore en usage sur la plupart des navires de la flotte.

Il est à souhaiter que l'usage économique du four Wieghorst et des pétrisseuses mécaniques se généralise, car le surmenage du personnel boulanger qui fournit de onze à douze heures de travail par jour est encore une cause de mauvaise fabrication du pain.

Lorsque les navires de guerre stationnent sur rade d'un port de France, ils ne fabriquent généralement pas leur pain à bord, mais le reçoivent tout fait, fourni par le magasin des Subsistances.

C'est le personnel de cette administration qui fabrique lui-même le pain dans des bâtiments qui appartiennent à la marine.

Les Subsistances achètent leur blé par voie d'adjudication, sous les conditions suivantes :

Le blé doit être de la dernière récolte, pur froment sain, sec, sans mauvaise odeur, bien criblé, exempt de grains cariés, rachitiques ou atrophiés, sans charançons ou autres insectes capables de nuire à sa conservation.

Les blés de Tunisie sont acceptés dans les fournitures.

Le blé doit peser 79 kilogrammes à l'hectolitre; 100 kilogrammes de blé nettoyé doivent fournir 75 p. 100 de farine.

Le blé reçu, après les différents essais réglementaires, est transformé sur place en farine, dont une partie sert à la fabrication journalière du pain et l'autre est mise dans des boîtes pour être délivrée aux bateaux armés au fur et à mesure des besoins.

Cette mise en boîtes est l'objet de soins tout particuliers de la part des manutentions pour assurer à la farine une longue conservation très difficile à obtenir en particulier pour les pays chauds. La farine, préalablement bien séchée (elle ne doit pas contenir plus de 10 p. 100

(1) Rapport du médecin en chef Duval, médecin d'escadre. L'essai des fours Wieghorst aux Subsistances à Toulon a donné également les meilleurs résultats.

d'eau), est mise dans des boîtes en fer-blanc soigneusement stérilisées et dont le couvercle est aussitôt soudé. Dans ces conditions, la farine se conserve fort longtemps sans la moindre altération, et nous avons vu préparer du pain avec des farines très saines, mises en boîte trois ans auparavant et rendues par un bateau après sa campagne terminée.

Le pain dans les manutentions est pétri à la mécanique, additionné de levain de pâte et cuit dans des fours au bois.

Le biscuit est préparé avec la même farine, dans des appareils spéciaux, et logé exactement dans les mêmes conditions que les farines. Sa consommation ayant beaucoup diminué dans la marine, il n'est préparé qu'au fur et à mesure des besoins.

Fayots. — Nous avons vu que les haricots constituaient le seul légume réglementaire dans la marine. Les quantités consommées sont très considérables et soumises également à l'achat par adjudication. Les conditions de recette exigent des haricots blancs, mélangés par moitié au plus à des espèces colorées : ils doivent être de la dernière récolte au moment de la livraison, sains, secs, bien nourris, exempts de grains et de corps étrangers.

Leur cuisson doit être complète après deux heures et demie d'ébullition. On admet toutes les provenances françaises et étrangères, et, la plupart du temps, les fayots proviennent de la vallée du Danube : c'est une espèce petite, ronde, ayant une pellicule excessivement mince, très savoureuse, et de conservation si facile qu'ils sont encore très bons plusieurs années après leur récolte.

La ration comporte encore une petite quantité de julienne, c'est-à-dire de légumes desséchés et comprimés, qui contribue à faire d'excellents potages maigres. Cette conserve est très facile à préparer, et la seule précaution hygiénique intéressante est de s'assurer que sa mise en boîte a été bien exécutée : ces légumes sont logés dans de fortes boîtes en fer-blanc étamées à l'étain fin et doivent être préservés du contact du métal par une garniture non collée de papier blanc.

Les mélanges de légumes doivent être de la dernière récolte et sont assortis ainsi qu'il suit :

Choux	15	p. 100.
Carottes	25	—
Pommes de terre	35	—
Navets	5	—
Riz	10	—
Assaisonnements : poireaux, oignons, panais, céleri...	10	—

Café. — Le *café*, qui peut être de toutes provenances, est presque toujours du Santos. De très bonne qualité à la réception, il s'altère facilement à bord, et la difficulté de la torréfaction le rend souvent assez mauvais.

Vin. — Le *vin* consommé dans la marine est du vin naturel de France ou d'Algérie. Il doit être de la dernière récolte, avoir un goût franc, naturel, exempt de douceur, et il faut qu'il puisse se conserver au moins un an dans les magasins de la marine.

Les échantillons de vin donnés par les adjudicataires sont adressés par les ports au magasin central à Paris, où ils sont soumis à l'analyse et à la dégustation, et, d'après les résultats de cette analyse, on désigne les échantillons qui peuvent être soumis à l'adjudication et ceux qui doivent en être écartés.

Procès-verbal de cette décision est adressé au port où se fait alors l'adjudication, et le vin livré doit être naturellement conforme à l'échantillon type : pour s'en assurer, on prélève sur chaque fourniture, dans le port, des échantillons qui sont expédiés à Paris, où ils sont analysés non seulement au laboratoire du magasin central, mais encore au laboratoire municipal de chimie : et après ces dernières épreuves, la commission de recette décide en dernier ressort si la fourniture est, ou non, conforme au type et par suite si elle est acceptée ou rebutée.

L'analyse chimique doit donner les résultats suivants :

Titre alcoolique	Minimum 10 p. 100.
Extrait sec à 100°	Minimum 19 p. 1000.
Acidité totale	Maximum 5 —
— volatile libre	Maximum 1,4 —
Sucre réducteur (avec une tolérance de 0gr,20)	Maximum 2 —
Cendres	Maximum 3 —
Sulfate de potasse	Maximum 2 —
Chlorures (exprimés en chlorure d'argent)	Maximum 2 —
Matière colorante	Naturelle.
Antiferments	Néant.
Examen microscopique direct	Rien d'anormal.

De plus, et à titre d'indications complémentaires, le vin est soumis à la culture à l'étuve à 25-27° pendant quatre jours, et on fait un examen microscopique de la culture. Le vin doit ne rien présenter d'anormal, de façon que l'on puisse conclure de l'épreuve qu'il possède des garanties suffisantes de conservation.

Le degré alcoolique est constaté au moyen de l'appareil distillateur Salleron, avec chaudière métallique.

Le vin à bord est conservé dans les pièces qui ont servi à son embarquement. Au fur et à mesure des besoins, les pièces sont retirées de la cale à vin, montées à la cambuse, et le vin est tiré au moyen d'un siphon introduit par la bonde, ou bien avec un robinet.

En dépit de toutes ces précautions, le vin se conserve très difficilement à bord, et en dehors des altérations que les commis aux vivres savent atténuer, telles que le goût de fût, ou l'état graisseux, le vin prend souvent un goût acide, il devient plat et franchement désagréable à boire. Aussi sur les types de navires modernes on a cherché à réaliser des soutes à vin bien aérées, d'accès facile, aussi fraîches que possible, qui amélioreront sûrement ces conditions défectueuses.

Huile. — L'*huile* consommée est uniquement de l'huile d'olives : elle doit être pure, de saveur fraîche, limpide, sans dépôts, exempte de tout mélange avec d'autres huiles et de toute odeur désagréable. L'analyse en est faite dans les laboratoires des ports.

Sel. — Le *sel*, pris aux salines de l'Océan ou de la Méditerranée, doit être récent, parfaitement sec, exempt de parties terreuses et de tout corps étranger.

Sucre. — Le *sucre* est du sucre cristallisé blanc qui a remplacé la cassonade, de conservation trop difficile à bord. Les analyses sont faites, en cas de contestation des adjudicataires, par la commission d'expertise qui est constituée à la Bourse de Paris.

REPAS. — L'heure des repas des marins varie un peu suivant qu'ils sont en rade, au mouillage ou à la mer ; mais, quel que soit le service à accomplir, leur nombre est invariablement fixé à trois :

1° Le déjeuner qui a lieu aussitôt après le branlebas, le lever des hommes ;

2° Le dîner entre dix et onze heures ;

3° Le souper entre quatre heures et demie et six heures, suivant les saisons et suivant que le navire est au mouillage ou à la mer.

Ces heures de repas sont encore l'objet de critiques de la part des médecins des escadres : « Le repas du matin, disent Rochard et Bodet, est léger, il succède à onze heures de jeûne et doit suffire encore à six heures de travail ; le dîner n'en sera jamais trop rapproché, mais il est trop près du repas du soir ; il y aurait intérêt à reculer celui-ci, dût-on reculer avec lui et l'heure du coucher et l'heure du branle bas du matin. Nous proposerions six heures comme limite extrême du début du souper. C'est l'heure où l'on commence à moins souffrir de la chaleur dans la région tropicale ; l'appétit serait plus ouvert, le repas moins pénible. »

Ce long espace de temps qui sépare le souper du premier déjeuner du matin n'a pas grand inconvénient pour les hommes qui dorment toute la nuit ; mais les marins, avec leur service divisé par quarts de quatre heures, ont rarement leurs nuits franches, et rien n'est plus pénible, surtout pour des hommes jeunes, que de veiller une partie de la nuit sans prendre aucune nourriture.

Valence (1) exprime également cet avis : « Pourquoi ne pas donner à la bordée qui cesse le quart vers minuit et à celle qui va le prendre, un repas froid ? Depuis longtemps cette anomalie avait frappé non seulement les médecins, les hygiénistes, mais encore certains officiers observant leurs hommes et veillant à leur santé. »

(1) Valence, La Table du matelot. *Archives de médecine navale*, septembre 1903.

Les officiers comprennent d'autant mieux cette lacune que, comme le dit Petit, il y en a bien peu qui, à la mer, passent sans manger du tout les nuits où ils sont de quart.

C'est particulièrement en temps de guerre, c'est-à-dire à un moment où tous les hommes seront constamment en service, sans avoir jamais, en réalité, une vraie journée de repos, que cette modification s'impose.

Lorsque l'on voit, simplement pendant les grandes manœuvres, l'état d'énervement où arrivent les hommes après deux ou trois nuits de veille contre les attaques de torpilleurs, on conçoit que ce n'est qu'à l'aide d'une alimentation substantielle que l'on pourra obtenir des équipages la résistance physique et intellectuelle indispensable à l'accomplissement de leur tâche.

Les marins mangent sur des tables en bois qu'ils montent aux deux principaux repas, pris ordinairement dans un des entreponts du navire, aussi largement aéré et éclairé que possible.

Les tables et les bancs qui leur sont adjoints sont démontés après le repas et rangés au plafond, entre les barrots, retenus par des tringles mobiles. Les tables ont une longueur de 2 mètres et sont destinées à huit hommes, quatre de chaque côté, de telle sorte que les hommes sont très serrés et ont à peine la place de disposer leurs ustensiles sur la table

Ces bancs et tables sont en bois blanc, lavés et briqués avec du sable, et présentent un aspect de propreté permanente que les marins entretiennent soigneusement, avec cette minutie de la propreté d'apparat qui caractérise les navires de guerre ; mais, pour éviter de salir leurs tables, ils les recouvrent de morceaux de vieille toile à voile sur lesquels ils posent leurs aliments, et Rochard et Bodet, protestant contre ces nappes étonnantes, demandaient leur remplacement par des toiles cirées ou du linoléum.

Les dernières instructions semblent, en principe, vouloir remplacer le bois par le fer : « A l'avenir, dit l'instruction du 22 mai 1902, les tables d'équipages qui sont actuellement en bois seront remplacées sur les nouveaux navires par des tables métalliques, partant non inflammables et plus faciles à nettoyer. Le modèle à adopter pour ces tables sera prochainement mis à l'étude. »

Jusqu'à présent ce règlement n'a pas été appliqué, et l'hygiène n'a qu'à se louer de la conservation de ces tables légères, faciles à nettoyer et à manier, que l'on pourrait recouvrir, demande Valence (1), de linoléum maintenu sur les bords par des barrettes en cuivre vissées.

Ustensile des plats. — La réunion des huit hommes qui prennent leur repas à chaque table du bord constitue ce que l'on appelle en marine un *plat*.

(1) Valence, *loc. cit.*

Le service des plats comporte un certain nombre d'ustensiles dont les uns sont communs au plat, et les autres sont personnels à chaque convive.

Tous ces ustensiles sont en fer battu, étamés à l'étain fin ; cet étamage exige une surveillance très grande pour éviter à coup sûr le mélange avec du plomb, redouté à juste titre dans la marine, car c'est lui qu'il faut incriminer dans de nombreux empoisonnements rapportés à tort au cuivre, dont les sels n'ont nullement la toxicité que les préjugés courant leur attribuent.

Les ustensiles du plat comprennent :

1° Une vaste soupière plate, le *plat*, en forme de seau très bas, munie d'un anse, dans laquelle on verse à la cuisine la portion revenant aux huit hommes de la table;

2° Le *gamelot*, espèce de plat à anse unique dans lequel se met le ragoût, la viande, les légumes ;

3° Le *bidon à vin* : il est constitué par un petit tonnelet en bois cerclé de fer, en forme de tronc de cône, d'une contenance d'environ 4 litres et demi, dans lequel sont versés au moment de chaque repas les huit quarts de vin des hommes du plat.

Ce vestige de la marine en bois est l'objet de critiques aussi vives que justifiées. Percé de deux petits orifices, il est impossible à nettoyer intérieurement, et, bien que le vin n'y séjourne pas longtemps, il s'y développe toujours une fermentation acétique qui lui donne de suite un mauvais goût et une odeur désagréable.

Il a été officiellement remplacé en 1897 par un bidon Lacollonge, analogue au charnier, en fer garni intérieurement de caoutchouc, mais avec cette restriction que la substitution au bidon en bois ne s'effectuerait qu'après épuisement complet du stock en magasins.

Or, il est solide ce bidon et risquerait de durer encore bien longtemps si des dépêches ministérielles n'avaient prescrit l'essai de bouteilles en verre.

« Pour essayer les bouteilles (1) dans l'escadre du Nord, on a distribué à chaque table un panier en fer zingué à quatre loges, deux bouteilles servant pour le vin et les deux autres pour l'eau.

Au lieu de boire du vin pur, chaque homme peut ainsi l'additionner de plus ou moins d'eau suivant ses goûts, et un simple coup d'œil permet de juger rapidement de la propreté de la bouteille. La supériorité de ce système sur le bidon encore réglementaire est évidente au point de vue de l'hygiène, mais les commissions qui ont été appelées à se prononcer sur son compte, se préoccupant surtout du côté économique de la question, n'ont pas émis une opinion favorable, les bris de bouteilles ayant été considérables.

On l'emploie néanmoins sur beaucoup de bateaux, et à la condi-

(1) Danguy des Déserts, Rapport d'escadre, 1900.

tion d'utiliser des bouteilles en verre fort, la dépense n'est pas très considérable; nous avons vu leur usage très apprécié des marins sur le vaisseau-école des canonniers. La plus grande difficulté est peut-être de les loger, surtout sur les petits navires exposés à des roulis très violents : il y a là un modèle d'installation à créer.

Un des grands avantages de ce mode de distribution du vin en carafe est de faire perdre aux matelots la détestable, mais prudente habitude, qu'ils ont de boire toute leur ration de vin, d'un seul coup, au commencement du repas.

Les ustensiles de table, personnels à chaque homme, sont :

Une cuillère et une fourchette en fer battu ;

Un gobelet évasé avec anse latérale d'une contenance de 35 centilitres;

Une assiette creuse.

Pour tous ces ustensiles, on a proposé de remplacer le fer battu par la faïence ou par la tôle émaillée, et les dernières instructions portent que : « les plats des quartiers-maîtres et des matelots seront munis, autant que possible au compte de l'ordinaire, d'assiettes en grosse faïence, en remplacement des assiettes en fer battu. »

Ici comme pour les bouteilles la fragilité est un obstacle d'autant plus sérieux que chaque matelot est obligé de transporter dans son sac un ustensile qui, susceptible de se casser fréquemment, sera pour lui une source de dépenses appréciable, sans profit hygiénique : l'assiette de fer, bien entretenue, bien polie, ne présente à coup sûr aucun inconvénient, et si au point de vue de l'œil la tôle émaillée lui paraît supérieure, en revanche la facilité avec laquelle ce métal s'écaille, se fendille, en fait rapidement un objet de rebut.

Il n'y a plus maintenant de couteau réglementaire : les hommes doivent tous posséder un couteau de poche qu'ils se procurent où et comme ils l'entendent (Circulaire du 15 mars 1904); la forme et la dimension du couteau sont simplement limitées, de façon à constituer un objet d'usage courant, et non une arme.

Service des plats. — Le service de chaque plat est fait à tour de rôle par deux hommes dont l'un va à la cuisine chercher la soupe et la viande, l'autre va à la cambuse chercher les rations de pain et de vin.

Nettoyage des plats. — Ces hommes sont en outre chargés de la propreté des plats, qui est très surveillée à bord et facilitée par de récentes dispositions.

Il y a peu de temps, les hommes se contentaient d'essuyer les plats et les assiettes avec un bouchon d'étoupe, d'autant moins souvent renouvelé que l'étoupe est devenue plus rare sur les navires modernes : cet antique usage a disparu, et l'instruction sur l'hygiène prescrit de laver, après chaque repas, les ustensiles du plat à l'eau bouillante dans les bailles disposées à cet effet ; ils doivent même être essuyés avec des torchons.

Ce nettoyage des plats n'est pas sans présenter quelques difficultés à bord : les ustensiles doivent être portés à la cuisine, qui distribue dans les bailles l'eau chaude nécessaire aux lavages ; cette eau est rapidement salie et les derniers plats ne peuvent guère profiter de ce passage dans une eau grasse ; dans la pratique, ces inconvénients ont amené à supprimer le lavage dans les bailles, et de nouvelles instructions prescrivent l'installation d'éviers à eau chaude sur tous les bâtiments armés et leur prévision sur les navires en construction.

Tous ces ustensiles sont ramassés, entre les deux repas, dans une boîte en bois blanc qui est remisée elle-même dans des casiers installés dans l'entrepont où les hommes prennent leurs repas.

On a mis à l'essai sur certains bateaux des casiers métalliques en tôle perforée qui présentent l'inconvénient de recevoir trop facilement les poussières, et surtout les poussières de charbon, dont une armoire à parois pleines les garantirait mieux.

La boîte à plats paraît devoir être conservée, mais elle devrait être en métal, légère, facile à nettoyer.

Préparation des aliments. Cuisines. — Nous avons vu quelles étaient les dispositions des cuisines à bord des navires de la flotte : placées au milieu, soit du pont, soit d'un entrepont, généralement bien aérées, elles sont munies de grands fourneaux au charbon de terre, garnis d'énormes chaudières dans lesquelles se fait la soupe d'équipage, et de fours où peuvent se préparer les rôtis qui figurent maintenant plusieurs fois par semaine sur la table du matelot.

Les cuisiniers, ou coqs, chargés de cet important service sont des cuisiniers de profession, souvent habiles, et malgré la difficulté de préparer les repas pour plusieurs centaines d'hommes à la fois, ils sont capables non seulement de faire d'excellente soupe, ce qui est l'essentiel, l'ordinaire journalier, mais encore, les jours d'extra, d'exécuter un menu que ne désavoueraient pas de bons restaurants.

En s'efforçant de varier le plus possible la composition des repas, on a cherché à laisser aux hommes, dans la mesure des ressources du bord, la plus grande latitude dans le choix de leurs aliments : à cet effet, une commission composée de deux quartiers-maîtres et de deux marins, choisis à tour de rôle parmi des hommes composant le personnel de la machine et ceux qui forment le reste de l'équipage, guidée par le maître commis, rédige, au commencement de chaque semaine, les menus strictement observés pendant huit jours, après avoir été soumis au contrôle du médecin-major et avoir reçu le visa de l'officier en second et du commissaire du bord.

Voici la copie d'un de ces menus hebdomadaires sous la forme réglementaire qui leur est assignée.

Menus du lundi 22 mai au dimanche 28.

Dîners.		*Soupers.*
Soupe aux légumes. Thon et pommes de terre en salade.	Lundi 22	Soupe aux légumes. Ragoût de veau aux pommes.
Soupe aux légumes. Ragoût de bœuf aux pommes.	Mardi 23	Soupe grasse aux légumes. Bœuf bouilli et pommes bouillies. Huile et vinaigre (*18 rôtis* .
Soupe aux légumes. Ragoût de bœuf aux haricots.	Mercredi 24	Soupe aux légumes. Conserves de bœuf chauffées et pommes de terre bouillies.
Soupe aux légumes. Ragoût de veau aux pommes.	Jeudi 25	Soupe aux légumes. Ragoût de mouton aux haricots.
Soupe aux légumes. Ragoût de bœuf aux pommes.	Vendredi 26	Soupe grasse aux légumes. Bouf bouilli et pommes bouillies. Huile et vinaigre (*18 rôtis*).
Soupe aux légumes. Ragoût de bœuf aux pommes (*18 rôtis*).	Samedi 27	Soupe aux légumes. Conserves de bœuf froides et haricots en salade.
Soupe aux légumes. Ragoût de mouton aux haricots.	Dimanche 28	Soupe aux légumes. Ragoût de bœuf aux pommes (*18 rôtis*).

Mais le mode de distribution de la viande bouillie ou rôtie, usité sur nos bâtiments au moment des repas, constitue une pratique surannée que nous voudrions voir abolie.

Les rations de viande attribuées aux différents plats sont, avant leur cuisson, embrochées sur des tiges de fer portant les numéros des plats. Au sortir de la chaudière ou du four, ces broches sont déposées, quelque temps avant l'heure du dîner ou du souper, soit dans de grands plateaux en tôle, soit, le plus souvent, dans des bailles en bois, où les hommes viennent les retirer.

La viande s'y refroidit, et, pour retrouver leurs broches, les hommes se livrent dans ces plateaux ou ces bailles à un triage hâtif qui n'est ni commode, ni même propre.

On peut faire disparaître ces inconvénients en substituant aux plateaux et aux bailles de grands récipients en tôle munis de couvercles, dont les parois intérieures supportent à petite distance du fond un diaphragme percé de trous. Une certaine quantité d'eau chaude versée au fond du récipient le transforme en réchaud pour la viande, et les broches piquées par *le coq* dans les trous du diaphragme s'offrent d'elles-mêmes aux hommes chargés de leur recherche, préservées ainsi de la souillure des mains.

Pendant la période des essais du *Gaulois*, l'autorité du bord prit l'initiative de cette petite réforme, sur les conseils du médecin-major Onimus, et l'équipage apprécia tout de suite les avantages de cette mesure hygiénique.

Ce procédé, traditionnellement maintenu sur le *Gaulois*, a été introduit sur l'*Iéna*, où l'un de nous peut constater journellement ses bons effets. Il serait donc désirable que cette pratique se vulgarisât sur tous nos bâtiments, auxquels les arsenaux délivreraient des réchauds à eau chaude, confectionnés en fer-blanc, sur le modèle très simple qu'ont adopté les deux bâtiments qui en font actuellement la profitable expérience.

EAU D'ALIMENTATION

Les règlements maritimes imposent exclusivement l'eau distillée pour la consommation de l'eau de boisson des équipages, et, en dehors des navires de faible tonnage qui ne peuvent distiller eux-mêmes leur eau, cette mesure est appliquée sur tous les navires de guerre et a produit des résultats excellents. Cette question de l'eau potable à bord, qui a été pendant si longtemps un des écueils les plus sérieux des longues traversées, est résolue aujourd'hui dans le sens le plus favorable, et l'on peut dire que c'est un des triomphes de l'hygiène navale.

Le procès de l'eau distillée est gagné depuis longtemps dans les milieux maritimes, et, si le problème n'est pas absolument résolu, c'est que les questions secondaires de conservation et de distribution de l'eau appellent encore des perfectionnements qui ne tarderont pas à être réalisés : ces dernières questions nous arrêteront un peu plus longuement.

Toute autre eau que l'eau distillée étant résolument écartée, nous n'insisterons pas sur les différents procédés de filtration qui peuvent être utilisés pour purifier les eaux recueillies à terre.

Les quelques petites unités faisant usage d'eau des aiguades se servent du filtre Lapeyrère (au permanganate de potasse), qui leur donne toute satisfaction.

Il n'a jamais été proposé dans la marine un moyen pratique de congeler l'eau de mer pour la transformer en eau potable, idée qui revient à Armand Gautier et que Rochard et Bodet considéraient comme très ingénieuse et très avantageuse dans les pays chauds, pour diminuer la température des fonds du navire et fournir aux équipages une eau toujours fraiche, utile à la conservation des forces digestives.

Si jamais ce rêve pouvait être réalisé, soit à l'aide d'un appareil utilisant la réfrigération produite par l'air liquide, soit par tout autre procédé, les navires ne devraient, en tout cas, jamais s'approvisionner que d'eau de mer prise au large ; il serait impossible de recueillir l'eau de mer d'un navire au mouillage, eau souillée par ses propres déjections, et par l'apport des impuretés du port, des rivières qui se jettent dans le voisinage, etc.

Ces eaux des ports, très riches en matières organiques, ne seraient nullement purifiées par la congélation, qui n'a aucune action sur les innombrables microbes qui y pullulent.

Les premiers appareils qui ont été utilisés pour la production de l'eau distillée étaient adjoints au fourneau des cuisines, dont ils faisaient partie intégrante, et ont rendu de grands services sur les anciens transports à voiles, en leur assurant une eau de boisson saine, quelle que fût la durée des longues traversées de trois ou quatre mois qu'ils avaient à accomplir sans relâche.

Plus tard on installa sur des navires à vapeur des appareils distillatoires qui empruntaient aux chaudières motrices la vapeur qu'ils devaient transformer en eau potable. Mais cette vapeur toujours chargée de matières grasses communiquait à l'eau un goût empyreumatique qui n'était pas sans danger pour la santé des hommes. Les inconvénients de ces appareils les firent bientôt remplacer par des bouilleurs uniquement adaptés à la production de l'eau de boisson : la vapeur est toujours fournie par la machine du bâtiment, mais elle n'est utilisée que pour l'échauffement de l'eau et n'a aucun contact direct avec le réservoir dans lequel se trouve l'eau de mer destinée à être transformée en eau distillée.

Le bouilleur primitivement le plus employé a été le bouilleur Cousin, qui a été remplacé peu à peu par le bouilleur Mouraille, qui n'est qu'un perfectionnement du premier, d'un rendement un peu supérieur.

Le dispositif plus ou moins ingénieux de ces appareils tend à provoquer une évaporation aussi rapide et aussi économique que possible de l'eau de mer, tout en empêchant les entraînements d'eau salée qui viendrait se mélanger à l'eau distillée.

BOUILLEUR MOURAILLE. — Voici comment fonctionnent les appareils Mouraille, les plus employés actuellement dans la marine.

Sans entrer dans une description détaillée, cet appareil se compose d'un vaste cylindre divisé en trois réservoirs superposés :

Dans la partie inférieure se trouve l'eau d'alimentation portée à l'ébullition par une couronne de petits tubes dans lesquels circule la vapeur venue de la chaufferie : l'espace libre à la partie centrale se termine par un vaste entonnoir par où les vapeurs passent dans le second compartiment du cylindre (Pl. II).

Celui-ci est fermé par un tronc de cône renversé dont l'orifice inférieur est moins grand que l'ouverture du premier réservoir, et sur les parois duquel les projections d'eau bouillante sont ramenées à la surface de l'eau.

La vapeur passe enfin dans un troisième compartiment plus petit fermé par un diaphragme appliqué à petite distance du couvercle : ce diaphragme est lui-même convexe, à convexité supérieure, de

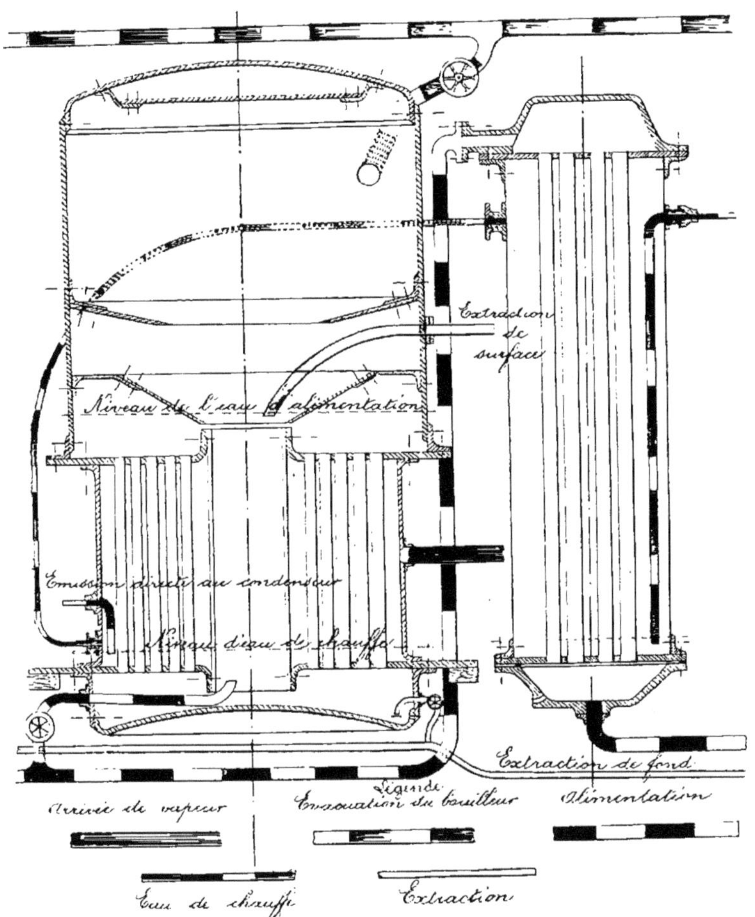

Planche II. — Bouilleur Mouraille avec réchauffeur d'eau d'alimentation.

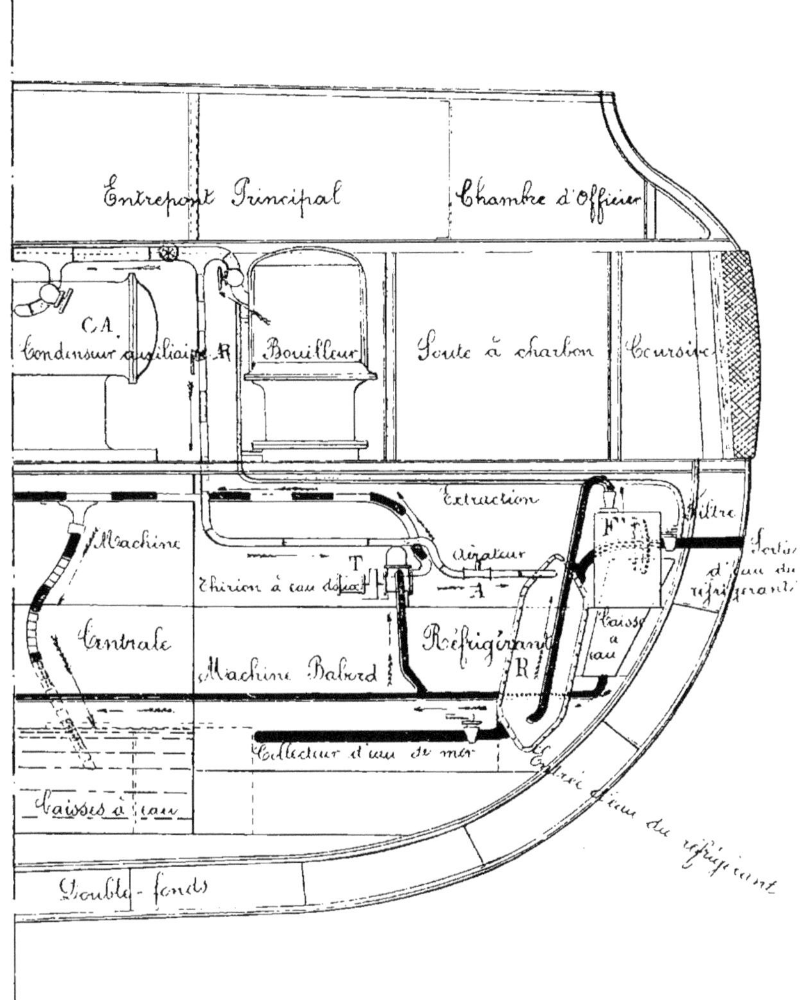

PLANCHE III. — Parcours de la vapeur depuis la sortie du bouilleur jusqu'aux caisses à eau.

Fonctionnement. — L'eau de mer vaporisée, sortant du bouilleur, peut servir : 1° d'eau de réparation ; 2° d'eau d'alimentation et d'usages corporels. Dans le premier cas, elle s'évacue directement au condenseur auxiliaire CA, qui la refoule dans les citernes alimentaires ; 2° à sa sortie du bouilleur, cette vapeur s'en va au réfrigérant R, où elle se condense (sur son parcours est placé un aérateur A). Cette eau passe ensuite dans un filtre F à noir animal, où elle se purifie. De là elle se rend dans une caisse où un thirion spécial à eau douce T l'aspire pour la refouler soit aux charniers, soit dans les caisses de la cale à eau.

façon à ramener encore à la surface de l'eau les projections salées qui auraient pu se produire.

Grâce à ces multiples précautions, il ne peut passer dans l'eau distillée qu'une faible quantité de sels qui a l'avantage de lui rendre une partie des éléments minéraux perdus par l'évaporation.

A la sortie du bouilleur, la vapeur est conduite dans un condenseur

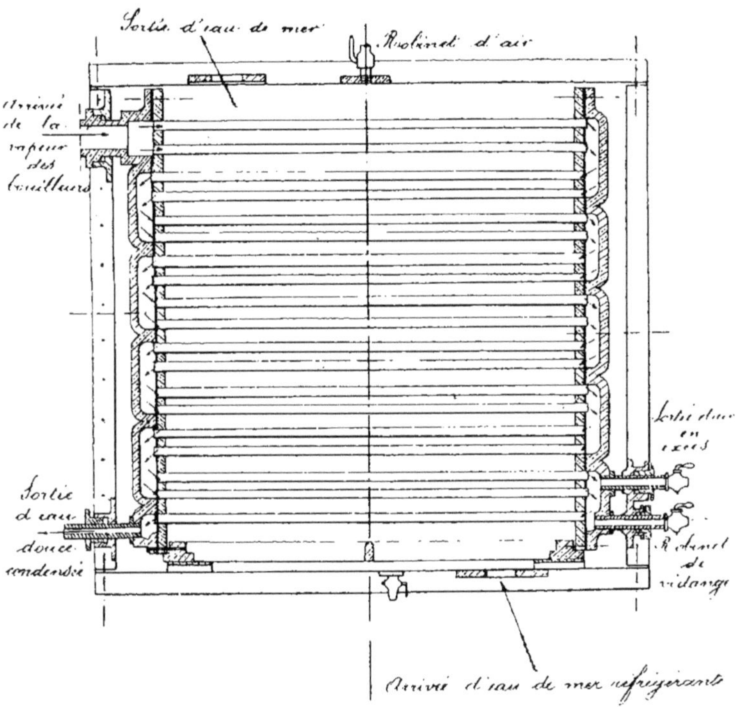

Fig. 19. — Réfrigérant Perroy.

dont le dispositif très ingénieux permet de ramener très rapidement l'eau distillée à une température voisine de l'eau du réfrigérant (Pl. III).

Le condenseur Perroy (fig. 19) se compose d'une double caisse métallique de forme parallélipipédique. Sur les parois de la caisse interne sont fixés des tubes de cuivre rouge étamé dans lesquels circule et se condense la vapeur : leur étanchéité est assurée au moyen de lames de caoutchouc perforé qu'ils traversent à frottement dur : l'eau qui sert à la réfrigération est prise directement à la mer par une crépine, et, grâce à la différence de température, circule de bas en haut en passant directement entre les tubes du condenseur.

L'étanchéité parfaite des joints de ces tubes et l'intégrité de la lame de caoutchouc sont indispensables pour éviter la salure de l'eau et nécessitent une surveillance incessante.

Le caoutchouc, quand il est neuf, communique à l'eau un goût désagréable, qui peut nécessiter le rejet des premières eaux de fabrication.

Avant d'arriver au condenseur, la vapeur, grâce à un aérateur, absorbe une forte quantité d'air destiné à lui rendre les gaz qui lui manquent.

CAISSE-RÉSERVOIR. — L'eau condensée à sa sortie du réfrigérant se rend dans une caisse-réservoir, d'où une pompe la prend pour la conduire au filtre.

FILTRE. — Les filtres sont de grandes caisses à cloisons inégales, qui forcent l'eau à suivre un trajet sinueux à travers une masse de charbon animal en poudre très fine (fig. 20).

Ce filtre est placé là pour clarifier l'eau troublée par les ocres qui

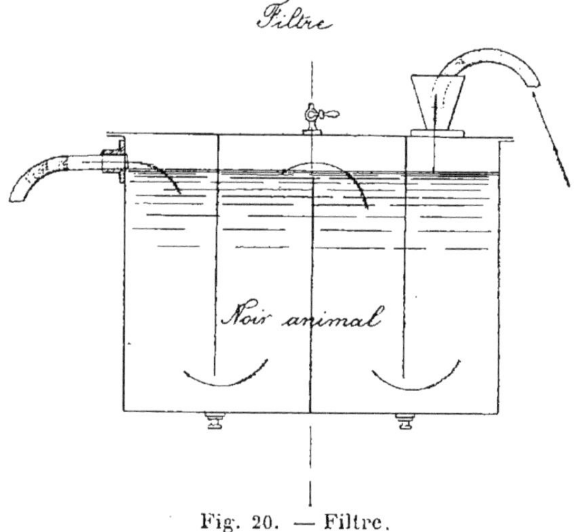

Fig. 20. — Filtre.

se produisent dans les coquilles du conducteur, dans le tuyautage, et pour la débarrasser, en les fixant, des sels métalliques, sels de plomb surtout, qui peuvent s'y trouver en dissolution.

Après cette dernière opération du filtrage, l'eau est conduite dans des caisses où elle est prise suivant les besoins de la consommation.

CAISSES A EAU. — Les caisses en tôle de forme parallélipipédique sont adaptées plus ou moins régulièrement aux formes du navire : leur fermeture n'est pas parfaite et leur nettoyage, qui se fait par un trou d'homme à la partie supérieure, n'est pas toujours facile : elles s'oxydent rapidement ; nous allons voir quels perfectionnements la marine est en train d'apporter aux procédés de conservation de l'eau.

CHARNIER. — L'eau de boisson pompée dans les caisses à eau est amenée dans les charniers, réservoirs auxquels les hommes viennent la puiser directement au fur et à mesure des besoins de la consommation.

Ces charniers, il y a peu de temps encore en bois, sont tous aujourd'hui en métal, faciles à nettoyer, munis d'un robinet et d'un quart (gobelet) retenu par une chaînette.

L'eau distillée préparée dans les appareils que nous venons de décrire est certainement parfaite à sa sortie du bouilleur; mais son mode de conservation et de distribution a donné lieu à des critiques que l'on a reconnues en partie justifiées.

Guezennec (1) constate que l'eau, au moment de sa distribution, reste chargée de produits ocreux de peroxyde de fer qui en altèrent la limpidité et la sapidité, et qui sont dus à la stagnation de l'eau dans le tuyautage et dans les caisses.

Il propose d'utiliser des chasses de vapeur afin de purger, dès son origine, le tuyautage des impuretés qu'il contient : il faut se servir, pour cette chasse, de la vapeur prise au bouilleur pour ne pas altérer les joints du condenseur.

Il propose en outre la suppression de la filtration; les chasses de vapeur ayant débarrassé l'eau de toutes les substances étrangères, préviennent ainsi le rôle de la filtration, qui devient inutile. Pour conserver l'intégrité de ce tuyautage, il faut y faire des chasses fréquentes de vapeur et évacuer, après chaque distribution, l'eau résiduale.

« Il y aurait lieu, dans la suite :

1° De substituer à la forme actuelle des caisses une forme cylindro-conique ménageant une chambre pour l'accumulation des impuretés qui peuvent alors être facilement éliminées au moyen d'un serpentin et d'un robinet;

2° D'émailler l'intérieur des caisses; de les doter, à leur partie axile, d'un tuyautage à circulation double et séparée, l'une expulsive pour la chasse des ocres, l'autre aspiratrice pour la conduite de l'eau potable au charnier;

3° De solidariser complètement tout l'appareil de captation et de distribution pour rendre rapide et facile l'opération de la chasse, tout en mettant le système à l'abri des contaminations extérieures;

4° De ménager un local spécial pour les caisses à eau distillée;

5° De rafraîchir l'eau qui serait distribuée limpide et incolore dans les charniers. »

CITERNES. — Les inconvénients des caisses à eau, difficiles à nettoyer, ont conduit à adopter des citernes que l'on rencontre actuellement sur certains croiseurs.

La citerne occupe tout un compartiment du bâtiment : elle est de

(1) Guezennec, Contribution à l'hygiène navale. *Archives de médecine navale*, mai 1902-mai 1903.

très grande dimension, pouvant contenir une dizaine de tonneaux, sa hauteur est celle de l'étage dont le plafond et le plancher forment parois.

Un trou d'homme percé sur un de ses côtés en permet le nettoyage.

En raison de la grande quantité d'eau que renferment ces citernes, la conservation en est plus difficile, et il est nécessaire de les revêtir d'un enduit qui les protège contre une trop rapide oxydation.

L'émaillage, proposé par Guezennec, par Danguy des Déserts (1), est trop fragile et doit faire place à un procédé économique d'application facile.

Valence (2), embarqué sur la *Marseillaise*, au moment de l'armement de ce croiseur, proposa de recouvrir d'une couche de lait de ciment les faces stérilisées à la lampe des citernes de son navire. Ce cimentage, utilisé depuis longtemps par la maison Normand, du Havre, consiste à appliquer un lait composé de trois parties de ciment de Portland pour deux d'eau.

Le ciment ainsi étalé n'a pas de tendance à s'écailler et reste très adhérent aux parois. La durée pratique d'un revêtement est d'une année.

L'alcalinité que le ciment communique à l'eau a été étudiée par Sestini (3) et Valence, qui concluent que le degré d'alcalinité, inoffensif dès le début, va constamment en diminuant et qu'il n'y a aucun danger à livrer à la consommation une eau emmagasinée dans un réservoir cimenté, d'autant plus que la chaux a une action microbicide très prononcée.

La présence de la chaux dans l'eau distillée nous paraît en effet un avantage : par sa présence, elle oxyde les matières organiques qui peuvent être introduites accidentellement dans les réservoirs ; enfin elle fournit à l'organisme une certaine proportion de chaux indispensable à son entretien, et que la ration alimentaire est très souvent insuffisante à lui donner : ceci est vrai surtout pour les jeunes marins qui sont encore dans leur période de croissance.

A la même époque, Le Méhauté (4) proposait une série de réformes dont il surveille lui-même l'application à bord du croiseur-école le *Duguay-Trouin*. Voici les conclusions qu'il en a données :

« Dans la question de l'eau potable à bord, deux points sont à considérer :

(1) *Archives de médecine navale*, 1898-1902.

(2) Réservoirs d'eau métallique et leur cimentage. *Archives de médecine navale*, décembre 1904.

(3) Sestini, médecin de 1re classe de la marine italienne, la filtration de l'eau potable.

(4) Le Méhauté, *Archives de médecine navale*, 1903-1904.

1° Le système de captation, de circulation et de distribution de l'eau ;

2° La valeur relative de la *distillation de l'eau de mer*, comparée à celle de la *stérilisation de l'eau douce* comme moyen d'approvisionnement des navires.

I. — Les appareils actuels de captation et de distribution sont défectueux et réclament des améliorations urgentes.

A son origine, en effet, l'eau distillée est parfaitement pure. Mais elle est exposée dans son trajet à de multiples causes de pollution : causes intérieures, provenant des appareils eux-mêmes; causes extérieures, provenant des impuretés qui pénètrent accidentellement dans le système.

Pour préserver l'eau contre les *souillures intérieures* (rouille), il faut protéger les caisses et le tuyautage par un enduit réellement imperméable. Le *cimentage-paraffinage* pour les caisses et le *paraffinage* seul pour les conduits ont donné les meilleurs résultats à bord du *Duguay-Trouin*. La paraffine appliquée à chaud sur le ciment fait corps avec lui et donne à l'enduit une adhérence et une élasticité remarquables. Elle est, de plus, absolument inerte et retarde la dissolution de la chaux et des sels solubles du ciment. Depuis huit mois, l'eau ainsi conservée est restée inodore, limpide et d'une sapidité parfaite.

Pour protéger l'eau contre les *souillures extérieures*, les plus redoutables, il faut conserver et faire circuler l'eau en *système fermé*. Pour cela il suffit : de supprimer l'aérateur et le filtre, qui sont inutiles et dangereux ; — de fermer complètement les caisses à eau et de ne les ouvrir que pour remplacer l'enduit protecteur ou les stériliser; — de supprimer les charniers et de les remplacer par un système clos.

Les *charniers* sont des récipients indépendants, munis d'un seul robinet où les hommes viennent se désaltérer à l'aide d'un gobelet commun. Cette pratique, on le conçoit, est excessivement dangereuse et est depuis longtemps l'objet d'une réprobation unanime. A bord du *Duguay-Trouin*, je les ai fait remplacer par un *poste d'eau potable* constitué par deux rampes métalliques à pipettes individuelles. Les pipettes ne servent qu'*une seule fois* après chaque stérilisation. Après l'usage, elles sont de nouveau stérilisées. Un « distributeur automatique » les met à l'abri des manipulations dangereuses.

L'appareil a été très bien accueilli par l'équipage, et son fonctionnement ne laisse rien à désirer.

II. — La *distillation de l'eau de mer*, qui est obligatoire, est excessivement onéreuse et ne donne, en somme, qu'une eau artificielle dépourvue de gaz et de sels. Je lui préfère de beaucoup la *stérilisation par la chaleur*, qui permet d'utiliser l'eau des sources naturelles et qui ne coûte presque rien. C'est là, à mon avis, la seule solution pratique et économique du grave problème de l'eau potable à bord (1). »

A coup sûr, la stérilisation de l'eau est un procédé plus économique que la distillation de l'eau de mer, qui revient à environ 13 francs la tonne.

Mais l'économie ne serait peut-être pas aussi grande qu'elle paraît au premier abord, parce qu'il faudrait conserver les appareils à distiller en même temps qu'on installerait ceux destinés à la stérilisation, d'où une nouvelle cause d'encombrement et de dépenses.

De plus, comme l'a fait remarquer Trabaud, l'économie réelle dans les ports, où l'eau ne coûte rien, devient moins grande lorsqu'on paye l'eau, comme dans certains ports du Levant, entre 2 et 4 francs la tonne.

Telles sont les principales modifications proposées récemment : elles ne visent que des points secondaires, car les médecins de la marine sont unanimes à apprécier la valeur hygiénique de l'eau distillée : son rôle dans la prophylaxie de la fièvre typhoïde (2) suffirait à lui seul à justifier son emploi et à lui assurer la reconnaissance de tous les navigateurs.

QUANTITÉS D'EAU. — L'eau *distillée* servant uniquement à la boisson, il est embarqué en outre de l'eau *douce* ordinaire pour les besoins de la cuisine, de la toilette, du lavage du linge, etc.

Cette eau est apportée à bord par des citernes flottantes, ou recueillie aux aiguades des ports de relâche, au moyen des embarcations du navire.

La contenance des caisses à eau est calculée sur la base de 4 litres par homme et par jour.

Mais les délivrances quotidiennes individuelles d'eau sont de :

1 litre 1/2 d'eau distillée pour boisson ;
7 litres d'eau ordinaire pour la cuisine et la toilette ;
6 — — pour le lavage du linge.

Bien entendu, ces chiffres peuvent varier suivant les facilités du ravitaillement.

Le volume des châteaux d'eau douce ordinaire est calculé sur les bases suivantes :

1 000 litres pour les bâtiments de moins de 200 hommes ;
2 000 — — de 200 à 400 hommes ;
2 500 — — de 400 à 600 —
3 000 — — de plus de 600 —

(1) La prophylaxie par l'eau de boisson dans la marine. *Arch. méd. nav.*, 1903. — L'eau potable à bord. *Arch. méd. nav.*, 1904 ; — Description des pipettes, etc. — L'eau potable à bord du *Duguay-Trouin* (Rapport manuscrit).

(2) Voy. Fièvre typhoïde, p. 164.

APPAREILS A GLACE. — Une modification récente a été très appréciée dans la marine : désormais les bâtiments dont l'effectif dépasse 300 hommes, séjournant dans les pays chauds, sont munis d'un appareil à glace, non plus l'appareil Carré tout à fait insuffisant et destiné seulement aux hôpitaux du bord, mais bien une machine avec moteur pouvant fournir 5 à 6 kilogrammes par heure.

Cet appareil sera donné en escadre au fur et à mesure que les appareils Carré disparaîtront (1).

EAU STÉRILISÉE. — On fait usage d'eau stérilisée sur certains bâtiments-écoles, comme le *Borda*, la *Couronne*, dont la situation à poste fixe dans des rades bien approvisionnées d'eau douce en fait de véritables casernes flottantes.

Sur le *Borda*, on a utilisé pendant longtemps des filtres de porcelaine Chamberland, et, malgré les difficultés du nettoyage de ces appareils délicats que la moindre fêlure peut rendre si dangereux, on n'a eu qu'à se louer de leur usage.

Néanmoins, en raison du peu de sécurité qu'ils offrent, on a recours pour la purification de l'eau alimentaire à la stérilisation par la chaleur, obtenue par l'appareil de Rouard, Geneste et Herscher.

On a reproché à cet appareil la production de la rouille, qui en compromet le bon fonctionnement hygiénique et économique, et les précautions très minutieuses qu'exige le clarificateur pour que son fonctionnement soit parfait : l'adjonction d'un clarificateur-filtre compléterait heureusement ce type de stérilisateur (2).

DISTRIBUTION DE L'EAU. — L'eau distillée emmagasinée dans les caisses à eau ou dans les citernes situées dans les parties inférieures du navire doit être reprise et distribuée dans les divers locaux et étages où elle est constamment nécessaire.

Pour le service des cuisines, elle est distribuée dans des barils plats, dits barils de galère, où elle peut facilement se contaminer; aussi sur les unités les plus modernes, l'eau est prise directement dans la caisse et par un tuyautage spécial amenée à chaque étage et distribuée à certaines heures du jour dans les cuisines, dans les offices et dans de grands réservoirs appelés charniers, où les hommes peuvent venir se désaltérer à volonté.

Ces charniers sont constitués par de grands récipients métalliques, de forme cylindrique, terminés par un robinet où l'homme puise l'eau à l'aide d'un gobelet en fer battu : c'est le système des Fontaines Wallace transporté à bord.

La contenance et la quantité de ces charniers varient naturellement avec les chiffres des effectifs.

L'usage de cet unique gobelet pour un grand nombre d'hommes présente trop d'inconvénients, de dangers même, pour ne pas avoir

(1) *B. O.*, 30 janvier 1904.

(2) LHERMINIER, *Archives de médecine navale*, 1903.

donné lieu à des critiques très nombreuses et très justifiées.

Sans doute ce fut un grand progrès sur les siphons des anciens charniers en bois, où les hommes étaient obligés pour boire d'aspirer à un suçoir en buis dont le seul mérite était d'éviter tout gaspillage de la précieuse eau distillée ; mais aujourd'hui cette économie, cette parcimonie, n'a plus sa raison d'être : l'eau potable, saine et pure, doit être distribuée en abondance aux hommes, et dans des conditions telles que toutes chances de contamination soient réduites au minimum.

Il est évident que les charniers, même les charniers métalliques, du modèle Lacollonge, qui ont une grande et incontestable supériorité sur les anciens réservoirs en bois ; il est évident, disons-nous, que ces charniers doivent disparaître. S'il est difficile actuellement d'avoir un service de distribution absolument fermé sans aucune possibilité de contamination, il n'en est pas moins vrai que c'est vers cet idéal que doivent tendre toutes les nouvelles installations. Déjà sur certains navires comme le *Borda*, la *Bretagne*, il existe des rampes métalliques garnies de robinets à fermeture automatique, où plusieurs hommes peuvent venir se désaltérer à la fois. Nous avons vu plus haut qu'un système de distribution par des pipettes individuelles, stérilisables, installé à bord du croiseur-école le *Duguay-Trouin*, avait donné des résultats satisfaisants.

Pour les cuisines et les offices, on doit distribuer uniquement de l'eau douce stérilisée ou distillée et non de l'eau de terre, de provenance toujours suspecte, que les cuisiniers peuvent utiliser sans la faire bouillir, et que les matelots emploient pour le lavage de la vaisselle et des ustensiles de cuisine. Fatalement, à un moment donné, ces hommes consomment eux-mêmes cette eau, soit par négligence, soit par pénurie momentanée d'eau stérilisée.

Le Dr Lassabatie a proposé sur la *Jeanne d'Arc* un procédé qui pourrait simplifier encore la distribution de l'eau dans les divers étages du navire : l'eau, au lieu d'être pompée, serait maintenue sous pression dans la caisse à eau elle-même et envoyée directement dans la canalisation au fur et à mesure des besoins, sans aucun intermédiaire.

Certainement, si l'installation pratique de caisses pouvant supporter la pression nécessaire à la montée de l'eau est possible, on éviterait par ce procédé la stagnation de l'eau dans les conduits, et l'intermédiaire des pompes actuellement en service, dont le nettoyage parfait est toujours illusoire.

Ajoutons enfin qu'une dépêche ministérielle récente prescrit de mettre à l'essai sur un des navires de l'escadre de la Méditerranée le procédé de conservation et de distribution de l'eau inauguré par le Dr Le Méhauté, tel que nous l'avons décrit plus haut.

En résumé, les deux procédés qui seuls permettent d'avoir une eau de boisson de bonne qualité, la stérilisation et la distillation trouvent leur emploi dans la marine suivant les types de navires et leur destination.

La stérilisation est plus économique et peut être employée sans difficultés sur les navires-écoles, et dans les groupes vivant à terre; mais, sur les navires faisant campagne, la distillation de l'eau offre les plus grands avantages parce qu'elle assure le renouvellement indéfini de l'eau et n'oblige pas à un approvisionnement considérable, encombrant pour les longues traversées. Elle est produite pour ainsi dire au jour le jour et présente l'énorme supériorité de ne pas séjourner longtemps dans les caisses.

Car c'est là la difficulté du problème : que l'eau soit distillée ou qu'elle soit stérilisée, elle est excellente au moment où elle sort des appareils; mais sa conservation et sa distribution offrent des causes de contamination difficiles à éviter.

Quel que soit le système de conservation, qu'il s'agisse de caisses à eau ou de citernes, ce qu'il faut, c'est que ces récipients puissent être complètement vidés, nettoyés, sans qu'il soit besoin de recourir à des procédés toujours suspects : introduction d'homme, qui malgré toutes les précautions qu'on lui fera prendre, bains, nettoyage des mains, costume spécial, ne pourra s'acquitter de sa tâche : de même les nettoyages avec des fauberts, des balais, sont toujours dangereux.

Les caisses doivent être désinfectées mécaniquement à la vapeur ou flambées et revêtues d'une substance qui n'altère pas l'eau.

En attendant le jour prochain où des installations analogues à celles de la *Marseillaise* se trouveront, perfectionnées encore, sur chaque bateau de nos escadres, il est toujours possible d'utiliser les réservoirs actuellement en service en s'inspirant de ces règles de désinfection, mais l'introduction d'un homme avec toutes les précautions possibles est toujours indispensable pour le nettoyage de ces caisses placées dans les parties les moins accessibles du navire.

Quant à la distribution de l'eau, l'installation des rampes métalliques à multiples robinets est facile à faire et peut être utilisée sur tous les bateaux sans grande difficulté pratique.

III. — PATHOLOGIE ET PROPHYLAXIE NAVALES SPÉCIALES EN TEMPS DE PAIX ET EN TEMPS DE GUERRE

PATHOLOGIE NAVALE

Il n'y a évidemment pas, au sens strict du mot, une pathologie navale spéciale, c'est-à-dire qu'il n'est pas une des maladies frappant les marins qui ne puisse atteindre de même les habitants de la terre ferme, et, comme le disaient très bien Rochard et Bodet, le mal de mer lui-même a ses analogies dans l'impression désagréable que font ressentir à certaines personnes les mouvements de la voiture ou le balancement de l'escarpolette.

Mais il est du plus haut intérêt pour l'hygiéniste de savoir quelle est la fréquence relative des maladies observées chez les marins, d'étudier par la statistique leur morbidité et leur mortalité, de savoir dans quelles conditions ces maladies se sont développées et ont évolué, et d'acquérir la notion de celles qui sont évitables.

Si certaines affections comme le scorbut, le saturnisme, qui ravagèrent autrefois nos équipages, ont aujourd'hui disparu, il est encore de nombreuses infections qui se sont développées, étendues et pourront certainement être combattues aussi efficacement.

Disons tout de suite qu'en dépit des conditions d'existence paradoxale qu'offre à ses habitants un navire de guerre moderne, conditions qui semblent un vrai défi à l'hygiène la plus élémentaire, c'est précisément pendant leurs périodes d'embarquement sur ces navires, tout au moins dans les croisières sur les côtes de France (1), que les marins présentent le meilleur état sanitaire, tandis que le plus grand nombre des malades est fourni par les groupes vivant à terre, bataillon des fusiliers, défenses du littoral, ou vivant sur des bâtiments en contact constant avec la terre, comme les navires-écoles.

Ces différences sont très appréciables par l'examen des tableaux ci-dessous donnant le chiffre des entrées à l'hôpital à terre pendant les deux années 1899 et 1900, les seules pour lesquelles il existe à l'heure actuelle une statistique officielle :

Entrées à l'hôpital à terre par force navale en 1899-1900.

FORCES NAVALES EN FRANCE.	ENTRÉES P. 1 000.		FORCES NAVALES HORS DE FRANCE.		ENTRÉES P. 1 000.	
	1899.	**1900.**			**1899.**	**1900.**
Escadres	155	108	Force navale.	Pacifique	124	77
Navires isolés	227	323		Méditerranée.	130	201
Défenses du littoral	233	210		Extr.-Orient.	139	142
Bataillon de fusiliers	354	145		Atlantique	145	173
Dépôt des équipages	449	543		Océan Indien.	148	84

Nous ne parlons ici que des entrées à l'hôpital à terre, dont les chiffres peuvent servir de base indiscutable à une appréciation de la morbidité de la flotte, tandis que le chiffre des invalidations, exemptions de service total ou partiel, varie dans des proportions impossibles à apprécier dans les conditions si différentes où vivent les

(1) Tandis que les équipages des navires faisant campagne lointaine sont naturellement soumis aux influences pathogènes spéciales aux climats, aux pays plus ou moins malsains où ils sont tenus de séjourner.

divers groupes observés : sans compter l'erreur inévitable causée par le grand nombre de sous-officiers, quartiers-maîtres ou matelots mariés qui, pour toute affection légère, se font soigner à leur domicile.

Pour ces diverses raisons, toute tentative de comparaison avec la population civile ou avec l'armée de terre est encore illusoire et ne sera possible que lorsque la statistique maritime comportera un grand nombre d'années.

Pour la *mortalité* générale de la flotte, il semblerait que la tâche fût plus facile ; mais il y a un tel écart entre les deux années 1899 et 1900 qu'il est impossible d'en tirer aucune conclusion à l'heure actuelle.

La mortalité, qui était de 6,61 p. 1 000 en 1899, est montée à 11,04 p. 1 000 en 1900. Comme l'explique bien Legrand, l'année 1899 avait été une année normale, sans expédition notable, sans épidémie, sans sinistres maritimes, tandis que 1900 fut une année calamiteuse pour la marine, l'accident de la *Framée*, la guerre de Chine, l'épidémie de fièvre jaune du Sénégal ayant occasionné un grand nombre de décès.

Par comparaison avec l'armée de terre, où la mortalité est de 9,6 p. 1 000, la moyenne des deux années 1899 et 1900 donne un chiffre très peu supérieur dans la marine, 9,84 p. 1 000, et l'on peut dire qu'en dépit des nombreux accidents de mer, des épidémies, de leurs conditions d'existence pénibles, nos marins n'ont pas une situation sanitaire inférieure à celle des troupes métropolitaines.

Quant à la fréquence relative des maladies observées chez les marins, nous ne pouvons reproduire ici les tableaux très complets fournis par la statistique officielle ; nous nous bornerons à étudier le développement et l'évolution des principales maladies par ordre d'importance, à bord et dans les hôpitaux à terre.

A bord, le plus grand nombre des indisponibilités est fourni par les lésions traumatiques, les furoncles, les maladies vénériennes, puis, comme dans l'armée de terre, l'amygdalite, la grippe, la laryngite, la bronchite, le rhumatisme, etc.

Ce sont à peu près les mêmes affections, dans le même ordre, qui fournissent le plus grand nombre d'entrées à l'hôpital à terre.

Étudions maintenant avec quelques détails les principales affections ou groupes de maladies qui occasionnent le plus de décès dans la marine.

C'est en première ligne et de beaucoup la *tuberculose*, qui assume un peu plus du quart des décès, près du tiers, si on y joint la bronchite chronique dont les décès sont trop nombreux pour ne pas être plus que soupçonnés d'avoir souvent une origine tuberculeuse » (Legrand).

Viennent ensuite par ordre décroissant la *fièvre typhoïde*, les *morts accidentelles* et la *pneumonie*, celle-ci sur le même pied que les deux grandes endémies des pays chauds, la *dysenterie* et le *paludisme*.

TUBERCULOSE. — Malgré les défauts de statistiques encore incomplètes, la tuberculose est incontestablement très fréquente dans la marine, et la perte annuelle de la flotte en décès, retraites et réformes pour tuberculose sous toutes ses formes est d'environ 12 p. 1 000 en 1899 comme en 1900.

Ces pertes considérables paraissent de plus être en voie d'augmentation; connus et signalés depuis longtemps par les médecins de la marine, les ravages de cette peste moderne ont commencé à émouvoir l'opinion publique, ainsi qu'en témoignent de nombreuses études parues dans la presse scientifique et mondaine (1).

Il importe de rechercher quelle est la part de responsabilité qui incombe à la marine dans cet état de choses, et dans quelle mesure elle peut y remédier.

Mais la question n'est-elle pas plutôt d'ordre général? La fréquence de la tuberculose dans la marine n'est-elle qu'un cas particulier du développement progressif de la tuberculose en France?

Depuis une dizaine d'années surtout, de nombreux travaux d'ensemble ont montré la progression de la tuberculose tant dans la flotte que dans les arsenaux [Talairach (2), Vincent (3), Auffret (4), Couteaud (5), Guès (6)].

Nous avons vu quelle était la mortalité tuberculeuse des marins ; la morbidité, beaucoup plus difficile à apprécier, atteint un minimum de 12, 5 p. 1000 dépassant de 100 p. 100 la morbidité dans l'armée française, qui dépasse elle-même de 190 p. 100 la morbidité allemande.

Pour la flotte, ces chiffres sont certainement au-dessous de la vérité pour diverses raisons : parce que les officiers ne figurent pas en général dans les tableaux de morbidité, parce que beaucoup de sous-officiers sont soignés pour bronchite chronique, alors qu'en réalité ils sont tuberculeux, enfin parce que jusqu'à ces derniers temps un certain nombre d'hommes étaient réformés sans passer par les hôpitaux.

De même les chiffres de mortalité sont certainement inférieurs à la réalité, parce qu'en dehors des tuberculeux atteints de formes aiguës qui meurent dans les hôpitaux la plus grande partie des réformés meurt peu de temps après le retour dans ses foyers.

Ces chiffres considérables, que les statistiques officielles ont mis

(1) Voy. Lowenthal, La tuberculose dans la marine française. *La Revue*, 1903.

(2) Talairach, La tuberculose dans la flotte. *Archives de médecine navale*, 1894.

(3) Vincent, Commission de la tuberculose, 1900.

(4) Auffret, La tuberculose à l'arsenal de Brest. *Archives de médecine navale*, 1900.

(5) Couteaud, La lutte contre la tuberculose à bord. *Archives de médecine navale*, 1903.

(6) Gues, Contribution à la prophylaxie de la tuberculose dans la marine. *Archives de médecine navale*, 1901.

en lumière, ne présentent pourtant rien d'extraordinaire, si l'on veut bien songer au milieu dans lequel est *recruté* la moitié du personnel maritime, aux *conditions* d'existence si anormales dans lesquelles il est obligé de vivre, et aux dangers considérables de la *contagion* inévitable en un pareil milieu.

La plus forte partie du contingent provient des ports du Nord, de Brest particulièrement, où la tuberculose sévit avec une incroyable intensité, que vient aggraver encore l'alcoolisme, dont la progression n'est pas moins effrayante, et dont la statistique ne donne qu'une bien faible idée.

Nul pays où la question du logement soit plus négligée, où l'encombrement dépasse tout ce qu'on peut imaginer. Le jeune Breton, intoxiqué d'alcool dès le jeune âge, échappera rarement à la contagion, quand un seul tuberculeux vivra dans sa famille, entassée dans ces réduits humides et obscurs tels que sont la plupart des maisons bretonnes ; il contractera dès les premières années de sa vie une de ces nombreuses formes du lymphatisme, scrofulides, adénites chroniques, tuberculoses latentes, prêtes à se généraliser au moindre accident.

Il arrive au service, et sous l'influence des premières fatigues, refroidissement, rhume négligé, son mal se révèle, sa tuberculose, contractée dès l'enfance, dans sa famille bien plus souvent qu'à bord des navires-écoles où, certes, les conditions de nourriture, d'habitation sont bien supérieures à celles auxquelles il a été habitué.

Réformé dès les premiers signes de son affection, il retournera chez lui porter à son tour les germes du mal que l'État, déniant toute responsabilité, se refuse à soigner, se contentant d'éliminer les sujets dangereux de ses équipages, mais non pas du milieu dans lequel il ira chercher leurs remplaçants.

Il y a là un cercle vicieux dont on ne peut sortir que par une entente combinée des pouvoirs publics, représentant en définitive l'*État*, responsable de la santé publique.

Cette influence du lieu d'origine est bien nettement indiquée par la mortalité tuberculeuse comparée des marins en 1900 (statistique officielle).

Elle a été :

Pour les marins	originaires du Finistère...........	De 47 p. 100	des décès de toute nature (1).
	— des Côtes-du-Nord	De 32 —	
	des autres départements français...	De 22 —	

La notion de ces tuberculoses latentes explique l'apparition de manifestations aiguës survenant brusquement chez des marins appartenant à des équipages en campagne.

(1) Ajoutons que sur 780 tuberculeux réformés en 1903-1904, il y a eu le chiffre énorme de 500 *Bretons*. (Rapport sur la tuberculose dans la marine, AUFFRET.)

Malgré la rigoureuse sélection faite au départ, un équipage, isolé en mer, en dehors de toute contagion appréciable, est subitement atteint d'un, deux ou plusieurs cas de tuberculose, qu'il faut rapatrier en toute hâte, en prenant à bord toutes les mesures de désinfection à l'égard des locaux occupés par les malades.

C'est ainsi (Rapport Legrand) que furent observés, en 1899, trois cas de tuberculose ayant débuté brusquement dans les trois cas par une hémoptysie à bord du *Cécille* dans l'océan Atlantique.

Dans la division d'Extrême-Orient, à bord du *Descartes*, le Dr Seguin signale six tuberculeux, l'un malade aussitôt après son arrivée de France, les autres après un séjour prolongé à bord, séjour pendant lequel ils avaient paru tout à fait indemnes.

Même observation pour sept malades du *D'Entrecasteaux*.

Dans le Pacifique, le Dr Gauran, sur le *Protet*, un navire neuf, note trois cas de tuberculose laryngée qui s'éveillèrent aussitôt après avoir pris la mer, sous l'influence des premières fatigues de la navigation.

Ces exemples montrent la part qu'il faut faire aux prédispositions individuelles, et la fâcheuse influence qu'exerce sur les tuberculeux la navigation, surtout la navigation dans les pays chauds.

Rôle de la contagion. — Si nous croyons que dans beaucoup de cas le marin arrive au service déjà tuberculisé, loin de nous cependant la pensée de nier le rôle de la contagion, si facile à bord des navires de guerre en dépit des prescriptions les plus sévères.

La plus élémentaire de ces précautions, c'est l'élimination des sujets douteux dès leur arrivée au corps, c'est la visite fréquente, soigneuse, de chaque homme, chaque fois qu'il change de poste, chaque fois surtout qu'il embarque sur un navire régulièrement armé pour une longue période de temps.

A bord, la surveillance des hommes est relativement facile : le médecin-major arrive en peu de temps à connaître personnellement tous les hommes de son équipage, et pourra dépister les plus légères bronchites, soumettre à une observation rigoureuse certains sujets dont il remarque la pâleur ou l'amaigrissement.

Mais à bord des bâtiments en réserve, dans les défenses mobiles, le nombre considérable des hommes, leurs mutations incessantes rendent toute surveillance illusoire.

Dans les dépôts, les médecins n'ont pas le temps matériel nécessaire pour examiner tous les hommes qui souvent y séjournent fort peu de temps ; et connaissant l'admirable endurance de ces marins, pêcheurs bretons si peu *douillets*, habitués à supporter avec insouciance toutes les intempéries de leur pays, il ne faut pas compter sur l'homme pour venir se plaindre des premiers symptômes de son mal. Combien de fois voyons-nous arriver à l'hôpital des matelots atteints de lésions pulmonaires irrémédiables, observées si fréquemment dans ces formes torpides de tuberculose, évoluant sans fracas, sans symptôme fonctionnel grave, ces *rhumes négligés* dont un marin aurait honte de se plaindre, jusqu'au jour où une hémoptysie le terrassera en plein travail.

Ceci est vrai surtout pour les gradés qui, presque tous mariés, désireux d'avancer, ne veulent pas renoncer à un poste avantageux et dissimulent leur mal par crainte de l'hôpital ou du congé.

La rigueur d'un règlement qui oblige à réformer sans aucune pension tout homme qui n'a pas contracté son affection à l'occasion d'un fait précis de service est encore une des principales raisons qui les pousse à cacher leur maladie jusqu'à ce qu'ils aient atteint l'âge de la retraite.

La contagion s'exerce donc dans une proportion indéniable, facilitée par la vie en commun ; il n'est pas un médecin de la marine qui ne puisse citer des faits précis à cet égard : « En 1890, j'ai assisté, dit Couteaud (1), sur l'*Iphigénie*, un navire déplorablement aménagé et surpeuplé, à une véritable épidémie de tuberculose pulmonaire qui a eu pour cause la présence d'aspirants manifestement tuberculeux dont j'avais essayé en vain d'interdire l'embarquement. »

Une des preuves les plus évidentes de la contagion à bord nous est fournie par la fréquence énorme de la tuberculose chez les hommes qui vivent le plus en contact les uns avec les autres dans des locaux étroits, mal aérés : après les infirmiers, chez lesquels la tuberculose est un accident professionnel, ce sont les fourriers qui paient le plus lourd tribut à la phtisie pulmonaire, ainsi qu'en témoigne le tableau ci-dessous :

Mortalité tuberculeuse suivant les professions et spécialités et par rapport à l'effectif.

La mortalité générale a été en 1900 :

De	6,7 p. 1000	pour les torpilleurs,	dont	1,7	p. 1 000	
De	6,7 —	pour les armuriers,	dont	3,4	—	
De	7,5 —	pour les matelots de pont,	dont	2,4	—	
De	8,7 —	pour les mécaniciens et les chauffeurs,	dont	2.6	—	par tuberculose et bronchite chronique.
De	9,5 —	pour les timoniers, pilotes,	dont	4,7	—	
De	9,6 —	pour les canonniers,	dont	3,2	—	
De	10,0 —	pour les musiciens, clairons, tambours,	dont	4,3	—	
De	10.2 —	pour les tailleurs et les cordonniers,	dont	3,3	—	
De	10,5 —	pour les voiliers,	dont	3,4	—	
De	11,5 —	pour les gabiers,	dont	4,7	—	
De	12,0 —	pour les agents de service,	dont	6,0	—	
De	13,2 —	pour les charpentiers,	dont	4,4	—	
De	14,5 —	pour les fusiliers,	dont	4,9	—	
De	14,9 —	pour les agents des vivres,	dont	4,2	—	
De	19,1 —	pour les fourriers,	dont	10,4	—	
De	20,3 —	pour les infirmiers,	dont	10,2	—	

Moyenne générale : 11,19 p. 1 000. — Moyenne générale pour tuberculose et bronchite chronique : 3,50 p. 1 000.

(1) Couteaud, *loc. cit.*

Au point de vue de la proportion des décès par profession, il est bien remarquable de voir les torpilleurs, les mécaniciens, les chauffeurs, malgré les conditions pénibles de leur vie dans les fonds du navire, fournir une bien plus faible proportion de tuberculeux que les fusiliers, gabiers, etc., qui vivent au-dessus de la cuirasse.

C'est qu'ici se manifeste encore nettement l'influence du lieu d'origine pour expliquer (Legrand) l'évolution plus ou moins tardive de tuberculoses latentes, plus fréquentes dans les spécialités de marins bretons (fusiliers, gabiers) que chez les mécaniciens et chauffeurs, originaires pour la plupart des autres régions de la France.

Il en résulte que si la marine, au lieu de se recruter en grande partie en Bretagne, prenait ses contingents dans les autres régions de la France, cette énorme proportion de tuberculeux qui a tant frappé les hygiénistes se réduirait de moitié, et nous retomberions à peu de chose près dans la moyenne générale de notre pays.

Ce côté de la question qui a été jusqu'à présent peu étudié n'est pourtant pas nouveau, ainsi qu'en témoigne ce passage d'une circulaire sur la prophylaxie de la tuberculose, circulaire rédigée sous l'inspiration des conseils de santé de la marine (1) : « Bien que chez la plupart des hommes la maladie ait pu se manifester ou s'accentuer après l'incorporation, *il est malheureusement certain que beaucoup d'entre eux en avaient le germe à leur arrivée au corps*, et comme il importe au plus haut point de réduire les chances de transmission par contagion, la visite médicale ne saurait être trop sévère au point de vue de la constatation de la maladie ou même de la prédisposition à la maladie. »

Des efforts très considérables ont été dirigés au contraire contre la contagion : suppression du balayage, établissement de crachoirs, désinfection des effets des tuberculeux réformés, des locaux occupés par les tuberculeux avérés qui ne reviennent plus à bord et attendent le règlement de leur situation dans les hôpitaux où ils sont soignés à part.

Traitement des tuberculeux. — Mais, à côté de ces deux grands moyens de lutte antituberculeuse, élimination dès l'entrée, réforme aussitôt que la lésion est constatée, doit venir s'adjoindre un troisième facteur, non moins important que les autres : le traitement d'un certain nombre de tuberculeux, des tuberculeux susceptibles de guérir complètement. Il est facile de démontrer que la marine y trouverait son intérêt, en même temps que serait tarie une des sources principales de la contagion de la tuberculose dans nos populations maritimes.

La réforme d'un marin n'est pas, dans la pratique, toujours facile à appliquer, même lorsqu'elle s'adresse à de jeunes sujets, engagés ou appelés, n'ayant pas l'intention de continuer leur carrière mili-

(1) *B. O.*, 21 octobre 1889.

taire au delà du temps prescrit ; il en résulte toujours pour l'homme une certaine dépréciation et l'impossibilité à peu près absolue de solliciter plus tard aucune fonction publique.

A plus forte raison, cette réforme devient-elle plus pénible à prononcer quand elle frappe des marins de profession, des sous-officiers constituant les cadres de la maistrance de la Flotte, qui, malgré leurs quinze, vingt ou vingt-quatre ans passés au service, seraient brutalement congédiés sans aucune ressource, si le règlement était appliqué à la lettre (1).

Il est formel ce règlement, et l'infirmité contractée en service pour donner droit à la pension doit être reconnue par un certificat d'origine, rattachant la maladie à un fait précis de service.

Pour la tuberculose, en dehors de cas exceptionnels, naufrage d'embarcation, chute accidentelle à la mer, ce certificat n'est évidemment jamais établi. Le malade, au courant de sa situation, cherche à dissimuler son mal, et, quand le médecin est appelé à se prononcer, on comprend que, pris entre son devoir militaire et les sentiments d'humanité les plus élémentaires, il hésite à renvoyer brutalement, à priver de toutes ressources un homme malade, souvent marié et père de famille. Alors c'est la série des congés de convalescence que l'homme passe au milieu des siens, créant partout de nouveaux foyers de contagion.

Il y a mieux à faire, et l'intérêt même de la marine lui commande de chercher par tous les moyens possibles à conserver à son service des canonniers, des gabiers, des mécaniciens, des pilotes dont l'instruction très longue atteint un prix très élevé ; c'est une perte sèche, considérable, de congédier un de ces hommes en pleine maturité, au moment même où il est en état de rendre le maximum de services utiles.

Or, ce n'est pas aujourd'hui une illusion de croire que la tuberculose est curable à son premier degré. Que la marine établisse pour ces malades un sanatorium où seront soignés pendant six mois, un an, les tuberculeux dès la première apparition de leur mal, et elle pourra conserver les hommes que le règlement actuel l'oblige à éliminer.

Pour arriver à ce résultat, point n'est besoin de crédits extraordinaires, nul besoin de coûteux et luxueux sanatoriums : une meilleure utilisation de certains hôpitaux pourrait, au moins au début, servir à traiter spécialement ce genre de malades.

A Rochefort, déjà, le directeur Guès, par application de la dépêche ministérielle du 21 avril 1904, relative à l'isolement des tuberculeux, organisa dans son hôpital même un service modèle où il voulut, dit-il, que les malades fussent encore mieux traités que dans les autres salles.

« Cette salle spéciale est située dans le pavillon le plus neuf de l'hôpital, exposée à l'Est et s'ouvrant sur un petit jardin où, pendant

(1) Sans doute, la retraite proportionnelle peut être donnée à quinze ans, pour infirmités contractées au service ; mais elle n'est pas reversible sur la tête de la veuve.

la belle saison, des fleurs, des plantes grimpantes donnent l'illusion de la campagne aux malades qui peuvent s'étendre au soleil ou à l'abri du soleil dans des fauteuils pliants. Dans la salle même un mobilier tout propre, des tables en fer, peints en blanc, des plantes vertes ou fleuries égaient les yeux. Le régime est aussi réconfortant que possible et le traitement y vient en aide à l'hygiène. Plusieurs malades qui y ont séjourné quelques semaines (car on réforme au plus tôt les militaires et les marins) y ont augmenté de poids...

« L'hôpital de Saint-Mandrier, malgré l'inconvénient qu'il a d'être exposé au mistral, possède, bordant certaines salles, des galeries vitrées où les malades peuvent s'abriter.

« D'autre part le ciel pur, le soleil bienfaisant feraient de cet hôpital un sanatorium d'hiver très recommandable pour les ouvriers tuberculeux des ports du nord, en attendant que la marine sinon quelque généreux donateur nous ait pourvus à Hyères ou au golfe Juan d'une villa destinée à devenir le sanatorium de la marine.

« Les parties nord de Toulon pourraient être choisies pour l'établissement d'une construction économique (pas de luxe) destinée à cet objet et sur les côtes de l'océan la forêt de Saint-Trojan, équivalente à Arcachon. »

Et de fait, quand on constate les améliorations rapides obtenues souvent dans les hôpitaux chez des tuberculeux qu'un hasard y retient quelque temps, on est bien encouragé dans cette voie.

Sachant qu'ils ne risqueraient plus la réforme, les marins n'hésiteraient plus à venir demander à l'hôpital la guérison de leur mal, qu'ils déclareraient dès les premiers symptômes, entraînés bientôt par l'exemple de camarades qu'ils verraient revenir guéris.

Bien entendu, reste à traiter la question de la solde, qui doit être résolue dans le sens le plus large.

De cette façon, la marine conserverait chaque année un grand nombre de ses meilleurs serviteurs, et en même temps serait tarie une des principales sources de contagion dans les milieux maritimes où vont s'éteindre les réformés du service militaire.

FIÈVRE TYPHOIDE. — Après la tuberculose, c'est la fièvre typhoïde qui cause le chiffre de décès le plus élevé chez les marins de l'État (107,3 pour 1 000 décès en 1900 ou 1,16 p. 1 000 de l'effectif : elle est du reste en notable décroissance, car elle atteignait avant 1885 14,4 p. 1 000 (1).

Si l'origine hydrique de la fièvre typhoïde avait encore besoin d'être prouvée, elle n'en trouverait nulle part une démonstration plus éclatante que dans la marine (2).

(1) MOURSOU, *Archives de médecine navale*, 1885.

(2) Il est bien entendu qu'il faut compter, dans les cas de fièvre typhoïde d'origine hydrique, les fièvres contractées par l'usage d'aliments, fruits ou légumes contaminés par de l'eau suspecte.

En effet, si le chiffre de la morbidité est encore très élevé (7 p. 1 000 en 1900), il est à noter que ce sont les équipages casernés à terre, ou vivant presque constamment à terre (Défenses du littoral, navires en réserve), qui sont frappés en très forte majorité, dans la proportion du simple au double.

Tous les cas relevés dans les escadres du Nord ou de la Méditerranée ont été contractés pendant le séjour des navires à Brest, à Cherbourg ou à Toulon surtout, où la maladie est endémique. Dans la plupart des ports d'ailleurs, les eaux d'alimentation sont très défectueuses ; Cherbourg et Toulon sont particulièrement mal servis à cet égard (1).

Au contraire, quand les escadres restent à la mer un certain temps, même pendant les grandes manœuvres d'été, où cependant le surmenage des équipages semblerait devoir les prédisposer aux infections graves, la maladie disparaît, *et en aucun cas la fièvre typhoïde n'est apparue spontanément sur des navires à la mer*, c'est-à-dire pendant les périodes où les hommes boivent exclusivement de l'*eau distillée.*

La plupart du temps, d'après les rapports des médecins des navires contaminés, ce sont les hommes qui vont le plus souvent à terre qui sont frappés de préférence, cuisiniers, maîtres d'hôtel.

C'est encore dans les écoles à terre que se montrent les cas les plus fréquents, comme à l'École des mécaniciens de Toulon, où la jeunesse des élèves, le surmenage inévitable des premiers temps du service les prédisposent à l'infection typhique.

Rarement la fièvre typhoïde se montre sous forme d'épidémie, et on cite l'exemple du *Magenta* : 51 cas, 1 décès, épidémie bénigne qui, d'après le rapport du médecin-major Ludger, doit être rapportée à l'infection antérieure du navire, lequel depuis son premier armement en 1894 avait compté des cas assez nombreux de fièvre typhoïde et n'avait jamais été complètement désinfecté ni désarrimé.

Notons enfin que le *Magenta* est un bateau-école qui séjourne constamment aux Salins d'Hyères, avec communications nombreuses et journalières avec la terre, et de fréquents séjours à Toulon.

VARIOLE. — La variole est exceptionnelle dans la flotte : la statistique officielle de 1899-1900 ne cite aucun décès et note seulement quelques cas isolés dans les dépôts ou dans les Défenses du littoral.

Les fièvres éruptives fournissent également très peu de cas.

PALUDISME. — Bien que la situation sanitaire de la flotte se soit

(1) La statistique fournit des chiffres particulièrement instructifs à cet égard : tandis que la morbidité typhoïque était en 1899, de 4,92 p. 1 000, et en 1900 de 4,43 dans les escadres, elle atteignait 8,17 en 1899 et 9,55 en 1900, dans les Défenses du littoral.

également beaucoup améliorée en ce qui concerne le paludisme, on compte encore actuellement une morbidité d'environ 60 p. 1 000 : ces cas sont observés à peu près exclusivement à bord des navires faisant campagne lointaine : en France, on n'observe guère que des récidives de paludisme contracté hors d'Europe.

La morbidité en France étant de 20 p. 1 000 atteint aux colonies 200 p. 1 000, et bien entendu le paludisme frappe plus sévèrement les équipages des navires de rivière, des pontons, que ceux des bâtiments de haute mer.

Dans la Méditerranée, ce sont les navires qui séjournent en Crète ou à Bizerte qui présentent quelques cas.

Jamais nous n'avons observé de cas de fièvre de la Méditerranée, dite fièvre de Malte.

Dans l'Atlantique, certains petits navires séjournant dans les rivières africaines donnent, pour un effectif de 63 hommes, 82 entrées pour paludisme en un an.

Au point de vue de la propagation du paludisme par les moustiques, l'histoire du *Jouffroy* est particulièrement intéressante (Rapport du Dr Mathis).

L'état sanitaire de ce navire était excellent quand il fut envoyé à deux reprises différentes en mission dans les rivières du Contesté franco-brésilien. Aussitôt le paludisme frappa l'équipage dans une énorme proportion : 116 entrées sur 47 hommes en 1900, et le maximum des cas fut observé à la suite d'une véritable invasion de moustiques à bord.

En 1899 les cas furent tous bénins, et le médecin-major attribua cet heureux résultat à la prophylaxie par la quinine : chaque homme du bord prenait chaque jour 50 centigrammes de quinine pendant les séjours en rivière, et l'usage du médicament était poursuivi huit jours après le retour à l'estuaire.

D'ailleurs, en Extrême-Orient comme dans l'Atlantique ou sur les côtes de Madagascar, les médecins de la marine sont d'accord sur l'action de la quinine prise à dose préventive ; non seulement par cette pratique les atteintes de paludisme sont moins fréquentes, mais surtout elles sont moins graves. De plus, les malades sont rapatriés par les voies rapides dès qu'ils sont frappés sérieusement, avant que se manifestent les formes tenaces du paludisme chronique.

De même, après un premier accès à forme pernicieuse, il est d'expérience courante de ne pas en attendre un second dont le malade guérirait beaucoup plus difficilement.

CHOLÉRA ET FIÈVRE JAUNE. — Le choléra et la fièvre jaune n'ont causé dans la flotte que des cas isolés dans ces dernières années, et, sauf le cas de l'*Héroïne* à Dakar qui, en 1900, fournit 16 cas avec 10 décès dont 2 officiers (Rapport Kermorgant), on ne cite aucune épidémie.

RHUMATISME. — En France, dit Legrand, on explique la fréquence du rhumatisme dans la flotte par l'humidité intérieure du navire, surtout sensible à bord des navires en fer, et par les refroidissements, les hommes étant en transpiration après les exercices.

Ces dernières causes subsistent évidemment de tout temps, mais les conditions d'habitabilité du navire, très améliorées depuis l'installation du chauffage à la vapeur à bord, ne suffisent pas à expliquer le grand nombre des rhumatisants observés à bord : nous pensons qu'il faut compter dans ce groupe les formes souvent méconnues du rhumatisme tuberculeux (Poncet), dont nous avons observé un très grand nombre à l'hôpital de Toulon pendant ces dernières années. Ce rhumatisme, qui frappe de préférence les jeunes matelots peu de temps après leur incorporation, est souvent accompagné ou suivi de localisations pulmonaires d'origine bacillaire qui nécessistent la réforme des sujets atteints.

DYSENTERIE. — La *dysenterie* au point de vue de son origine a donné lieu à des observations analogues à celles faites pour la fièvre typhoïde.

C'est en Extrême-Orient que cette endémie est le plus souvent observée et surtout sur les équipages vivant à terre, ou bien lorsque, l'eau distillée venant à manquer, les hommes n'ont à leur disposition qu'une eau potable altérée.

Le nettoyage antiseptique des caisses à eau et l'usage exclusif de l'eau distillée ont toujours fait disparaître les cas de dysenterie ou de diarrhée des pays chauds.

L'apparition de la dysenterie est favorisée, chez les marins qui arrivent dans les régions où elle est endémique, par la dyspepsie à peu près inévitable après une longue traversée et par la constipation, « ce fléau de la vie maritime » (Rochard et Bodet). Les excès pendant les relâches, l'abus des fruits et des boissons glacées favorisent encore l'éclosion de la dysenterie, suivie toujours de congestion et souvent d'abcès du foie.

MALADIES VÉNÉRIENNES. — Les maladies vénériennes de toutes natures sont en nombre très élevé dans la flotte (100 p. 1 000), et ce sont naturellement les marins à terre qui sont les plus mal partagés, parce que dans les ports de guerre la prostitution est très florissante.

L'opinion unanime des directeurs du service de santé des ports est qu'il faut incriminer non la prostitution réglementée, fort bien surveillée partout, mais les innombrables débits de boisson qui ne sont que de véritables maisons de prostitution clandestine (Danguy des Déserts).

En ce qui concerne la prophylaxie *individuelle* dans la flotte, des instructions ministérielles très détaillées ont indiqué depuis longtemps les mesures à prendre pour arrêter la propagation de la syphilis : chaque homme est visité tous les quinze jours, seul, de façon à assurer au malade toutes les garanties de la discrétion.

En dehors des cas de dissimulation notoire, on a abandonné toute mesure disciplinaire à l'égard des marins affectés des maladies vénériennes (1). A sa sortie de l'infirmerie ou de l'hôpital, le malade est examiné par le médecin-major, qui fixe le temps de consigne qu'il juge nécessaire, et l'état sanitaire des vénériens est consigné à bord sur un registre spécial ou sur des fiches individuelles tenues par le médecin-major et mises à l'abri de toute indiscrétion.

Quand un syphilitique présente des accidents transmissibles, il est envoyé à l'hôpital à terre, et lorsqu'il ne peut être débarqué, des précautions sévères sont prises à bord pour que ses ustensiles de plat, verre, cuiller, fourchette, lui soient absolument personnels : il prend même ses repas à l'hôpital du bord si le médecin le croit utile.

Il est prescrit également de faire aux hommes des conférences sur le péril vénérien et les moyens de le combattre ; mais il faut avouer que ce mode de propagande donne des résultats médiocres dans un tel milieu, et on doit lui préférer les conseils individuels donnés par les médecins et les officiers, conseils toujours mieux écoutés parce que l'homme auquel ils sont adressés y voit une marque d'intérêt personnel et une preuve d'affection de la part de ses chefs.

Sans doute toutes ces mesures sont excellentes et bien faites pour assurer le traitement et la guérison des malades, comme aussi pour rendre à peu près impossible toute chance de contagion syphilitique à bord.

Mais hors du bord, les mesures de prophylaxie sont malheureusement bien restreintes, et leur insuffisance explique le chiffre élevé des vénériens dans la population des ports de guerre.

Certes, quand un homme tombe malade, il doit donner le nom et le domicile de la femme soupçonnée ; mais, dans la pratique, il est à peu près impossible d'obtenir un renseignement précis, et en tout cas cette prescription ne peut s'appliquer qu'aux maisons de tolérance : le bulletin de déclaration est communiqué au médecin de la marine chargé, dans les ports, d'assister à la visite des filles ; ce médecin, attaché en général pour peu de temps à ce service qui serait très long à bien connaître, ne peut guère s'y intéresser et se trouve d'ailleurs dans une situation un peu délicate vis-à-vis du médecin civil, directeur du dispensaire, seul responsable du service.

(1) En Angleterre, dans la marine, les hommes qui tombent malades à la suite d'actes volontaires de leur part, s'exposent à perdre leur solde pendant le temps où ils sont incapables de faire leur service. Le directeur général (Rapport de 1903) pense que, si l'on appliquait sévèrement cette méthode, il pourrait en résulter quelque bien ?

Ces mesures, utiles pour la prostitution officielle, sont sans effets sur la prostitution clandestine, la plus répandue, la plus dangereuse, et le seul moyen qu'aient à leur disposition les autorités maritimes est de *consigner à la troupe* certains débits ou établissements, spécialement ceux tenus par des serveuses, reconnus comme des foyers de contagion et dans lesquels des marins ont été notoirement infectés; il est aisé de prévoir combien rarement des marins consentiront à dénoncer le bar où ils passent leurs heureux moments de fête à terre, et encore plus rarement trahiront-ils la fille du bar, souvent une payse, à laquelle ils hésitent à porter préjudice.

La création des maisons du marin a rendu et rendra les plus grands services dans la lutte anti-vénérienne et anti-alcoolique, de même que l'organisation du service des canots de nuit, qui permet aux hommes de rentrer à bord à une heure avancée, et de ne pas toujours découcher chaque fois qu'ils vont à terre, comme cela avait lieu autrefois.

Quant à la prophylaxie des maladies vénériennes dans les ports, elle dépend des autorités civiles, et les militaires ne font que pâtir, en raison de leur âge, de la mauvaise organisation générale de ce service sanitaire : il est à remarquer du reste que, autant qu'on peut l'apprécier, le chiffre relatif des vénériens est sensiblement plus élevé dans la population civile, chez les jeunes gens de même âge et de même condition que les marins.

Pour conjurer le péril vénérien, cette entente des pouvoirs civils et militaires est donc indispensable ; c'est l'opinion unanime : nous ne pouvons pas en donner une meilleure formule qu'en citant les conclusions présentées à la Conférence internationale pour la prophylaxie de la syphilis et des maladies vénériennes, tenue à Bruxelles en septembre 1902, par l'inspecteur général Auffret :

1° Quel que soit le régime sous lequel on sera appelé à vivre, que les réglementaristes passent ou non la main aux antiréglementaristes, on pourra changer le terme, le vocable, séparer l'action médicale de l'action policière, ce qui sera peut-être un bien; il y aura toujours une part à faire à cette dernière, car on ne se passera jamais, en semblable matière, d'une réglementation. Le tout sera de la faire efficace et équitable et de la rendre effective, quand elle sera faite.

2° Dans nos États d'Europe spécialement (mais ceci est plus ou moins vrai partout), nos enfants ou presque tous nos enfants sont soldats ou marins.

Nos armées, nos marines visitent (et cela sans mesure draconienne aucune) et soignent avec sollicitude leurs malades atteints d'affections syphilitiques et les guérissent; ils ne les rendent à la circulation, en étant responsables vis-à-vis de la société et des familles, que quand ils ne peuvent plus transmettre leurs maladies.

Ne pourrait-on, ne serait-il pas juste, comme conséquence, que l'on réclamât des pouvoirs publics un minimum de garanties au-dessous desquelles il n'y a plus place qu'à la licence?

3° Nous reconnaissons l'insuffisance de la police telle qu'elle est faite. C'est un réseau à trop larges mailles. L'injustice en est souvent la conséquence, non seulement au point de vue de la différence des sexes, mais même au point de vue des personnes du même sexe. Les cabarets mal famés, dans les quartiers mal famés, ne sont que des maisons de tolérance déguisées, mais sans garantie.

La serveuse, au lieu d'y être rétribuée de ses services comme la servante, paie la patronne ou le tenancier (en moyenne 5 francs par jour, 150 francs par mois). Elle ne peut le faire qu'en se vendant.

La mineure, qui ne devrait jamais y pénétrer, y entre souvent par une petite porte comme locataire, comme cuisinière, comme bonne d'enfants et échappe ainsi à la loi. Le régime d'une absolue liberté ne porterait pas remède à ces faits.

4° Tous les moyens employés jusqu'à ce jour sont insuffisants et ne sont que des minoratifs. Il faudrait avoir vraiment recours aux moyens curatifs, c'est-à-dire qu'il faudrait abandonner le régime des tracasseries, qui éloigne et effraye, et s'adresser d'une manière ferme aux principes que j'énumère :

Égalité de traitement pour les deux sexes ;

Éducation morale plus soignée ;

Protection effective de la mineure et répression de tous ceux qui la détournent. Nous croyons, en ce point, à la bienfaisante influence des maisons de protection et des œuvres moralisatrices ;

Châtiment des plus sévères du proxénétisme et du souteneur, comme en Angleterre et en Belgique ;

Soins médicaux très largement assurés, sans châtiment à craindre ;

Recherche de la paternité, comme en Angleterre et aux États-Unis ;

Amendes très sévères contre les délinquants ;

Autrement dit, affirmer les régimes des responsabilités personnelles égales, sans rigueurs inutiles, mais sans faiblesse.

ALCOOLISME. — L'influence de l'alcoolisme sur la pathologie des marins varie beaucoup suivant les divers groupes que l'on considère.

Tout d'abord pour la plus grande masse des matelots, pour ceux qui accomplissent leur temps de service réglementaire, qu'ils proviennent de l'inscription maritime ou de l'engagement volontaire et quelles qu'aient été leurs habitudes d'intempérance avant leur incorporation, on peut dire que le temps passé sous les drapeaux est un temps de repos, un temps de vie sobre. Car, en dehors des permissions assez courtes et des rares *bordées* que leurs moyens leur permettent, ils n'ont guère d'occasion de s'alcooliser dans la vie à bord : beaucoup d'entre eux pourraient même se guérir radicalement d'habitudes vicieuses, si, de retour dans leurs foyers, ils ne retrouvaient les conditions de vie particulières aux hommes de la petite et de la grande pêche.

Considérons ensuite les hommes qui font leur carrière au service de l'État, rengagés et sous-officiers dont la paye est beaucoup plus élevée, ayant des frais de table dont ils peuvent disposer à leur gré :

c'est parmi eux que nous trouvons encore de trop nombreux alcooliques, tolérés, un peu excusés aussi, c'est bien naturel, par le commandement, en raison des services incomparables que rend à la marine son excellente maistrance.

Comment des chefs n'envisageraient-ils pas avec un peu d'indulgence une faute passagère commise par un homme dont ils viennent d'apprécier pendant une longue croisière les qualités professionnelles d'endurance et de dévoûment, si communes chez nos marins?

Néanmoins, le fléau de l'ivrognerie a toujours été combattu avec une très grande rigueur dans la marine: un tarif de punitions très élevé pour les récidivistes, la radiation des cadres de la médaille militaire, la suppression devant les tribunaux de l'excuse d'ivresse pour les actes délictueux et criminels, tels sont les principaux moyens prescrits pour réprimer les faits d'ivresse.

De plus, le règlement (1) prévoit un enseignement anti-alcoolique à l'École des mousses, dans les écoles élémentaires des dépôts ou des navires armés: les conférences du médecin, les exhortations et les conseils des capitaines de compagnie, « doivent par des récits, des faits, par des chiffres montrer la triste réalité, les dangers, les crimes, les folies, les ruines de toutes natures qui sont l'effroyable suite de l'alcoolisme ».

Mais que peuvent les meilleurs conseils contre les tentations qui assaillent le jeune matelot dès qu'il met le pied à terre, quand il lui faut passer devant les innombrables brasseries de filles échelonnées sur sa route ? Et, là encore, c'est dans la restriction du nombre des cabarets que nous pourrions seulement espérer trouver un remède à la propagation de l'alcoolisme.

Au point de vue pathologique, s'il est vrai que nous trouvons souvent chez nos malades des antécédents alcooliques, il ne semble pas que ce facteur ait une influence bien grande si l'on examine la mortalité par affections pouvant avoir l'alcool comme origine: cirrhoses du foie, 6 p. 1 000 décès; néphrites chroniques, 4 p. 1 000; aliénation, 2 p. 1000, et la rareté des suicides dans la marine en est encore une preuve.

SCORBUT. — HÉMÉRALOPIE. — Certaines affections comme le scorbut, qui autrefois faisait des ravages effrayants dans les équipages, ne se montrent plus aujourd'hui que dans des circonstances exceptionnelles et sous une forme atténuée. De même le typhus, l'ophtalmie des armées ont reculé devant les progrès de l'hygiène à bord ; de même l'*héméralopie*, que la plupart de nos confrères rattachaient aux causes débilitantes réunies à bord et surtout à l'insuffisance de l'alimentation. L'étude de la simulation de l'héméralopie, son diagnostic différentiel ont été faits de la manière la plus com-

(1) *B. O.*, 1891.

plète par Fontan (1), Piriou (2), Bonafy (3), qui rapportent tous cette affection à la débilité de l'organisme et à l'intensité des radiations lumineuses. Le traitement général, le repos absolu, l'ésérine ont toujours donné d'excellents résultats thérapeutiques.

EMPOISONNEMENTS. — L'usage inévitable des viandes de conserve provoque de temps à autre des accidents de *botulisme* parmi les équipages, surtout pendant les longues traversées : ces cas sont assez rares et sans grand intérêt.

Un empoisonnement multiple survenu à Lorient, en 1884, par l'usage de conserve de morue altérée (morue rouge, altération due à un champignon, le *Penicillum roseum*), a fait l'objet d'une étude très intéressante (4), et cet accident, facile à éviter, ne s'est pas reproduit depuis.

Plus importants sont les empoisonnements dus à des animaux toxicophores, poissons vénéneux des pays chauds dont les médecins embarqués doivent connaître les caractères pour en interdire l'usage dans l'alimentation de leurs hommes.

Cette étude, qui ne peut être faite d'une façon complète dans les limites restreintes de ce chapitre, a été l'objet de nombreux travaux, parmi lesquels il faut citer en première ligne ceux de Corre (5), de Fonssagrives, de Nielly, de Leroy de Méricourt. Nous ne pouvons qu'indiquer ici les principales espèces vénéneuses connues, ayant donné lieu à des accidents aujourd'hui possibles à éviter.

Parmi les espèces les plus fréquemment incriminées, il faut citer les mollusques, qui dans toutes les mers du globe prennent, à certains moments tout au moins, des caractères de toxicité indéniable.

Les moules, en particulier, sont très fréquemment vénéneuses, et, en dehors des accidents mortels attribués à la mytilotoxine, elles causent souvent, chez certains sujets, des troubles gastro-intestinaux, des éruptions fébriles plus ou moins graves.

Les moules et les huîtres présentent, en outre, un autre danger aujourd'hui bien connu, c'est leur contamination par des microbes pathogènes quand les eaux où elles séjournent sont accidentellement contaminées. Un fait récent, observé au port de Cherbourg, démontre la réalité de ce danger avec toute la précision d'une expérience de laboratoire.

A bord du *Dupleix* (6), en rade de Cherbourg en juin 1904, en

(1) Fontan, Diagnostic de l'héméralopie essentielle. *Archives de médecine navale*, 1884.

(2) Piriou, Considérations sur l'héméralopie. *Archives de médecine navale*, 1865.

(3) Bonafy, Considérations sur l'héméralopie. Thèse de Paris, 1870.

(4) Béranger-Féraud, *Archives de médecine navale*, 1884.

(5) Corre, Note relative aux poissons vénéneux. *Archives de médecine navale*, 1881.

(6) Extrait du rapport d'inspection générale, établi le 1er octobre 1904, par le Dr Pungier, médecin-major du *Dupleix*.

quelques jours apparaissent sept cas de fièvre typhoïde ; or, sur ces sept malades, six appartenaient au même plat, c'est-à-dire mangeaient à la même table, le reste de l'équipage étant absolument indemne.

L'origine hydrique ne pouvait être soupçonnée, les hommes n'ayant à boire que de l'eau bouillie, et n'ayant pu, dans le cas actuel, puiser de l'eau à terre.

Mais, en interrogeant les malades, on apprit qu'ils avaient mangé crues de superbes moules récoltées sur un coffre de la rade, à sec à marée basse, en partie immergé à marée haute.

Un *seul* des matelots du plat, n'appréciant sans doute pas la chair des moules, s'abstint d'en manger ; il joua le rôle que l'on fait jouer aux *témoins* dans les expériences de laboratoire, et *seul* il n'éprouva pas la moindre indisposition ; tous les autres eurent une fièvre typhoïde nette avec un cas de mort.

Or, le coffre sur lequel avaient été recueillies les moules servait à l'amarrage des bâtiments en rade : à bord de nos navires, les poulaines sont toujours à l'avant, ce qui donne aux mollusques de toute nature la possibilité d'être contaminés par les matières fécales, et de plus, à proximité de la cale de radoub sur lequel le coffre était hissé, s'ouvre une large *bouche d'égout* provenant des bâtiments des défenses sous-marines.

Il est donc de toute importance de prémunir les équipages contre les dangers de l'ingestion des mollusques, particulièrement lorsqu'ils sont recueillis dans le voisinage des égouts des villes.

D'autres coquillages, les bigorneaux, les palourdes, ont souvent causé des accidents analogues, dont les formes toxiques et infectieuses sont aujourd'hui bien connues (1).

En Nouvelle-Calédonie, un mollusque, le *Turbo nicobaricus*, a déterminé un empoisonnement à bord du *Coetlogon*, en 1868.

Les crustacés sont dangereux en beaucoup de pays : aux Antilles, le tourlourou, gros crabe de terre qui entre pour une grande part dans l'alimentation des noirs, ne peut être consommé qu'après avoir jeûné longtemps ou après avoir été nourri avec de la farine, comme on procède pour les escargots. D'ailleurs, les crabes de toutes espèces, de même que les crustacés, crevettes, homards, etc., se nourrissant avec prédilection d'aliments putréfiés, sont naturellement susceptibles de causer de fréquents empoisonnements, qui seraient faciles à éviter.

Il existe un grand nombre de poissons dont la chair renferme des principes toxiques encore mal connus, indépendamment des ptomaïnes qui peuvent se développer par la putréfaction : le poisson, qui est un aliment de grande valeur, présente ce gros inconvénient de ne pouvoir se garder longtemps, et surtout dans les régions

(1) Mosny, *Revue d'hygiène*, décembre 1899

chaudes, il doit être consommé dans les quelques heures qui suivent sa sortie de l'eau, à moins d'être mis immédiatement dans la glace.

Les poissons toxiques ne le sont probablement pas en tout temps, et leur degré de toxicité doit varier certainement avec leur alimentation, avec l'époque du frai, etc. : les expériences manquent à ce sujet.

La melette vénéneuse, très connue en Nouvelle-Calédonie, a causé des accidents relatés pour la première fois par Lacroix (1). L'erreur est d'autant plus facile à commettre que la melette ressemble beaucoup à la sardine et abonde dans ces parages.

On y trouve encore la sphyrène bécune, gros poisson de $1^{m},10$ à $1^{m},30$, qui causa à bord du *Marceau* (Beaumanoir) un empoisonnement de onze personnes sur treize qui en mangèrent.

Le même poisson a été signalé aux Antilles et sur la côte du Brésil, comme ayant causé des accidents analogues.

Le *Lithrinus nambo* a été signalé par les missionnaires de la Nouvelle-Calédonie ; le *Tétrodon* du cap de Bonne-Espérance paraît un des poissons les plus toxiques connus: la mort survenant très rapidement après son ingestion. Praget, cité par Fonssagrives, note quatre cas d'empoisonnement mortels ; sur le *Styx*, quatre hommes furent pris, pour avoir mangé de ce tétrodon, d'accidents très graves et deux succombèrent.

Wilson (2) raconte que deux matelots de la frégate *Winchester* voulurent expérimenter sur eux les propriétés toxiques du tétrodon : ils mangèrent à eux deux le foie, qui pesait environ 16 grammes ; ils moururent tous deux, le premier au bout de dix-sept minutes, le second au bout de vingt minutes.

Il existe également dans les mers du Japon une espèce de tétrodon dont la toxicité n'est pas moins grande que celle du tétrodon du Cap : sa vente est d'ailleurs sévèrement interdite au Japon.

Corre signale de nombreux empoisonnements occasionnés par le cathiaï, très commun dans les arroyos de Cochinchine.

Quant à la prophylaxie de ces cas d'empoisonnement dont la liste est si longue, il faudrait, comme le demandaient Rochard et Bodet, que dans toutes les rades des pays civilisés où l'on peut rencontrer de ces poissons dangereux l'administration locale imitât la conduite de celle de Simon's bay, et fît remettre, par le bateau du port, à tout navire arrivant au mouillage, une notice contenant l'énumération, le signalement et la figure coloriée de tous les poissons dont il ne faut pas faire usage.

En attendant que ce vœu soit réalisé, les médecins de la marine qui arrivent sur une rade inconnue doivent prendre les mesures nécessaires pour prémunir leurs équipages.

Fonssagrives donne les conseils suivants : 1° se renseigner auprès

(1) Lacroix, *Revue coloniale*, mars 1856.
(2) Wilson, *Naval hygiene*.

des indigènes, et dans le cas où ils signaleraient des espèces dangereuses, se les procurer et les montrer à l'équipage pour qu'il connaisse bien leur signalement et puisse s'en défier à l'occasion;

2° Dans les cas suspects, faire, avant toute consommation, des expériences sur les animaux, sur les chiens et les poules, en ayant soin de leur faire ingérer surtout le foie, le tube intestinal et les œufs ;

3° Il sera prudent, en tout cas, dans les pays chauds, de ne jamais manger de poisson avant qu'il n'ait été préalablement vidé et débarrassé avec soin des moindres parcelles de foie.

ACCIDENTS DUS A LA NAVIGATION. — Le premier inconvénient de la navigation, le mal de mer, ne nous retiendra pas longtemps, quoique la question ait son importance, mais elle n'est pas du ressort de l'hygiène.

Le mal de mer frappe à peu près tout le monde, et les rares privilégiés qui peuvent impunément naviguer sur les navires d'un certain tonnage perdraient vite leur assurance, s'il leur fallait passer une heure dans la chaufferie d'un torpilleur, par grosse mer.

Ce n'est que par un entraînement méthodique, des exercices incessants et continus, que les marins peuvent arriver à supporter d'assez longues traversées sur de petits navires.

Quelle que soit la pathogénie que l'on admette, il n'existe pas encore de remède contre le mal de mer : les calmants, l'immobilisation, les ceintures rendent supportable une courte traversée, mais sont illusoires pour les longs voyages; dans ce dernier cas, l'assuétude vient aisément au bout de quelques jours, et, pour peu qu'on ait une période de mer calme, il est remarquable de voir combien des personnes, éprouvées au début du voyage, endurent avec facilité une nouvelle série de gros temps.

S'il est à peu près impossible de prévenir le mal de mer chez des marins de profession exposés sans cesse à ses atteintes, l'hygiène reprend néanmoins tous ses droits quand il s'agit de traiter certains cas graves de mal de mer répété, comme on en observe chez quelques sujets.

Il n'est pas rare, en effet, de voir des marins acquérir une sorte de demi-assuétude qui leur permet de vaquer à leur besogne, de faire leur service assez régulièrement ; mais cet état nauséeux perpétuel dans lequel ils vivent entraîne peu à peu la perte de l'appétit, la constipation ; ils ont toujours la langue sale, la tête lourde, et, au bout de quelques mois, ce sont de vrais dyspeptiques, atteints de troubles nerveux, chimiques et moteurs, bien caractérisés, que l'on ne peut conserver sans danger à bord; nous avons vu souvent ces cas de dyspepsie chronique chez des jeunes gens embarqués sur les torpilleurs, et surtout sur les contre-torpilleurs, où ils vivent d'une façon continue, y mangeant et y couchant, tandis que sur les torpilleurs de plus faible tonnage, l'équipage et les officiers couchent toujours à terre, en dehors de sorties exceptionnellement longues.

Les remèdes mêmes, employés pour combattre les crises aiguës du mal de mer, contribuent à exagérer ces troubles digestifs ; le plus efficace de tous les médicaments est certainement le chloral : quelques cuillerées de sirop de chloral prises dès les premières manifestations du mal de mer l'atténuent d'une façon incontestable ; de même les piqûres de morphine donnent encore un très bon résultat, mais la répétition de semblables médications est désastreuse pour l'estomac, et l'état général ne tarde pas à s'en ressentir. Le malade qui a éprouvé une fois les bienfaits de ces calmants y reviendra toujours chaque fois que l'occasion se présentera, en dépit des dangers éloignés auxquels il sait qu'il s'expose.

Dans ces cas, le rôle du médecin est tout indiqué : il faut, soit débarquer, et laisser à terre le malade se reposer pendant quelque temps, soit simplement le changer de bateau. Tel marin qui ne pouvait supporter la vie sur un contre-torpilleur fera très bien son service sur un grand cuirassé, où il reprendra rapidement son état de santé normal.

Les divers procédés mis en avant par les ligues contre le mal de mer s'appliquent surtout aux passagers des paquebots, dont nous n'avons pas à nous occuper ici.

COUP DE CHALEUR. — Des inconvénients beaucoup plus graves résultent de l'excès de la température qu'atteignent certains compartiments des navires à vapeur en marche. On peut même s'étonner que les coups de chaleur ne soient pas plus fréquents qu'ils ne le sont dans la marine ; cette immunité ne peut s'expliquer que par les progrès de l'aération des machines, et les précautions minutieuses prises à l'égard du personnel appelé à séjourner sous le pont du navire : joignons-y l'influence du vêtement : dans les troupes en marche, la plupart des coups de chaleur sont dus moins à la chaleur qu'à la constriction opérée par le lourd vêtement et la charge du soldat, tandis que dans la machine d'un navire les hommes de quart sont à peine revêtus d'un tricot léger.

Les coups de chaleur sont observés à peu près exclusivement dans les pays chauds, en Extrême-Orient surtout. Le passage de la mer Rouge est souvent signalé par des accidents de ce genre. En 1900, le *Bugeaud*, dans sa traversée de France à Saïgon, observait quarante-six cas, sans décès, dans la seule journée du 29 juillet, jour où la chaleur humide s'élevait dans la machine à 54°.

La seule prophylaxie de cet accident est dans une bonne ventilation du navire, et il arrive que, dans le cas de navigation vent arrière, des commandants soient obligés de changer momentanément leur route pour venir en travers de la brise et diminuer un peu la température de l'intérieur du navire.

L'établissement des doubles tentes fréquemment arrosées est également indispensable pour éviter l'échauffement de la coque par les rayons du soleil.

LÉSIONS TRAUMATIQUES. — Les blessures légères, qui sont naturellement plus fréquentes chez les marins embarqués que chez les hommes casernés à terre, constituent la cause d'exemption la plus fréquente dans la flotte : les exercices spéciaux du bord les exposent à une foule de petits accidents siégeant particulièrement aux mains et aux pieds. « L'épiderme sans cesse macéré dans l'eau de mer est très sensible chez les marins, qui sont presque toujours nu-pieds et sont sans cesse exposés à des heurts, des chocs inévitables à bord d'un navire, exercices, lavages des ponts, embarquement du charbon, des vivres, des munitions » (Legrand) (1) ; joignons-y les chutes fréquentes, surtout à l'armement des navires chez les nouveaux embarqués.

Les mécaniciens sont particulièrement exposés aux blessures des membres supérieurs, soit, lorsque le navire est en marche, en tâtant à chaque instant les organes de la machine pour en surveiller l'échauffement, soit pendant les démontages et les incessantes réparations qu'ils ont à effectuer.

Mais, en dehors des nombreuses plaies de cause banale, on observe encore à bord des grands traumatismes causés par l'explosion des machines, des chaudières, des pièces d'artillerie, des torpilles, etc.

Les blessures observées lors de ces grandes catastrophes, heureusement très rares, ne présentent rien de particulier au point de vue chirurgical, en dehors du nombre relativement très élevé des blessés quand une explosion a lieu dans un espace confiné.

Ce sont plutôt les accidents causés par les explosifs modernes, dont les effets sont assez peu connus, qui ont donné lieu à des études particulièrement intéressantes (2).

Plusieurs fois, des accidents d'asphyxie ont été provoqués par les gaz délétères provenant de la combustion de la poudre sans fumée, et l'instruction ministérielle sur les tirs d'exercice met très judicieusement en garde les officiers contre les inconvénients graves qui peuvent survenir lorsque cette poudre est employée dans des pièces abritées par des tourelles à peu près complètement closes.

Un accident de ce genre s'est produit en 1902 à bord du *Masséna* : par un temps de calme plat, les six hommes composant l'armement d'une pièce en tourelle, après un tir cependant très court, furent pris de crises de suffocation, et le chef de pièce, homme vigoureux de

(1) Le règlement de 1902 détaille longuement les dispositions à prendre sur les navires en achèvement ou en réparation pour prévenir les chutes du personnel dans les fonds.

(2) Torel, *Archives de médecine navale*, 1903. — Valence et L'Elgouach, *Archives de médecine navale*, 1904.

trente-quatre ans, perdit connaissance : sorti de la tourelle, il revint lentement à lui, fut pris de convulsions, de délire, et ne se rétablit qu'au bout de plusieurs jours.

Un accident analogue se produisit à bord du *Forbin*, le 15 mars 1904 : le feu prit subitement dans une soute à munitions pour canons de 138, poudre B. Ces poudres lentes peuvent s'enflammer spontanément et produisent un dégagement considérable d'oxyde de carbone et de bioxyde d'azote qui s'unit instantanément à l'oxygène de l'air, avec élévation de la température et production de vapeurs nitreuses rutilantes.

Les hommes intoxiqués présentèrent tous les symptômes de l'empoisonnement par l'oxyde de carbone, et des phénomènes nerveux, spasmes, dilatation de la pupille, subdélire, crampes ; de la cyanose, de la toux, de la congestion bronchique, tous symptômes que Torel et Valence pensent être causés par l'inhalation des vapeurs nitreuses.

On essaie actuellement en escadre un appareil dû à l'ingénieur Marbec, destiné à chasser à l'extérieur les gaz qui refoulent dans la tourelle, au moment de l'ouverture de la culasse mobile : c'est là évidemment le seul moyen d'éviter le retour de pareils accidents.

Il est à remarquer que presque toutes les blessures soignées à bord guérissent vite et que les complications sont rares : la rapidité du premier pansement, les soins constants dont le blessé est entouré, la pureté de l'air marin, l'absence de contamination possible des plaies par les germes venus de la terre, expliquent de façon satisfaisante ces heureux résultats, que Larrey avait déjà constatés après Aboukir.

Les explosions de torpilles ont donné lieu à des accidents très graves qui peuvent se produire dans des conditions variables : tantôt il s'agit de l'explosion de la charge de la torpille, tantôt c'est le réservoir à air comprimé qui éclate, comme le fait s'est produit à bord du *Jauréguiberry* en 1902 (1).

Dans ce dernier cas, les éclats du réservoir et les différents outils du poste, projetés avec violence, ont produit des blessures plus ou moins graves, sans caractères particuliers : fractures des membres, plaies contuses multiples et choc tramatique grave chez un des blessés.

Dans le premier cas, il y a une distinction capitale à établir entre les plaies dues aux débris de la torpille et celles causées par l'extension des gaz ; ces dernières offrent des caractères particuliers (2). Les gaz, développés par la déflagration de la mélinite agissant sur des hommes placés près de l'explosif produisent d'immenses dégâts. Les plaies

(1) Guézennec, Accidents survenus à la suite de l'explosion d'un réservoir de torpilles. *Archives de médecine navale*, 1902.

(2) E. Rochard, Relation d'un accident de torpille survenu sur le cuirassé l'*Océan*. *Archives de médecine navale*, t. XXXVIII.

d'explosifs sont béantes, profondes, vermeilles, saignantes, donnant lieu à des hémorragies graves, entourées d'une zone de parties escarrifiées, ce qui les expose à la gangrène ; les bords sont secs, noirs, durs, mais non pas brûlés, comme on serait tenté de le croire au premier abord ; ce qui les différencie des plaies résultant de la déflagration de la poudre, de l'explosion des gaz d'éclairage, qui ne produisent que des brûlures.

SUBMERSION. — Le nombre des morts par submersion est relativement très élevé dans la marine de guerre : En 1899, sur 16 morts accidentelles, 12 sont dues à la submersion ; en 1900, sur 95 morts, il y a 64 noyés (naufrage de la *Framée*) ; en 1901, on note 10 cas de submersion : 2 en France, 8 aux colonies.

Et pourtant nulle part on ne prend plus de précautions que dans la marine de l'État pour porter secours le plus rapidement possible à un homme tombé à la mer. A l'arrière de tous les bâtiments sont suspendues deux bouées de sauvetage du système Silas (fig. 21). La bouée Silas est munie d'un artifice qui, lorsqu'elle tombe à la mer, s'allume par le frottement d'un rugueux sur une amorce fulminante : la fusée brûle pendant près d'une demi-heure. Aussitôt le navire en marche, un factionnaire est en permanence près de ces bouées, prêt à couper la cordelette qui les retient, au cri de : un homme à la mer ! Malheureusement un grand nombre de marins, même parmi les pêcheurs de nos côtes, ne savent pas nager, et les règlements réagissent aujourd'hui contre cet état de choses. Nous avons vu que, depuis le 1er janvier 1905, tout marin postulant un brevet de spécialités doit savoir nager suffisamment pour se maintenir une demi-heure sur l'eau.

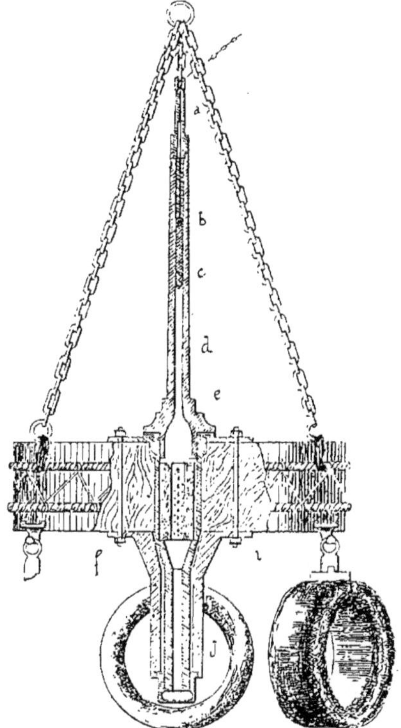

Fig. 21. — Bouée Silas.

a, bec fileté ; *b*, ressort à boudin ; *c*, œil du percuteur ; *d*, percuteur ; *e*, lance ; *f*, charge ; *i*, boîte en bronze ; *j*, tube d'introduction dans l'eau.

De même tous les candidats aux écoles de la marine doivent savoir bien nager.

La natation a un coefficient dans les notes des examens de sortie.

La plupart des accidents de submersion se produisent dans le va-et-vient incessant des embarcations qui sillonnent les rades par tous les temps, quand les canots sont surchargés pour éviter de faire plusieurs voyages : aussi chaque embarcation de l'État est-elle munie d'une petite fiche placée à l'arrière, indiquant le nombre d'hommes qu'elle peut contenir, et, en cas d'accident par surcharge, le patron de l'embarcation est responsable.

Tous les hommes qui travaillent en dehors du bord doivent être, comme nous l'avons vu, munis d'une ceinture de sauvetage.

Nous n'avons pas à insister sur les moyens à mettre en œuvre comme secours aux noyés ; des instructions détaillées sont affichées dans tous les postes de secours, à bord de tous les navires quels qu'ils soient.

BLESSURES CAUSÉES PAR LES POISSONS VENIMEUX. — Il est une certaine catégorie de blessures particulièrement dangereuses auxquelles les marins sont exposés, ce sont les morsures et piqûres causées par des poissons venimeux.

Quelques poissons, comme les murènes, ont dans la bouche des glandes à venin, qui, au moment où l'animal enfonce ses dents dans les tissus, sont comprimées et répandent dans la plaie le produit de leur sécrétion. Ce sont les seuls poissons dont la morsure cause des accidents d'envenimation souvent assez graves, bien qu'on n'en ait jamais signalé de mortels.

La plupart des poissons venimeux sont dangereux par les blessures que causent les rayons et les épines de leurs nageoires et de leurs queues.

Salanoue-Ipin (1) a rapporté des blessures graves causées par le *Tetrodon* des fleuves.

Les *Synancées*, très répandues dans la mer des Indes et dans le grand Océan, dans la mer de Chine, causent très fréquemment des accidents. Les glandes à venin sont placées sur treize rayons épineux de la nageoire dorsale : au repos, ces rayons sont couchés sur le dos de l'animal.

Celui-ci se tient soit dans le sable, soit dans un trou des récifs, sa tête seule émergeant, semblable à un caillou : si le pêcheur met le pied dessus, le poisson redresse sa nageoire dorsale, les rayons percent la plante du pied, et les glandes répandent leur venin dans la plaie, causant une douleur atroce, suivie de vomissements, de syncope, de gangrène locale. On a rapporté des cas de mort à la Réunion. Dans ce pays, les pêcheurs ne vont jamais sur les récifs sans avoir au pied de solides chaussures de cuir assez épais pour les protéger.

Les *Plotoses*, très répandues dans l'océan Indien et l'océan Pacifique, ont un appareil vulnérant construit de façon différente : les

(1) Salanoue-Ipin, Thèse de Bordeaux, 1889.

nageoires dorsales et pectorales portent en avant une forte épine, très acérée, dentelée en scie et creusée d'un canal central qui s'arrête à une petite distance de son extrémité libre. « Inférieurement, ce canal communique avec un réservoir à venin : l'appareil reste clos; mais si, par exemple, le pied d'un baigneur ou la main d'un pêcheur vient à heurter ou à saisir la plotose, l'épine s'enfonce dans les tissus, s'y brise, et, grâce à la compression qui agit sur lui, le réservoir à venin se vide dans la plaie. » (Blanchard.)

Les blessures se gangrènent facilement, mais on ne cite pas de cas de mort.

Les *Vives*, très communes dans l'Atlantique et dans la Méditerranée, causent des blessures envenimées par leurs épines operculaires et par les rayons de leur nageoire dorsale : elles ont donc un double appareil à venin.

Certaines espèces de *Raie* ont la queue armée d'une longue épine dentelée en scie dont la blessure est très redoutée des pêcheurs. Sur les côtes de l'Océan, nous avons vu un marin blessé à la cuisse par une de ces grandes raies appelées *Tère*; il en résulta un phlegmon très grave, qui mit en danger le malade et causa l'atrophie partielle du membre atteint.

Citons encore les scorpènes, les ptéroïs, les perches, dont les piqûres sont très douloureuses, mais non suivies d'accidents graves.

Il est relativement facile de prémunir les marins contre des accidents de ce genre.

La pêche, surtout la pêche à la *senne*, est un plaisir très goûté des équipages, en même temps que c'est, dans les campagnes lointaines, une précieuse ressource pour les tables : lorsque les hommes sont autorisés à s'y livrer, il ne faut, en aucun cas, les laisser débarquer sur les récifs et sur les plages sans être solidement chaussés. Cette simple précaution empêchera des accidents graves, et même la piqûre des oursins, qui, sans être dangereuse, est une cause de longue indisponibilité pour les hommes qui sont atteints.

Le traitement des plaies envenimées ne présente rien de particulier.

ACCIDENTS OCCASIONNÉS PAR LES ARMES EMPOISONNÉES. — Bien que l'usage des armes à feu se soit répandu à peu près généralement dans le monde entier, il existe encore bien des pays où les indigènes font usage de lances et de flèches empoisonnées : tout dernièrement un détachement de marins français livrait, aux Nouvelles-Hébrides, un combat où les naturels employaient l'arc et la lance.

Ces sortes de blessures, autrefois très fréquentes, ont été l'objet de nombreuses études, et on sait maintenant qu'elles peuvent être causées par des poisons très différents appartenant au règne végétal et au règne animal.

Dans le premier groupe, un des plus importants est le *strophantus*, utilisé au Gabon, au Soudan, au Zambèze; son étude expérimentale a été faite à Bordeaux par Le Dantec, qui a indiqué en même temps le traitement à appliquer contre ce terrible poison cardiaque : ligature du membre, neutralisation chimique du poison dans la plaie au moyen d'une solution de tanin. Mais le traitement doit être appliqué en toute hâte, la mort pouvant survenir dans la demi-heure qui suit la blessure par la flèche empoisonnée.

Citons encore parmi les poisons végétaux dont les indigènes enduisent la pointe de leurs armes : l'*ouakaïo*, des Somalis, dont les propriétés sont semblables à celles du *strophantus*; l'*upas antiar*, des Malais, également poison cardiaque; le *curare*, utilisé sur les bords de l'Amazone; le *strychnos toxifera*, à la Guyane.

Le venin des serpents, des rainettes est utilisé par certaines peuplades de l'Amérique du Sud.

Enfin on connaît, depuis les travaux de Le Dantec, l'utilisation que font les indigènes de l'Océanie de la vase des marais, qui renferme deux redoutables microbes pathogènes : le vibrion septique et le microbe du tétanos. La pointe des flèches, ordinairement un os effilé, a été trempée dans cette vase et en se brisant va causer l'infection de la blessure produite : si les flèches sont anciennes, le vibrion septique aura disparu, mais les spores du bacille de Nicolaïer donneront à coup sur le tétanos ; c'est ce qui s'est précisément produit en 1875 à bord de la *Pearl* : trois hommes sur six, blessés par des flèches, aux Nouvelles-Hébrides, succombèrent au tétanos, cinq jours après avoir été atteints.

Cet accident peut être aujourd'hui aisément combattu grâce au sérum antitétanique, en poudre, dont sont approvisionnés les navires de croisière.

Telles sont, rapidement indiquées, les principales affections médico-chirurgicales qui frappent le plus souvent nos marins. Nous terminerons ce chapitre par l'étude des secours que notre marine a prévus dans le cas d'une action navale.

SERVICE DES BLESSÉS SUR MER

Le service des blessés sur mer comprend :

1° L'ensemble des dispositions hospitalières prises à bord en vue d'un combat;

2° L'aide apportée sur le lieu des combats par les bâtiments hôpitaux dont l'État dispose, et les secours que les sociétés de la Croix-Rouge sont autorisées à organiser le long des côtes et dans leur voisinage.

Cette question très vaste est, depuis une quinzaine d'années surtout, à l'ordre du jour. Son étude a fait l'objet de nombreux et très intéressants travaux publiés par la *Revue maritime* et les *Archives de médecine navale*, auxquels nous renverrons le lecteur avide de détails.

Les deux articles si copieusement documentés parus (1) en 1894-96 et dus à M. l'inspecteur général Auffret, les communications éloquentes faites par lui à différents congrès, les rapports du directeur Fontan, des médecins en chef Burot et Léo, celui de Valence, — pour ne citer que les plus récents, — constituent en effet les meilleures sources d'informations auxquelles on puisse remonter, pour pénétrer, avec l'indépendance d'idées qu'il réclame, un sujet dont nous ne pourrons ici qu'esquisser les grandes lignes.

Nous nous efforcerons cependant de spécifier aussi exactement que possible l'état actuel de la question, et, si notre exposé fait une large part à la critique, c'est qu'en vérité une inertie, dont aucun appel n'a pu vaincre la force, semble jusqu'ici s'être opposée au perfectionnement d'un service, resté seul, au milieu de l'évolution maritime accomplie à notre époque, à n'avoir réalisé que des progrès insensibles.

Cela tient, on ne saurait en douter, à l'efficacité beaucoup trop relative, à notre avis, qu'on lui accorde au cours de l'action navale qu'on entrevoit, dans le cadre d'un bâtiment, où le manque d'espace, l'étroitesse des communications, le respect absolu de la protection par les ponts cuirassés, la complication des cloisonnements, tout, en un mot, concourt à accroître les difficultés pratiques.

Il faut certes se garder, à l'égard d'un pareil service, d'une confiance qui confinerait à l'illusion; il faut savoir se contenter, sur le champ de bataille si particulier que représente un navire, d'un système de secours qui restera vraisemblablement toujours imparfait, à la condition pourtant que les prescriptions de ce système soient assurées et qu'elles soient réglementées.

Il existe, depuis le 2 juin 1902, un règlement très bien conçu, qui précise dans tous ses détails le fonctionnement du service de santé à bord, avant, pendant et après le combat. Malheureusement, les éléments mêmes dont ce règlement judicieux prévoit l'application font presque complètement défaut, et cet aveu devait servir de prélude aux appréciations que nous serons conduits à émettre.

Nous regrettons toutefois, au moment d'écrire cet article, de ne pas connaître encore les enseignements qui émaneront de la guerre russo-japonaise. Rien ne vaut, en toute occurrence, les leçons de l'expérience, et il est présumable que celles qui se dégageront des combats de Port-Arthur et de la bataille de Tsu-Shima élucideront plusieurs points, dont la discussion subsiste toujours.

SECOURS A BORD. — Il semblerait logique de baser l'orga-

(1) Auffret, *Revue maritime*, 1894 et 1896.

nisation des secours à bord sur le chiffre probable de blessés que toute unité de combat pourra compter à la suite d'un combat naval. Mais les documents officiels recueillis jusqu'ici ne sont ni assez nombreux, ni assez probants pour permettre d'établir avec exactitude une moyenne numérique, et les approximations de certains auteurs à cet égard restent fantaisistes.

Toutefois Rochard et Bodet nous semblent aujourd'hui bien pessimistes lorsqu'ils écrivent : « Il y a gros à parier qu'il ne restera debout qu'une poignée d'hommes en dehors de ceux dont le poste de combat est au-dessous du pont cuirassé. »

Les écrans protecteurs (casemates et cloisons cuirassées), établis sur ce pont depuis l'époque où ils émirent leur opinion, réduiraient notablement le nombre des victimes.

Quoi qu'il en soit, examinons successivement les principaux éléments dont se compose, sur nos cuirassés et croiseurs, le service de santé en temps de guerre.

Ces éléments sont de trois sortes :

1° Les postes où les blessés doivent être abrités ;

2° Les voies et moyens propres à assurer le transport de ces blessés ;

3° Les aides employés au fonctionnement de ce transport.

Postes de blessés. — La première condition nécessitée par l'organisation d'un service de santé en temps de guerre sur une grande unité de combat, — car il est admis que cette condition n'est réalisable que sur les cuirassés et les croiseurs d'un tonnage élevé, — consiste dans l'installation d'un ou plusieurs postes où des blessés puissent être déposés à l'abri d'une protection cuirassée.

Si le combat devait être de courte durée, s'il ne comportait qu'une phase, il serait superflu de créer à bord des abris protecteurs destinés aux blessés. Pansés sur place après l'action, ceux-ci seraient répartis dans tous les locaux susceptibles d'être encore habités, — carrés, chambres ou casemates, — en attendant leur transport à l'hôpital le plus voisin. Mais l'histoire moderne nous apprend qu'un combat peut durer longtemps avec des intervalles de repos, qu'il peut être interrompu la nuit pour reprendre avec plus d'acharnement au lever du jour. Il est donc indispensable, pour des motifs à la fois humanitaires et militaires, de préparer à bord les refuges où des blessés pourront recevoir les premiers soins, en courant un minimum de risques à la reprise de l'action.

Quelle situation doivent occuper ces refuges et quelles dispositions comportent-ils?

Le règlement du 2 juin 1902 répond nettement à ces deux questions :

« Les compartiments du navire destinés à constituer les postes principaux et secondaires du temps de guerre sont désignés par la commission prévue par les dépêches ministérielles qui les ont fait aménager dans ce but.

« Sous cuirasse, mis en communication par les divers moyens réglementaires avec les étages supérieurs d'une manière aussi directe que les conditions d'existence du navire de combat le permettent, le poste principal des blessés, affecté virtuellement et spécialisé dès le temps de paix, doit posséder un minimum de confortable technique au-dessous duquel il n'aurait plus sa raison d'être : dimensions convenables sans encombrement ; bon éclairage artificiel ; cubage d'air et aération suffisants, etc. »

A la suite d'une délibération du Conseil des travaux de la marine, datant du 19 mai 1890, parut en effet, le 27 mai de la même année, une dépêche ministérielle prescrivant formellement de comprendre l'étude des postes et passages de blessés dans les plans des bâtiments en construction. Une décision ministérielle du 25 novembre 1893 indique les dispositions réservées à ces postes ; enfin une commission convoquée à l'armement du navire procède techniquement à l'installation des locaux prévus dans les devis. (Décisions ministérielles du 4 juillet 1895 et du 2 septembre 1896.)

Tout est donc officiellement arrêté en ce qui concerne la création des postes de blessés à bord, et il semble bien que la commission réunie à l'armement n'ait, en fixant leurs aménagements, qu'à tirer le meilleur parti possible des compartiments auxquels le constructeur a réservé cette destination.

Mais le rôle de cette commission n'est pas précisément réduit à cette œuvre de techniciens. Son rôle est tellement compliqué, et le but qu'elle poursuit se heurte à de tels obtacles, qu'elle n'a pu aboutir, sur quelque navire que ce soit, à un résultat satisfaisant.

L'impuissance à laquelle elle est vouée provient d'une raison péremptoire : la dépêche ministérielle du 27 mai 1890 a été constamment perdue de vue sur nos cuirassés, et si, à la suite de pressants appels, la lettre de cette dépêche fut enfin respectée sur nos grands croiseurs les plus récents, son esprit fut néanmoins toujours négligé. Les postes de blessés réalisés pendant leur construction sont en effet inutilisables.

Et voilà le fait capital en présence duquel, par suite de l'inexécution de la dépêche ministérielle du 27 mai 1890, se trouve placée la commission chargée de l'installation des postes de blessés, au moment où elle entre en fonction : sur tous les cuirassés quels qu'ils soient, rien n'est prévu par le constructeur, — sur les derniers grands croiseurs, ce qui est ménagé est inacceptable.

Où il n'y a rien, la commission devrait perdre ses droits ; elle les maintient cependant, et, avec un zèle méritoire, elle s'efforce de découvrir au-dessous du pont cuirassé les endroits les moins défavorables au séjour des blessés.

Ces endroits sont à peu près introuvables, et si d'aventure il s'en rencontre un au milieu du cloisonnement du navire, sa grande difficulté d'accès le rend impraticable. Si consciencieusement choisis qu'ils soient, ces postes ne peuvent donc posséder que des qualités négatives : ils sont tous défectueux tant au point de vue de l'aération que de la contenance, de la température et du dégagement.

« Ce n'est pas sans un sentiment quelque peu pénible que nous avons visité les postes du *Courbet*, du *Baudin*, du *Formidable*, et nous avons senti la même impression chez tout le monde », écrivait Auffret en 1894 (1).

« Les postes actuels sont absurdes », écrit franchement Fontan en 1901 (2).

« Sur le *Suffren*, comme autrefois sur le *Masséna*, sur le *Gaulois*, sur le *Charlemagne* et sur l'*Iéna*, déclare Léo, la commission a dû s'ingénier à trouver et à affecter au service des blessés, pendant le combat, des locaux abrités et des passages y aboutissant que les ingénieurs n'avaient nullement destinés à cet usage. Déplorons une fois de plus que, malgré les prescriptions ministérielles, le service des blessés continue à ne pas être assuré et prévu dans les plans de nos grands cuirassés, et que ce ne soit qu'à l'armement qu'on songe à l'installer dans des locaux d'occasion (3). »

Valence s'exprime ainsi sur le même sujet : « Avec le compartimentage, avec la place nécessaire aux chaufferies et à la machine, qu'on prenne n'importe quel cuirassé d'escadre ou un grand croiseur cuirassé, on verra que le poste des blessés sous cuirasse, quand il existe, n'est qu'un trou encombré par toutes sortes de choses autres que du matériel médical. Le poste existe en principe, il est compris dans la conception et l'établissement du navire (4) : mais je plains et le médecin qui aura à en user, et les blessés qu'on y descendra (5). »

Ces citations, que nous pourrions multiplier, suffisent à corroborer notre opinion, qui est celle de l'unanimité de nos collègues.

Poursuivrait-on donc une chimère en demandant aux ingénieurs de réserver dans leurs plans un local bien abrité et d'accès facile, dont les dispositions soient appropriées au séjour que des blessés doivent y faire passagèrement ?

Nous ne nous ferons pas l'écho des discussions auxquelles a donné lieu de part et d'autre ce point si important de la question.

A toutes les objections soulevées et dont la principale consiste à dire que la protection réclamée sous cuirasse en faveur des blessés n'est pas assez primordiale pour « effacer d'autres nécessités militaires », nous nous bornerons à opposer un argument de fait qui nous paraît décisif : c'est la description empruntée au directeur du ser-

(1) Auffret, *Revue maritime*, 1894.

(2) Fontan, *Revue maritime*, 1901.

(3) Léo, *Archives de médecine navale*, décembre 1901.

(4) Valence n'avait en vue que les derniers grands croiseurs en déclarant ces faits.

(5) Valence, *Archives de médecine navale*, février 1905.

vice de santé Fontan d'un poste sous cuirasse, non seulement bien disposé pour recevoir les blessés, mais d'un poste qu'il ne craint pas de qualifier de véritable hôpital de combat et que les ingénieurs des chantiers français de la Seyne ont réalisé sur le cuirassé russe *Cesarevitch*.

« *Hôpital de combat du « Cesarevitch »*. — Hôpital (1) de combat situé dans le faux-pont arrière à bâbord, entre deux ponts cuirassés et derrière une muraille cuirassée; hôpital large, aéré, qui comprend deux espaces contigus que l'on a séparés par une cloison de toile tendue. L'espace médian est formé par la partie libre autour de la structure fixe de la tourelle arrière; cette partie n'a aucun encombrement, mais est commune aux services militaires et contient la coursive bâbord, dans laquelle existe un chemin de fer sous barrots. La partie latérale, en dehors du rideau de toile, forme le véritable hôpital ou, pour mieux dire, la salle d'opérations. Elle mesure 7 mètres sur 5 mètres. Contre les deux murailles avant et arrière sont appliqués 5 lits pliants et à rabattement, fixés à la cloison par des charnières au niveau de la tête. Les lits ont une fonçure en treillis et ne possèdent point de matelas. On apporterait les matelas de l'hôpital-avant, lequel devrait être évacué au moment du combat.

Au milieu de la salle, la table à opérations est fixée en travers. Elle est munie d'un plan incliné pour la tête, d'un plan incliné de Trendelenburg, d'un baquet suspendu en dessous; le tout en fer laqué blanc. Au-dessus est une forte lampe électrique, avec abat-jour, suspendue et courant sur un fil à T dans l'axe de la table. Six autres lampes Edison éclairent la salle et peuvent être remplacées par des lampes à huile en cas d'avarie aux machines.

Une seconde table, ou plutôt une sorte de fauteuil à opération, mobile, peut recevoir un blessé et peut être transportée dans tout autre local, si l'hôpital devait être évacué.

Près de la tête de la table à opération, une table à instruments avec plateaux en opaline. Contre la muraille du navire, un poêle à vapeur, appareil calorifère, comme il en existe dans tous les compartiments du cuirassé.

L'outillage de la salle est complété par un autoclave grand modèle, pouvant stériliser sous vapeur et à air sec à l'aide de divers casiers, les uns pour les étoffes et pièces de pansement, les autres pour les instruments de chirurgie ou pour l'eau des sérums (5 litres).

Dans l'angle arrière de la partie médiane, contre le bâti de la tourelle, se trouve le lavabo. C'est un appareil confortable, muni de deux robinets d'eau stérilisée chaude et froide; l'eau provient de l'appareil distillateur du bord, et elle est tenue en réserve au-dessus du lavabo dans un bouilleur contenant 24 litres, où elle est réchauffée et rebouillie, s'il le faut, par un tuyau de vapeur.

On a donc ainsi une quantité indéfiniment renouvelable d'eau distillée et bouillie, chaude et froide.

Cette partie médiane, qu'on pourrait appeler chambre du bâti de la tourelle arrière, sert vraiment d'antichambre à la salle d'opérations; on peut y

(1) Fontan, L'hôpital de combat à bord du *Cesarevitch*. *Archives de médecine navale.*

étendre au moins 10 blessés sur des matelas, et j'ai dit plus haut qu'elle est traversée par un chemin de fer sous barrots. Celui-ci sert à amener les blessés dans la gouttière Auffret, dont le navire a commandé deux échantillons de tailles différentes. Il est certain que le modèle de la gouttière Auffret, qui est réglementaire sur nos navires de guerre, serait de dimensions trop exiguës pour bon nombre des matelots russes du *Cesarevitch*.

Tout autour de la tourelle sont des armoires pour les instruments et les pansements.

Tout l'hôpital, salle médiane et salle d'opérations, a un sol spécial destiné

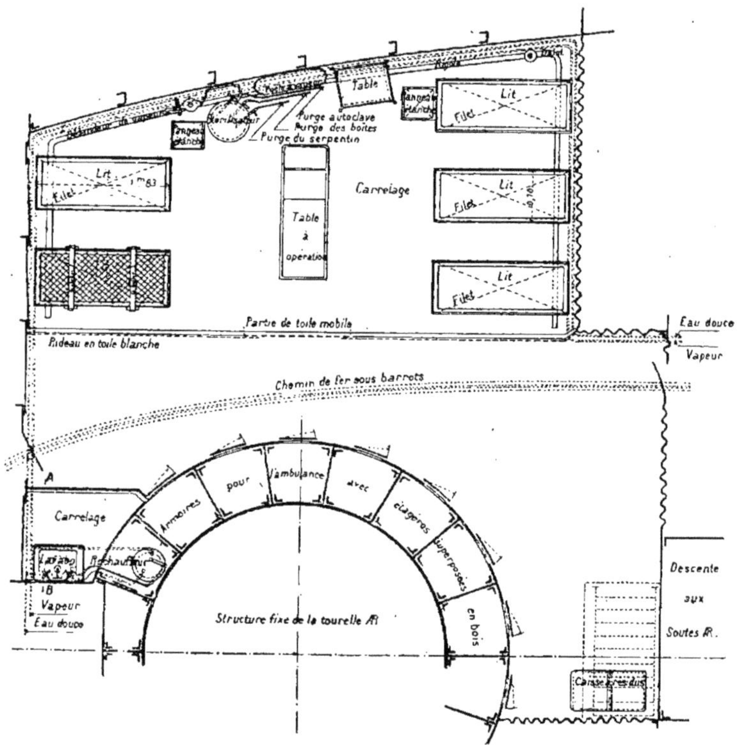

Fig. 22. — Poste des blessés sur le cuirassé d'escadre le *Cesarevitch*.

à constituer un isolant imperméable et d'un entretien facile. Il est formé d'une couche de ciment étendue sur la cuirasse et revêtue d'un carrelage en grès cérame. On évite ainsi la chaleur, qui est quelquefois tellement insupportable sur certains certains ponts cuirassés que des chirurgiens ont été obligés, pour pouvoir se tenir à leur poste pendant les exercices de combat, de placer des planches sous leurs pieds. L'eau de lavage et tous les liquides coulent en abord et sont recueillis par un dalot placé au point le plus bas ; un tuyau conduit ces eaux dans un réservoir spécial logé dans le compartiment sous-jacent et qui est évacué après l'action.

Un petit panneau étanche, mais facile à manœuvrer, sert à faire disparaître de la même façon les linges souillés et les détritus de toute sorte.

Tous ces détails sont trop facilement indiqués sur les figures 22 et 23 pour qu'il soit nécessaire de les inscrire sur une légende compliquée.

Tel est l'aménagement de ce poste des blessés, véritable hôpital chirurgical, tellement bien installé qu'après l'avoir combiné en vue de la guerre on l'a de suite utilisé pendant les essais, lors d'un accident de manœuvre qui a produit deux blessures graves. Il est bon de noter que cette utilisation du poste des blessés en pleine paix et en pleine rade, de préférence à l'hôpital ordinaire et à la salle de visite, pourtant bien disposée, est le critérium d'une organisation vraiment excellente ; elle prouve entre autres choses que ces

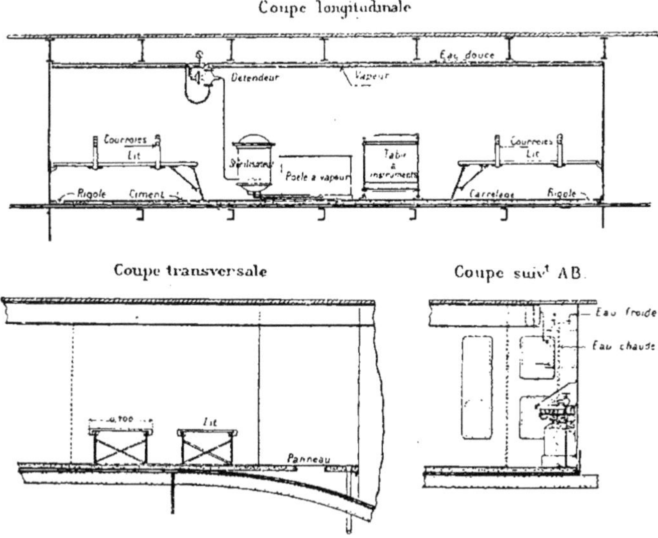

Fig. 23. — Poste des blessés sur le cuirassé d'escadre le *Cesarevitch*.

locaux, avec leurs aménagements, sont dans la main du médecin, qu'il n'a pas besoin pour en prendre possession d'attendre qu'on les ait débarrassés de tous les *impedimenta* dont nos postes français sont toujours encombrés.

Tous ceux ou du moins toutes les personnes étrangères à la marine qui liront ces détails trouveront sans doute que rien n'est plus simple et que cette organisation est seulement sensée et rationnelle. Nous qui connaissons l'historique de la question et qui savons à quel point on en est chez nous, nous souhaitons que les exemples venus d'Extrême-Orient nous aident à franchir le pas considérable qui nous reste à faire.

Cet hôpital de combat, établi sous un pont blindé, sans qu'aucune atteinte ait été portée à l'organisme militaire du navire, et qui, de l'aveu d'un chirurgien tel que Fontan, satisfait aux besoins de la chirurgie d'urgence, est un fait nouveau d'une portée considérable à nos yeux.

Nous avions jusqu'alors entendu affirmer par tant de voix autorisées que les exigences des cuirassés modernes resteraient toujours exclusives d'une pareille installation que nous nous inclinions devant des raisons techniques auxquelles reviennent incontestablement tous les droits de priorité.

Mais les résultats obtenus sur le *Cesarevitch*, dont le type correspond à celui du *Jaureguiberry*, nous semble une leçon de choses assez démonstrative pour rendre plus circonspects les adversaires obstinés des refuges sous cuirasse. Elle leur prouve du moins que la dépêche ministérielle du 27 mai 1890 méritait d'être prise en sérieuse considération, et pour nous elle fait renaître l'espoir d'une rencontre, dans les fonds de nos futurs cuirassés, d'un compartiment suffisamment aéré et dégagé, où, loin des grandes sources de chaleur, des blessés graves pourraient être directement descendus et pansés pendant l'intermittence d'un combat.

Nous ferons toutefois des réserves à l'égard des grands croiseurs, sur lesquels il paraît douteux que le problème puisse recevoir la même solution.

Léo, qui a mis à profit une traversée sur le *Montcalm* pour étudier les postes affectés aux blessés sur ce croiseur (1), et Valence (2), qui a publié l'étude critique de ces mêmes postes sur la *Marseillaise*, se trouvent d'accord pour exprimer leur avis sur la situation que ces locaux devraient occuper.

Reprenant une idée ébauchée en 1894 par M. l'inspecteur général Auffret (3), et consistant à « remonter vers la surface au lieu de descendre dans les fonds », c'est-à-dire « à chercher dans les œuvres mortes un refuge temporaire », ils préconisent sur ces types où « la machinerie occupe sous le pont cuirassé près des deux tiers du bâtiment », le matériel de guerre absorbant à peu près l'autre moitié, le simple abri d'un cuirassement latéral.

Il apparaît en effet que sur ces grands croiseurs, où tant de place reste disponible dans les étages supérieurs, on puisse aisément limiter, entre des cloisons cuirassées, un local assez vaste pour offrir par lui-même un libre accès, une contenance acceptable, une aération excellente et une protection suffisante.

Quel que soit le parti qu'on adopte pour nos futurs grands croiseurs, il est indispensable qu'ils partagent désormais avec les cuirassés le bénéfice de vrais postes de blessés. Le rôle joué par la Marine dans les dernières guerres imprime à cette obligation un caractère d'urgence qu'aucune puissance maritime ne peut plus méconnaître.

En attendant la réalisation de cet idéal, dans quelle mesure pouvons-nous compter sur les postes dont nous disposons actuellement?

Ces postes placés sous cuirasse sont généralement au nombre de deux sur chaque grande unité de combat : un poste principal où

(1) Léo, *Archives de médecine navale*, juillet 1903.
(2) Valence, *Archives de médecine navale*, février 1905.
(3) Auffret, *Revue maritime*, janvier-février 1894.

doivent converger les blessés les plus graves, et un poste secondaire, communiquant avec le premier à travers des cloisons étanches, affecté aux hommes moins grièvement blessés.

Sur tous nos bâtiments, y compris le *Suffren*, dernier venu en escadre, dont les trois postes situés au-dessus des chaufferies, dans trois compartiments centraux de l'entrepont blindé, ont usurpé la réputation de primer leurs congénères, alors que leur température, quand les feux sont allumés, atteint facilement 47 à 50°, et que leur dégagement comme leur aération sont insuffisants, — sur tous nos bâtiments, disons-nous, aucun de ces postes ne répond aux services qu'on attend de lui. Après le passage de la commission qui les a choisis, les uns et les autres ne remplissent que trois des conditions exigées par le règlement : ils sont sous cuirasse, possèdent un bon éclairage artificiel et sont approvisionnés d'eau distillée.

Leurs imperfections justifient-elles l'opinion de certains sceptiques, qui, traitant ces refuges en quantité tout à fait négligeable, ont proposé d'attendre les bras croisés la fin de l'action, pour transformer en autant d'ambulances tous les locaux disponibles après le combat ? Nous écartons d'emblée cette conception, qui a pu trouver des défenseurs.

Les postes actuels, malgré tous leurs défauts, offrent du moins aux blessés une protection, dont l'effet moral, s'il subsistait seul, serait encore très respectable. Mais, pratiquement, ils abriteraient pendant le combat le matériel médical encombrant et fragile qu'il importe de conserver intact pour les besoins ultérieurs ; ils serviraient de salles de pansement aux hommes que la gravité de leurs blessures n'empêcherait pas d'y accéder eux-mêmes ; enfin il est probable qu'un certain nombre de blessés pourraient y être descendus et attendre dans la sécurité des fonds le moment d'être transbordés.

Pour toutes ces raisons, ces postes doivent être spécialisés dès le temps de paix, et le sont effectivement dans la faible mesure de leurs ressources à chaque exercice de branlebas de combat.

Ajoutons que des postes secondaires, sortes de relais fixés par les commandants sur la proposition des médecins-majors, sont établis à la plus petite distance possible du poste principal. (Règlement du 2 juin 1902.)

Ces relais, situés dans les œuvres mortes, ne peuvent compter que sur l'abri d'une cuirasse latérale ou d'une cloison blindée.

Ce ne sont pas des refuges proprement dits, mais ils forment des dépôts facilement accessibles, et pendant l'intermittence d'un combat, trop courte pour permettre de tenter une descente de blessés dans les fonds, ils serviraient au déblaiement des casemates, des tourelles et des ponts.

C'est une besogne qu'il importerait, en profitant de l'intervalle de deux phases, d'exécuter très rapidement, non seulement dans l'intérêt même des blessés, mais pour épargner aux gens restés debout l'impression des blessures et pour éviter le désordre que risquerait de faire naître la présence des victimes.

Aménagements des postes de blessés. — Nous avons constaté que, dans leur état actuel, les postes étaient munis d'un bon éclairage électrique et approvisionnés d'eau stérilisée froide. Quelques-uns sont aussi pourvus d'une conduite de vapeur pouvant s'adapter à un réchauffeur ou à une étuve.

Ces précautions restent à peu près les seules qui leur soient propres, car les compartiments désignés par la commission étant tous plus ou moins encombrés de matériel, aucune installation spéciale ne saurait être assurée d'avance en vue de leur utilisation hospitalière du temps de guerre.

L'aménagement de ces postes se réduit par suite à la fixation de quelques cornières réservées à des ventilateurs portatifs, au dispositif d'un éclairage à l'huile en prévision d'une extinction électrique, et à la mise en place des crocs nécessaires à la suspension des hamacs ou des cadres.

Nous énumérerons plus loin, en indiquant le fonctionnement général du service des blessés avant, pendant et après le combat, les dispositions complémentaires, dont la répétition méthodique fait partie de l'exercice du branlebas, qui seraient prises dans les postes au moment où on se préparerait à entrer en action.

Voies et moyens de transport. — **Voies d'accès aux postes des blessés.** — L'efficacité des postes de secours installés sous un pont cuirassé est évidemment liée aux facilités avec lesquelles des blessés peuvent y être descendus et en être extraits. Pour que l'adduction et l'extraction d'un blessé s'opèrent aisément, il est nécessaire que l'accès aux postes protégés soit directement établi, à travers des panneaux qui se correspondent, ou qu'il emprunte une voie spécialement créée pour la libre circulation des moyens de transport.

L'établissement d'une voie d'accès spéciale est une des prescriptions de la dépêche ministérielle du 27 mai 1890; mais, ce chemin n'existant nulle part, la commission chargée à l'armement de l'installation du service des blessés s'inspire des dispositions locales de chaque bâtiment, pour transformer en passages les grands panneaux d'aérage ou de communication qui se prêtent le mieux à cette destination éventuelle.

Il peut arriver que le hasard la serve à souhait : c'est le cas du *Suffren*, dont le grand panneau de descente aux chaufferies milieu, large de 3 mètres, et accessible de tous les entreponts supérieurs, offre des dimensions telles qu'on a pu y installer des plates-formes ascenseurs. Nous devons à la vérité de reconnaître que ces plates-formes, qui avaient paru très pratiques à l'armement, n'ont pas fourni les résultats qu'on attendait d'elles. Mais, si l'expérience a démontré qu'elles n'étaient pas *recommandables*, pour employer l'expression dont les qualifie le médecin-major actuel de *Suffren* (1), c'est que le dépôt du blessé d'un premier appareil de transport dans le cadre en forme de lit servant d'ascenseur et la manœuvre des palans de l'ascenseur compliquent singulièrement la descente. Ce sont là des défauts matériels, auxquels il serait sans doute assez facile de remédier.

Il existe d'autres cuirassés sur lesquels la correspondance directe des panneaux ou l'ouverture de grands puits d'aérage aboutissant en droite ligne les uns et les autres au pont blindé ont pu être mises à profit pour servir de passage aux blessés. Contentons-nous de citer le *Hoche*, dont le système de transport, très séduisant à première vue, est représenté par une chaîne sans fin, passant dans les rhéas de deux poulies fixées l'une au dôme d'un panneau du pont, l'autre au pont cuirassé. Cette chaîne dessert ainsi tous les étages et se manœuvre facilement à la main. On accroche à un de ses anneaux la gouttière roulée ou portée au panneau de l'étage, et la descente du blessé s'opère ainsi très rapidement. Toutefois la chaîne s'arrête sur le pont blindé et n'aboutit par conséquent pas directement au poste de secours, situé au-dessous de ce pont, à 50 mètres en avant du point de fixation de la poulie inférieure, d'où nécessité d'une nouvelle manœuvre et retard dans le transport.

Mais les cas du *Suffren* et du *Hoche* sont très particuliers. La variété de nos types crée des dispositions intérieures si diverses, et sur des types analogues les grandes voies de communication et d'aération affectent des combinaisons si différentes que les conditions favorables au passage des blessés sont sur nos unités de rares exceptions. L'*Iéna*, qui se rapproche beaucoup du *Suffren*, possède comme lui un large panneau d'accès desservant ses chaufferies médianes. Mais, tandis que sur le *Suffren* ce panneau traverse les entreponts, libre de toute entrave, et aboutit à un compartiment offrant, à défaut d'autres qualités, un assez grand dégagement, cette voie d'accès sur l'*Iéna* part du deuxième entrepont, contient des échelles qui ne sont pas démontables et correspond sur la plateforme blindée à l'atelier des mécaniciens.

Elle n'est donc pas transformable en passage sur cette unité, et il serait trop facile d'établir des comparaisons analogues entre d'autres cuirassés d'escadre appartenant à une même catégorie.

La plupart des compartiments sous cuirasse, étiquetés *postes de blessés* par la commission d'armement, ne possèdent pas de descentes directes, et c'est une des critiques les plus sévères qu'on puisse formuler contre eux. Quel que soit en effet le moyen adopté pour transporter un blessé, les coudes qu'il devrait franchir rendraient la

(1) Rapport d'inspection générale du Dr GLAIRAN, 1905.

plupart du temps sa manœuvre beaucoup trop délicate et occasionneraient en tout cas, pendant sa course, un retard qui annihilerait souvent le fonctionnement du service.

Si nous devons être dotés un jour de vrais postes de blessés sous cuirasse, ces ambulances ne rempliront efficacement leur office qu'autant que le constructeur du navire leur aura réservé une voie d'accès directe.

Moyens de transport. — Dans l'état actuel de nos constructions navales, chaque unité de combat devant réglementairement affecter à des postes de refuge un ou plusieurs compartiments des fonds, il était du moins nécessaire de posséder à bord un appareil de transport qui, du point de départ au point d'arrivée, permît au blessé d'atteindre ces postes, soit en position verticale, soit en position horizontale à travers des panneaux qui ne se correspondent pas toujours, et des ouvertures de tourelles ou de portes étanches, dont l'étroitesse ne fût pas pour lui un obstacle.

Cet appareil, utilisable en toute circonstance, a été remarquablement réalisé par M. l'inspecteur général Auffret : c'est la gouttière-hamac métallique qui porte son nom, et dont le modèle réglementaire existe sur tous nos bâtiments.

Cette gouttière Auffret qui, avec l'usage des pansements tout préparés, constitue, nous devons l'avouer, les seuls progrès dont ait bénéficié sur nos navires de combat modernes l'organisation du service des blessés, a l'avantage d'être à la fois un appareil de transport et de contention.

Partant du principe essentiel de la rigidité d'un appareil, M. l'inspecteur général Auffret résume en ces termes toutes les appropriations de sa gouttière : « collant métallique, ou en osier et rotin, ou en toute autre substance ferme, se moulant sur les formes comme un vêtement, faisant partout attelle protectrice, se prêtant par sa disposition et *sans aucun apprêt* extemporané à l'extension, à la contre-extension et à l'immobilisation du blessé ; protégeant les organes lésés des chocs qu'il prend pour lui sans les transmettre à son contenu ; pas plus large ($0^m,55$) et à peine plus long que son fardeau ; pesant de 12 à 15 kilos ; pouvant être porté en civière, en brancard, être roulé comme une brouette ; être transmis en position horizontale, oblique et même verticale dans les coursives, dans les panneaux étroits ; recueillant le blessé jusque sur la plate-forme des machines, et le transportant à son lit, sur lequel il peut être déposé sans secousses à l'aide d'une toile mobile munie de quatre poignées, interposée entre le blessé et l'appareil ».

A côté de cette gouttière, reproduite ici dans ses trois positions principales (fig. 24, 25, 26), et qui serait un mode de transport parfait, si, en dépit de la solidité que lui procure sa tôle ajourée, elle était, suivant le vœu de son inventeur, confectionnée en osier ou en rotin, et par suite un peu moins lourde, les autres moyens dont nous

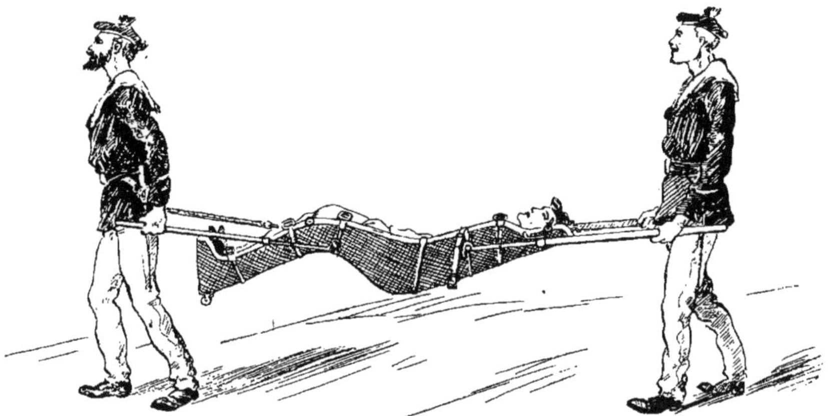

Fig. 24. — Gouttière-hamac Auffret en position horizontale.

disposons recèlent, à tous points de vue, une infériorité marquée.

Ce sont le brancard de la guerre, à compas d'écartement, réservé aux transports dans les entreponts bien dégagés, et le hamac ordinaire modifié par le médecin en chef Guézennec.

L'appareil Guézennec n'est autre

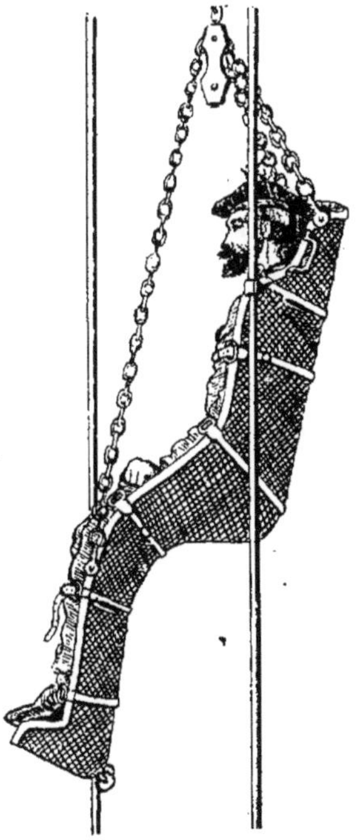

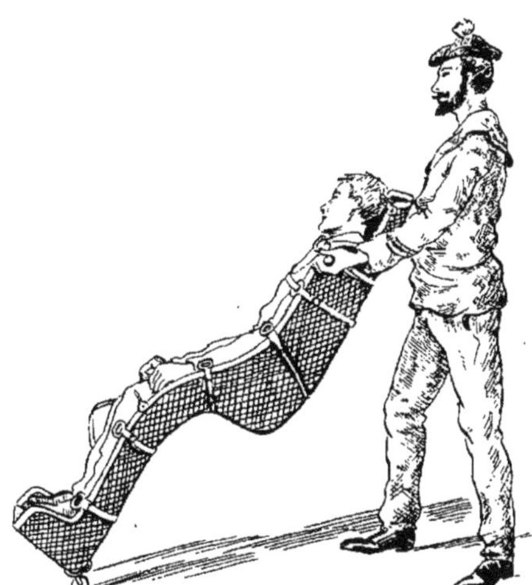

Fig. 25. — Gouttière-hamac Auffret en position verticale.

Fig. 26. — Gouttière-hamac Auffret en position oblique.

qu'un simple hamac, sur le plan non rigide duquel (simple matelas introduit dans un double fond en toile) sont fixées des bretelles axillaires et crurales. Le blessé immobilisé par ces bretelles est de plus solidement maintenu dans le hamac par son transfilage. Mais la disposition des sangles fait qu'en position verticale les bretelles axillaires peuvent offenser les pectoraux et causer une gêne de la respiration; en position horizontale, le point d'appui du corps pesant lourdement sur les plis de l'aine, ce sont les bretelles crurales qui peuvent au bout d'un certain temps occasionner de la douleur. Il est donc au moins indispensable que le blessé, pour y être à l'aise, ait conservé l'intégrité de la cage thoracique et de l'origine des cuisses. C'est dire que l'appareil ne convient pas à tous les cas, sa flexibilité constituant d'ailleurs en principe une condition défavorable au repos d'un blessé. Mais il est certain qu'à bord un hamac passe facilement par toutes les ouvertures et se prête à toutes les sinuosités de la route, parfois si compliquée, qu'il doit suivre. Il peut donc être utilisé, quand la nature des lésions ne s'y oppose pas, à la descente des blessés des hunes, ou à leur extraction des tourelles et de certains compartiments des fonds dont l'accès est particulièrement difficile.

Le directeur du service de santé Guès, pour corriger la courbure du hamac si préjudiciable à certains blessés, préconisa la simple introduction d'une planche dans son double fond. Le Dr Maréchal, médecin principal de la marine, l'avait précédemment adapté au transport sur glissière, le rendant ainsi rigide. Un autre de nos collègues, le médecin principal Maget, étant médecin-major du *Bouvines*, le transforma à son tour en lui adjoignant deux longues attelles qui latéralement maintenaient le blessé comme un appareil de Scultet. Un coussin conique, introduit entre les cuisses, complétait pour ainsi dire l'emballage de l'homme sous le transfilage du hamac, et prévenait de la sorte les mouvements intempestifs si douloureux, quelquefois même si périlleux, que la souplesse du hamac peut provoquer.

De toutes les ingénieuses modifications apportées au hamac en vue de son utilisation comme moyen de transport, celle de Guézennec est la seule qui ait survécu. Une dépêche ministérielle du 3 novembre 1903 rend réglementaire la délivrance des hamacs à bretelles par le service de santé des ports, à raison de 10 par cuirassé et de 6 par grands croiseurs. Mais, en dehors de ces trois appareils officiels, — gouttière Auffret, hamac Guézennec et brancard de la Guerre, — et en tenant compte du transport à bras qui trouvera toujours une large application dans une foule de circonstances, chaque médecin-major a toute liberté pour préparer à son gré les moyens de fortune dont il trouve à bord les éléments, et parmi lesquels le hamac Maget serait, à notre avis, le meilleur qu'il pût faire disposer.

Quelles que soient d'ailleurs à cet égard les prévisions du plus avisé des médecins-majors, elles ne parviendront jamais à suppléer le nombre très insuffisant de gouttières Auffret, dont le règlement prévoit la distribution (2 par cuirassé et 2 par grand croiseur). Cet appareil qui, seul, répond à toutes les exigences du transport des blessés à bord, — quelques rares ouvertures de tourelles s'opposent exceptionnellement à son passage, — devrait être délivré au nombre de 10 à 12 par grande unité de combat. En réfléchissant au court espace de temps que peut durer, avec les vitesses actuelles, l'intervalle d'une action, ce nombre ne paraîtra certainement pas excessif. Nous estimons en effet que, pour la facilité et la rapidité de l'évacuation, une gouttière Auffret devrait être placée à demeure dans chaque casemate, — les hamacs nous paraissant plus spécialement convenir aux tourelles et aux hunes, — et que quatre autres gouttières devraient être réservées, dans la proportion de deux par passage, aux besoins généraux du service. Ces appareils, fixés verticalement, trouveraient un emplacement facile dans les casemates, sans apporter aucune entrave au chargement ou à la manœuvre des pièces.

Personnel affecté au transport des blessés. — Deux catégories d'aides sont, sur chaque navire, à la disposition du médecin-major chargé d'assurer le service des blessés.

Des hommes provenant du personnel de la manœuvre sont placés à l'ouverture des passages et préposés à la descente des gouttières, hamacs et plates-formes. Ces gabiers, dirigés par un second maître ou un quartier-maître, s'acquittent de leur tâche avec une adresse qui ne fait jamais défaut.

Mais, dans l'organisation du transport des blessés, leur office n'est que secondaire, le rôle principal étant dévolu à une ou plusieurs escouades de brancardiers, suivant l'importance du bâtiment.

Ces brancardiers, que le règlement classe en titulaires et auxiliaires, ont pour mission de panser, de relever et de transporter les blessés aux voies d'accès des postes.

Les hommes qu'on intitule tels sont empruntés généralement à la section des agents des vivres, au groupe des matelots sans spécialité et, dans le cas particulier des bâtiments amiraux, à celui des musiciens. En réalité, on destine à cette fonction les premiers venus, sans se préoccuper des aptitudes physiques et intellectuelles assez spéciales qu'elle réclame. Les brancardiers ainsi improvisés représentent donc de simples numéros; ils sont dénués de toute valeur technique, et, le jour d'une action, — tous les médecins le proclament, — ils ne pourraient apporter que le concours d'une bonne volonté inefficace ou dangereuse.

Les tableaux de service ne prévoient nulle part le développement de leur instruction. Or, si restreinte qu'elle soit, cette instruction est cependant plus complexe qu'on ne le croit habituellement, et, pour initier un homme aux connaissances qu'elle comporte, pour lui permettre d'acquérir les qualités professionnelles désirables, il serait au moins essentiel de le munir d'un manuel qui n'existe pas encore.

Nous savons que ce manuel ne tardera pas à paraître, mais nous pensons que cette innovation ne doit pas rester isolée et qu'elle doit avoir pour corollaire la création dans la marine d'une spécialité de brancardiers.

On s'explique difficilement que nous attendions toujours un rouage aussi utile, alors que les dépôts des équipages nous offrent de multiples ressources pour recruter et former des brancardiers, qui, après un petit stage d'hôpital, analogue à celui que font les brancardiers régimentaires, seraient titularisés à terre, sans préjudice de la spécialité qu'ils exercent. Ces hommes pourraient en effet provenir à la fois des fourriers, des maîtres d'hôtel militaires, des tailleurs, des musiciens, dont les postes de combat ne sont fonction d'aucune profession maritime, puisqu'ils se limitent au rôle de transmetteurs d'ordres ou de pourvoyeurs. Munis de leur brevet supplémentaire, ces brancardiers se trouveraient répartis par le tour d'embarquement sur nos différents navires, où ils pourraient alors encadrer des auxiliaires judicieusement choisis, dont, à l'aide du manuel, les médecins-majors, auxquels les facilités en seraient laissées, entreprendraient utilement l'instruction.

Sous cette forme ou sous une autre, l'introduction d'une spécialité de brancardiers s'impose sur nos unités de combat Tous les rapports d'inspection générale, la *Revue Maritime* et nos *Archives de médecine navale* font, depuis bien des années, valoir les excellentes raisons qui la justifient, en appelant même à leur aide l'exemple de l'étranger (1), et nous voulons espérer que l'intérêt qui s'attache à cette création ne restera plus longtemps méconnu.

Matériel de pansements. — Abandonnant le principe du pansement individuel, la Marine, par une circulaire du 22 janvier 1903, a rendu réglementaire l'usage des pansements tout préparés, dont l'initiative revient au médecin principal Barthélemy. Ces pansements de trois types différents, — grand, moyen et petit, — répondant à des plaies de dimensions différentes produites par des armes à feu, ont fait, au dernier congrès médical de Madrid, l'objet d'une communication reproduite par les *Archives de médecine navale* (février 1905), qui donnent leur composition.

Conservés dans les coffres Rouvier et déposés, au moment du combat, dans les refuges sous cuirasse, une certaine quantité d'entre eux serait aussi placée dans des boîtes métalliques spéciales et distribuée entre les postes de relais.

Tels sont les éléments qui, sur nos unités de combat, constituent l'organisation du service des blessés, dont la direction est confiée au médecin-major, assisté d'un ou de deux médecins en sous-ordre, et de deux infirmiers titulaires.

(1) Onimus, *Archives de médecine navale*, avril 1903.

L'examen que nous en avons fait, si rapide qu'il soit, démontre manifestement leur insuffisance, et nous résumerons notre opinion en concluant que, malgré le précieux appoint de la gouttière Auffret et l'utilisation des pansements tout préparés, le fonctionnement de ce service reste partout fort aléatoire (1), étant donnés l'état actuel de nos postes de secours et de leurs voies d'accès, le trop petit nombre de moyens de transport et le manque absolu de brancardiers.

Toutefois, le règlement du 2 juin 1902 supposant tous ces moyens d'action dûment établis à bord, et expérimentés en temps de paix, édicte à leur égard une série de prescriptions très bien ordonnées, destinées à déterminer leur mise en œuvre avant, pendant et après le combat ; leur énumération textuelle complétera cet exposé.

Fonctionnement du service. — Dès l'ordre de mobilisation, le médecin-major demande au commandant à compléter les médicaments et pansements et à embarquer les coffres et gouttières supplémentaires.

Les brancardiers sont mis à sa disposition pour transporter, dans les différents postes de blessés, le mobilier d'infirmerie (coffres, matériel hors coffres, hamacs, brancards, gouttières, etc.).

Il s'est assuré que les réservoirs du poste principal sont pleins et veille à ce que le matériel des blessés soit remisé sous cuirasse, c'est-à-dire protégé et à l'abri de la destruction, jusqu'au moment où la sonnerie « la Visite » annoncera l'issue de l'une des phases ou la fin du combat.

SERVICE MÉDICAL EN TEMPS DE GUERRE. — Le service médical en temps de guerre comprend trois phases :

1° La préparation au combat ;

2° Le combat (combat proprement dit, les pauses du combat) ;

3° Après le combat.

1° Préparation au combat ou avant le combat. — Le médecin-major, sous l'autorité du commandement et d'après un plan concerté d'avance, a la direction complète du service des blessés (relèvement, transport, soins médicaux, etc.).

Il procède, avec l'aide des infirmiers, à l'installation du poste central et à celle des postes accessoires de secours.

Il répartit entre les uns et les autres le matériel et les médicaments prévus, les pansements, après constatation de leur état et de leur libre fonctionnement. Il se fait assister dans ces soins préliminaires par le personnel secondaire, qui doit les connaître dans les moindres détails avant l'action.

Le plus ancien des médecins en sous-ordre est spécialement chargé du transport des blessés.

Après entente avec son médecin-major, il répartit le personnel

(1) Il en est de même d'ailleurs dans toutes les autres marines, du moins en ce qui concerne les postes et leurs voies d'accès.

des brancardiers et leur désigne leurs postes respectifs (pont, batteries, faux-pont, etc.).

Il fait disposer tous les moyens de transport (gouttières Auffret, hamacs Guézennec, brancards). Il veille à l'installation des palans, à la liberté des panneaux de descente.

S'il est attribué un monte-charge au service médical, cet appareil rendra les meilleurs offices pour la transmission des blessés ; il s'assure de son fonctionnement et dispose les moyens de transport qui y répondent.

2° **Pendant le combat.** — *a.* **Le combat commence.** — Le médecin-major se tient au poste central des blessés avec le plus jeune des médecins en sous-ordre ; l'autre ou les deux autres médecins se tiennent prêts à se porter où leur présence sera nécessaire.

b. **Pendant la pause.** — A la sonnerie « la Visite », le service de santé entre en action.

Le médecin-major, sauf appel du commandant, appel qui pourra toujours se produire, garde sa place au poste principal, où les unités désignées pour le servir (un médecin, si possible, et les infirmiers) l'aideront dans le pratique des opérations et des pansements.

L'autre ou les autres médecins en sous-ordre, suivant le cas, montent rapidement sur le pont, visitent les postes de combat, recherchent les blessés, ou se portent plus spécialement vers ceux qui leur ont été indiqués et les dirigent sur les postes secondaires où se fera le triage et où se distribueront des fiches indicatrices préparées à l'avance par les moyens du bord.

Les brancardiers attitrés, sous la surveillance des gradés, relèvent et transportent les blessés d'après les principes qui leur ont été enseignés en temps de paix. Autant que possible, les blessés graves sont destinés au poste principal ; les blessés de moindre importance restent plutôt dans les postes secondaires. Cependant, si un blessé très grave est de trop difficile transmission, on le laissera au poste de secours jusqu'à la fin définitive de la lutte, d'autant plus que, si le transbordement doit s'exécuter sur un bâtiment-hôpital, on lui évitera ainsi un double déplacement. Il appartiendra toujours au médecin-major de s'inspirer de ses connaissances techniques et de ses sentiments d'humanité pour juger les cas particuliers que le règlement le mieux conçu ne saurait prévoir.

Nous en dirons autant des interventions, qui sont laissées à son libre arbitre, quoique, en principe, il doive éviter celles qui sont de longue durée.

Le tout sera rapidement mené pour qu'il n'y ait pas de perte de temps.

Quand l'opération du relèvement des blessés et de leur transmission est achevée, les médecins en sous-ordre rejoignent les postes secondaires avec les derniers blessés.

Les brancardiers titulaires, après avoir remis les gouttières de transport aux brancardiers auxiliaires, viennent se placer aux panneaux de descente pour installer et guider les gouttières.

Si la durée de la pause est suffisante, les brancardiers spécialement désignés *ad hoc* opéreront la descente des blessés des hunes d'après les principes qui leur auront été enseignés, l'extraction des tourelles, de la machine, etc.

On n'oubliera pas que la transmission des brûlés doit s'opérer dans des conditions techniques toutes spéciales ; les brûlés ne devront jamais être ni comprimés, ni ligotés.

Dès que le commandement juge nécessaire d'interrompre les transports de blessés pour continuer le combat, il fait sonner la « Marche des Zouaves » : les brancardiers remisent les moyens de transport, et chacun rejoint le poste qu'il avait dans la première phase de la lutte, parce que, pendant le combat lui-même, on ne fera rien, ou, si l'on fait quelque chose, il appartiendra au commandant seul de juger si l'intervention du service médical, pour débarrasser, par exemple, un poste de combat, est utile ou non.

3° *Après le combat ou le combat est terminé*. — Sans rien préjuger des circonstances qui peuvent entraîner des actes que les circonstances peuvent imposer, mais qu'un règlement écrit ne peut prévoir, le médecin-major fait une tournée générale pour se rendre compte de l'état et du nombre des blessés; puis il procède aux pansements compliqués et aux opérations d'urgence.

De concert avec le commandant, les postes les plus favorables et que le combat n'aura pas atteints seront choisis pour recevoir les blessés. On adoptera de préférence l'hôpital du temps de paix, les carrés, les logements des officiers, etc.

A l'exception des rares blessés que l'on aura pu panser aseptiquement pendant le combat, tous les autres, y compris ceux qui auront reçu un pansement individuel, devront être l'objet de pansements aseptiques. Mais, si l'évacuation sur un bâtiment-hôpital est possible aussitôt après l'issue du combat, on n'oubliera pas qu'un blessé, dans aucun cas, ne saurait être transbordé sans être pansé. Seulement, pour gagner du temps, et en raison de l'impossibilité en présence de laquelle on se trouverait de faire subir à tous les blessés un pansement complet à bord du bâtiment de combat, les blessés transbordés pourront ne subir le pansement définitif qu'après le transbordement, si toutes ces opérations se font rapidement.

Le médecin-major tiendra un registre sur lequel devront être inscrits les noms de tous les hommes qui ont été blessés, avec la nature de la lésion (1).

SECOURS HORS DU BORD SUR MER ET SUR TERRE. — Jusqu'en 1864, époque où fut signée la Convention de Genève, les

(1) Extrait du Règlement du 2 juin 1902.

secours de provenance extérieure et destinés aux victimes des guerres maritimes n'avaient fait l'objet d'aucune discussion internationale. La Convention attira l'attention des puissances sur l'intérêt qu'elles auraient à combler cette lacune en s'inspirant de ses propres décisions, et cette sage mention constitue le premier appel adressé par la diplomatie aux nations civilisées en vue d'une réglementation, pendant une guerre sur mer, de services sanitaires extérieurs.

L'évolution rapide que les marines devaient subir, jointe à l'intelligente initiative de certains peuples, imprima bientôt à cet appel un caractère d'urgence, qui eut pour conséquence la convocation, à plusieurs années d'intervalle, dans différentes capitales d'Europe, notamment à Rome et à Vienne, de congrès médicaux ou de conférences diplomatiques, au cours desquels ce sujet, quelle que fût la valeur documentaire de l'argumentation qu'il suscita, ne put être solutionné.

Car, malgré l'insistance des pays les plus directement intéressés à conclure promptement un accord, les objections soulevées par le règlement si délicat de la neutralisation paralysèrent tous les efforts, et il fallut laisser passer une période de vingt-cinq ans avant que diplomates et marins trouvassent officiellement un terrain d'entente.

Ils y parvinrent enfin en 1899 à l'Assemblée de la Haye.

Entre temps, différentes guerres navales s'étaient accomplies, pendant lesquelles les belligérants convinrent de respecter mutuellement des articles additionnels, qu'en 1868 l'Italie avait produits, dans une conférence tenue à Genève, en sollicitant leur adjonction à la convention militaire de 1864.

Quoiqu'ils n'eussent pas force de lois, puisqu'ils ne furent jamais ratifiés, et si peu précise que fût d'ailleurs leur rédaction, ces articles, au nombre de neuf, constituèrent cependant un mode de législation que la Turquie seule n'accepta pas sans restriction pendant la guerre de 1877-78, mais qui, soit entre la France et l'Allemagne, soit entre le Chili et le Pérou, soit entre l'Amérique et l'Espagne, servit, à défaut d'autre code, de règles aux combattants. A la quatrième réunion internationale qui se tint à Carlsruhe en 1887, le représentant de la France, le médecin en chef de la marine Hyades, émit avec succès la proposition de confier au Comité central de Genève le soin d'étudier et de reviser ces articles additionnels, afin qu'ils fussent définitivement codifiés.

Les grandes puissances dont ce Comité réclama les avis s'empressèrent de lui communiquer leurs vues sous forme de rapports officiels, parmi lesquels celui de l'Allemagne, dû à la plume si autorisée du médecin général de la marine Wenzel, et celui de l'Autriche-Hongrie, élucidaient remarquablement les points les plus épineux du débat.

Mais, en dépit du tact diplomatique qu'il déploya au congrès de Rome de 1892, ce Comité central ne put aboutir qu'à un vœu, tendant à provoquer l'accord des puissances signataires de la Convention de Genève, dans le but « d'étendre les bienfaits de cette Convention aux guerres maritimes, dans les conditions et la mesure qui leur sont applicables ».

Ce résultat platonique équivalait à un échec. Le Comité central résolut alors de charger le Comité italien de reprendre son étude sur les bases que la France, l'Allemagne, l'Italie et l'Autriche avaient fixées dans leurs rapports, et, sept ans plus tard, la Conférence de la Haye était assez heureuse pour faire accepter des conclusions condensées en quatorze articles.

Cette Conférence réussit ainsi à définir entre combattants le rôle des bâtiments de secours tant militaires que privés, que ces derniers soient propriétés de sociétés ambulancières ou de particuliers, et celui des bâtiments neutres, qu'ils appartiennent au commerce, à des yachtmen, ou à des sociétés secourables des marines non belligérantes.

Mais certaines réserves subsistent toujours à l'égard des naufragés débarqués en port neutre, et dont le sort n'a pu être encore nettement déterminé.

Quoi qu'il en soit, la Convention signée à la Haye permet maintenant aux diverses nations de préparer dès le temps de paix, suivant des règles dûment établies, les secours extérieurs que nécessiterait l'entrée d'une marine en action.

Ces secours consistent essentiellement dans l'armement de navires-hôpitaux officiels ou privés, et dans l'organisation des ambulances et des dépôts de matériel de pansements constitués sur les côtes par les sociétés de la Croix-Rouge, qui fonctionnent aujourd'hui dans tous les pays.

Les *Archives de médecine navale* des mois de mars, avril et mai 1905 publient le texte d'un mémoire récompensé par le prix Bomberg, qui pourra renseigner le lecteur avec la plus grande précision sur tous les détails de ces armements et de cette organisation. Les lignes qui suivent ne sont qu'une analyse succincte de cet intéressant travail.

Après avoir établi avec Wenzel que toute escadre prenant la mer dans l'intention de livrer combat doit être accompagnée d'un bâtiment de secours officiel, nécessairement doué d'une vitesse égale à la sienne (16 à 17 nœuds minimum), l'auteur envisage le double rôle de ce bâtiment :

Rôle de sauveteur des naufragés ;

Rôle d'hospitalier des blessés et des malades.

Rôle de sauveteur. — Sur le champ de bataille, la présence d'un bâtiment sauveteur ne peut être tolérée, — tout le monde est d'accord sur ce point, — qu'à la condition de n'empêcher ni un coup de canon, ni une manœuvre. « Si le bâtiment l'oubliait, ce serait à son détriment. »

Ceci posé, avant le combat, le sauveteur conservera le poste qui lui est assigné, en cherchant à ne jamais perdre de vue son escadre.

Il est infiniment probable qu'il ne pourra pas intervenir pendant le combat, sauf dans le cas d'un bâtiment isolé, qui, s'étant rapidement écarté du lieu de l'engagement, est devenu la proie d'un incendie ou est prêt à couler.

Son rôle ne sera véritablement effectif qu'après le combat, quand il pourra, sans inconvénients pour l'issue de la lutte et sans danger, pour lui-même, se porter, sur le signal de l'amiral, ou plus probablement sur sa propre initiative, au secours d'un navire qui sombre.

A ce moment il devra diriger par groupes des embarcations commandées par des patrons bien pénétrés d'avance de leurs instructions, les unes, les plus pressées, vers les hommes tombés à la mer nageant ou flottant sur des épaves, les autres vers le navire plus ou moins désemparé, sur lequel se trouveront des blessés et des gens valides.

En même temps, le bâtiment sauveteur, se rapprochant lui-même prudemment des naufragés, jettera à la mer tous ses engins de sauvetage (bouées, radeaux légers, corps insufflés, etc.).

Ces manœuvres n'auront chance de réussir qu'à la condition d'être exécutées avec beaucoup d'ordre et de calme, et qu'autant que le commandement saura faire observer « la discipline des secours, en allant le mieux possible du plus au moins urgent ».

Rôle d'hospitalier. — Quels que soient les cas, — et ils seront nombreux, — où des escadres devront, après un combat, recourir à un bâtiment sauveteur afin de se débarrasser de leurs blessés, une opération de transbordement ne pourra être tentée que par un temps « maniable », pour employer l'expression maritime.

Les blessés, *tous munis d'un pansement*, formeront deux catégories : ceux qui marchent et ceux qu'il faut porter.

S'il fait calme, le transbordement pourra s'effectuer de bord à bord et être assez rapidement mené. Si la mer est un peu houleuse, il deviendra très délicat.

Les treuils à vapeur ou électriques des navires de combat (en supposant qu'ils fonctionnent encore à ce moment), déposeraient sur des pontons intermédiaires, ou, en leur absence, dans des embarcations, les gouttières et les hamacs qu'embarqueraient alors les treuils des bâtiments-hôpitaux. Mais il est probable que le plus souvent, à défaut de treuils mis hors d'usage, le débarquement des appareils contenant les blessés ne pourra s'opérer qu'à bras ou à l'aide de moyens improvisés.

Rôle des sociétés de secours. — Les sociétés de secours des différents pays n'ont pas toutes attendu les décisions de la Conférence de la Haye pour tenter de venir en aide en pleine mer aux victimes d'un combat naval, et la première qui soit entrée dans cette voie est l'ambulance maritime des Dames de Trieste et de l'Istrie.

Dès 1890, cette société préparait, sous le contrôle et avec le concours de l'État, l'armement d'un paquebot prêté par la compagnie du Lloyd autrichien, afin de transporter, sans restriction de nationalité, les blessés d'une flotte belligérante de la haute mer à un port.

Ce généreux exemple serait aujourd'hui régulièrement suivi par toutes les nations ; mais il a paru nécessaire en France de réduire l'action des navires aménagés en hôpitaux par les sociétés de secours aux eaux territoriales. Il est d'ailleurs certain que pratiquement il en serait partout ainsi, — en réservant le cas d'une guerre coloniale, — ces navires ne pouvant participer à la tactique imposée aux bâtiments hospitaliers, qui accompagneraient officiellement les escadres.

Le jour d'une déclaration de guerre, une commission choisirait deux paquebots parmi ceux qui, mis à la disposition de nos sociétés de la Croix-Rouge, se trouveraient dans nos ports au moment voulu. Installés par elles en navires-ambulances, ces bâtiments seraient destinés l'un à l'Océan, l'autre à la Méditerranée.

Toutefois, la création des navires-hôpitaux ne représente qu'un des termes de l'intervention des sociétés de secours pendant une guerre navale. Leur action s'exercerait encore le long des côtes et sur les côtes. Le long des côtes, ce sont les yachts ayant, par une déclaration officielle, accepté ce rôle avant la guerre, et les bâtiments des sociétés de sauvetage, qui, rapidement prévenus du lieu de l'engagement, s'efforceraient d'arriver à temps pour recueillir naufragés et blessés.

Sur les côtes, les sociétés possèdent des centres d'approvisionnement en matériel de pansement et médicaments, qui doivent fournir aux besoins des ambulances supplémentaires établies par elles dans certains ports de commerce.

Quant au service d'évacuation sur l'intérieur que rendrait nécessaire l'encombrement des hôpitaux et ambulances des ports de refuge, c'est à la Guerre qu'il appartient de l'assurer, de concert avec les grandes compagnies et toutes les sociétés de transport, en utilisant à la fois les voies de terre, les voies ferrées et les voies d'eau.

IV. — CASERNEMENTS ET HÔPITAUX A TERRE.

DÉPÔTS DES ÉQUIPAGES

Cette dénomination, qui a remplacé celle de divisions des équipages de la flotte, supprimée en 1891, sert à désigner les casernes, où dans chacun des ports de guerre viennent séjourner les marins non embarqués, soit au moment de leur incorporation, soit en débarquant d'un bâtiment, soit en attendant une nouvelle destination.

Les hommes du recrutement engagés ou inscrits se rendent au chef-lieu de leur arrondissement maritime, et c'est dans le dépôt que, après avoir subi les épreuves de la visite médicale, on les habille, on les instruit, on leur fait subir un premier apprentissage de la vie maritime avant de les distribuer sur des bateaux armés, ou de les désigner pour les écoles des spécialités : ils ne restent guère plus de cinq à six mois dans ces dépôts, et leur effectif moyen pour les cinq ports dépasse à peine 7 000 hommes.

Leur existence est donc absolument analogue à celle des troupes casernées à terre, et Toulon est le seul port où les marins des dépôts ne vivent pas complètement à terre. En attendant la construction projetée de locaux qui doivent s'élever à l'extrémité ouest de l'arsenal, dans un vaste et superbe emplacement, ils occupent encore de vieux vaisseaux démodés, à bord desquels ils ne font que coucher ; point n'est besoin d'insister sur les inconvénients de semblables casernements, destinés à bientôt disparaître : les réfectoires, cuisines, salles d'études, sont disposés dans de petits bâtiments sans étages, pavillons provisoires également condamnés.

Dans les autres ports, les casernes sont bien établies, les unes admirablement situées sur le bord de la mer comme à Brest, les autres dans l'enceinte de la ville comme à Rochefort, où, dans ce dernier port, la proximité des marais n'est pas sans inconvénients pour la santé des hommes, souvent impaludés dès leur arrivé au corps.

Une des particularités de ces dépôts consiste dans le *couchage*, constitué exclusivement par des hamacs suspendus à des barres transversales à 1 mètre environ au-dessus du sol, et qui, chaque matin, sont roulés et ramassés dans des armoires où les hommes vont les reprendre chaque soir.

Ce système de couchage, qui ne paraît pas à première vue s'imposer dans un dortoir à terre, est cependant ici indispensable : d'une part, il faut que le jeune matelot prenne l'habitude, généralement facile à cet âge, de dormir dans un hamac ; et, d'autre part, il ne faut pas qu'une fois cette habitude prise il la perde, en dehors de ses embarquements, dans les séjours plus ou moins longs qu'il fera au dépôt.

L'alimentation est exactement la même que celle des marins à la mer, mais elle se rapproche davantage du régime de l'ordinaire, plus facile à appliquer dans les troupes à terre, avec les ressources abondantes d'une grande ville à leur disposition.

Outre l'instruction militaire, les marins des dépôts suivent des cours d'instituteurs, et des bibliothèques très bien fournies leur permettent d'utiliser leurs heures de loisir, sans sortir du dépôt. Des salles de jeux, billards, fumoirs, sont également à leur disposition, quand ils ne sont pas de service.

Les dépôts reçoivent encore tous les hommes qui reviennent de campagne, les convalescents rapatriés, ou jouissant d'un congé, que, pour une raison quelconque, ils ne peuvent où ne veulent pas passer dans leur famille; les hommes en instance de réforme, de retraite, etc.

C'est ce qui explique que, dans les statistiques médicales, les dépôts fournissent une morbidité et une mortalité considérables : « Tout « porteur d'une affection chronique échoue fatalement au dépôt et « les décès dus aux affections de cette nature, à la tuberculose princi- « palement, s'y rencontrent dans une proportion relativement très « élevée, bien qu'elles aient été contractées ailleurs. »

De plus (note de la statistique officielle), tout décès d'homme en congé, en route, en un mot ne figurant pas à l'effectif d'un navire ou du bataillon, est porté pour ordre à l'actif du dépôt des équipages dont dépend le matelot et où il est inscrit.

Pour bien apprécier la valeur des chiffres fournis par la statistique, il faut donc tenir compte, non pas des effectifs moyens des dépôts, mais bien du nombre d'hommes qui y passent chaque année. C'est ainsi que l'on compte, en 1899, 14618 hommes à Brest pour une moyenne de 3202 présents : on fait ainsi rentrer dans la moyenne générale la situation sanitaire des dépôts, qui, sans cette juste interprétation, apparaîtrait tout à fait déplorable et nullement en rapport avec les conditions hygiéniques de ces casernements.

D'après une excellente mesure prise en avril 1904, les tuberculeux ne doivent plus jamais séjourner dans les dépôts, où ils venaient attendre souvent assez longtemps le règlement de leur retraite, congé ou réforme : ils doivent être maintenus jusqu'au jour de leur libération à l'hôpital, dans un service spécial, avec un personnel infirmier spécial et renouvelé tous les trois mois.

Cela ne diminuera pas beaucoup le chiffre des tuberculeux de la marine qui seront attribués à d'autres groupes de la statistique, mais cela diminuera les chances de contagion, plus difficile à éviter dans une infirmerie de dépôt que dans un service hospitalier.

DÉFENSES MOBILES. — FLOTTILLES DE TORPILLEURS

Les torpilleurs chargés de la défense des côtes sont groupés en un certain nombre de flottilles, dont les centres de stationnement se trouvent dans les cinq ports de guerre, et dans quelques autres ports du littoral, Dunkerque et Saint-Servan, dans la Manche; Ajaccio, Bizerte, Alger et Oran, dans la Méditerranée.

Dans les colonies, Saïgon, Diego-Suarez ont été récemment dotés de flottilles de torpilleurs analogues à celles de la métropole.

Chaque groupe, placé sous le commandement d'un officier supérieur, comprend un nombre variable de torpilleurs, en général de modèle assez réduit, dont les équipages vivent la plupart du temps à terre dans des casernements construits ou aménagés à leur usage. En principe, les hommes ne doivent pas vivre, coucher et manger à bord de ces bâtiments, dont les conditions d'habitabilité sont évidemment plus que médiocres ; mais malheureusement il n'en est pas toujours ainsi, et l'augmentation considérable qu'ont subie ces flottilles depuis quelques années ne permet pas encore d'assurer à leurs équipages des logements à terre assez grands pour que tous y trouvent le repos, indispensable cependant après leurs fréquents et pénibles exercices.

Nous ne pouvons entrer dans une description détaillée de ces divers établissements maritimes, de valeur hygiénique très inégale, dont beaucoup ne sont que provisoires et feront place bientôt à des constructions confortables, dignes du personnel d'élite auquel elles sont destinées.

Nous nous bornerons à indiquer les conditions communes à la plupart d'entre eux, tels qu'ils existent actuellement, sans insister sur les nombreux desiderata que présente encore leur insuffisante organisation.

Dans chaque centre, il faut considérer : 1° le casernement proprement dit et ses annexes, les cuisines, les lavabos ; 2° les ateliers de réparation où sont sans cesse occupés une grande partie des ouvriers mécaniciens embarqués sur les torpilleurs.

CASERNEMENTS. — Dans la plupart des ports, ce sont d'anciens vaisseaux, tous condamnés, très insuffisants comme aération, comme éclairage, destinés à être remplacés par des casernes à terre.

Au port de Toulon, le casernement est établi sur l'emplacement de l'ancien bagne, dans des logements vastes, bien aérés, exposés au midi, avec une terrasse bordant la mer, dans d'excellentes conditions hygiéniques.

Comme dans les dépôts, le seul mode de couchage utilisé est le hamac de bord suspendu à des tringles en fer d'un nettoyage très facile.

Hors des ports, la plupart des casernements de torpilleurs sont d'anciens bâtiments appartenant à la marine, de dimensions souvent insuffisantes pour le nombre d'hommes qu'ils abritent, si bien que dans certains centres, comme Alger, les hommes vivent presque tous à bord de leurs navires. Un des casernements les mieux compris est celui d'Ajaccio, bien aéré, sur le bord de la mer, avec un parquet en carrelage d'entretien facile. De plus, des précautions sont prises contre le paludisme : dès la fin de l'hiver, les fenêtres sont munies de cadres en fine toile métallique qui permettent l'aération des locaux, tout en empêchant les moustiques d'entrer. L'efficacité de cette mesure s'est manifestée par une diminution sensible du nombre des fiévreux pendant l'été. Des plantations d'eucalyptus semblent aussi avoir contribué à l'assainissement de ce casernement.

Notons enfin la création, à Alger, d'une grande salle de lecture et de jeux, ce qui a entraîné une diminution très grande dans le nombre des bordées, des punitions, en même temps que baissait le chiffre des vénériens. Nous avons vu à la Pathologie spéciale que ces « maisons du marin » constituaient la meilleure prophylaxie contre l'alcoolisme et le péril vénérien.

Chaque casernement est muni de cuisines où se préparent les aliments des équipages, qui vivent à peu près complètement à l'ordinaire.

Mais un défaut commun à tous les centres de torpilleurs est l'absence ou l'insuffisance des lavabos et des appareils à douches, indispensables cependant à ces hommes toujours occupés, sur leurs torpilleurs, à des travaux salissants. Des installations bien comprises en ce sens sont prévues dans les projets de nouveaux casernements.

ATELIERS. — Les ateliers ont été partout bien installés, éclairés par des baies vitrées : le personnel peut y travailler dans d'excellentes conditions hygiéniques.

HÔPITAUX.

La marine possède dans chacun des cinq ports de guerre un ou deux hôpitaux où sont soignés non seulement les marins de la flotte, mais encore les militaires de toute la garnison, les employés civils et les ouvriers des arsenaux.

Le service de ces établissements est assuré par les médecins de la marine, soit pendant les intervalles de leurs embarquements, soit pendant des périodes de cinq ans pour ceux qui sont chargés de l'enseignement dans les écoles annexes des ports.

Le personnel infirmier est le même que celui qui assure le service des bâtiments de la flotte : il constitue une des spécialités de la marine dans des conditions d'avancement, de solde, de tours d'embarquement absolument identiques à celles de leurs similaires des autres spécialités : il est regrettable que le service particulièrement pénible et dangereux de ces hommes dévoués ne leur assure pas des avantages matériels plus considérables : leur recrutement souvent difficile se ferait plus aisément, au grand bénéfice des malades de la marine.

Les hôpitaux sont laïcisés depuis 1903.

La valeur hygiénique de ces différents hôpitaux est loin d'être égale pour tous : tandis que quelques-uns d'entre eux, plus ou moins anciens, ont été construits spécialement en vue de leur destination définitive, d'autres occupent encore de vieux bâtiments, qui, étant toujours provisoires, servent très longtemps sans recevoir les aménagements reconnus indispensables aujourd'hui dans la pratique médicale, sans même que, en dehors des réparations d'urgence, ils puissent être entretenus dans des conditions satisfaisantes.

Après une description succincte de ces hôpitaux, nous examinerons les principaux facteurs de leur valeur hygiénique.

CHERBOURG. — L'hôpital du premier arrondissement maritime est de date récente : il a été achevé en 1869. Situé en dehors de la ville, au milieu d'immenses terrains cultivés et boisés, il se compose d'un grand bâtiment orienté nord-sud, où sont établis les bureaux de l'administration, la pharmacie, les laboratoires, les chambres des médecins résidant et des officiers malades : celles-ci ne comportent qu'un seul lit : c'est le seul hôpital où, quel que soit son grade, un officier est assuré d'avoir une chambre pour lui seul.

Ce bâtiment est séparé de la route par de grands jardins qui servent de promenoirs ; deux pavillons à deux étages, isolés, tombant en équerre sur le bâtiment central, contiennent les salles de malades ; entre ces pavillons des cours-jardins facilitent l'aération des galeries et des salles ; des promenoirs couverts, vitrés, rendent les communications faciles entre toutes les parties de l'établissement. Une chapelle occupe le fond de la cour, où se trouvent diverses servitudes, buanderie, amphithéâtre, chambre mortuaire, etc.

Cet hôpital n'est pas terminé : il doit comprendre en plus deux pavillons parallèles dont les fondations sont restées inachevées.

BREST. — L'hôpital de Brest, dont la construction commencée en 1822 fut terminée en 1834, rappelle par sa distribution intérieure l'hôpital Beaujon à Paris : il peut contenir 1 300 lits répartis dans 27 salles.

Il comprend 10 pavillons à un étage alignés parallèlement les uns aux autres sur une étendue d'environ 200 mètres, séparés par des cours plantées d'arbres. De larges galeries vitrées les ferment à une de leurs extrémités et permettent aux malades non alités de prendre un exercice salutaire à l'abri des intempéries.

L'espacement entre les pavillons est de 30 mètres. Chaque pavillon comprend à chaque étage une salle de 50 lits : il a une longueur de 60 mètres sur 3 mètres de hauteur, ce qui assure à chaque malade un cube d'air largement suffisant. L'éclairage et la ventilation sont assurés par de larges fenêtres.

Sur l'esplanade qui domine les cales de construction du port ont été construits des pavillons d'isolement genre Tollet, réservés au traitement des fièvres typhoïdes et des tuberculeux.

Signalons parmi les améliorations les plus récentes une salle d'opération très bien aménagée et un cabinet d'électricité très complet.

LORIENT. — Le port de Lorient possède deux hôpitaux : un situé dans l'enceinte de l'arsenal, appelé l'ambulance, comprend 200 lits : c'est là que sont concentrés les services administratifs et la direction.

L'autre hôpital, placé à l'entrée de la rade, dans l'enceinte de la petite ville fortifiée de Port-Louis, n'est autre que le vieux couvent des Récollets converti en hôpital en 1797, à la suite du combat naval de Groix.

Abandonné pendant un certain temps, il a été réoccupé en 1859 et complètement approprié à sa nouvelle destination, autant que l'on peut tirer parti de bâtiments aussi anciens et aussi mal disposés pour faire un hôpital que le sont ces antiques constructions.

ROCHEFORT. — L'hôpital maritime de Rochefort, bien que construit en 1783, peut encore être donné comme un modèle de l'architecture du genre.

Complètement en dehors de la ville fortifiée, bâti sur un terrain surélevé (la Butte), entouré de grands jardins, il se compose d'un pavillon central à deux étages comprenant la pharmacie, les cuisines au rez-de-chaussée, les logements des officiers aux étages : ce bâtiment est flanqué à ses deux extrémités de quatre pavillons communiquant par des corridors vitrés; ils comprennent également deux étages : à chaque étage correspond une salle de malades, très vaste, très haute de plafond, bien ventilée par des fenêtres élevées.

Sur le prolongement de ces pavillons, on en trouve encore deux autres à un étage, destinés aux contagieux, complètement isolés et entourés de jardins fermés par des grilles. Enfin, près de l'entrée de l'hôpital, sont deux bâtiments où sont installés les services administratifs, la bibliothèque; et plus en arrière, un amphithéâtre et des laboratoires, dont l'outillage perfectionné a été mis en rapport avec les progrès de la médecine moderne.

TOULON. — Toulon possède deux hôpitaux maritimes.

L'hôpital principal, au milieu de la ville, appelé du reste à bientôt disparaître, n'est autre que l'antique couvent des Jésuites de la rue Royale que l'on accorda au Service de santé en 1774, « pour mettre un terme, dit Lefèvre, (1) à l'*interminable question* de l'établissement d'un hôpital maritime en ce port ». Il n'a pas beaucoup changé depuis 1775, époque où fut occupé par les malades ce nouvel « asile, sur le fronton duquel on remarque encore les attributs de l'ordre qui l'a élevé et habité pendant près d'un siècle ».

Il comporte, outre les bâtiments de l'administration, quatre salles pouvant contenir chacune une cinquantaine de malades, plus un amphithéâtre et des laboratoires.

Nous n'insisterons pas sur les défauts de cet établissement condamné depuis si longtemps : il doit être prochainement cédé à la ville et remplacé par un nouvel hôpital en dehors des fortifications.

La marine possède en outre, dans la presqu'île de Saint-Mandrier, à l'entrée de la rade, un vaste hôpital dont l'origine remonte à 1670;

(1) Lefèvre, Histoire du service de santé de la marine.

mais le bâtiment actuel fut terminé en 1830, et, bien que son éloignement et les nombreux défauts qu'il présente aient justifié les critiques les plus sévères, il a résisté jusqu'ici à tous ses détracteurs et durera tant que la marine ne possédera pas en dehors de la ville l'hôpital qui lui est indispensable.

En raison de la situation, en pleine ville, de l'hôpital principal, on a de tout temps envoyé à Saint-Mandrier les malades contagieux, et très grands ont été les services rendus par cet hôpital pendant les épidémies de typhus et de choléra qui ont sévi à diverses époques à Toulon.

De plus, les nombreux malades évacués de notre colonie Indo-Chinoise sont toujours débarqués directement à Saint-Mandrier, et, là, sous ce climat salubre, dans cet air pur et ensoleillé, ils trouvent un repos et des soins indispensables à leur état avant de pouvoir aller jouir de leur congé de convalescence.

Il est incontestable que dans une garnison aussi nombreuse, sur laquelle sévit la fièvre typhoïde à l'état endémique, il y a absolument besoin d'un hôpital d'isolement où doivent être réunis les services de contagieux, les dysentériques, etc. ; mais l'emplacement de Saint-Mandrier, autrefois excellent, a perdu toute sa valeur depuis la transformation de l'artillerie à longue portée, qui met aujourd'hui l'hôpital dans la zone dangereuse, si bien qu'en cas de mobilisation son évacuation serait immédiatement effectuée, et cela au moment où on en aurait le plus grand besoin.

Son déplacement s'impose donc dans une zone non exposée et d'accès plus facile, la traversée de la rade souvent mouvementée constituant toujours une grande fatigue pour les malades.

L'hôpital se compose de trois pavillons à deux étages occupant les trois côtés d'un rectangle de 100 mètres environ : de larges vérandas à arcades les entourent et, malheureusement, ne sont pas vitrées, ce qui rend leur séjour intenable par les fréquentes journées de grand vent.

Chaque pavillon contient environ 400 lits, par salle de 36 lits, avec un cube d'air considérable.

Le pavillon central faisant face à la rade au nord ne reçoit que les officiers malades et comprend le logement des médecins ; au rez-de-chaussée, les cuisines, pharmacie, bains, lingerie, etc. ; la façade sud de ce bâtiment est malheureusement trop rapprochée de la haute colline boisée qui domine l'hôpital et gêne l'accès du soleil pendant la saison d'hiver.

Du côté de l'est, se trouvent un long bâtiment où sont les vénériens et les casernes d'infirmiers et, plus en arrière, un grand jardin potager.

Deux pavillons Tollet ont été construits du même côté et servent à l'isolement des tuberculeux.

Ces pavillons, sans étage, bien aérés avec leur veranda au midi, sont parfaits; mais leur prix de revient est trop élevé pour qu'on puisse les multiplier.

Enfin un service d'isolement très complet, fermé de murs et de grilles, sur le bord de la mer, comporte deux pavillons de malades et tous les accessoires nécessaires pour que les malades et le personnel hospitalier vivent complètement en dehors de l'hôpital.

D'après les descriptions qui précèdent, il est aisé de voir qu'une étude d'ensemble est impossible pour des hôpitaux aussi différents les uns des autres ; mais nous pouvons passer en revue quelques-uns des principaux facteurs de l'hygiène hospitalière et voir comment ils sont compris dans les établissements de la marine : nous ne parlerons naturellement que de ceux construits spécialement en vue de leur destination hospitalière.

Ainsi, au point de vue de la situation, l'emplacement des terrains sur lesquels ils sont bâtis a été heureusement choisi pour la plupart d'entre eux.

A Cherbourg, l'hôpital, très loin de la ville, entouré de vastes jardins, est admirablement situé. A Brest, l'emplacement de l'hôpital, bien choisi au moment de sa construction, a beaucoup perdu de sa valeur depuis que l'arsenal, transformé en usine métallurgique, offre des inconvénients de voisinage inconnus au temps des constructions en bois. De plus, le développement de la ville et des faubourgs en fait aujourd'hui un véritable hôpital urbain, heureusement situé sur un terrain surélevé, et dont les défauts sont moins sensibles sur cette côte bretonne, fortement balayée par les grandes brises du large.

L'hôpital de Rochefort est également devenu un hôpital urbain, mais la grande étendue des terrains qui l'entourent et la faible densité de la population des faubourgs le laissent isolé dans des conditions satisfaisantes.

A Toulon, l'hôpital de Saint-Mandrier, par sa situation excentrique, a au moins l'énorme avantage de l'isolement parfait.

De même ces hôpitaux présentent tous de bonnes conditions de *superficie*. Étant organisés pour recevoir en cas de mobilisation un nombre de malades qui deviendrait rapidement très considérable, ils se trouvent, en temps de paix, plus que suffisants, pour la moyenne des hospitalisés ; ils ne présentent jamais d'encombrement et peuvent toujours avoir un certain nombre de salles vides où sont évacués les malades des autres salles pendant les périodes de nettoyage ou de réparations.

Partout, c'est par les portes et les fenêtres que se font l'aération et la ventilation naturelle. Les fenêtres, opposées entre elles, s'ouvrent toujours par le haut et permettent tantôt d'un côté, tantôt de l'autre, une aération régulière, suivant la direction du vent.

Le chauffage se fait exclusivement par des poêles placés dans les salles, poêles au charbon ou au bois suivant la région.

L'éclairage le plus souvent utilisé est le gaz avec lampes veilleuses : l'usage du bec Auer se répand de plus en plus.

L'alimentation des malades est assurée par des achats journaliers faits sur place : c'est le régime de l'ordinaire appliqué aux hôpitaux. Les principales denrées sont fournies par adjudication.

ARSENAUX. — ATELIERS

En dehors des équipages casernés soit à bord des bâtiments armés ou en réserve, soit dans les dépôts et écoles à terre, la marine a à sa charge une énorme population de plus de 32000 ouvriers répartis dans les arsenaux de Cherbourg, Brest, Lorient, Rochefort, Toulon, et dans les usines de Ruelle (fonderies de canons), Indret (fabrique de machines) et Guérigny (fabrique de chaînes et ancres; aciérie), école de pyrotechnie. Dans ce chiffre, 32414 (1900), est compris le personnel militaire ou militarisé des arsenaux, marins vétérans, pompiers de la marine, gardes-consignes, qui, au point de vue médical, jouit du même traitement que le personnel civil.

Le personnel ouvrier est réparti dans les divers établissements de la marine en quatre groupes qui se divisent eux-mêmes en catégories et en classes d'après la nature des professions et le mérite individuel des ouvriers :

1° Les apprentis ; 2° les ouvriers stagiaires ; 3° les ouvriers permanents, ouvriers de spécialités et manœuvres ; 4° les chefs ouvriers, dans une proportion de 6 à 8 p. 100 par rapport à l'effectif des ouvriers de spécialités. A côté de ce personnel peuvent subsister différentes catégories d'agents faisant l'objet de règlements et de statuts particuliers : ouvriers (hôpitaux, école de pyrotechnie), ouvriers en régie, etc.

Tous ces ouvriers, après vingt-cinq ans de service, ont droit, à l'âge de cinquante-cinq ans, à une retraite proportionnelle suivant la catégorie dans laquelle ils se trouvent en dernier lieu.

ADMISSION. — L'admission des ouvriers est faite dans chaque établissement par des commissions techniques qui, après des examens d'essais, classent d'après leur mérite les candidats leur paraissant susceptibles d'être admis sur des listes où sont recrutés les ouvriers au fur et à mesure des besoins.

Admission des apprentis. — Jeunes gens de quatorze à dix-sept ans, sains, sachant lire, écrire et calculer. Nous n'insistons pas sur cette première phase du recrutement, qui n'intéresse en rien l'hygiène; il n'en est pas de même de la seconde phase, qui comporte, pour l'ouvrier appelé à servir dans l'arsenal, deux examens médicaux répétés à deux mois d'intervalle. Des instructions ministérielles précisent minutieusement les conditions dans lesquelles doivent se faire ces visites médicales ; les médecins de la marine chargés de ce service y apportent le plus grand soin, car c'est de son bon fonctionnement que dépendra la valeur hygiénique du personnel ouvrier, comportant le minimum de déchet par maladie et le maximum de rendement pour chaque travailleur.

Nous allons examiner les conditions de ce recrutement ; nous verrons ensuite quelles sont la morbidité et la mortalité des arsenaux, puis dans quelle mesure l'hygiène peut intervenir pour diminuer encore cette morbidité et améliorer les conditions de travail des ouvriers.

Visites médicales. — Tout ouvrier agréé par un chef de service de l'arsenal est adressé au médecin-major de cet établissement, qui constate et, après visite, certifie, s'il y a lieu, que le sujet est sain et qu'il remplit toutes les conditions physiques exigées pour le service militaire et par les règlements en vigueur pour le service des arsenaux. La visite médicale passée par le médecin-major est indépendante de toute autre visite, notamment des décisions des conseils de revision. Ainsi un homme réformé ou classé dans les services auxiliaires par les conseils de revision peut être reçu comme ouvrier de spécialité, s'il est jugé actuellement bon par le médecin de la marine, et inversement un homme sortant du service militaire peut être, malgré cela, éliminé, si le médecin de la marine le refuse.

L'ordre ministériel de se rapporter dans ces examens à l'instruction sur l'aptitude physique au service militaire n'est donné que pour fournir au médecin une base d'appréciation, et la marine reste absolument libre de ses décisions; la vie de plein air, la vie d'exercice du soldat n'est pas comparable en effet à la vie ordinairement confinée des ouvriers, et en admettant ou maintenant un agent avec qui elle prend au moins un engagement moral à longue échéance, l'administration a le devoir de se préoccuper de l'aggravation possible de certaines infirmités.

Contre-visites. — Chaque ouvrier est soumis au bout de deux mois de présence sur les travaux à une contre-visite, et ce n'est qu'après cette double constatation qu'il est définitivement admis. Les instructions au sujet de cette contre-visite sont très sévères. A la visite précédant l'admission, le médecin peut, s'il n'est pas suffisamment éclairé sur la constitution du sujet, remettre sa décision à un examen ultérieur. Si, malgré l'emploi des moyens d'investigation en usage, il reste un doute dans son esprit, il doit conclure à la non-admission provisoire. En aucun cas, l'admission même provisoire ne peut être prononcée si le candidat ne remplit pas manifestement à la première visite les conditions requises par les règlements. Les contre-visites ont pour but d'éliminer des ouvriers qui, après avoir paru, à la première visite, remplir les conditions physiques exigées, n'auraient dû leur admission qu'à une appréciation trop favorable.

Lorsque le sujet à examiner a déjà été admis à une première visite, le médecin doit, avant de se prononcer pour l'admission définitive, se reporter aux certificats de visite antérieurs, et, en cas de séjour à l'hôpital, consulter les feuilles de clinique de l'intéressé. Au besoin ce dernier pourra être envoyé en observation à l'hôpital, soit pour un examen bactériologique, soit pour un examen clinique spécial, examen des yeux, du nez, des oreilles, etc.

Tout ouvrier ou apprenti qui, au moment des visites, ne remplit pas les conditions exigées doit être immédiatement congédié.

Une dépêche ministérielle de 1901 indique dans quelles conditions les médecins visiteurs peuvent appliquer et modifier l'instruction sur l'aptitude physique au service militaire. C'est ainsi que, pour la faiblesse de constitution, il n'y a pas lieu de s'en rapporter au rapport du périmètre thoracique à la taille ; cette donnée conduit trop fréquemment à des éliminations non justifiées ; on s'en tient à l'appréciation du médecin, qui base son avis sur l'état général de l'homme après examen minutieux de tous les organes.

De même pour la vue, il n'y a pas lieu d'appliquer aux ouvriers l'instruction pour le service militaire qui exige une acuité visuelle monoculaire au moins égale à la moitié, l'acuité visuelle binoculaire ne devant descendre ni pour l'œil droit ni pour l'œil gauche au-dessous de un dixième : il est incontestabte que pour des ouvriers travaillant au milieu des machines ou sur des échafaudages, ce qui importe le plus, c'est une bonne vision binoculaire, qui seule donne la sensation du relief des objets et une notion exacte de leur distance relative.

Pour la myopie, on est obligé de s'en tenir à la limite de 6 dioptries, parce que l'on sait que les myopies fortes ne marchent pas sans lésions du fond de l'œil et menacent constamment de s'aggraver.

La limite de taille est pour les ouvriers de $1^m,52$ et pour les apprentis de $1^m,40$ à quatorze ans, $1^m,41$ à quatorze ans trois mois, $1^m,42$ à quatorze ans six mois, et ainsi de suite en suivant une progression de 1 centimètre par trois mois jusqu'à dix-sept ans, où ils doivent avoir $1^m,52$; c'est l'âge auquel ils passent ouvriers.

Par contre, certaines infirmités qui n'entraînent l'exemption du service militaire que lorsqu'elles sont bien marquées, comme les varices du membre inférieur, seront un motif de refus quand elles seront visibles chez un candidat : c'est qu'en effet les varices ne peuvent que s'aggraver à la longue jusqu'à occasionner l'invalidité absolue, du fait de la station debout habituelle aux ouvriers.

Vaccine. — Tous les ouvriers nouvellement admis sont vaccinés dans l'année : cette vaccination est obligatoire ; aussi une circulaire du 29 novembre 1897 alloue aux agents du personnel ouvrier qui, par suite d'une vaccination subie par ordre, se trouvent dans l'incapacité de travailler régulièrement constatée, les trois quarts de leur salaire journalier pendant la durée de *leur exemption de service*.

TRAVAIL DANS LES ARSENAUX

Les différentes lois, décrets et décisions ministériels relatifs à la réglementation du travail dans l'industrie sont applicables au personnel ouvrier employé dans les arsenaux de la marine, en tout ce qui n'est pas incompatible avec le service particulier de ces établissements. Par conséquent, on y applique strictement les décrets relatifs aux travaux interdits ou autorisés sous certaines conditions aux femmes et aux enfants (loi du 2 novembre 1892, décret du 13 mai 1893). Une circulaire du ministre de la marine du 12 mai 1902 fixe l'interprétation à donner aux lois de 1892 et de 1900 en ce qui concerne la durée du repos à accorder au personnel protégé par ces deux lois.

Depuis le 7 janvier 1903, le ministre de la marine, après les résultats satisfaisants obtenus par l'essai de la journée de huit heures dans certains ateliers de Toulon et Lorient, a étendu cette mesure à tous les arsenaux et établissements hors des ports : l'entrée des ouvriers a lieu à sept heures et demie en hiver et sept heures en été, et la sortie à quatre heures et demie en hiver, cinq heures en été, avec un repos de une heure et demie pour le dîner, qu'ils peuvent prendre hors du port, ou dans le port.

FOURNEAUX ÉCONOMIQUES. — Des fourneaux économiques leur permettent de se procurer à bon marché des aliments chauds, et ils peuvent y faire cuire ou réchauffer les aliments apportés de chez eux.

TRAVAIL SUPPLÉMENTAIRE. — Les conditions dans lesquelles peuvent se faire les heures supplémentaires et certains travaux spéciaux sont réglées par la circulaire du ministre du Commerce du 21 septembre 1902, commentant la loi du 28 mars 1902, applicable à la marine. Cette réglementation n'est appliquée, bien entendu, que dans les circonstances normales, et serait considérée comme caduque du jour où les nécessités de la défense nationale ou les besoins d'opérations militaires conduiraient à prolonger le travail au delà de la limite fixée. A plus forte raison elle serait inapplicable en cas de mobilisation totale ou partielle, car en une telle occurrence le personnel civil des arsenaux devient militaire et sera nécessairement régi par des dispositions qui découlent de ses statuts nouveaux, tant que dureront les causes qui lui auront fait perdre son caractère civil.

Enfin une circulaire du 18 décembre 1902 fait application à la marine du décret du 6 août 1902 sur l'hygiène et la sécurité des travailleurs dans les établissements industriels, déterminant les mesures générales de protection et de salubrité applicables à toutes les usines, notamment en ce qui concerne l'éclairage, l'aération ou la ventilation, les eaux potables, les fosses d'aisances, l'évacuation des poussières et vapeurs, les précautions à prendre contre tous les accidents du travail. Joignons-y plusieurs circulaires au sujet de la propagation de la tuberculose. Nous reviendrons bientôt sur ce sujet.

ATELIERS. — Au fur et à mesure que le fer s'est substitué au bois dans la construction et l'aménagement des vaisseaux, il s'est fait une transformation parallèle dans les divers arsenaux de la marine, devenus en réalité aujourd'hui de vastes usines métallurgiques, où les ateliers dans lesquels on travaille le bois (canots, mâture) ne constituent plus qu'une infime minorité.

De plus, la marine tend à multiplier et à varier la production de ses ateliers, ainsi qu'en témoigne la récente construction d'une aciérie aux Forges de la Chaussade déjà spécialisées pour les chaînes et ancres. Cette aciérie, dont l'installation au point de vue hygiénique ne laisse rien à désirer, est destinée à la fabrication des plaques de blindage, dont l'industrie privée avait jusqu'à présent le monopole.

Toutes les spécialités de l'industrie métallurgique sont représentées dans les établissements de marine : fonderies, forges, chaudronneries, construction de machines ne diffèrent pas sensiblement des ateliers, dont l'étude hygiénique est faite dans une autre partie de cet ouvrage. Nous devons nous contenter d'étudier seulement quelques questions d'hygiène particulières aux arsenaux.

Nous avons dit que la loi de 1893 sur les mesures de sécurité et de protection contre les accidents est applicable dans la marine. Les mesures de sécurité sont convenablement prises, car il est toujours assez facile de remédier à une disposition dangereuse d'une machine ou d'un appareil quelconque, mais il n'est pas toujours possible de modifier d'une façon satisfaisante les conditions hygiéniques d'ateliers de construction ancienne, dont l'agrandissement n'a pas suivi un accroissement proportionnel à leur encombrement. C'est surtout dans les ateliers des machines, des forges, partout où il faut évacuer de grandes quantités de fumées et de poussières, que la ventilation est souvent insuffisante, malgré la présence des hottes et des cheminées d'appel. Il arrive fréquement que, dans les ateliers où l'on doit forger de ces énormes pièces pour lesquelles les dimensions des feux de forge sont insuffisantes, on installe au milieu de l'atelier un feu provisoire de grande surface. Il faudrait, pour l'évacuation de la fumée, de puissantes cheminées d'appel dont l'établissement très coûteux est souvent ajourné dans l'espoir d'une réfection complète de l'atelier ; les perfectionnements incessants de l'outillage sont un des principaux obstacles à l'organisation définitive d'ateliers, qui doivent subir périodiquement des transformations en rapport avec leur encombrement.

Néanmoins de grands progrès sont réalisés dans la mesure du possible. C'est ainsi que dans beaucoup d'ateliers, tels qu'à Indret, à Brest, dans les bâtiments en fer, le pavage en bois a rendu les ateliers moins froids et moins humides, tout en facilitant leur entretien et leur propreté.

L'usage de la peinture à la chaux sur les bois des fermes et des toitures se généralise aussi avantageusement pour l'assainissement que pour la clarté du local.

Signalons encore la belle installation des nouveaux ateliers : station d'électricité de Toulon, ateliers de l'arsenal du Mourillon.

Dans les ateliers de peinture, l'emploi des produits dangereux a beaucoup diminué depuis quelques années : le blanc de zinc a remplacé, pour toutes les peintures, la céruse, qui n'est plus employée que pour la confection d'un certain nombre de joints et qui est achetée en pâte ; il en est de même pour le vert de Schweinfurth.

Le minium de plomb, qui est et sera vraisemblablement longtemps encore employé en grandes quantités, ne peut être conservé qu'en poudre et est mélangé à l'huile de lin peu de temps avant son emploi. Dans plusieurs arsenaux, on prescrit l'installation du mélangeur mécanique destiné à remplacer le mélange à l'air libre.

RÉFECTOIRES. — La nécessité d'aérer les ateliers pendant les heures de non-travail, l'interdiction formelle de prendre les repas dans l'atelier ont conduit à mettre à la disposition du personnel des réfectoires dont l'installation générale n'est pas sans présenter quelque difficulté ; car, si l'on veut que ces heureuses prescriptions puissent entrer réellement dans la pratique, il est indispensable que les lavabos et les vestiaires forment avec les réfectoires un ensemble groupé et distinct de l'atelier. Si l'on considère avec raison comme malsain pour les ouvriers de manger dans les ateliers, il est encore bien plus nuisible de les laisser se mettre à table, toucher les aliments sans s'être purifié les mains de toutes les matières plus ou moins sales ou toxiques qu'ils ont pu manipuler pendant leur travail. L'homme doit donc être forcé de passer par le lavabo avant d'entrer au réfectoire, afin de n'avoir aucun prétexte pour se dispenser du lavage des mains ; les lavabos doivent en outre être munis d'eau chaude et de savon. On a installé dans certains ateliers des distributeurs de savon pulvérisé.

De plus, ces réfectoires doivent être chauffés en hiver, et il est nécessaire d'y installer des chauffe-soupes ou mieux des cuisines sommaires permettant de cuire à feu nu les aliments que les ouvriers apportent pour leur dîner.

Faute de ces installations pratiques mais coûteuses, il est impossible de faire accepter aux hommes des modifications dont ils ne comprennent pas l'importance, et toutes les mesures que l'on peut prendre pour améliorer les conditions d'hygiène sont vaines si l'on ne fait pas parallèlement l'éducation des ouvriers. Il faut enlever tout prétexte à l'insouciance ou à la négligence propre à la plupart d'entre eux : c'est par des conférences ou mieux par des entretiens familiers faits sans aucune solennité qu'il faut faire comprendre aux ouvriers que les soins personnels de propreté constituent leur meilleure défense contre les causes d'insalubrité inséparables de leur profession, et sont le seul et bon moyen de conserver leur santé (1). Encore dans nos arsenaux l'usage de ces réfectoires n'est-il pas pratique pour ceux qui travaillent loin de leur atelier, sur des chantiers isolés, à bord des navires en construction, etc. Il résulte des difficultés énoncées plus haut que l'usage des réfectoires et des lavabos n'est pas encore généralisé dans les arsenaux autant que cela serait désirable ; mais de grandes améliorations se font journellement dans cet ordre d'idées et ne tarderont pas à solutionner heureusement cette intéressante question.

EAU POTABLE. — Il en est une autre non moins importante, qui n'est pas encore résolue d'une façon satisfaisante, c'est la question de l'eau potable. Dans plusieurs de nos ports de guerre, l'eau fournie par la ville alimente les arsenaux : elle est en général de qualité très inférieure ; en particulier, Cherbourg et Toulon sont bien connus des hygiénistes pour les nombreuses épidémies de fièvre typhoïde dont l'origine hydrique n'est pas douteuse : si la plupart des ouviers de l'arsenal, nés et élevés dans la ville, n'ont pas à redouter cette affection contre laquelle ils sont, dès l'enfance, immunisés par une atteinte plus ou moins légère, il n'en est pas de même des élèves de certaines écoles vivant dans l'enceinte de l'arsenal, composées de jeunes gens arrivés de divers points de la France, telle l'école des mécaniciens de Toulon, qui fournit chaque année un chiffre considérable de typhiques.

On commence partout à installer des filtres : le modèle préféré dans la marine est le filtre stérilisateur au permanganate de Lapeyrère, peu coûteux, et donnant toute sécurité avec un maniement des plus faciles.

TRAVAUX PÉNIBLES OU DANGEREUX. — De tout temps certains travaux de nature particulièrement pénible ou dangereuse ont donné lieu à l'allocation de primes spéciales, sorte de sursalaires justifiés soit par la difficulté d'exécution, soit par les risques que ces travaux font courir aux ouvriers qui en sont chargés : tels sont les essais de machines, chaudières, le courbage à chaud des cornières, les travaux dans des endroits mal aérés (cellules de doubles fonds, intérieurs de chaudières, réparations de maçonnerie dans les fours non refroidis) ; les travaux sous-marins, les travaux dans l'eau, la vase, réparations des réservoirs, des bassins, la désinfection des navires contaminés, ou de leur matériel, les vidanges, le nettoyage des bouteilles, les travaux dans l'air comprimé, les travaux spéciaux au service de l'artillerie, le nettoyage des accumulateurs à plaques

(1) Les nouveaux inspecteurs du travail sont tout naturellement désignés pour multiplier et varier ces conseils pratiques.

de plomb, la manœuvre des ponts roulants, etc. Outre la ration du matelot qui est accordée aux ouvriers lorsqu'ils sont appelés à travailler à bord des navires en rade, des vivres en nature sont délivrés dans certaines conditions : pendant la saison des chaleurs, pour l'assainissement de l'eau, les ouvriers reçoivent 3 grammes de café non torréfié par homme et par jour ; les buandiers qui travaillent dans les séchoirs, quand les feux y sont allumés, reçoivent la même allocation en toute saison.

Les ouvriers employés au courbage à chaud des cornières touchent 50 centilitres de vin.

Les ouvriers des directions d'artillerie qui manipulent la mélinite ont droit à la délivrance gratuite de 1 litre et demi par jour de lait frais ou conservé.

INSPECTEURS DU TRAVAIL. — Par une circulaire en date du 20 septembre 1904, le ministre a organisé l'inspection du travail dans les établissements de la marine. Le principe sur lequel repose l'organisation nouvelle consiste à partager entre les fonctionnaires du contrôle, de l'inspection générale du génie maritime et les officiers du corps de santé de la marine, suivant leur compétence professionnelle, la surveillance conformément à la loi de 1893 : de cette façon les ouvriers de la marine se trouvent aussi efficacement protégés que ceux des autres établissements publics ou privés. En insistant sur l'importance du rôle que les médecins sont appelés à remplir, l'arrêté ministériel recommande de leur laisser la plus grande initiative. Dans chaque arsenal, le médecin-major, assisté des médecins désignés par le préfet maritime pour le seconder, a la surveillance de tous les ateliers, chantiers, magasins et locaux de tous les services : il formule ses observations par écrit et les transmet au directeur du service de santé, qui, avec son appréciation personnelle, les adresse au chef de service intéressé ; celui-ci doit faire connaître la réponse dans un délai de dix jours, et, dans le cas où il ne croit pas tenir compte des observations du médecin, la question est soumise au ministre, qui statue après avis du conseil supérieur de santé.

TRAITEMENT MÉDICAL. — Les ouvriers de la marine, lorsqu'ils sont malades, bénéficient d'un régime très libéral, que de récentes modifications ont encore amélioré. Tout agent du personnel ouvrier, blessé ou malade, est traité aux frais de l'État dans les établissements de la marine ou, à défaut, dans les hôpitaux de la guerre, ou les hospices civils, et il reçoit la moitié de sa solde pendant son séjour à l'hôpital ; il en reçoit les trois quarts si sa maladie est la conséquence d'une blessure reçue en service commandé, ou bien si cette maladie est due à une cause professionnelle (saturnisme).

Dans le cas où ces mêmes hommes, blessés ou malades, préfèrent se faire soigner chez eux, le préfet ou le directeur de l'établissement peut leur en accorder l'autorisation sur la proposition du chef de service compétent, et à condition qu'ils habitent dans les limites d'une circonscription médicale établie dans chaque port, limites qui tendent à s'élargir de plus en plus.

Quand un ouvrier a besoin de soins médicaux, il se présente à la visite de l'ambulance du port placée sous la direction d'un médecin principal (ou d'un médecin en chef à Brest et Toulon) secondé par un ou deux médecins en sous-ordre, qui assurent la garde de jour et de nuit.

Quand un ouvrier reste malade à son domicile, il adresse à l'ambulance un certificat d'un médecin civil ; ce certificat est remis au médecin de l'arsenal, qui, dans les quarante-huit heures, visite ou fait visiter le malade et fixe le nombre de journées qu'il lui accorde.

Le médecin de l'arsenal doit visiter chaque malade au moins une fois par semaine : si un ouvrier ne lui semble pas dans de bonnes conditions pour se faire soigner chez lui, ou s'il ne reçoit pas les soins que comporte son état, il est mis en demeure d'aller à l'hôpital ou d'être considéré comme en permission sans solde. Cette solde de maladie ne peut être allouée pendant plus de quatre-vingt-dix jours dans la même année, sauf le cas de blessure contractée en service commandé.

Ajoutons que la plupart des ouvriers des ports font, en outre, partie de sociétés de secours mutuels qui complètent pendant un certain nombre de jours le salaire de maladie et permettent aux ouvriers de se soigner à domicile dans des conditions satisfaisantes.

Certaines maladies telles que la gale, la syphilis, ne peuvent donner droit au traitement à domicile, pas plus que certaines maladies contagieuses ; le service médical a seul qualité pour apprécier dans quel cas le malade doit être traité à l'hôpital ou à domicile.

Lorsque, après les quatre-vingt-dix jours de traitement, la guérison n'est pas complète, les ouvriers peuvent obtenir des congés de convalescence de trois mois sans solde.

Enfin ils peuvent être hospitalisés dans les établissements thermaux de Vichy, Bourbon-l'Archambault, Bourbonne-les-Bains, Plombières, Barèges et Amélie-les-Bains, dans la limite des places mises à la disposition du département de la marine par le ministre de la Guerre.

Dans les établissements hors des ports, les médecins de la marine donnent leurs soins gratuits aux familles des ouvriers, femmes et enfants, et des médicaments sont fournis à titre remboursable à tous ces malades sur bons du médecin (1).

En dehors des arsenaux, la vie des ouvriers des ports se déroule

(1) Il est regrettable que la pénurie du personnel médical ne permette pas d'étendre cette faveur aux ouvriers des ports.

dans des conditions semblables à celle des groupes industriels similaires, étudiés dans une autre partie de cet ouvrage.

Néanmoins, pour apprécier la morbidité et la mortalité de ces ouvriers, il est nécessaire de tenir compte, en outre du travail, de ces deux grands facteurs de l'hygiène, le logement et l'alimentation. Or il est incontestable que la modicité des salaires (de 4 à 5 francs maximum par jour ouvrable pour les ouvriers de spécialités; de 3 à 4 francs maximum par jour pour les ouvriers manœuvres) alloués aux ouvriers de la marine rend les conditions de la vie matérielle assez pénibles, surtout pour ceux qui sont chargés de famille, et particulièrement pour ceux qui vivent dans les ports du nord, où la rigueur du climat entraîne une augmentation très appréciable de dépenses en vivres, vêtements, logement.

Beaucoup d'ouvriers logent en dehors de la ville, dans des faubourgs qui s'étendent de plus en plus ; mais la longueur de la course à faire pour aller à leur travail est une cause de fatigue dont les inconvénients sont évidents.

Aussi nous voyons sans étonnement la mortalité des arsenaux dépasser notablement, malgré la sélection faite à l'entrée, la mortalité générale en France pour les groupes du même âge : il y a à cet égard une grande différence entre le nord et le midi : pour l'année 1900, tandis que la mortalité générale des établissements de la marine était de 11,93 p. 1000, elle était de 8,33 pour le port de Toulon et de 20,66 pour le port de Brest. Examinons maintenant quelles sont les maladies les plus fréquemment observées, et nous allons nous arrêter de suite à la tuberculose, la grande pourvoyeuse des hôpitaux, qui, à elle seule, fournit plus de la moitié des décès.

MORBIDITÉ ET MORTALITÉ DANS LES ARSENAUX

TUBERCULOSE. — Nos deux grands arsenaux, Toulon au sud, Brest au nord, sont dans des conditions complètement opposées, puisqu'il y a à Brest, en 1900, *trois* fois plus de tuberculeux traités et *cinq* fois plus de tuberculeux décédés qu'à Toulon.

Il ne faudrait pas cependant attribuer à la question de latitude, de climat, une importance plus grande qu'elle ne le mérite : car, à côté de la mortalité véritablement effrayante constatée au port de Brest, nous trouvons des chiffres très inférieurs dans des établissements situés sous un climat analogue : à Lorient, la mortalité n'est plus que de 6,23 p. 1000 des décès ; à Cherbourg, 6,37 ; enfin dans des pays où l'hiver est très rigoureux, comme Guérigny, la mortalité tuberculeuse n'est que de 0,99 p. 1000 des décès, et à Ruelle, de 0,57, toujours dans cette même année 1900. Sans doute Ruelle, Guérigny peuvent, dans une large mesure, bénéficier de leur situation à la campagne ; mais, pour les grands ports, ce n'est pas le climat qu'il faut incriminer, et il est bien vraisemblable que c'est dans les conditions de *logement* des ouvriers, spéciales au port de Brest, qu'il faut chercher l'explication de cette mortalité si élevée. En effet, dans la plupart des ports de guerre, les dimensions très restreintes de la ville, limitée par l'enceinte fortifiée, ont amené la population ouvrière à rechercher dans les faubourgs des logements à meilleur marché; ces logements occupent des maisons petites, en général peu élevées (un ou deux étages), peu encombrées, presque toujours entourées de jardins; elles constituent pour cette population un avantage hygiénique considérable.

Au contraire, à Brest, où les limites de l'enceinte fortifiée sont très étendues (c'est une rare place forte dans l'intérieur de laquelle il y ait encore du terrain à bâtir), il y a une bien plus grande proportion d'ouvriers qui habitent l'intérieur de la ville ou du faubourg de Recouvrance, dans de grandes maisons à plusieurs étages, aux chambres humides, étroites, mal aérées, où s'entasse un nombre d'habitants dix fois supérieur à celui qu'elles devraient abriter normalement.

Dans ce milieu, la contagion permet à la tuberculose de multiplier ses ravages, favorisée, en outre, par la dégénérescence d'une race affaiblie par l'alcool, et les mauvaises conditions hygiéniques du logement se font d'autant plus sentir dans un pays où les intempéries d'un climat très pluvieux obligent les habitants à vivre la plupart du temps enfermés dans leurs appartements.

Au contraire, l'heureuse influence du logement se manifeste à Guérigny, où la population ouvrière vit tout entière dans un grand village, aux maisons sans étages, entourées de jardins, échelonnées le long d'une grande route, à proximité de l'usine, dans un pays où la vie matérielle est, à égalité de salaires, infiniment plus facile que dans un port.

L'influence de la vie au grand air se fait encore directement sentir quand on envisage la mortalité tuberculeuse suivant les professions : tandis que, dans les corps des vétérans, des journaliers, qui vivent peu enfermés, elle atteint 33 à 40 p. 100, elle monte à 81 p. 100 des décès chez les dessinateurs, les écrivains, qui passent leur vie dans les bureaux trop souvent encombrés, mal aérés, surchauffés en hiver. Le chiffre vrai des tuberculeux est à peu près exactement donné pour la population militaire dans les statistiques de la marine ; mais, pour les ouvriers des arsenaux, il n'en est pas de même; grâce à l'autorisation de se faire soigner à domicile, le plus grand nombre des malades échappent à tout contrôle; on ne connaît, en réalité, que ceux qui passent par l'ambulance ou l'hôpital (160 pour le port de Brest).

D'après Auffret (1) et Friocourt (2), les ouvriers ne survivent pas plus

(1) Auffret, Tuberculose au port de Brest. *Archives de médecine navale*, juin 1900.

(2) Friocourt, La tuberculose dans la marine au port de Brest. *Archives de médecine navale*, juin 1904.

de trois ans à compter du jour de leur première entrée à l'hôpital. L'évolution de la tuberculose étant en général plus longue, il est permis de conclure qu'il existe un fort effectif de tuberculeux peuplant nos arsenaux, ne venant à l'ambulance ou à l'hôpital qu'après conviction qu'il n'est plus possible de lutter ou de dissimuler leur mal (Friocourt).

Nous sommes donc absolument désarmés, ne pouvant congédier brutalement sans rémunération aucune des serviteurs parfois vieux, souvent chargés de famille, et ayant acquis des droits respectables à une pension proportionnelle, qui n'existe cependant pas pour eux.

Pour cette catégorie de personnel, le fait de service ayant occasionné la maladie (condition indispensable dans l'armée pour obtenir une pension) est exceptionnel : il faut donc attendre au moins vingt-cinq années de service, après lesquelles les ouvriers peuvent être mis à la retraite anticipée avant l'âge de cinquante ans.

C'est la navette entre l'hôpital et l'atelier, coupée de temps en temps par des exemptions de service à domicile.

L'État entretient dans ses établissements avec l'élément contagieux un milieu de tuberculeux constituant une lourde charge et un danger permanent pour le personnel sain. Aussi le directeur Friocourt n'hésite-t-il pas à proposer la liquidation du stock d'ouvriers tuberculeux ; car en calculant, d'une part, le prix de revient de ces tuberculeux à l'État (plus d'un million par an) et, d'autre part, la somme nécessaire pour leur allouer après congédiement une retraite proportionnelle, il y a une forte économie à réaliser, et, si forte qu'elle paraisse, elle est encore inférieure à la réalité, car nous n'y avons pas compris le capital humain qu'il ne sera possible de protéger qu'après avoir jugulé la grande pourvoyeuse de nos listes de décès.

Malheureusement ces mesures seraient loin de résoudre la question de la prophylaxie de la tuberculose, et M. Friocourt lui-même reconnaît qu'elle serait illusoire si elle n'était appliquée que dans la marine. En renvoyant nos tuberculeux dans leur famille, nous ne faisons qu'augmenter les dangers de la contagion pour leurs enfants, nos ouvriers et nos marins de demain.

Le péril ne peut être enrayé que par l'isolement de tous les tuberculeux, isolement qui ne peut être réalisé sans le concours de l'État et des départements avec le consentement des intéressés. La lèpre n'a disparu de l'Europe que grâce à l'isolement des malades. Faudra-t-il en venir aux mêmes mesures pour la tuberculose ?

Nous en sommes bien loin à l'heure présente : la question de la tuberculose dans les arsenaux n'est qu'un côté particulier de la grande question générale de la lutte contre le plus terrible de nos fléaux actuels. Elle fait partie du même problème général traité plus spécialement dans une autre partie de cet ouvrage ; — mais au moins les arsenaux pourraient-ils limiter leur mal, et conserver un grand nombre de leurs ouvriers en les traitant, en les guérissant à la période où ils sont guérissables. Pour cela, il ne suffit pas seulement d'un examen très rigoureux à l'entrée dans l'arsenal, il faut que chaque ouvrier soit suivi, examiné fréquemment et isolé dès que se manifestera le moindre signe de tuberculose : c'est le même système que nous avons proposé, il y a déjà bien des années, pour les tuberculeux de la marine.

Il faut pour cela que tout le personnel soit astreint à de fréquentes et consciencieuses visites individuelles.

Dans l'état actuel des choses, ces visites ne peuvent se faire pour plusieurs raisons : la première est l'insuffisance du personnel attaché au service des arsenaux : par exemple, à Brest, il y a deux médecins pour 5 000 ouvriers.

A l'arsenal principal de Toulon, il y a trois médecins pour 8 000 hommes : dans de pareilles conditions, il ne peut être question de l'examen régulier et répété, les médecins pouvant à peine suffire à la visite quotidienne des malades, pansements à l'arsenal, gardes, visites en ville, inspection du travail, etc.

Il y a une autre raison plus délicate : ce serait la difficulté de faire accepter à des ouvriers civils qui tiennent beaucoup à leur indépendance des formalités de visite obligatoire, rappelant la vie militaire.

Mais on pourrait par la persuasion faire accepter peu à peu une formalité, qui n'est qu'une défense légitime contre une maladie contagieuse, défense à laquelle tout le monde est intéressé, et qui n'a rien de plus arbitraire que la déclaration obligatoire des maladies transmissibles.

De plus, alors que rien n'est plus aisé que d'obliger au repos un militaire qui n'est généralement pas attaché à son travail journalier par un intérêt direct, il devient au contraire bien difficile de faire suspendre tout travail à un ouvrier qui, au début de son mal, n'en sent pas encore les atteintes, et qui déclare qu'il n'est pas malade, qu'il se sent fort et parfaitement capable de faire sa besogne, et refuse un repos forcément préjudiciable à ses intérêts, à lui et à sa famille : or c'est précisement dès le début du mal, traduit par des signes que le médecin seul peut reconnaître, que le traitement est susceptible de réussir, réussit en effet, et rendrait à l'arsenal en peu de temps un travailleur capable de rendre encore de longs services.

Il y a là une question de tact et de mesure dans l'application de prescriptions sanitaires qui ne peuvent être acceptées du jour au lendemain, mais qui deviendraient rapidement populaires en présence des bons résultats qu'elles ne manqueraient pas de donner.

L'isolement du malade a le double avantage de lui permettre une guérison durable et de soustraire à la contagion son entourage, tandis que son renvoi prématuré dans ses foyers, même avec pension de retraite, multiplie les chances de contamination et ne fait qu'étendre le mal.

Encore une fois, pas plus que pour nos marins, il n'est question de créer pour les ouvriers un asile, un hospice de tuberculeux. Une sélection rigoureuse éliminera tout d'abord les malades trop avancés, pour lesquels toute chance de guérison durable doit être écartée, et le traitement rationnel ne sera appliqué qu'aux tuberculeux à la première période, pour lesquels il est bien démontré que la guérison est véritable et durable. Nous ne pouvons répéter ce que nous avons dit à ce sujet pour les équipages de la flotte.

En tout cas, si la liquidation en bloc, avec pension, de tous les tuberculeux incurables, était appliquée par les arsenaux de la marine, cette mesure ne pourrait être efficace qu'à la condition d'être suivie de celles que nous préconisons :

Examens répétés, minutieux, de tous les agents employés dans les établissements de la marine, avec traitement obligatoire dans un service spécial, à la plus légère atteinte de tuberculose, sous quelque forme qu'elle se présente.

Il serait juste qu'une solde spéciale fût allouée, en raison de la longueur du traitement, aux malades de ce groupe, mariés et chargés de famille; il y a là une question administrative et financière dont l'hygiéniste ne peut se désintéresser, en raison de la part importante qu'il faut donner au traitement moral dans les affections de longue durée.

Il est évident qu'un père de famille acceptera plus facilement son isolement et son inactivité quand il sera sûr que les siens sont à l'abri du besoin.

Le directeur Guès a bien posé la solution de cette question dans son rapport sur la tuberculose à Rochefort.

Voyons comment, selon lui, dès à présent, pourrait être organisée l'hospitalisation des ouvriers tuberculeux :

« Après examen par le médecin de l'arsenal et contre-visite effectuée par le conseil de santé, le malade phtisique serait mis en demeure d'opter entre l'admission à l'hôpital, dans les conditions que j'indiquerai bientôt, ou le congédiement temporaire, c'est-à-dire jusqu'à guérison, soit avec une demi-solde pendant un an , soit avec une gratification renouvelable proportionnée à la durée de ses services, ainsi que nous l'indique M. le directeur Auffret dans son mémoire déjà cité.

Je l'ai dit, on peut trouver mieux que ce congédiement, mais encore faut-il pour faire mieux le consentement de l'intéressé.

Supposons ce consentement obtenu ; le malade est admis à l'hôpital, dans la salle spéciale dite *sanatorium*, aux conditions suivantes :

1° Ce malade subit la retenue d'hôpital ordinaire, s'il est célibataire ou marié sans enfants ;

2° Il reçoit les trois quarts de sa solde, ainsi que cela se pratique dans les hospitalisations pour maladies occasionnées par un fait de service, s'il a un ou deux enfants ;

3° En outre, s'il a trois ou quatre enfants, on lui alloue un secours de 5 à 10 francs par mois.

Ces dispositions ont pour but d'éviter à ce malade toute préoccupation relative aux besoins de sa famille et de permettre son maintien à l'hôpital pendant tout le temps nécessaire.

La durée de séjour serait de trois, six, neuf mois et même un an.

Après un examen attentif du médecin traitant, constaté par le conseil de santé, l'ouvrier reprendrait son service dès qu'il aurait été reconnu guéri, c'est-à-dire jouissant de ses forces et ne crachant plus, ou ne crachant plus de bacilles (vérifications à trois ou quatre reprises), par conséquent n'étant plus susceptible de propager la tuberculose.

Dans le cas contraire, si, après un an de séjour à l'hôpital (avec hivernage à Saint-Mandrier, au besoin), le malade n'offrait pas les garanties ci-dessus indiquées, ou si, revenant à un moment quelconque sur sa décision, il préférait le congédiement temporaire (jusqu'à guérison) avec demi-solde ou gratification, cette mesure serait prise à son égard.

Il est à espérer que les villes maritimes, les municipalités de nos cinq ports de guerre tiendraient à honneur de compléter l'œuvre entreprise et subviendraient, à leur tour, pendant une nouvelle période de trois ou six mois, à l'admission dans un sanatorium particulier de ce convalescent en voie de guérison. D'ailleurs, après un pareil laps de temps, si aucune amélioration ne s'était produite, c'est une aggravation, peut-être même une terminaison fatale qui aurait eu lieu ou serait imminente; car la moyenne de la survie du tuberculeux reconnu ne dépasse pas deux ans.

L'intervention du domicile de secours deviendrait donc toute naturelle, en vertu de la dépêche ministérielle du 25 octobre 1895.

Remarquons qu'une hospitalisation pendant six, neuf, douze mois aurait pour effet, non seulement de combattre la tuberculose, mais aussi l'alcoolisme (qui est si souvent la cause prédisposante de la tuberculose), par la perte de l'habitude des boissons alcooliques, ainsi que cela se pratique dans les asiles pour la cure des buveurs. Pour obtenir ce double résultat, je voudrais qu'aucune boisson alcoolique (ni rhum, ni tafia, ni élixir de Garus, etc.) ne fût donnée aux malades, dont le lait, le vin, la bière et le cidre constitueraient les boissons hygiéniques et curatives parfaitement suffisantes.

Je ne veux pas ici calculer la dépense qu'entraînerait l'application de ces dispositions. En ce qui concerne Rochefort, le chiffre assez minime de nos phtisiques la rendrait médiocre ; il faudrait, d'ailleurs, la diminuer des frais normaux de l'hospitalisation pendant des jours, des semaines, des mois, de tous les ouvriers phtisiques qui demandent, spontanément, à être traités à l'hôpital.

Et puis, la guérison possible des tuberculeux, la diminution assurée des chances de contagion, la prophylaxie connexe de l'alcoolisme, sans parler de l'encouragement donné à l'œuvre des sanatoria par l'exemple de la Marine, ne sont-ce pas là des considérations de nature à motiver quelques dépenses?

EN RÉSUMÉ

La lutte contre les maladies évitables est commencée; on a pris, avec raison, des mesures contre la fièvre typhoïde, qui se borne à supprimer quelques existences ; il est plus urgent d'en prendre contre les maladies qui menacent la race elle-même, telles que la tuberculose, l'alcoolisme et, j'ajouterai, la syphilis.

En ce qui concerne la tuberculose, il faut lui opposer, comme autrefois le lazaret à la lèpre, le lazaret moderne, c'est-à-dire conforme aux exigences sociales actuelles, le sanatorium.

L'emploi des crachoirs ne donnant qu'une fausse sécurité, le seul moyen d'éviter la contagion de la tuberculose dans les ateliers, c'est l'éloignement de l'ouvrier malade.

Le congédiement ne ferait que déplacer les effets de la contagion, qui s'effectuerait en ville et non plus dans l'atelier, sans donner au malade la moindre chance de guérison.

Le sanatorium réunit les deux conditions de pouvoir guérir le malade curable et d'éviter la contamination des personnes saines. Il peut, en outre, faire perdre les habitudes alcooliques, qui contribuent si souvent à engendrer la tuberculose.

L'ouvrier phtisique aurait à opter entre le congédiement temporaire (jusqu'à guérison), avec gratification renouvelable, ou l'admission à l'hôpital (sanatorium), dans des conditions susceptibles de maintenir à sa famille le pain quotidien.

Admis à l'hôpital, il y pourrait être traité pendant un an. Après ce laps de temps, la Marine, ne pouvant faire davantage, mettrait le malade à la charge de son domicile de secours, non pourtant sans lui donner une gratification renouvelable proportionnée à la durée de ses services.

La Marine s'honorerait en montrant que l'État, dans un sentiment de sollicitude vis-à-vis de ses ouvriers, veut réaliser pour eux l'hospitalisation curative en même temps que préventive pour leurs familles. Cet exemple, par les résultats qu'il produirait, pourrait entraîner la création de sanatoria par les villes ou par les sociétés de secours. »

Parmi les maladies qui, en dehors de la tuberculose, atteignent le plus fréquemment les ouvriers des arsenaux, nous ne citerons que quelques-unes d'entre elles, intéressant spécialement l'hygiéniste, soit dans leur étiologie, soit dans leur prophylaxie.

FIÈVRE TYPHOIDE. — La *fièvre typhoïde* est relativement très peu fréquente chez nos ouvriers : 2,25 p. 1 000, chiffre très faible si l'on songe qu'il s'agit d'une population de ports de guerre, foyers reconnus d'endémicité typhoïde, et si on les compare avec les chiffres des marins et des soldats ; mais précisement parce qu'ils sont nés et ont été élevés dans ces foyers de fièvre typhoïde, un grand nombre de ces ouvriers sont immunisés par une atteinte antérieure, souvent très bénigne, contractée dans l'enfance, souvent même méconnue sous les noms divers de fièvre de croissance, embarras gastrique fébrile, etc.

De plus, il est intéressant de noter que la mortalité des malades traités *à domicile* s'est élevée à 33 p. 100 des cas observés en 1900, alors que la mortalité *hospitalière* n'a été que de 9,4 p. 100, bien que ce soient les malades atteints le plus gravement qui, d'ordinaire, se fassent hospitaliser pour fièvre typhoïde.

VARIOLE. — La *variole* n'a été constatée qu'à Toulon, où les ouvriers se trouvent en contact avec une très nombreuse population italienne complètement réfractaire à la vaccination.

FIÈVRE PALUDÉENNE. — La *fièvre paludéenne* est rare, même à Rochefort, où des mesures d'assainissement ont transformé en un pays des plus salubres une région redoutée naguère à l'égal de nos colonies les plus malsaines.

DIARRHÉE ET DYSENTERIE. — La *diarrhée* et la *dysenterie* frappent surtout la Bretagne, où on a noté de véritables épidémies ; l'origine de ces épidémies est aussi peu claire que la pathogénie actuelle *des dysenteries*; mais il est incontestable que nous observons dans les ports, chez des sujets n'étant jamais allés aux colonies, des cas de véritable dysenterie tropicale, avec abcès du foie: il n'est pas téméraire de penser à la contagion causée par les innombrables dysentériques qui reviennent d'Indo-Chine passer leurs congés de convalescence dans leurs familles des ports.

MALADIES VÉNÉRIENNES. — Quant aux *maladies vénériennes*, elles sont difficiles à apprécier chez les ouvriers, dont une minime fraction se fait soigner pour ces affections ; mais il est incontestable qu'elles sont fréquentes, surtout à Toulon. Il est même prouvé (Legrand) que la fréquence, sinon la gravité des cas, est beaucoup plus grande chez les ouvriers que chez les soldats et matelots du même âge.

LÉSIONS TRAUMATIQUES. — Les *lésions traumatiques* entrent naturellement pour une très grande part dans la morbidité des arsenaux (147,80 p. 100) : la fréquence plus considérable des blessures des doigts de la main s'explique d'elle-même, de même que les blessures du globe de l'œil par paillettes métalliques et poussières incandescentes entraînant souvent la perte de l'œil. Les grands traumatismes sont rares.

MARINE MARCHANDE

PAR

LE Dr A. DUCHATEAU

Directeur du Service de Santé de la Marine.

Sous le titre de Marine commerciale ou de Marine marchande doivent être compris tous les bâtiments à voiles ou à vapeur armés dans le but d'exploiter les ressources et richesses de la mer, et d'effectuer le transport du personnel et des marchandises circulant entre les divers points du globe.

La loi du 30 janvier 1893 a déterminé les catégories des bâtiments naviguant sur mer et plus spécialement placés sous la juridiction du ministère de la Marine ; les bâtiments naviguant sur les fleuves, rivières et canaux intérieurs sont soumis à la juridiction des ministères de l'Intérieur et des Travaux publics.

Bien plus importante et plus intéressante au point de vue de l'hygiène est la navigation maritime : c'est par suite à son étude que nous consacrerons les plus grands développements. Placée sous la sauvegarde de la marine militaire, remplissant un rôle plus modeste en apparence, plus essentiel en réalité, cette section de la marine marchande constitue un des éléments les plus importants de la richesse et de la prospérité du pays. Toutes les nations civilisées s'en sont parfaitement rendu compte ; elles s'efforcent à l'envi de développer leur expansion au delà des mers. La France ne saurait demeurer étrangère à ce mouvement général et négliger cet élément de progrès. Il est donc indispensable qu'elle protège, par des mesures efficaces, l'extension et l'accroissement de cette industrie maritime, qui, tout en augmentant notre influence commerciale, fait partout connaître notre pavillon national.

I. — RÉGLEMENTATION COMMUNE A TOUS LES BATIMENTS DU COMMERCE.

I. — CONSIDÉRATIONS GÉNÉRALES SUR LA MARINE MARCHANDE.

Suivant leur affectation spéciale, les types des bâtiments sont naturellement très variés, depuis celui de la barque de pêche ne s'éloignant guère des côtes et n'emportant qu'un équipage de 4 à 6 hommes, jusqu'à celui des paquebots appartenant aux grandes compagnies maritimes, avec un effectif de 100 à 150 marins ou même davantage, sans compter les passagers.

Soumises à une législation spéciale, ces habitations flottantes abritent une population digne d'intérêt et dont l'hygiène ne saurait se désintéresser.

Il existe d'ailleurs, en France, un lien des plus étroits entre la marine marchande et la marine militaire, le même personnel étant susceptible d'embarquer successivement sur les navires de l'une et de l'autre catégorie; la défense nationale, à défaut même de toute autre considération, justifie donc pleinement les mesures préservatrices édictées en vue de maintenir la santé des équipages naviguant à bord des navires de commerce.

Trop longtemps négligée, l'hygiène de la marine marchande est devenue, depuis quelques années, l'objet des préoccupations du Gouvernement; mais il reste beaucoup à faire pour améliorer les conditions d'existence du marin, surtout à bord des navires de petit tonnage, où aucune surveillance médicale ne peut être exercée.

Il ne faudrait pas croire cependant que rien n'a été tenté, mais, à chaque effort, le législateur s'est heurté à des intérêts particuliers tendant à restreindre les charges nouvelles qu'il croyait devoir imposer aux armateurs dans l'intérêt des équipages embarqués, et à des difficultés constantes pour faire exécuter les mesures prescrites. C'est peut-être moins par imprévoyance que pèche notre législation que par la non-application des règlements toujours en vigueur et non scrupuleusement suivis. Ajoutons en outre que, dans certains cas, la routine constitue un obstacle sérieux et difficile à surmonter pour l'adoption des plus sages mesures qui, tout en étant exécutoires en principe, demeurent en réalité, dans la pratique, lettre morte.

II. — EXPOSÉ DE LA RÉGLEMENTATION RELATIVE A L'HYGIÈNE DE LA MARINE MARCHANDE.

Le seul objectif que l'on ait eu pendant longtemps en vue avait trait à la sécurité de la navigation. Sous ce rapport, il est curieux de noter, dans les livres anciens, les procédés de préservation collective employés à une époque fort reculée par les Phéniciens et les Romains, qui, dans la construction de leurs bâtiments, mettaient déjà en usage les cloisons étanches et les quilles à roulis, et, dans le but de protéger les carènes, les recouvraient de peintures protectrices (1).

Jusqu'au commencement du siècle dernier, la navigation ne s'opérait guère que dans des zones relativement restreintes; les armateurs, ne possédant que deux ou trois navires, exerçaient une petite industrie; ces navires, commandés par des capitaines faisant

(1) De La Roncière, Histoire de la marine française. — Lindray, Histoire de la marine marchande. — Colin (Ambroise), Navigation commerciale.

eux-mêmes du commerce et restant souvent éloignés de la métropole pendant une période de temps assez prolongée, ne pouvaient être astreints à des règles trop sévères, et nul ne songeait, à plus forte raison, à se préoccuper des passagers qui, à leurs risques et périls et dans des conditions plutôt défectueuses, entreprenaient des traversées.

Actuellement tout s'est modifié : le paquebot représente une valeur intrinsèque considérable ; des compagnies de navigation se sont substituées aux petits capitalistes, et l'État, tout en en subventionnant quelques-unes, s'est réservé le droit de surveillance sur leur matériel, leurs approvisionnements, leur personnel et leurs passagers. Si le cabotage et les pêches sont restés seuls l'apanage des petits armateurs, ils n'en demeurent pas moins soumis à des règlements visant et la sécurité du navire et l'hygiène de son équipage.

En compensation des charges résultant de son intervention et des obligations qu'il impose aux compagnies et aux armateurs, et pour leur permettre de lutter contre la concurrence étrangère qui n'y est pas soumise, l'État a dû accorder aux divers titulaires de l'industrie maritime certains avantages et encouragements qui aident en même temps au développement de la marine marchande, subventions postales, primes à la construction et à la navigation, mesures dont certaines ont une répercussion sur les inscrits maritimes naviguant à titre professionnel et constituent pour eux une véritable protection.

Conservant pendant une longue période ces inscrits à sa disposition, et se réservant la faculté de les rappeler au service en cas de besoin, l'État a dû se préoccuper de veiller sur eux et de déterminer des conventions fixant les droits et devoirs des compagnies, des armateurs et des capitaines des navires marchands vis-à-vis des équipages embarqués. Il existait bien, depuis les temps les plus anciens, des statuts rédigés d'après des traditions acceptées tacitement par tous les navigateurs : les lois Rhodiennes constituaient une sorte de code maritime, mais nulle part il n'y était fait mention des soins à donner aux malades, non plus que des précautions à prendre vis-à-vis du personnel embarqué.

Il faut arriver jusqu'au XVIIe siècle pour rencontrer, dans les documents officiels, quelques indications à cet égard, du moins en France, car dès le XVIe siècle les instructions données par la *Casa de Contractation* de Séville, lors de l'armement des flottes espagnoles destinées au commerce des Indes, imposaient la présence d'un chirurgien à bord de chacun des navires devant effectuer ces traversées.

L'ordonnance de 1681 (1), ordonnance fondamentale de la marine, qui concentra entre les mains d'un seul homme tous les services s'y rattachant, eut particulièrement en vue la navigation proprement dite ;

(1) Ordonnance de 1681 sur l'organisation de la marine (commentaire de VALLIN).

mais il est cependant question, au titre VI du livre II, des soins à prodiguer aux malades et aux blessés.

A bord de tout navire effectuant une campagne au long cours ou affecté à la pêche, et suivant le nombre des voyages à accomplir et le chiffre des personnes présentes à bord, devaient être embarqués un ou deux chirurgiens; ces chirurgiens, préalablement soumis à des épreuves probatoires, ne devaient être admis à l'embarquement que sur la présentation de documents attestant leur capacité. Munis des instruments de leur profession, ils étaient de plus chargés de la surveillance du coffre à médicaments, délivré obligatoirement par les propriétaires des navires et visité trois jours avant le départ par le plus ancien des maîtres chirurgiens du lieu et par le plus ancien apothicaire, autre néanmoins que le fournisseur des drogues. S'engageant à ne rien exiger ni recevoir pour soins donnés aux marins malades ou blessés en service, le chirurgien embarqué devait en outre avertir promptement le maître du navire de toute affection contagieuse découverte par lui, afin qu'il fût pourvu aux mesures à prendre suivant les cas.

Malgré les modifications subies, cette ordonnance persiste encore dans ses grandes lignes : c'est elle qui a jeté les premières bases des conventions écrites devant être établies avant l'embarquement entre les maîtres des navires et les équipages, qui a réglé, au point de vue des salaires, les conditions dans lesquelles se trouvent placés les marins malades ou blessés en service, qui a prescrit de les soigner et de les panser aux frais du navire, et qui a organisé les commissions de visite dont la mission est de s'assurer, avant le départ du navire, qu'il est en état de prendre la mer et qu'il possède tout le matériel et les approvisionnements nécessaires pour effectuer la campagne à laquelle il est destiné ; c'est elle enfin qui a prescrit d'allouer aux marins naviguant à bord des navires du commerce une nourriture au moins équivalente à celle des marins embarqués sur les navires de guerre.

L'ordonnance du 4 août 1819 imposa la présence obligatoire d'un chirurgien sur tout navire long-courrier ou baleinier ayant un minimum de 20 hommes d'équipage, non compris les mousses, et celle d'un chirurgien diplômé sur tout navire possédant 40 hommes d'équipage et faisant la pêche à la morue. Elle édicta en outre qu'un coffre à médicaments devait être embarqué à bord de tout bâtiment ayant 8 hommes d'équipage, y compris les mousses, et ne comportant pas nécessairement un chirurgien.

Mais, si le coffre était partout réglementaire, il était laissé aux commissions d'examen toute latitude pour en modifier la composition, et cette latitude n'a pas été dans la suite sans présenter de sérieux inconvénients.

La tenue, par le chirurgien du bord, d'un journal médical relatant les maladies traitées, journal qui, après avoir été visé par le capitaine, devait être, au retour, déposé au bureau de l'Inscription maritime, est nettement formulée dans cette ordonnance; ce journal devait être examiné et apprécié par la commission d'examen. L'article auquel nous faisons allusion n'a jamais été abrogé, il est toujours en vigueur; mais, si le registre médical est bien déposé dans les bureaux de l'Inscription maritime, il ne semble pas que les commissions de visite en tirent profit pour ordonner les mesures hygiéniques que devrait entraîner son examen relativement à la salubrité du navire et aux désinfections nécessaires lorsqu'il s'est produit pendant la campagne quelque maladie épidémique ou contagieuse non exotique et ne nécessitant pas l'intervention des autorités sanitaires.

Le 2 mai 1844 fut rédigée la première instruction médicale dans laquelle se trouvent relatées des indications relatives à l'hygiène proprement dite. Elle est l'œuvre de Keraudren, inspecteur général du service de santé de la marine, médecin consultant du roi, membre titulaire de l'Académie royale de médecine. Approuvée par le baron de Mackau, pair de France, ministre secrétaire d'État de la marine et des colonies, elle témoigne hautement des efforts faits à cette époque pour sauvegarder la santé des gens de mer. Cette instruction apporta une nouvelle modification à la composition des coffres à médicaments; il y est joint une notice médicale concernant les maladies les plus fréquemment observées à bord et l'emploi des drogues, médicaments et objets de pansement. Dans l'exposé des considérations relatives à l'efficacité des soins que peuvent prodiguer à des malades les capitaines eux-mêmes à bord des navires sur lesquels il n'est point embarqué de médecin, sont éloquemment formulées les idées de solidarité et de mutualité qui ont, depuis quelques années, pris une si grande extension.

Aucun détail n'est omis dans cette instruction : examen préalable des marins embarqués, vêtements, vivres, eau potable, ustensiles de cuisine, aération, propreté et nettoyage des postes et de la cale. Pour la première fois s'y trouve mentionnée la nécessité de vivres spéciaux pour malades.

Estimant trop onéreuses les charges qui résultaient pour l'armement de l'embarquement obligatoire d'un ou deux chirurgiens à bord de la plupart des navires, les armateurs essayèrent de s'y soustraire, soit en embarquant des équipages notoirement insuffisants, soit en faisant passer comme passagers des matelots non compris sur le rôle d'équipage, et employés en réalité à la manœuvre : ce dernier subterfuge était d'autant plus aisé que, dans aucune des ordonnances, il n'était fait mention des passagers dans la supputation des personnes présentes à bord. Les chambres de Commerce se firent les interprètes des doléances des armateurs, et dès 1853 fut supprimée l'obligation d'embarquer deux chirurgiens, quel que fût l'effectif; des étudiants justifiant de huit inscriptions furent autorisés à assumer la responsabilité du service médical sur les bâtiments armés pour la pêche à la morue, comportant 50 hommes d'équipage non compris les mousses.

Actuellement et depuis le décret du 17 septembre 1864, il faut un effectif de 100 personnes à bord, y compris les passagers, pour justifier la présence d'un médecin. Un décret du 4 janvier 1896 ayant institué les médecins sanitaires maritimes, ces derniers, munis d'un certificat d'aptitude obtenu à la suite d'un examen spécial, sont désormais seuls susceptibles d'être choisis pour l'embarquement par les compagnies de navigation, tenues d'en placer un à bord de tous les bâtiments affectés au service postal et au transport d'au moins 100 voyageurs dans tous les cas où la durée du voyage, relâches comprises, dépasse quarante-huit heures.

Ces médecins ont pour devoir de préserver le navire des maladies pestilentielles exotiques (choléra, fièvre jaune, peste) et des autres maladies contagieuses graves, et, au cas où elles viendraient à se produire à bord, d'en empêcher la propagation parmi le personnel et dans les populations des ports de relâche.

En outre des soins qu'ils doivent au personnel embarqué, ils ont fonction de faire observer les règles d'hygiène, et doivent tenir des registres spéciaux communiqués, à l'arrivée, aux autorités sanitaires. Sur ces registres doivent être mentionnés tous renseignements relatifs à la santé, aux conditions hygiéniques du navire, ainsi que les mesures prises pour l'isolement des malades et les désinfections opérées pendant la traversée.

De ce fait un grand progrès a été réalisé, mais il est à regretter que les grands navires à passagers soient à peu près les seuls à en bénéficier; la petite industrie maritime, restée aux mains des armateurs, ne tire aucun profit de cette amélioration, les navires qui y sont affectés ne comportant plus la présence d'un médecin, quelque pénible que puisse être la nature des campagnes, celles de Terre-Neuve et d'Islande en particulier ; il est aussi regrettable qu'un médecin ne soit pas imposé à bord des grands voiliers effectuant de longues traversées, bien que l'effectif de l'équipage y soit assez restreint. Il s'est parfois produit, sur ces navires, séjournant à la mer pendant plus de cent vingt jours, des infractions à l'hygiène et des épidémies qui eussent pu être prévenues.

Si l'on désire se rendre un compte approximatif de la morbidité et de la mortalité de la marine marchande, il serait du plus grand intérêt que les registres médicaux dont le soin est confié aux médecins sanitaires maritimes fussent examinés et annotés par les commissions de visite, voire même centralisés. Il y aurait là des éléments d'une statistique qui fait actuellement défaut. Les rapports des capitaines de navires dépourvus de médecin ne pourraient certainement donner que des renseignements peu précis sur la nature des maladies constatées, leur diagnostic devant forcément rester bien souvent indécis ; mais ils permettraient cependant d'apprécier, dans une certaine limite, l'état général sanitaire du bâtiment et de prescrire des mesures hygiéniques avant qu'il soit procédé à un nouvel armement.

Le médecin ayant été supprimé à bord d'un grand nombre de navires, l'attention se porta naturellement sur les coffres à médicaments, dont la visite doit avoir lieu tous les six mois pour les navires effectuant des navigations périodiques, et au départ et au retour de chaque campagne pour tous les autres; les coffres des bâtiments destinés aux pêches de Terre-Neuve furent revisés en 1889 et rendus applicables à ceux qui pratiquent la pêche en Islande ; une instruction médicale fut jointe à ces coffres, d'où furent supprimées quelques substances toxiques dont l'usage avait amené des accidents.

En 1896, un coffre fut imposé aux navires pêcheurs de la mer du Nord, et cette même année fut établie une nouvelle nomenclature des coffres à médicaments et à pansements pour les navires effectuant des campagnes au long cours. A cette nomenclature est ajoutée une longue notice médicale, très détaillée, et à laquelle sont annexés des conseils d'hygiène relatifs à la mauvaise qualité des vivres et des boissons, à la malpropreté, à la mauvaise conduite et aux imprudences commises par les hommes.

Nous ne croyons pas utile de reproduire *in extenso* cette instruction, qu'il nous suffira de résumer et qui comprend quatre parties :

Dans la première, sont énumérés les médicaments pour l'usage interne et pour l'usage externe avec les indications utiles pour s'en servir, et les objets de pansement; des figures intercalées dans le texte en facilitent la compréhension.

Dans la seconde partie, sont passées en revue les maladies auxquelles sont le plus souvent exposés les gens de mer dans les diverses régions fréquentées par eux et les moyens d'y porter remède.

La troisième partie comprend les soins à donner aux blessés et aux victimes d'accidents (plaies simples ou compliquées, entorses, luxations, fractures, brûlures, coups de chaleur, asphyxies notamment par submersion).

La quatrième partie est plus spécialement consacrée à l'hygiène; il y est bien question de désinfection des effets et des objets de literie ayant appartenu à un malade atteint de maladie transmissible, mais nullement de la désinfection des locaux, sauf la cale.

Il serait bon que cette nomenclature fût fréquemment revisée. Peut-être n'est-il pas sans intérêt de la faire connaître telle qu'elle est actuellement en vigueur, en faisant toutefois observer que, en 1899, a été adjoint le sérum antidiphtérique avec la seringue nécessaire pour en faire les injections, articles qui doivent être délivrés à tout navire pourvu de médecin.

Nomenclature des médicaments, ustensiles et objets de pansement dont doivent être munis les navires de commerce armés au long cours.
(Décret du 3 juillet 1896.)

Nos D'ORDRE.	NOMENCLATURE.	BATIMENTS à bord desquels il n'est pas embarqué de médecin. (Les quantités ont été prévues pour un équipage de 30 à 60 hommes et une campagne de 6 mois à 1 an.) QUANTITÉS.	OBSERVATIONS.	BATIMENTS à bord desquels un médecin est embarqué. Moins de 100 personnes.	De 100 à 150 personnes.	De 151 à 200 personnes.	De 201 à 250 personnes.	De 251 à 300 personnes.	Pour 100 personnes au-dessus de 300.	OBSERVATIONS.
	1° *Médicaments pour l'usage interne.*									
1	Acétate d'ammoniaque	»		50 gr.	100 gr.	150 gr.	200 gr.	250 gr.	50 gr.	
2	Acide lactique	»		20 —	40 —	60 —	80 —	100 —	20 —	
3	— tartrique	»		30 —	70 —	120 —	150 —	180 —	30 —	
4	Alcoolat de cochléaria	500 gr.		500 —	500 —	500 —	750 —	750 —	50 —	
5	Alcoolature d'aconit	»		50 —	50 —	50 —	50 —	50 —	»	
6	Alcoolé de quinquina	1 litre.		1 litre.	1 litre.	1 lit. 1/2	1 lit. 1/2	2 litres.	1/2 litre.	
7	Antipyrine	50 gr.	En paquets de 50 centigr.	50 gr.	50 gr.	50 gr.	100 gr.	150 gr.	25 gr.	
8	Bicarbonate de soude	»		50 —	100 —	150 —	200 —	250 —	50 —	
9	Bromure de potassium	»		25 —	50 —	150 —	150 —	200 —	50 —	
10	Calomel à la vapeur, lavé	»		15 —	20 —	30 —	40 —	50 —	10 —	
11	Chloral hydraté	»		100 —	100 —	100 —	100 —	120 —	30 —	
12	Chlorate de potasse	200 gr.	En paquets de 4 gr.	200 —	200 —	200 —	200 —	200 —	25 —	
13	Chlorhydrate de cocaïne	»		2 —	2 —	2 —	3 —	3 —	1 —	
14	— de morphine	»		2 —	2 —	5 —	10 —	15 —	5 —	
15	— de quinine	200 gr.	En paquets de 50 centigr.	200 —	200 —	200 —	200 —	200 —	20 —	
16	Emétique en poudre	»		1 —	1 —	2 —	3 —	4 —	1 —	
17	Ergotine d'Yvon	»		2 flacons.	2 flacons.	2 flacons.	2 flacons.	2 flacons.	»	
18	Ether sulfurique	100 gr.		100 gr.	100 gr.	100 gr.	100 gr.	100 gr.	30 gr.	
19	Extrait de réglisse	1 000 —		1 000 —	1 000 —	1 000 —	1 500 —	2 000 —	»	
20	Huile de ricin	500 —		500 —	700 —	1 000 —	1 500 —	2 000 —	100 —	
21	Iodure de potassium	»		50 —	100 —	150 —	150 —	200 —	25 —	
22	Ipéca en poudre	100 gr.	En paquets de 50 centigr.	100 —	100 —	100 —	100 —	100 —	10 —	
23	— (sirop d')	»		50 —	50 —	100 —	150 —	200 —	50 —	
24	Kermès minéral	»		5 —	5 —	8 —	8 —	12 —	4 —	
25	Lait condensé	»		»	»	»	»	»	»	Une boîte par petit enfant pour 15 jours de voyage.
26	Laudanum de Sydenham	100 gr.	Mettre sur le flacon une étiquette rouge portant le mot *poison*.	100 gr.	125 gr.	150 gr.	175 gr.	200 gr.	25 gr.	
27	Limaille de fer	»		50 —	50 —	50 —	50 —	100 —	50 —	

	tigramme chaque)	»		25 pil.	50 pil.	60 pil.	80 pil.	100 pil.	20 pil.
32	Pilules d'extrait gommeux (de 5 centigrammes chaque)	»		20 —	50 —	100 —	125 —	150 —	25 —
33	Pilules mercurielles (*blue pills*)	»		50 —	75 —	100 —	125 —	150 —	25 —
34	Salicylate de bismuth	»		50 gr.	100 gr.	150 gr.	200 gr.	250 gr.	50 gr.
35	— de soude	100 gr.	En paquets de 2 gr.	100 —	100 —	100 —	100 —	100 —	30 —
36	Salol	»		50 —	100 —	150 —	200 —	250 —	50 —
37	Santonine (pastilles)	»		20 past.	30 past.	60 past.	100 past.	150 past.	30 past.
38	Seigle ergoté en grains	»		5 gr.	5 gr.	10 gr.	15 gr.	20 gr.	5 gr.
39	Sel de nitre	»		30 —	45 —	60 —	60 —	120 —	30 —
40	Soufre sublimé	»		60 —	100 —	120 —	120 —	180 —	50 —
41	Sous-nitrate de bismuth	300 gr	En paquets de 4 gr.	300 —	300 —	300 —	300 —	300 —	30 —
42	Sublimé corrosif	»		60 —	70 —	80 —	90 —	100 —	20 —
43	Sulfate de soude	1 000 gr.	En paquets de 40 gr.	1 000 —	1 000 —	1 000 —	1 500 —	2 000 —	100 —
44	Teinture de cachou	»		60 —	75 —	120 —	120 —	180 —	30 —
45	— de digitale	»		20 —	40 —	60 —	80 —	100 —	30 —
	2° *Médicaments pour l'usage externe.*								
46	Acide borique	300 gr.	En paquets de 30 gr.	1 000 —	1 000 —	1 000 —	1 000 —	1 000 —	100 —
47	— phénique en solution dans glycérine (à poids égaux).	1 000 —	500gr. acide phénique font 89 cent.; 500 gr. glycérine. — Sert à préparer la solution (48) suivante. — Mettre sur la bouteille une étiquette rouge portant le mot *poison*.	1 000 —	1 000 —	1 000 —	1 000 —	1 000 —	200 —
48	— phénique en solution à 5 p. 100	2 litres.	Pour s'en servir directement.	2 litres.	2 litres.	2 litres.	2 litres.	2 litres.	»
49	Alcool camphré	1 litre.		1 litre.	1 litre.	1 litre.	2 —	2 —	»
50	Alun	»		50 gr.	100 gr.	100 gr.	150 gr.	200 gr.	50 gr.
51	Amidon en poudre	»		50 —	100 —	200 —	300 —	400 —	100 —
52	Ammoniaque liquide	»		100 —	100 —	120 —	120 —	120 —	30 —
53	Chloroforme	»		300 —	300 —	300 —	300 —	350 —	50 —
54	Chlorure de chaux sec	10 000 gr.	Désinfectant.	1 200 —	1 400 —	1 600 —	1 800 —	2 000 —	4 000 —
55	Collodion	»		30 —	30 —	30 —	30 —	45 —	15 —
56	Diachylum	2 roul.		2 roul.	2 roul.	2 roul.	2 roul.	2 roul.	»
57	Eau de chaux	»		500 gr.	500 gr.	500 gr.	500 gr.	750 gr.	100 gr.
58	— sédative	»		1 litre.	1 litre.	1 litre.	1 litre.	1 litre.	»
59	Extrait de Saturne	»		60 gr.	70 gr.	120 gr.	120 gr.	150 gr.	30 gr.
60	Farine de graine de lin déshuilée	2 000 gr.		2 000 —	2 000 —	3 000 —	3 000 —	3 500 —	500 —
61	Glycérine	»		200 —	300 —	500 —	500 —	750 —	100 —
62	Iodoforme	100 gr.		250 —	500 —	500 —	500 —	500 —	50 —
63	Nitrate d'argent fondu	»		10 —	10 —	15 —	20 —	25 —	5 —
64	Onguent mercuriel simple	200 gr.		200 —	200 —	200 —	200 —	300 —	50 —
65	Perchlorure de fer dissous	»		50 —	50 —	50 —	100 —	100 —	»

Nos D'ORDRE.	NOMENCLATURE.	BATIMENTS à bord desquels il n'est pas embarqué de médecin. (Les quantités ont été prévues pour un équipage de 30 à 60 hommes et une campagne de 6 mois à 1 an.) QUANTITÉS.	OBSERVATIONS.	BATIMENTS à bord desquels un médecin est embarqué. Moins de 100 personnes.	De 100 à 150 personnes.	De 151 à 200 personnes.	De 201 à 250 personnes.	De 251 à 300 personnes.	Pour 100 personnes au-dessus de 300.	OBSERVATIONS.
66	Pommade d'Helmérich	500 gr.		500 gr.	500 gr.	500 gr.	1000 gr.	1000 gr.	100 gr.	
67	Sinapismes (moutarde en feuilles)	2 boîtes.		2 boîtes.	3 boîtes.	3 boîtes.	4 boîtes.	4 boîtes.	1 boîte.	
68	Sparadrap vésicant	1 rouleau.		1 roul.	1 roul.	1 roul.	2 roul.	2 roul.	1 roul.	
69	— de Vigo	»		1 —	1 —	1 —	1 —	1 —	»	
70	Sulfate de zinc	»		1 crayon.	1 crayon	1 crayon.	2 cray.	2 cray.	»	
71	Sulfure de potasse	»		1000 gr.	1000 gr.	2000 gr.	3000 gr.	3000 gr.	»	
72	Tanin	»		5 —	5 —	10 —	20 —	30 —	10 —	
73	Teinture d'iode	200 gr.		200 —	200 —	300 —	400 —	400 —	50 —	
74	Vaseline boriquée au dixième	500 —		500 —	500 —	1000 —	1000 —	1000 —	100 —	
	3° Objets de pansement.									
75	Bandages de corps	4		4	4	4	4	4	»	
76	Doigtiers en peau de mouton	5		5	5	5	5	5	»	
77	Suspensoirs	3		3	3	3	3	3	»	
78	Triangles variés (écharpes et bandages, dont deux écharpes de Rayon)	10		10	10	10	10	10	»	
79	Bandes de gaze purifiée, phéniquée, de 5 mètres sur { 0m,05	10 band.		10 band.	10 band.	10 band.	10 band.	10 band.	10 band.	
	{ 0m,07	20 —		20 —	20 —	20 —	20 —	20 —	20 —	
	{ 0m,10	20 —		20 —	20 —	20 —	20 —	20 —	20 —	
80	Bandes roulées en toile assorties, de 6 à 10 mètres	5000 gr.		5000 gr.	5000 gr.	5000 gr.	5000 gr.	5000 gr.	»	
81	Bandes en caoutchouc, de 6 mètres	1 bande.		1 bande.	1 bande.	1 bande.	1 bande.	1 bande.	»	
82	Compresses de gaze purifiée, phéniquée, en paquets de 10, { grandes	10 paq.		10 paq.	10 paq.	10 paq.	10 paq.	10 paq.	»	
	{ moyennes	10 —		10 —	10 —	10 —	10 —	10 —	»	
	{ petites	10 —		10 —	10 —	10 —	10 —	10 —	»	
83	Coton absorbant, dit hydrophile, phéniqué, { en paquets de 500 gr.	3 —		3 —	3 —	3 —	3 —	3 —	»	
	{ en paquets de 50 gr.	10 —		10 —	10 —	10 —	10 —	10 —	»	
	{ en paquets de 25 gr.	20 —		20 —	20 —	20 —	20 —	20 —	»	
84	Étoupe purifiée, phéniquée, en paquets de 250 grammes	8 —		8 —	8 —	8 —	8 —	8 —	»	
85	Gaze purifiée, phéniquée, { en paquets de 1 mètre	5 mètr.		10 mètr.	15 mètr.	20 mètr.	20 mètr.	20 mètr.	»	
	{ en paquets de 5 mètres	15 —		20 —	25 —	30 —	30 —	30 —	»	
86	Linge à pansement (grand linge)	20000 gr.		20000 gr.	20000 gr.	20000 gr.	20000 gr.	20000 gr.	»	
87	Toile caoutchoutée mince	10 mètr.		10 mètr.	10 mètr.	10 mètr.	10 mètr.	10 mètr.	»	
	4° Appareils, instruments et ustensiles.									
88	Aiguilles à sutures { courbes	»		4	4	4	4	4	»	
	{ demi-courbes [illegible]	[illegible]		[illegible]	[illegible]	[illegible]	[illegible]	[illegible]	[illegible]	

bis	avec drap fanon { pour le bras	1		1	1	1	1	1	»	
	{ pour l'avant-bras	1		1	1	1	1	1	»	
89	Balances pour peser médicaments	»		1	1	1	1	1	»	
90	Bandages herniaires avec sous-cuisse, { droit	2		2	2	2	2	2	»	
	{ gauche	2		2	2	2	2	2	»	
91	Baignoire pour la main, en tôle émaillée	»		1	1	1	1	1	»	
92	Biberon hygiénique (sans tube de caoutchouc)	»		»	»	»	»	»	»	Un biberon par nourrisson.
93	Bistouris { droit	»		3	3	3	3	3	»	
	{ convexe	»		1	1	1	1	1	»	
	{ boutonné	»		1	1	1	1	1	»	
94	Bougies	»		2	2	6	6	6	»	
95	Capsules à font plat, en tôle émaillée, de 1 litre	1		1	1	1	1	1	»	
96	Ciseaux forts de lingerie	1		1	1	1	1	1	»	
97	Compte-gouttes	1		1	1	1	1	1	»	
98	Courtines (fioles à potion de 125 gr.)	5		5	5	5	5	5	»	
99	Entonnoir en verre	»		1	1	1	1	1	»	
100	Épingles anglaises de sûreté	2 boîtes.		2 boîtes.	2 boîtes.	2 boîtes.	2 boîtes.	2 boîtes.	»	
101	— à sutures	»		50 épingl.	50 épingl.	50 épingl.	50 épingl.	50 épingl.	»	
102	Éprouvette graduée, de 30 grammes	1		1	1	1	1	1	»	
103	Fil phéniqué pour sutures	»		5 mètres.	5 mètres.	5 mètres.	5 mètres.	5 mètres.	»	
104	Forceps	»		1	1	1	1	1	»	
105	Irrigateur garni (système Eguisier)	1		1	1	1	1	1	»	
106	Lancette	»		1	1	1	1	1	»	
107	Pince à dissection	1		1	1	1	1	1	»	
108	— porte aiguille	»		1	1	1	1	1	»	
109	— hémostatique (système Péan)	»		6	6	6	6	6	»	
110	Plat-bassin	»		1	1	1	1	1	»	
111	Plateau réniforme, en tôle émaillée, moyen	1		1	1	1	1	1	»	
112	Seringues à injection, en verre	4		4	4	6	6	6	»	
113	Seringue de Pravaz	»		1	1	1	1	1	»	
114	Sondes en caoutchouc vulcanisé (dites de Nélaton), nº 13	2		2	2	2	2	2	»	
115	Sondes en gomme élastique (de grosseurs assorties)	»		6	6	6	6	6	»	
116	Sonde cannelée	»		1	1	1	1	1	»	
117	Spatule en buis	1		1	1	1	1	1	»	
118	Stylet en argent	»		1	1	1	1	1	»	
119	Urinal en verre fort	1		1	1	1	1	1	»	
120	Ventouses	»		4	4	4	4	6	4	

La réglementation que nous venons de passer en revue a comme principal objectif d'assurer aux marins du commerce malades ou blessés les soins que comporte leur état, mais elle ne vise pas suffisamment les précautions hygiéniques qu'il est cependant indispensable de prescrire d'une façon absolue dans l'intérêt des équipages embarqués.

Il est certes malaisé, sans porter atteinte à la liberté des compagnies de navigation et des armateurs, voire même à la liberté individuelle, d'édicter des règles trop strictes et trop sévères; mais il est cependant permis de formuler des desiderata, ne serait-ce qu'en raison de cette considération que la marine militaire se recrute en partie dans la marine marchande et que la défense nationale se trouve par suite intéressée au maintien de la bonne santé des inscrits que l'État conserve sous sa tutelle.

Les compagnies de navigation et les armateurs demeurent libres de fixer les effectifs à embarquer; il leur est imposé seulement un nombre déterminé de marins de spécialités suivant le tonnage du navire et suivant que ce navire est à voiles ou à vapeur; il en résulte que, par mesure d'économie, il peut être attribué à un bâtiment un nombre trop restreint de matelots, strictement suffisant pour assurer la manœuvre, mais à condition que la navigation s'effectue dans des conditions absolument normales et qu'il ne se produise pas trop d'invalidités à bord.

D'un autre côté, en raison de la latitude qui leur est laissée pour la composition et le choix de leurs équipages, les compagnies et les armateurs ne sont nullement tenus à n'enrôler que des hommes en parfaite santé, capables de supporter les fatigues de la campagne à entreprendre. Aucune visite médicale préalable n'est imposée, et, de la sorte, peuvent prendre place à bord des chétifs, des malingres, des prétuberculeux, voire même des tuberculeux, devenant rapidement malades, pouvant de plus devenir contagieux, et qui, incapables de faire un service actif, font retomber sur les autres un surcroît de travail, les exposant ainsi à un véritable surmenage.

Il est bien recommandé aux capitaines, dans les instructions médicales qui leur sont délivrées en même temps que les coffres à médicaments, de former, autant que possible, leurs équipages d'hommes sains et robustes; mais ce sont là de simples conseils auxquels ils ne sont pas rigoureusement astreints à se conformer.

Au point de vue de l'alimentation, il est simplement prescrit que la ration alimentaire concédée aux marins naviguant à bord des navires de commerce doit être au moins équivalente à celle des marins de l'État. A bord des paquebots et des grands navires, cette clause est toujours observée, mais il n'en est pas absolument ainsi à bord de certains bâtiments de plus petit tonnage; si la ration y est strictement suffisante, le régime alimentaire pèche tout au moins par le manque de variété et par le défaut de préparation. Toutes précautions ne sont pas non plus toujours prises pour la distribution et l'approvisionnement de l'eau potable, non plus que pour la conservation des denrées alimentaires.

Quelques mesures ont été édictées relativement à l'abus des boissons spiritueuses : les approvisionnements particuliers sont formellement interdits ; non seulement l'embarquement des spiritueux est défendu, mais même celui des fûts vides, qui pourraient être destinés à en contenir par suite d'achats opérés à l'étranger ; une surveillance est exercée à cet effet, mais trop nombreuses sont les infractions commises.

Il reste encore beaucoup à faire pour ce qui concerne le couchage des marins du commerce : les couchettes laissent souvent beaucoup à désirer ; les hommes apportent par ailleurs généralement à bord leurs matelas et couvertures, matériel trop fréquemment rudimentaire et qui devrait être plus surveillé, aussi bien dans l'intérêt particulier que dans l'intérêt général, des contaminations étant possibles dans certains cas.

Quant aux vêtements, il serait indispensable que l'on pût s'assurer et même exiger que les hommes embarqués en sont suffisamment pourvus ainsi que de linge de corps, de façon à pouvoir en changer pendant le cours de la campagne ; il faudrait de plus que ces vêtements fussent appropriés à la nature de la campagne elle-même, et que, à bord de tous les bâtiments, un local spécial fût prévu pour les loger de façon à en assurer la préservation.

Si un navire de commerce ne peut être installé dans les mêmes conditions qu'un navire de guerre, il y a lieu, par cela seul que la surveillance y est plus difficile, d'insister sur toutes les améliorations qui peuvent y être apportées, et de les rendre obligatoires, dans une certaine limite. Ces améliorations doivent viser les aménagements u navire lui-même et concerner tous les détails de l'existence à bord.

Les commissions de visite pourraient apporter un concours efficace et précieux pour la réalisation des progrès désirables à tous égards ; mais encore faudrait-il que ces commissions fussent constituées de telle sorte que les membres qui les composent demeurassent tout à fait libres vis-à-vis des compagnies de navigation et des armateurs, ce qui n'existe pas actuellement. Il faudrait aussi que ces commissions, dont le contrôle s'exerce uniquement avant le départ, fussent autorisées à s'assurer, au retour de la campagne, que les règles d'hygiène ont été suffisamment observées. L'article 2 du règlement général de police sanitaire maritime du 4 janvier 1896 prescrit que des mesures de précaution peuvent toujours être prises contre un navire dont les conditions hygiéniques sont jugées dangereuses par l'autorité sanitaire maritime ; cette autorité doit donc être représentée dans les commissions, et être appelée à porter partout ses investigations, sans négliger aucun détail. Il ne suffit pas de constater que la sécurité de la navigation paraît assurée, que les approvisionnements de tous genres sont complets, que les denrées alimentaires sont de bonne qualité, il faut encore que le navire soit habitable pour ceux qui sont appelés à y vivre, et si, à la fin de la traversée, des infractions à l'hygiène ayant entraîné des mécomptes sont signalées et dûment constatées, des pénalités devraient être imposées aux capitaines, aux compagnies de navigation ou aux armateurs qui n'auraient pas pris les précautions suffisantes pour obvier à ces infractions.

III. — DIVISION DE LA MARINE MARCHANDE. SES DIFFÉRENTES CATÉGORIES.

Après avoir passé en revue les diverses phases de la réglementation relative à la marine marchande, en nous attachant plus particulièrement aux ordonnances et décrets ayant trait aux secours médicaux et à l'hygiène des navires de commerce, il convient maintenant d'examiner comment se divise la marine marchande, comment s'opère le recrutement des marins embarqués, et comment sont régis les équipages.

L'ordonnance de 1681 avait réuni entre les mains d'un seul homme, le grand amiral, assisté de conseils, toute l'autorité sur les choses maritimes. Cette ordonnance rapportait un édit d'octobre 1626 qui avait déjà aboli cette charge, partagé entre les deux ministres de la Marine du Ponant et de celle du Levant les attributions ayant un caractère nettement militaire et créé une dignité nouvelle, celle de grand maître chef et surintendant de la navigation et du commerce de France, qui fut confiée à Richelieu.

La loi du 13 mai 1791 supprima définitivement la charge d'amiral, dont le duc de Penthièvre fut le dernier titulaire. En détruisant cette puissante institution de l'Amirauté, la Révolution française répartit entre les différents départements ministériels les attributions nombreuses qui lui étaient conférées. Elle réserva à la Marine toutes les questions ayant trait à la sûreté de la navigation, à l'ordre et à la police sur mer, et à l'administration domaniale. Le ministre des Travaux publics devint responsable de la conservation et en partie de la police des ports, rades, passes et rivages; celui des Finances fut chargé des questions relatives au régime économique et fiscal; celui des Affaires étrangères, des consulats; celui du Commerce, rattaché depuis à l'Intérieur, du régime sanitaire et de toutes les affaires concernant la prospérité du commerce; aux municipalités revenait le soin d'assurer l'ordre et la salubrité sur les quais des ports et sur les rivages de la mer et des fleuves.

Les différents litiges devaient être soumis à la juridiction des tribunaux consulaires administratifs ou ordinaires, une juridiction exceptionnelle, placée sous le contrôle du département de la Marine, devant pourtant être exercée à l'égard de certains actes coupables spéciaux d'ordre exclusivement maritime.

La navigation commerciale se trouve donc rattachée de fait à plusieurs départements ministériels, mais plus spécialement, en dehors des questions d'ordre purement économique, à celui de la Marine et à celui de l'Intérieur, suivant qu'elle s'exerce sur mer, sur les fleuves, rivières ou canaux.

La loi du 30 janvier 1893 a divisé la navigation marchande en navigation au long cours, cabotage international, cabotage français, bornage, grande et petite pêche, navigation de plaisance.

Long cours et cabotage international. — Le long cours et le cabotage international comprennent toutes les navigations s'effectuant au delà des limites suivantes : 30° degré de latitude nord au sud, 72e degré de latitude nord au nord, 15e degré de longitude à l'ouest et 44e degré de longitude à l'est, en prenant pour base le méridien de Paris.

Cabotage français. — Les voyages au cabotage français sont ceux qui se font de port français à port français, y compris ceux de l'Algérie ; cette catégorie ne comporte pas de limites de tonnage, et le cabotage est dit grand ou petit, suivant qu'il s'exerce du littoral de la Manche et de l'Océan à celui de la Méditerranée par la voie de Gibraltar ou qu'il demeure confiné dans une de ces zones d'une façon exclusive.

Navigation au bornage. — La navigation au bornage est celle des navires de 25 tonneaux au plus, dont le rayon d'action ne dépasse pas une limite de 15 lieues comptée du point d'attache du navire.

Grande pêche et petite pêche. — La grande pêche se pratique sur toutes les mers et la petite sur les côtes françaises ou dans leur voisinage ; il n'existe pas cependant, pour cette dernière, de limite fixée au large, et les conditions dans lesquelles s'exerce parfois cette petite pêche, dont le but est d'approvisionner nos marchés de poissons frais, sont telles que, au point de vue de l'hygiène, la grande et la petite pêche peuvent et doivent être confondues, abstraction faite cependant de la pêche côtière proprement dite, telle que celle de la sardine, pour n'en citer qu'un exemple.

Navigation de plaisance. — La navigation de plaisance semble au premier abord absolument indépendante de la marine marchande, et de fait elle n'a avec elle que des rapports fort éloignés, mais utilisant un navire et y embarquant un personnel qu'elle doit déclarer, et dont une partie des éléments est fixée par la loi ; elle n'en est pas moins soumise aux mêmes règlements de pénalité et d'administration.

Ces diverses catégories ne sauraient intéresser au même degré l'hygiéniste : la navigation de plaisance, le bornage, le cabotage français ont certes pour lui moins d'importance que la navigation au long cours et la grande pêche ; il en résulte qu'au lieu d'entreprendre une étude d'ensemble qui ne saurait réunir sans inconvénients des types aussi disparates de navires et dont l'objectif est si différent, il paraît préférable d'étudier successivement chacune des divisions mentionnées dans la loi de 1893.

S'il y a en effet des rapprochements à faire entre elles au point de vue du recrutement, les conditions de travail et d'existence à bord sont bien loin d'être partout identiques, et un examen séparé permettra de mieux faire ressortir les lacunes qui restent encore à combler et les améliorations qui doivent être réalisées.

Marine militaire et marine marchande. — Dans la marine militaire, les types des navires sont certes fort dissemblables; mais tous sont construits sur des plans déterminés, à l'élaboration définitive desquels le service de santé est appelé à apporter son concours, et, si les exigences du combat, but principal de ces navires, ne permettent pas de satisfaire d'une façon complète aux exigences de l'hygiène du logement, on s'efforce cependant de remédier aux défectuosités inéluctables avec lesquelles il faut compter. Avant son entrée au service, le marin est examiné au point de vue de son aptitude physique et doit, suivant les spécialités, remplir des conditions inscrites aux bulletins officiels ; il n'est désigné pour les campagnes lointaines qu'après deux années de navigation sur les côtes de France, et il n'est autorisé à suivre ces désignations que si son état de santé le lui permet ; les engagés volontaires eux-mêmes, admis dès l'âge de dix-huit ans, ne quittent jamais la France, à moins de nécessités urgentes, avant l'âge de vingt ans. Si, dans les deux premières années de service, les réformes sont fréquentes surtout pour tuberculose pulmonaire, il s'agit vraisemblablement dans l'espèce de tuberculoses latentes réveillées sous l'influence des obligations nouvelles du service chez des jeunes gens astreints auparavant à un rude labeur ; les Bretons fournissent sous ce rapport une proportion qu'il n'est pas inutile de faire ressortir. Peut-être est-il permis de penser que l'absence absolue des règles d'hygiène à bord de certains navires marchands, sur lesquels ils ont déjà fait campagne, n'est pas absolument étrangère à l'éclosion initiale de cette maladie.

Dans la marine marchande, en effet, le mousse et le novice embarquent de bonne heure, alors que leur constitution est en pleine période de développement. Sur les petits navires, ils effectuent des campagnes pénibles à tous égards, exposés à des risques de tous genres ; avant leur embarquement, nul ne se préoccupe sérieusement de leur état de santé, et, en cas de maladie, ils ne peuvent recevoir à bord les soins appropriés ; même à un âge plus avancé, les matelots du commerce ne peuvent être partout l'objet de la surveillance constante et de la sollicitude qui entourent les marins de l'État, et, si parmi ces derniers le déchet est relativement considérable, combien doit-il l'être davantage dans la marine marchande ! Cette dernière, a-t-on dit, est l'école et la pépinière de la marine militaire; mais cette école est souvent rude, et la pépinière risquerait fort de ne produire à la longue que des rejetons de plus en plus médiocres si l'attention, attirée de ce côté depuis quelques années, n'arrivait pas à modifier l'état présent des choses.

IV. — RECRUTEMENT DES ÉQUIPAGES.

Le recrutement des équipages de la marine marchande se fait par la voie de l'Inscription maritime, au régime de laquelle sont soumis tous les gens de mer qui constituent ainsi un personnel particulier, soumis à une législation spéciale et placé en dehors du droit commun, même au point de vue des pénalités qui peuvent lui être applicables dans certains cas non prévus par la loi ordinaire commune à tous les citoyens français.

Dès l'âge de dix ans, et dans des conditions énoncées par la loi du 24 décembre 1896, tout enfant commençant à exercer la navigation peut être déclaré inscrit provisoire; à l'âge de dix-huit ans, et s'il a accompli dix-huit mois de navigation, il devient inscrit définitif.

Les mouvements de navigation de ce personnel sont enregistrés sur des matricules tenus dans les bureaux de l'Inscription maritime du littoral par des agents, syndics et préposés, mis sous les ordres des administrateurs, qui ont désormais remplacé dans les quartiers les commissaires de la marine chargés autrefois de ce service.

A Colbert revient l'honneur d'avoir organisé cette institution de l'Inscription maritime, qui, battue en brèche par certains, comme ne répondant plus aux besoins actuels et au recrutement de la marine militaire, telle qu'elle est constituée aujourd'hui, subsiste cependant, conservant, dans ses grandes lignes, le caractère qu'elle avait dès son début.

Si les inscrits sont assujettis à demeurer depuis l'âge de vingt ans et même de dix-huit ans, en cas de guerre, et jusqu'à l'âge de cinquante ans, à la disposition de l'État: s'ils sont astreints à une période de service effectif dans la marine de guerre, période dont la durée est du reste fixée uniquement par le ministre de la Marine; s'ils sont contraints de répondre à des appels qui ont lieu suivant un ordre déterminé, il leur est accordé par ailleurs, en compensation de ces obligations, de sérieux avantages tellement appréciés et tellement recherchés que, pour mettre fin à toutes les fraudes et à tous les subterfuges tendant à les faire attribuer à des pseudo-marins n'y ayant en réalité aucun titre, la loi du 24 décembre 1896 a dû nettement spécifier les conditions ouvrant des droits à l'Inscription maritime.

Cette inscription est réservée aux seuls Français et naturalisés Français exerçant la navigation à titre professionnel, c'est-à-dire comme moyen d'existence.

Les compagnies de navigation et les armateurs sont dans l'obligation de constituer leurs équipages en s'adressant au personnel des inscrits maritimes, en n'y introduisant qu'une faible proportion d'éléments étrangers. A la suite des réclamations des compagnies et pour permettre au commerce français de lutter plus avantageusement contre la concurrence étrangère, cette proportion a été quelque peu accrue lorsqu'il s'agit de navires ne rentrant pas en France. En dehors des inscrits et dans le but de sauvegarder la santé des marins embarqués et de restreindre les fatigues qui leur seraient imposées, les compagnies de navigation et les armateurs sont de plus autorisés à recourir à des chauffeurs indigènes employés dans les machines lorsque les bâtiments naviguent dans des zones particulièrement torrides : l'hygiène ne peut qu'approuver ces concessions faites à la règle générale, qui réserve en principe et presque exclusivement aux seuls inscrits maritimes les embarquements à bord des navires de la marine marchande.

D'autres avantages sont encore concédés aux inscrits, tels la gratuité de la profession de marins, le monopole de la pêche côtière, l'exonération de tout service public, l'inscrit ne pouvant être appelé à servir qu'à la mer et les cas de dispense du recrutement lui étant applicables, les secours donnés aux victimes des naufrages ou accidents de mer, secours imputables aux familles, les pensions et indemnités sur la Caisse de prévoyance, les rapatriements et secours de route, et enfin la demi-solde qui constitue une véritable retraite ouvrière. On pourrait encore y ajouter le droit de traitement dans les hôpitaux maritimes, celui d'admission au service avec le grade de matelot de 3e classe comportant une solde de 0 fr. 30 par jour, les délégations gratuites, les secours de 0 fr. 10 aux enfants de moins de dix ans des quartiers-maîtres et matelots maintenus au service de l'État après l'expiration de la période obligatoire (1).

L'Inscription maritime fonctionne d'une façon régulière non seulement en France et en Algérie, mais encore dans plusieurs de nos colonies : Martinique; Guadeloupe, Réunion, Guyane, Saint-Pierre et Miquelon.

L'inscrit maritime est tenu de mettre les bureaux dont il dépend au courant de ses mouvements et déplacements, de façon qu'il puisse être toujours facilement retrouvé en cas de besoin. Il est considéré comme prêté à la marine marchande, mais demeure à la disposition de l'État. Des pénalités ont été prévues contre les fraudes ou manœuvres tendant à le soustraire à cette obligation; ces peines ne visent pas seulement l'inscrit qui ne répondrait pas à l'appel, se déplacerait ou servirait indûment à l'étranger, mais elles visent aussi les recéleurs des insoumis et les médecins, tant civils que militaires,

(1) Ch. Bos, Rapport du budget de la Marine en 1906.

qui, désignés pour examiner des inscrits et invités à émettre un avis à leur sujet, auraient reçu des dons ou agréé des promesses dans le but de se montrer favorables à leur endroit.

Aux inscrits sont attribuées à bord des bâtiments les fonctions d'ordre exclusivement maritime, mais pour les divers services il peut leur être adjoint d'autres personnes, tels les agents civils, maîtres d'hôtel, domestiques à bord des navires transportant des voyageurs. Sur les bâtiments affectés aux pêches, il est quelquefois recruté pour la durée de la campagne des ouvriers et des cultivateurs n'exerçant pas habituellement une profession maritime, acquérant, du fait de leur embarquement, le titre d'inscrits provisoires et employés comme aides dans les travaux du bord. Le choix de ce personnel auxiliaire est laissé à la discrétion des compagnies, des armateurs et des capitaines.

V. — ENGAGEMENTS A BORD DES BATIMENTS DE COMMERCE.

Nul engagement ne peut être conclu sans un enregistrement préalable sur les matricules de l'Inscription maritime. Après cette formalité obligatoire, cet engagement revêt un caractère particulier, puisque sa non-exécution est alors considérée comme un délit entraînant des pénalités disciplinaires ou correctionnelles, le délinquant pouvant être contraint, même par la force, de suivre sa destination.

Les capitaines sont présentés au bureau de l'Inscription maritime par leurs armateurs, les équipages par les capitaines. L'engagement est précédé de la lecture faite aux intéressés, en présence de l'administrateur ou de ses délégués, des clauses et conditions qu'ils déclarent accepter, lesquelles doivent être reproduites sur le rôle d'équipage.

Ce rôle constitue l'acte obligatoire, officiel et authentique de tout armement de navire dans la zone de l'Inscription maritime.

Quand les bâtiments abandonnent cette zone pour rentrer dans les eaux fluviales et canaux, ils déposent leur rôle à cette limite. Il y a cependant quelques exceptions à cette règle : ainsi les navires appartenant à la Compagnie maritime de la Seine et qui effectuent des voyages réguliers entre Paris et Londres conservent leur rôle, et, de ce fait, résulte pour le personnel embarqué la concession de certains avantages, notamment celle des indemnités temporaires et renouvelables pour blessures ou maladies contractées même pendant la traversée du fleuve, ayant leur origine dans un risque professionnel et s'y rattachant étroitement.

Tout marin embarqué demeure assuré de son maintien à bord, de ses salaires, et ne se trouve pas absolument livré à la merci des capitaines et des armateurs. En cas de maladie lui sont dus les soins que comporte son état, et le rapatriement s'il a été déposé dans un hôpital hors de France.

Le ministre de l'Intérieur et celui des Travaux publics interviennent dans les engagements du personnel appelé à naviguer sur les fleuves et canaux, et règlent les conditions à remplir par ce personnel pour être admis à conduire les bâtiments affectés aux divers services, qu'il s'agisse de transports de passagers sur des navires à vapeur ou du transport de marchandises sur des chalands.

Des commissions mixtes comprenant des membres du ministère de la Marine et du ministère des Travaux publics interviennent lorsque la navigation s'accomplit à la fois sur mer et dans les voies intérieures navigables.

VI. — DÉTERMINATION DES EFFECTIFS A BORD DES NAVIRES DE COMMERCE.

A différentes reprises, la question des effectifs minima des équipages à embarquer à bord des navires en vue d'une campagne déterminée a été soulevée, mais cette question n'a jamais été résolue. Le nombre des passagers à embarquer sur les bâtiments affectés à ces transports a seul été prévu. Bien que faisant mention des effectifs, la loi du 15 mars 1861 n'emploie cependant que des termes vagues, laissant aux experts chargés de procéder à la visite avant le départ le soin d'apprécier si l'équipage est suffisant.

On a sans doute estimé qu'il était de l'intérêt des armateurs et surtout des capitaines d'assurer, dans les meilleures conditions, la sécurité de leurs navires et l'exécution de leurs opérations commerciales; mais il y a cependant un certain contrôle à exercer. Il ne faudrait pas que, pour sauvegarder des intérêts, respectables d'ailleurs, les marins embarqués fussent exposés à des fatigues excessives par suite de l'embarquement d'un personnel trop restreint. En examinant de près cette importante question, on a pu craindre d'être amené à imposer à la marine marchande de nouvelles charges contre lesquelles elle n'eût point manqué de s'élever, et d'apporter des entraves à la liberté des conventions. Il faudra bien cependant qu'une solution intervienne un jour ou l'autre ; l'industrie maritime se rapproche de plus en plus des autres industries, le marin n'est plus désormais l'être ignorant et insoucieux qu'il était autrefois : des syndicats professionnels se sont fondés et feront certainement entendre à cet égard leurs revendications; peut-être même réclameront-ils la fixations des heures de travail à bord des navires, abstraction faite tout naturellement des circonstances particulières inhérentes à la navigation et qui exigent, à un moment donné, la collaboration de tous lorsque la sécurité du bâtiment se trouve en jeu.

M. Camille Pelletan, alors ministre de la Marine, a voulu aborder cette difficulté et a déposé le 3 juillet 1903, sur le bureau de la Chambre des députés, un projet de loi qui a été renvoyé à l'examen de la commission de la Marine. Ce projet vise la sécurité des équipages et des passagers, qui peut être compromise lorsque l'effectif est trop peu nombreux. En dehors, en effet, des difficultés plus grandes de la manœuvre, dans ces conditions, il y a lieu de prévoir les invalidités qui peuvent se produire à bord et dont la conséquence est d'attribuer à un plus petit nombre de personnes, plus exposées ainsi à devenir malades à leur tour, les fatigues qui doivent incomber à tous; la préservation de la vie humaine est, en dépit des intérêts financiers engagés, une des missions essentielles de l'État, et, dans l'industrie maritime comme dans toutes les autres dont se préoccupe fréquemment le législateur, le surmenage des travailleurs doit être évité.

Sans vouloir fixer d'une façon absolue les effectifs convenant à chaque navire au point de vue de la fonction qu'il doit remplir, ce rappport propose que des commissions locales, où toutes les compétences et tous les intérêts seraient représentés, se préoccupassent de rechercher dans chaque cas particulier le nombre minimum d'hommes de chaque spécialité au-dessous duquel le navire serait en danger. Ces commissions établies dans chaque chef-lieu de sous-arrondissement comprendraient un représentant de la Chambre de commerce, un médecin de la marine ou, à défaut, un médecin civil, un représentant des inscrits maritimes, un capitaine au long cours et un officier mécanicien du commerce désignés par la chambre de commerce, en outre de l'administrateur du quartier, d'un officier et d'un premier maître mécaniciens de la marine et d'un ingénieur du génie maritime. Elles adresseraient dans les cas particuliers leurs propositions au ministre de la Marine, qui fixerait l'effectif minimum devant être affecté au navire, après avoir pris lui-même l'avis d'une commission supérieure dont ce rapport indique la constitution.

Une surveillance serait de plus exercée par une commission, fonctionnant dans chaque sous-arrondissement, ayant pour mission de s'assurer que sur tout navire les effectifs ne sont pas inférieurs au minimum prévu ; que par ailleurs les précautions sont prises relativement aux accidents et collisions en mer et aux moyens de sauvetage, conformément à la loi du 10 mars 1891 et au décret du 26 juin 1903 ; elle devrait aussi vérifier que les installations sont acceptables au point de vue sanitaire.

Hors les cas où le salut du navire ou de la cargaison serait en jeu, la durée du travail serait fixée : à la mer à douze heures pour les hommes de pont, à huit heures pour ceux de la machine ; et au mouillage : à neuf heures et huit heures pour chacune de ces catégories, toute heure supplémentaire de travail devant donner lieu à des rémunérations supplémentaires.

Ce projet de loi, qui pose nettement les données d'un problème dont la solution n'a pas été jusqu'ici franchement abordée et s'impose cependant d'une façon absolue, mérite d'être pris en sérieuse considération. Comme nous l'avons déjà dit, l'industrie maritime, en raison de l'évolution qui se manifeste depuis quelques années, ne conserve plus le caractère spécial qu'elle avait autrefois. Sans être devenu une véritable usine, comme l'est actuellement le navire de combat, le bâtiment de commerce s'est transformé au fur et à mesure que la machine a remplacé l'ancienne voilure; les marins embarqués ne restent plus aussi longtemps éloignés de la mère-patrie, ont des contacts plus fréquents avec le personnel ouvrier des autres industries, et se considèrent comme ayant les mêmes titres à la protection des pouvoirs publics relativement à la réglementation du travail imposé : ils constituent de plus une source importante du recrutement de la Marine nationale, et l'État qui les surveille et les prête simplement à la Marine marchande a le devoir de leur témoigner encore, dans la circonstance, toute sa sollicitude.

VII. — PERSONNEL SPÉCIAL EMBARQUÉ A BORD DES NAVIRES DE COMMERCE.

Si le minimum des effectifs à embarquer est jusqu'à présent laissé à la discrétion des armateurs, il existe cependant des règles concernant la qualité du personnel qui doit figurer sur les rôles d'équipage. Ainsi il est interdit d'embarquer un enfant au-dessous de dix ans; tout navire ayant 100 personnes à bord comporte la présence d'un médecin; celui qui possède une machine d'une puissance de 300 chevaux au moins, celle d'un mécanicien de première classe, de deuxième classe quand la force de la machine est inférieure, et ces mécaniciens doivent être pourvus d'un brevet délivré, après examen, par le ministre des Travaux publics, et assistés d'un nombre suffisant de mécaniciens auxiliaires, chauffeurs et graisseurs.

Les fonctions de commandant et de second ne sont conférées qu'à des hommes offrant certaines garanties, variables d'ailleurs suivant le type du navire, son affectation et son tonnage.

Le rôle d'un commandant à la mer est en effet complexe et comporte de multiples attributions. Celui qui est chargé de la conduite d'un bâtiment, quel qu'il soit, n'a point comme unique mission d'assurer la sécurité du personnel et la conservation du matériel qui lui est confié, il peut être appelé à remplir des fonctions judiciaires et administratives; il est le protecteur né des hommes placés sous ses ordres, et ces fonctions ne sauraient être concédées à la légère. L'État ne peut confier l'existence de ses inscrits qu'à des hommes dont il a été à même d'apprécier la capacité technique et la moralité.

Le brevet de capitaine au long cours est indispensable pour être admis à commander un navire naviguant au long cours ; celui de maître au cabotage pour exercer le commandement des bâtiments affectés au cabotage national ou international : des inscrits définitifs âgés de vingt et un ans sont admis dans des conditions déterminées à commander les bâtiments armés pour le bornage ou la petite pêche.

Les mécaniciens embarqués sur les bâtiments fluviaux doivent de même être brevetés par le ministre des Travaux publics.

Ajoutons que certains paquebots pouvant, en cas de guerre, être utilisés comme croiseurs auxiliaires, leur commandement est, en général, exercé par des officiers de marine en activité ou en retraite, aptes par suite à remplir les fonctions nouvelles qui leur incomberaient au moment d'une mobilisation.

Il serait sans intérêt, au point de vue qui nous occupe, d'indiquer les conditions à remplir pour l'obtention des divers brevets de capitaine au long cours, maître au cabotage, officier ou élève de la marine marchande, non plus que les programmes d'examens théoriques et pratiques imposés aux candidats pour l'admission au patronat des bâtiments à vapeur naviguant au bornage ou pour la petite pêche ; mais il est bon de faire ressortir que, dans toutes les circonstances, l'État s'est entouré de sérieuses garanties pour que le commandement des navires ne puisse être confié qu'à des hommes ayant fait leurs preuves au point de vue de la navigation.

D'autre part, l'obligation imposée aux armateurs et propriétaires de navires de constituer leurs équipages en n'y introduisant que le quart d'éléments étrangers, et cela sous peine de voir perdre par leurs navires leur nationalité et leurs droits aux primes, en même temps qu'elle favorise les inscrits maritimes, accroît encore la sécurité de la navigation, car la composition cosmopolite des effectifs ne peut que nuire à la compréhension des ordres donnés.

En présence des doléances de la marine marchande, il a fallu cependant apporter certains tempéraments à cette clause peut-être trop absolue, les marines étrangères utilisant dans certaines colonies, notamment en Extrême-Orient, les indigènes dont les salaires sont moins élevés. La loi du 7 avril 1902 a autorisé, pour le cabotage international colonial sans attache avec la métropole, une introduction plus large des éléments étrangers dans la composition des équipages, maintenant cependant l'obligation de la nationalité française pour tous les officiers, le maître d'équipage et deux marins inscrits au moins, l'un pour le service de la manœuvre, l'autre pour celui de la machine. Le nombre des marins français enrôlés peut même être réduit à cinq sur les navires inférieurs à 1 000 tonneaux et à trois au-dessous de 400 tonneaux.

VIII. — SURVEILLANCE EXERCÉE A BORD DES NAVIRES DANS LES PORTS D'ARMEMENT.

Sans parler des institutions privées qui, comme le Bureau Veritas et le Registre Maritime de France, le Lloyd London Register en Angleterre, s'occupent exclusivement des industries maritimes, suivent les constructions et réparations des navires, et leur attribuent, d'après le degré de confiance qu'ils peuvent inspirer à tout moment, une cote qui figure d'ailleurs dans les indications officielles et peut servir de guide aux armateurs, tout bâtiment, quel qu'il soit, est soumis à un contrôle exercé par les autorités chargées de la police et de la surveillance de la navigation.

L'article 225 du Code de commerce prescrit des visites qui doivent être faites par les délégués des tribunaux de commerce à bord des navires armés au long cours ou au cabotage. Cette commission pouvant ne pas offrir, dans tous les cas, les garanties d'indépendance et d'impartialité désirables, en raison de la désignation de ses membres par les tribunaux de commerce, dont les armateurs font eux-mêmes souvent partie, M. Camille Pelletan a cru devoir, dans le projet de loi précité, en proposer une composition nouvelle, en y introduisant avec les inscrits maritimes eux-mêmes des éléments n'ayant aucune attache avec la marine marchande. Il ne paraît pas douteux qu'au point de vue général il y aurait le plus grand intérêt à ce que cette proposition fût accueillie.

Les syndics, gardes maritimes et prud'hommes visitent les bateaux de pêche. Les transports d'émigrants sont examinés par des experts désignés par le ministre de l'Intérieur et qui doivent s'assurer que toutes les dispositions ont été prises pour assurer le logement et l'alimentation des transportés.

La Commission permanente de la surveillance pour la navigation fluviale exerce son contrôle sur les bâtiments à vapeur naviguant sur les fleuves, lesquels doivent être munis d'un permis délivré par le préfet du département.

Tout navire doit régulièrement être soumis à des visites périodiques en dehors de celles qui s'exercent au moment de l'armement.

Ces commissions ont pour objet la sécurité du navire et l'exécution des règlements édictés en vue de sauvegarder les intérêts du personnel embarqué. Elles doivent en effet acquérir la certitude que le bâtiment est pourvu de toutes les instructions nautiques, cartes et instruments divers utiles pour la navigation à entreprendre, qu'il est muni des moyens de sauvetage indispensables, des approvisionnements suffisants comme vivres, que ces derniers sont de bonne qualité, qu'il possède les coffres à médicaments et à pansements réglementaires avec les instructions qui les accompagnent, et qu'un médecin a été embarqué lorsque l'effectif comporte sa présence.

La visite doit être faite avec le plus grand soin, car il arrive parfois en effet que des tentatives sont faites par les compagnies ou par les armateurs à l'effet de se soustraire aux prescriptions des règlements; nous pourrions citer à cet égard le fait qui s'est produit tout récemment d'un navire auquel a dû être refusée par la Commission l'autorisation de lever l'ancre, ce navire ayant négligé de s'adjoindre le médecin dont la présence était exigible à bord, étant donné le nombre de passagers qu'il transportait.

L'ordonnance du 13 août 1791 avait édicté qu'il serait procédé à deux visites des navires, l'une avant l'armement, l'autre avant le chargement par d'anciens navigateurs nommés pour un an par les juges de commerce dans les villes où il s'en trouverait, et dans les autres par les officiers municipaux; avant la promulgation de cette ordonnance, les membres de la Commission de visite étaient nommés par l'Amirauté; actuellement les deux marins (capitaine au long cours et maître au cabotage), de même que le constructeur de navires qui la composent, sont désignés par les tribunaux de commerce; ils doivent plus particulièrement porter leur attention sur tout ce qui a trait à la sécurité du navire et de la navigation.

Une autre commission s'assure de la présence à bord des engins de sauvetage; une troisième vérifie, quand il y a lieu, l'exécution des règlements relatifs aux passagers, et une quatrième, composée, conformément à l'ordonnance du 4 avril 1819, de deux médecins et d'un pharmacien, désignés par le ministre de la Marine sur la proposition de l'administrateur en chef et du président du tribunal de Commerce, est chargée de la visite des coffres à médicaments et à pansements.

Dans la pratique, personne n'est, en réalité, chargé de se rendre compte des conditions hygiéniques du navire; personne n'a qualité pour le faire, et il y a, de ce fait, une lacune regrettable à combler.

Si l'on considère de plus que les membres des diverses commissions sont exclusivement désignés par les tribunaux de Commerce sans l'intervention directe de la Marine, chargée cependant de la surveillance de la marine marchande, on est amené à penser qu'elles n'offrent pas toujours toutes les garanties désirables. Il est donc permis d'émettre le vœu que des modifications soient apportées à des règlements déjà anciens, toujours en vigueur, et qui ne concordent plus avec les idées actuelles. Il paraît indispensable que les visites des navires soient confiées à des hommes qui, par leur situation indépendante vis-à-vis des armateurs et des compagnies de navigation, soient à même d'émettre une libre appréciation, que ces commissions soient investies d'une autorité suffisante pour proposer et imposer au besoin les améliorations qu'elles jugeraient utiles; il est tout aussi nécessaire que les intérêts de l'hygiène soient mieux sauvegardés. Le projet de loi auquel nous avons fait allusion donnerait à cet égard toutes satisfactions.

Il présenterait, de plus, l'avantage de fondre en une seule commission, dont les pouvoirs seraient plus étendus et où toutes les compétences seraient représentées, les attributions des multiples commissions qui fonctionnent actuellement et qui ne parviennent pas toujours, en dépit de leurs efforts et de leur bonne volonté, à obtenir satisfaction, lorsqu'elles croient devoir formuler des observations.

En raison de l'encombrement excessif des passagers entassés quelquefois dans des conditions absolument défectueuses, à bord de certains navires et notamment de ceux qui transportent à Terre-Neuve les marins destinés à armer les goélettes de pêche, il a fallu prendre des mesures protectrices pour éviter, autant que possible, le retour des accidents qui se sont manifestés à maintes reprises. Il a été décrété qu'il ne pouvait être embarqué, en dehors de l'effectif de l'équipage, que deux hommes par tonneau de jauge à l'aller et un homme au retour. La Commission instituée par le décret du 11 septembre 1896 doit veiller à l'exécution de cette clause. Encore faudrait-il cependant que les conditions d'existence de ces passagers fussent notablement améliorées !

La dépêche ministérielle du 9 mars 1861 a indiqué les mesures de précaution à prendre à bord des navires effectuant les transports des émigrants ; mais elle contient cependant des termes vagues, en particulier relativement au cube d'air suffisant qu'il y a lieu d'assurer à chaque émigrant, lequel ne doit d'ailleurs être admis à prendre passage sur ces navires que s'il est en bon état de santé. Il y est ajouté, il est vrai, que l'entrepont destiné à l'installation des couchettes convenablement disposées doit avoir une hauteur de $1^m,66$ et être muni d'appareils de ventilation. Aucune matière insalubre ou pouvant offrir des dangers par suite de son inflammabilité ne peut être embarquée sur ces transports ; l'approvisionnement en vivres doit être contrôlé de même que le nombre des embarcations, fixé d'ailleurs à l'avance et dont les dimensions sont prévues et déterminées.

Aux navires destinés au transport des immigrants dans les colonies françaises, les dépêches ministérielles du 16 février et du 27 mars 1852 avaient imposé des conditions analogues, limitant à un individu par tonneau de jauge le nombre maximum des passagers. A bord de ces navires devait être embarqué un médecin, quand le navire, passant le cap Horn, avait à bord plus de la moitié du maximum des passagers réglementaires.

Ce service de l'immigration, dont le but était le transport des coolies indiens dans nos possessions américaines, comportait à bord de chaque navire la présence d'un médecin de première classe de la Marine, remplissant en même temps les fonctions de commissaire du Gouvernement. En cette qualité, il devait veiller à l'exécution des clauses du contrat consenti par le compagnie chargée du transport, avait tout pouvoir pour imposer, lorsqu'il le jugeait utile, des relâches supplémentaires pour le renouvellement des vivres ou pour tout autre motif répondant aux intérêts de l'hygiène.

Le règlement général de police sanitaire maritime, qui fait l'objet du décret du 4 janvier 1896, garantit le territoire contre l'invasion des maladies pestilentielles dont les navires peuvent être les véhicules : il assujettit ces navires à des obligations diverses : patente de santé, arraisonnement et reconnaissance par les agents sanitaires dépendant du ministère de l'Intérieur, quarantaines et désinfections ; il devrait et semble, en effet, devoir garantir en même temps les équipages embarqués, car, mis au courant des maladies épidémiques régnantes, les capitaines de ces navires sont, par cela même, en mesure de prendre toutes les précautions pour ne point communiquer avec la terre dans les lieux contaminés, et opérer leurs déchargements de marchandises en se tenant à l'abri des risques de contagion. Il n'en est pas malheureusement toujours ainsi, et les intérêts commerciaux priment parfois toute autre considération. A une époque déjà éloignée, au cours d'une épidémie de fièvre jaune, et en dépit de tous les conseils donnés, nous avons vu, nous-même, des bâtiments opérer des chargements suspects, entretenir à leurs risques et périls des relations incessantes avec la terre, et ces imprudences se sont traduites par l'éclosion, à bord, d'épidémies meurtrières entraînant une morbidité et une mortalité qui eussent certainement pu être évitées. Il y a là encore une lacune à combler, une surveillance à exercer ; les équipages ne doivent pas être exposés, sur le simple désir de leurs armateurs ou de leurs capitaines, à de sérieux dangers, qui peuvent aisément leur être épargnés. Il nous souvient encore de la lutte ardente qu'il fallut soutenir dans la colonie à laquelle nous faisons allusion, sans vouloir la désigner davantage, pour résister aux sollicitations pressantes du haut commerce s'efforçant, par tous les moyens, avant que l'épidémie eût pris fin, de faire supprimer les mesures quarantenaires et d'isolement imposées par les autorités sanitaires jusqu'au moment où, l'épidémie ayant cessé, les désinfections des locaux auraient été partout opérées.

IX. — SALAIRES DES MARINS DU COMMERCE. — FRAIS DE BLESSURES ET DE MALADIES. — RAPATRIEMENT DES MARINS MALADES.

Salaires des marins. — Les clauses du contrat d'engagement sont, comme nous l'avons dit, inscrites et constatées sur le rôle d'équipage, après lecture préalable, faite aux intéressés dans les formes que nous avons indiquées. Relativement aux rémunérations et aux salaires, l'engagement peut se conclure de façons différentes, soit au mois, soit au voyage et à forfait, soit à la part du fret et au profit.

L'engagement au mois n'est guère applicable qu'aux navigations de courtes durées, effectuées dans un but déterminé, affectant pour ainsi dire un caractère transitoire, telles que la pêche côtière et la récolte du goémon au large : les loyers sont alors naturellement proportionnés à la durée du service accompli.

Les autres formes de contrat, à forfait, au profit ou au tonneau, sont en usage, pour les voyages au long cours ou au cabotage; l'équipage profite alors, dans des proportions consenties à l'avance et concurremment avec les armateurs, des bénéfices réalisés; l'engagement à la tâche se pratique assez fréquemment pour les pêches d'Islande et de Terre-Neuve : les armateurs dunkerquois, en particulier, distribuent à leurs équipages un salaire proportionnel au produit du travail personnel de chacun des hommes embarqués.

Les salaires doivent être payés en présence de l'administrateur de l'Inscription maritime ou de ses délégués ; il en est de même des avances faites avant la campagne ; de la sorte, toute contestation peut être évitée.

Frais de blessures et de maladies. — Conformément aux dispositions de l'article 262 du Code de commerce, les frais de blessures ou de maladies sont supportés par les armateurs : dans ces cas, quel que soit le lieu où a été contractée la maladie, à bord ou à terre, la solde est intégralement due à l'intéressé, eût-il même été blessé hors du bord, s'il était en permission régulière.

Les frais d'hospitalisation d'un malade laissé à terre restent de même à la charge de l'armement, ainsi que les frais funéraires, en cas de décès. Si le malade a été déposé dans un hôpital français, à l'étranger, il ne peut surgir et il ne surgit en effet aucune difficulté; lorsqu'il est abandonné dans un hôpital étranger, l'armateur est tenu de verser entre les mains des autorités françaises du port de relâche où il a été traité une somme fixée d'après un tarif déterminé par un règlement d'administration publique, sujet d'ailleurs à revision. L'attention a été récemment attirée sur ce tarif qui, tel qu'il est institué actuellement, ne laisse pas que d'imposer à l'État des charges assez lourdes, dont se trouvent dégrevés les compagnies et les armateurs; il n'y est prévu, en effet, que les frais relatifs au prix de la journée brute d'hôpital. Or, dans beaucoup de localités, ces dépenses sont accrues par le chiffre des honoraires des médecins traitants, qui n'y sont pas compris, honoraires parfois assez élevés, surtout lorsqu'il y a lieu de recourir à des interventions chirurgicales, et aussi par les fournitures de médicaments et objets de pansements, de telle sorte que la somme acquittée par les propriétaires des navires est en réalité bien inférieure à celle qu'ils eussent dû couvrir, la différence incombant par suite à l'État.

Les frais accessoires dont il est question sont d'ailleurs fort variables suivant les divers pays où les navires marchands peuvent être amenés à relâcher, et il est malaisé d'établir un tarif complet, comprenant les diverses éventualités; mais il est juste cependant que l'État ne se trouve pas amené à supporter une partie des dépenses qu'il a cru devoir laisser à la charge des compagnies de navigation et des armateurs.

Rapatriement des marins malades. — Les inscrits maritimes n'étant, à proprement parler, que prêtés à la marine marchande, il était naturel que cette dernière demeurât dans l'obligation de rapatrier et de reconduire jusque dans leurs arrondissements maritimes ceux qui ont été laissés au loin. Cette clause particulière, protectrice pour les marins embarqués, constitue certainement une charge sérieuse et onéreuse pour l'armement, et cependant, en y regardant de près, il est permis de constater qu'il est des circonstances où les intérêts des marins ne sont pas encore suffisamment sauvegardés. Qu'il survienne un naufrage, aucune indemnité n'est due aux hommes figurant sur le rôle d'équipage, pour la perte de leurs vêtements non plus que pour les séjours forcés à l'étranger et pour le chômage qui résulte pour eux de cet accident imprévu.

Saisie du navire. — En cas de saisie du navire, les salaires acquis peuvent ne pas être concédés aux marins embarqués. Si l'on ne considère même que le cours normal des choses, entre deux embarquements, le marin demeure sans aucune rémunération, et pourtant il est toujours à la disposition de l'État ! Il semble qu'il y ait là certaines défectuosités de notre législation auxquelles il est certainement difficile de porter remède, mais qui doivent cependant être mises en lumière, ne serait-ce que pour signaler les anomalies qu'il y aurait intérêt à faire disparaître. Ces difficultés ne sauraient surgir dans les pays où n'existe pas le régime de l'inscription maritime, mais, en France, ce régime étant essentiellement protecteur des marins embarqués, il semble que cette protection ne devrait comporter aucune lacune.

X. — ÉVICTION DES MARINS DU COMMERCE.

Il n'existe point pour la marine marchande de règlement imposant des conditions d'aptitude physique pour exercer la navigation. Un enfant de dix ans peut être inscrit sur un rôle sans que nul se préoccupe sérieusement de son état de santé : le choix des équipages appartient exclusivement aux armateurs et aux capitaines.

Les grandes compagnies de navigation, soucieuses de leurs propres intérêts et désireuses de voir se produire à bord de leurs navires le minimum d'invalidités, veillent, dans une certaine mesure, à n'enrôler que des hommes offrant, tout au moins, les apparences d'une bonne santé, et soumettent généralement leur personnel embarqué à un examen médical préalable; les petits armateurs ne procèdent pas toujours de même : sur les bâtiments affectés aux pêches de Terre-Neuve et d'Islande, il n'existe, à proprement parler, aucun contrôle.

L'obligation du service militaire donne déjà quelques renseignements sur le recrutement de la marine marchande, de même que les visites médicales auxquelles sont soumis les inscrits rappelés pour une période plus ou moins prolongée. Nombreuses sont les réformes prononcées d'emblée, après le premier examen médical, au moment de la levée des inscrits, et, si certains de ces inscrits sont déclarés utilisables pour les services auxiliaires, il y en a beaucoup qui sont immédiatement rayés des contrôles de la marine militaire. Au moment des rappels, bien des invalidités sont encore constatées. Après l'admission au service, dans la première ou la deuxième année, les réformes pour tuberculose sont encore très fréquentes. De ces tuberculoses, quoi qu'on en dise, la Marine ne saurait être rendue responsable, la contagion des dépôts étant en réalité, maintenant surtout que l'attention a été attirée de ce côté et que des mesures efficaces ont été prises, bien moindre qu'on ne l'a affirmé. Ces tuberculoses ne sont que la manifestation d'un état constitutionnel antérieur, ou mieux la reviviscence de germes latents puisés ailleurs et qui eussent évolué n'importe où.

Les rudes obligations des navigations commerciales antérieurement effectuées par ces inscrits nouvellement arrivés au service et la promiscuité qui règne à bord de certains navires marchands fréquentés principalement par les inscrits dont il s'agit et dont la plupart appartiennent à la race bretonne, ne sont vraisemblablement pas étrangères à la production initiale de ces germes morbides. Quelle qu'en soit d'ailleurs l'origine, il est bon de faire remarquer que ces marins réformés continuent à naviguer au commerce. Lorsqu'ils sont atteints de difformités ou de lésions externes ne permettant pas de les admettre au service militaire, il n'en résulte aucun inconvénient; il n'en est pas de même lorsque, tout en possédant un état général assez satisfaisant, ils présentent cependant des tares tuberculeuses à un degré plus ou moins avancé. Susceptibles d'être embarqués à bord des navires auxquels une visite médicale n'est pas réglementairement imposée pour le personnel, appelés à vivre dans des espaces restreints, ils sèment la contagion en même temps que leur maladie s'aggrave.

Les inscrits maritimes peuvent acquérir une pension de demi-solde lorsqu'ils réunissent vingt-cinq ans de service à la mer, ayant d'ailleurs atteint l'âge de cinquante ans. Mais cette pension ne leur interdit pas la navigation, comme l'a formellement établi une dépêche ministérielle du 27 septembre 1883, inscrite au *Bulletin officiel de la Marine*; ils peuvent encore acquérir une pension d'infirmité avant l'âge de cinquante ans, lorsque, la période exigée de service à la mer étant accomplie, ils se trouvent dans l'impossibilité absolue et définitive de continuer la navigation à titre professionnel en raison des maladies ou infirmités résultant des risques encourus : cette pension d'infirmité n'étant accordée que dans les cas où l'inscrit se trouve, pour ainsi dire, dans l'incapacité absolue de pourvoir à sa subsistance par le travail, la reprise de la navigation n'est guère possible pour ceux qui en bénéficient; si, cependant, en raison d'une amélioration se manifestant, le titulaire de cette pension tentait de figurer à nouveau sur un rôle d'équipage, la faveur dont il est l'objet pourrait être suspendue, et il se trouverait astreint à attendre l'âge de cinquante ans pour avoir droit à la demi-solde réglementaire.

De fait, un inscrit maritime, même demi-soldier, n'est jamais empêché de continuer la navigation et ne la cesse que lorsque, n'étant pas lui-même possesseur d'un bateau, il n'est plus admis par aucun armateur ou capitaine et devient absolument incapable d'exercer sa profession à la mer. Il s'efforce alors de se créer quelques ressources en s'utilisant à terre soit pour la réparation des bateaux de pêche, soit pour celle des engins maritimes, agrès ou filets, soit pour la récolte des goémons.

XI. — PÉNALITÉS INFLIGÉES AUX MARINS DU COMMERCE.

Laissant de côté les pénalités applicables aux inscrits maritimes non embarqués et contrevenant aux dispositions de la loi de 1896 leur imposant des obligations auxquelles il ne doivent pas se soustraire, nous nous occuperons uniquement de celles dont ils sont passibles à bord des navires.

Le Code disciplinaire et pénal que nous avons en vue est tout entier contenu dans le décret-loi du 24 mars 1852, modifié par la loi du 15 avril 1898, qui a apporté des tempéraments à quelques-unes des peines admises jusqu'à cette époque.

Dans ce décret-loi sont prévus les délits et les crimes qui relèvent de la compétence des tribunaux maritimes et les fautes de discipline qui offrent, à notre point de vue spécial, un plus grand intérêt, car, pouvant être infligées par des autorités diverses, les peines encourues sont purgées à bord des navires sur lesquels s'est produite l'infraction.

Depuis longtemps déjà ont été proscrites les punitions entachées d'un certain degré de barbarie et qui étaient de plus susceptibles de porter de sérieux préjudices à la santé des hommes embarqués contraints de les subir : il n'est plus actuellement question de peines corporelles, d'amarrage au mât, et la loi du 31 juillet 1902, en interdisant, sauf dans des cas bien déterminés, la boucle et la double boucle, qui ne doivent plus être mises en usage que dans le but d'assurer la sécurité du navire et de l'équipage, a porté le dernier coup aux pénalités de nature à porter atteinte à la dignité humaine.

On se tromperait fort cependant en pensant que ce mode de punition revêtait, aux yeux des marins, un caractère infamant. Sous sa dénomination un peu rude, la boucle n'était point un objet de terreur ; celui auquel elle était appliquée était surtout sensible à la privation de vin qui accompagnait toujours ce mode de répression. Le fait d'être mis aux fers, suivant l'expression consacrée, d'être immobilisé pendant un certain temps, un pied ou les deux pieds enclavés, au niveau de la cheville, dans une boucle fixée au sol, était une punition banale, moins terrible qu'elle ne le paraît au premier abord, car cette boucle était suffisamment large pour permettre les mouvements du membre, voire même du corps tout entier, qui s'y accommodait assez bien pour que le sommeil fût possible.

A bord des navires de guerre, il était pris des précautions pour que le marin puni des fers ne fût pas exposé à des refroidissements, non plus qu'à des plaies provenant des frottements de la boucle ; il était, pendant la durée de sa peine, l'objet d'une surveillance destinée à en prévenir tous les inconvénients ; dans certains cas même, surtout à bord des petits navires, la boucle constituait plutôt une mesure de garantie contre les accidents, car un marin rentrant à bord en état d'ébriété, et immobilisé de la sorte, ne risquait point de tomber accidentellement à la mer ou de s'y précipiter sous l'influence d'hallucinations.

Sur les navires de commerce, surtout quand, en raison de leur faible tonnage, l'espace y était restreint, la boucle pouvait présenter de graves inconvénients ; les mouvements de l'homme puni risquaient d'être extrêmement gênés sans préjudice des conditions hygiéniques défectueuses du local où il était astreint à séjourner pendant un temps plus ou moins prolongé. A bord des navires dépourvus de médecin, il était en outre à craindre qu'une surveillance suffisante ne fût pas exercée et que ce mode de punition devînt la cause déterminante d'infirmités ou de maladies susceptibles d'entraîner des conséquences graves ou tout au moins de justifier la concession d'indemnités ou de pensions.

Tout compte fait, l'hygiène ne peut donc qu'applaudir à sa disparition presque complète, puisque, telle qu'elle est maintenue aujourd'hui, l'application de la boucle ne vise plus que l'intérêt général.

A bord des grands navires de commerce, la suppression du vin aux repas constitue un mode de pénalité fréquemment employé pour les infractions légères à la discipline ; mais celle de l'alcool est chose absolument exceptionnelle à bord des petits navires et notamment de ceux qui effectuent les grandes pêches de la mer du Nord, de Terre-Neuve et d'Islande.

La retenue de solde, qui atteint en même temps la famille, n'est prononcée qu'avec les plus grands ménagements et pour des fautes graves.

Les sévices envers l'équipage, les abus de pouvoir sont considérés comme des délits justiciables, pour les capitaines, de l'intervention des tribunaux maritimes; mais ce sont là des faits exceptionnels. A en juger par les tableaux navrants que l'on s'est plu trop fréquemment, et bien à tort, à retracer des souffrances endurées par les mousses sur les bâtiments de Terre-Neuve et d'Islande, il semblerait qu'il y aurait souvent lieu de sévir et de recourir aux rigueurs de la loi. Il n'en est rien cependant: le mousse, qu'il serait préférable, à tous égards, de ne pas embarquer pour ces longues et pénibles campagnes, où il n'a rien à gagner, est loin d'être le souffre-douleurs dont on a dépeint en termes trop imagés la lamentable situation : il est plutôt l'objet de la protection de tous, et les prétendus supplices qui lui sont infligés se bornent le plus généralement à des corrections, parfois un peu rudes, pour manquements à ses devoirs, mais ne constituent que bien rarement de véritables sévices.

Sont de même considérés comme délits relevant des tribunaux maritimes la réduction de la ration alimentaire et l'altération inoffensive des vivres. Il est arrivé que des capitaines fussent privés de leur commandement pendant un certain temps pour négligence relative à l'approvisionnement insuffisant des vivres ou à la mauvaise conservation à bord des denrées alimentaires, lorsqu'il s'en est suivi des maladies atteignant une proportion notable du personnel, et qui eussent pu être évitées en apportant plus de prévoyance et de soins.

Des amendes et des pénalités peuvent enfin être infligées à des capitaines de navires convaincus d'avoir vendu ou laisser vendre à bord des boissons spiritueuses et aux armateurs qui auraient vendu, pour leur compte, des boissons aux équipages.

En raison des méfaits nombreux imputables à l'alcoolisme si répandu dans la marine de commerce, des pénalités sévères devraient être infligées par les capitaines aux hommes de l'équipage, qui, en dépit des règlements, apportent à bord, et par fraude, des approvisionnements particuliers de boissons spiritueuses et notamment d'absinthe; mais il existe, à cet égard, une tolérance regrettable, digne cependant de fixer l'attention.

Nous devons du reste à la vérité de dire que, à bord des navires dont nous nous occupons, les punitions sont plutôt rares. Le tarif des pénalités a plutôt un effet moral qu'un effet réel; il constitue une menace qu'il faut conserver, dont tous doivent avoir connaissance et conscience, mais les applications en sont exceptionnelles. Les capitaines ferment volontiers les yeux sur les infractions commises, à moins qu'il ne s'agisse de fautes graves compromettant la sécurité du navire ou apportant de sérieuses entraves aux opérations commerciales; les peines applicables dans ces cas dépassent d'ailleurs généralement leurs pouvoirs.

En dehors de ces faits, ce sont surtout les accidents de mer qui nécessitent l'intervention des tribunaux maritimes.

II. — HYGIÈNE DE CHACUNE DES CATÉGORIES DE BATIMENTS AFFECTÉS AU COMMERCE.

Nous avons examiné successivement la réglementation relative à l'hygiène et le mode de recrutement général des équipages de la marine marchande, les formes d'engagements, les garanties apportées par les lois, décrets et règlements en vigueur pour sauvegarder les intérêts des inscrits maritimes, garanties qui vont jusqu'à exiger des armateurs que les marins reçoivent à bord une alimentation équivalente à celle des marins de l'État; nous avons indiqué les pénalités reconnues applicables à bord. Il nous reste maintenant à étudier les conditions d'existence propres à chaque type de bâtiment suivant son affectation spéciale, à exposer dans quelle mesure il est tenu compte des mesures protectrices dont nous avons fait l'énumération, à faire connaître les améliorations qui pourraient, dans chaque cas particulier, être apportées à l'état de choses qui existe actuellement.

Comme nous l'avons déjà dit, les situations dans lesquelles se trouvent placés les marins embarqués diffèrent suivant les types des bâtiments et suivant le but et la nature de la campagne. Chacune d'elles donne lieu à des considérations spéciales, qui justifient la division que nous avons cru devoir établir dans cette étude. La navigation de plaisance, la pêche côtière ne sauraient être identifiées avec la navigation au long cours ou au grand cabotage international, ni avec les grandes pêches, et il nous a paru qu'il y aurait intérêt à différencier ces catégories, ne serait-ce que pour mieux faire ressortir les progrès réalisés pour certaines d'entre elles et les défectuosités de certaines autres au point de vue de l'hygiène.

I. — NAVIGATION DE PLAISANCE.

Ce mode de navigation ne saurait nous retenir longtemps. Sur les yachts luxueusement aménagés, armés à cet effet, l'équipage est soigneusement choisi, logé et nourri d'une façon très confortable : même dans les cas, plus rares en France que chez d'autres nations, où ces yachts quittent nos côtes pour entreprendre de lointains voyages, les relâches sont nombreuses, les fatigues imposées ne sont pas excesssives, et l'hygiène ne trouve dans ces conditions aucun désidératum à formuler.

II. — PÊCHE COTIÈRE.

Les limites de la pêche côtière ne sont point fixées au large ; aussi ce genre de navigation serait-il susceptible de quelques subdivisions suivant la durée de l'absence des marins qui s'y livrent. Cette pêche comprend celle des poissons frais sans salaison à bord, telle que celles de la sardine et du sprat, qui se pratique au printemps et à l'automne sur les côtes occidentales et méridionales de France et à l'aide de filets flottants, celle des poissons divers qui alimentent journellement les marchés et ne font pas l'objet d'une exploitation exclusive; celle des huîtres, et même celle du corail, à laquelle se consacrent sur les côtes d'Algérie et de Tunisie mille huit cents à deux mille hommes, et qui s'effectue soit à l'aide du scaphandre, soit à l'aide d'appareils spéciaux, croix de bois lestées et munies à leurs extrémités de paquets de fils de fer analogues à des fauberts et destinés à s'accrocher aux polypiers, qui sont alors ramenés à bord.

La pêche du maquereau sur les côtes de Bretagne, dans la Manche et la mer du Nord, celle du hareng, celle du thon dans le golfe de Gascogne, exigeant parfois des séjours assez prolongés à la mer, confinent, par certains côtés, aux grandes pêches : les bâtiments qui y sont affectés sont armés par des armateurs et approvisionnés en raison de la durée de ces séjours; il n'en est pas de même des chaloupes de pêche exerçant au jour le jour l'industrie qui apporte un appoint si varié à l'alimentation.

L'hygiène ne peut se montrer trop exigeante pour ces dernières. La profession est rude pour ces hommes, qui, en toutes saisons, de jour et de nuit, vivent en plein air et en pleine mer, exposés à toutes les intempéries, au soleil en été, aux coups de vent et au froid en hiver, insuffisamment nourris, dormant mal, trop portés en outre à abuser, dans le but de se soutenir, des boissons alcooliques, et à bord, et à terre lorsqu'ils viennent déposer sur les quais le produit de leur travail. Pendant leurs courtes périodes de repos, et dans les relâches, ils sont en général fort mal logés, et quiconque a pu observer, sur les côtes bretonnes en particulier, l'existence misérable de ces malheureux voués à d'incessantes fatigues, privés de toutes ressources, lorsque les migrations des poissons, comme la sardine, rendent la pêche infructueuse et entraînent des chômages forcés, se sont pris, à leur endroit, d'une pitié profonde. La charité publique et privée a dû maintes fois leur venir en aide; on se préoccupe des moyens propres à empêcher le retour de pareilles calamités, soit en protégeant les fonds sur lesquelles se dépose le frai, soit en prohibant les engins destructeurs, soit en faisant la chasse des marsouins ou des poissons susceptibles de disperser ou d'effrayer la sardine et qu'il serait peut-être possible d'exploiter dans un but commercial, ce qui inciterait à les poursuivre; mais, telle qu'elle est actuellement la situation de ces petits pêcheurs, obligés d'ailleurs de recourir trop souvent à des intermédiaires pour écouler leurs produits, et perdant ainsi une partie de leurs bénéfices, est digne du plus grand intérêt.

Il ne semble guère possible d'apporter un amendement à leur genre d'existence à bord, de s'opposer à l'embarquement de boissons spiritueuses considérées par eux comme indispensables; et il faut attendre de l'avenir les améliorations que semblent seules pouvoir réaliser la transformation de ce genre d'industrie et la diffusion de l'enseignement.

En mentionnant la pêche au corail, nous avons noté l'emploi du scaphandre; des accidents de décompression peuvent se produire à l'occasion de la manœuvre de cet appareil et se sont quelquefois manifestés. Ce genre de pêche peut, dans ces conditions, ne pas être sans danger pour des hommes présentant quelques tares du côté des organes respiratoires ou du côté du cœur : aucune surveillance ne semble cependant être exercée à cet effet.

A la pêche au thon du golfe de Gascogne est affectée une flottille de plus de deux mille bateaux armés à Lorient, à la Rochelle, aux Sables-d'Olonne, aux îles d'Yeu et de Groix. Ces bateaux sont des dundees munis de deux mâts ou des sloops, côtres à un mat; chacun d'eux reçoit cinq hommes d'équipage : la profondeur du dundee est de $2^{m},50$ à 3 mètres, il est ponté de bout en bout; le sloop a des dimensions plus restreintes. A chaque homme embarqué est attribuée une cabine; la couchette comporte une paillasse et des couvertures. La durée d'absence de ces bâtiments est variable suivant la capture du poisson; elle est de trois à quinze ou vingt jours : dans ce dernier cas, du reste, il est établi un va-et-vient pour ramener chaque jour le poisson à terre par l'intermédiaire d'un navire spécial qui se charge des thons suspendus au fur et à mesure à l'aide d'espars sur le pont des bâteaux pêcheurs séjournant eux-mêmes à la mer pendant tout le temps que la pêche est fructueuse. La cuisine est faite à bord par un mousse âgé de douze à quinze ans, et l'alimentation assez variée consiste en thon préparé sous toutes les formes, viande emportée au départ, pain qui est ensuite remplacé par du biscuit; l'eau potable est logée dans des barils en bois; il n'en est guère distribué pour la toilette des hommes, qui se servent plutôt d'eau salée pour leurs ablutions; l'approvisionnement de cette eau douce se fait à terre, aux sources où s'approvisionne elle-même la population du continent ou des îles dont dépendent les bâtiments; la quantité d'alcool consommé est approximativement de 228 litres pour la saison de pêche, qui dure de cinq à six mois, ce qui représente environ $0^{lit},25$ par jour et par homme; mais il y a lieu de tenir compte des approvisionnements particuliers.

Les équipages, généralement jeunes, supportent vaillamment les fatigues qui leur sont imposées, et, d'après les renseignements obtenus, les cas de maladie sont pour ainsi dire exceptionnels. Étant donnée la faiblesse de leurs effectifs, il ne semble pas d'ailleurs qu'ils puissent disposer de grands moyens d'assistance.

De même que ceux qui naviguent dans des conditions similaires sur les côtes de la Manche ou de la mer du Nord, les pêcheurs du golfe de Gascogne sont grossièrement mais chaudement vêtus de costumes de drap épais, de gilets de laine; des pantalons et vêtements cirés, de solides chaussures de cuir ou des sabots les préservent des paquets de mer et des embruns; un cache-nez de laine leur couvre presque tout le visage, le bonnet de travail ou le suroit les garantit contre la pluie; mais il faut cependant une constitution robuste pour résister à des veilles prolongées, à un labeur continu, à l'humidité pénétrante provenant de la mer, de la pluie et des brumes fréquentes dans tous ces parages. Les bénéfices de cette industrie maritime seraient accrus si les petits pêcheurs arrivaient à se passer des mareyeurs aux mains desquels ils en abandonnent une partie : mais tous les encouragements donnés et les efforts tentés par les administrateurs des quartiers maritimes pour arriver à ce résultat sont jusqu'ici restés vains.

Sur les balancelles et petits canots montés par deux ou trois hommes les demi-soldiers, incapables de supporter désormais les fatigues de longues navigations, s'efforcent en exerçant la petite pêche à proximité du littoral, en posant des casiers pour la capture des crustacés et des homards, d'accroître leur maigre pension : ces petites embarcations sont trop souvent encore éprouvées par des accidents de mer, et les gains minimes acquis dans cette petite industrie se trouvent encore diminués par les pertes subies du fait de la détérioration des engins de pêche, pertes contre lesquelles le pêcheur a cependant quelque recours. C'est à bord de ces bateaux de pêche que les enfants du littoral commencent, tout jeunes encore, à s'habituer à cette rude profession qui sera, pour la plupart d'entre eux, exercée pendant toute leur existence.

Il est impossible de se rendre compte de la morbidité et de la mortalité de la population maritime dont nous nous occupons actuellement; mais, à en juger par les demandes nombreuses d'indemnités temporaires ou renouvelables qui parviennent au ministère de la Marine, si les maladies ne sont pas aussi fréquentes qu'on pourrait le penser au premier abord, il n'en est pas de même des traumatismes : les maladies *a frigore*, rhumatisme, bronchite, pneumonie doivent être particulièrement signalées, de même que les panaris occasionnés par les piqûres septiques des hameçons ou arêtes de poissons, au nombre desquels la vive mérite une mention spéciale.

III. — BORNAGE ET PETIT CABOTAGE.

Pour la navigation au bornage et au petit cabotage sont utilisés des navires à voiles et des navires à vapeur affectés soit uniquement à des transports de marchandises, soit à des transports de marchandises et de passagers ; le bâtiment armé au bornage a pour point de départ et pour point de retour son port d'attache et rayonne dans une étendue de quinze lieues ; le cabotage dépasse ces limites et s'exerce de port à port. Nous n'avons actuellement en vue que le petit cabotage, le grand cabotage devant être compris dans la navigation au long cours.

Pour le transport des voyageurs, les navires armés au bornage sont généralement des vapeurs ; les traversées sont courtes, les relâches fréquentes, et l'hygiène n'a guère à intervenir et à formuler de sérieuses observations relativement à ce genre de navigation.

Les navires armés au cabotage sont le plus souvent des voiliers munis de deux ou trois mâts et de dimensions variables ; l'équipage, composé de huit à quinze hommes, est logé dans des cabines situées quelquefois sur le pont, mais le plus souvent dans l'entre-pont, et les effectifs sont assez élevés pour nécessiter l'embarquement des coffres à médicaments et à pansements réglementaires. Aucune visite médicale ne précède l'admission des hommes embarqués, et, bien que les séjours à la mer ne soient pas en général très prolongés, les invalidités sont loin d'être exceptionnelles ; il arrive fréquemment que des malades soient déposés dans les hôpitaux à terre, et, s'il est de toute impossibilité d'établir une statistique dont les éléments font absolument défaut, il est du moins permis d'affirmer que la morbidité est assez élevée de même que la mortalité. Cette affirmation est basée sur le grand nombre d'indemnités, de secours et de pensions de veuves sollicités, et dont les dossiers parviennent des différents quartiers au ministère de la Marine.

En outre des maladies aiguës causées par des refroidissements subis, des accidents et des traumatismes, la fièvre typhoïde et la tuberculose sont fréquemment mentionnées, et il n'y a point lieu d'en être surpris.

Les équipages des bâtiments qui exercent le cabotage dans les colonies, et en particulier en Extrême-Orient, sont naturellement soumis à l'influence des maladies endémiques de ces régions, paludisme, dysenterie, choléra, congestion du foie, sans préjudice des maladies épidémiques, telles que la fièvre jaune, pouvant accidentellement occasionner des décès, en particulier sur la côte occidentale d'Afrique.

IV. — NAVIGATION AU LONG COURS.

La navigation au long cours comporte des navires à vapeur et des navires à voiles, quelques-uns mixtes, possédant une machine de puissance moyenne pour franchir les zones de calmes et pour atterrir. Les navires à voiles ne sont guère affectés qu'au transport des marchandises ; ceux à vapeur transportent aussi des passagers ;

les uns et les autres appartiennent à de grandes compagnies de navigation, quelques-unes subventionnées par l'État et assistées de conseils d'administration ; sans vouloir en faire l'énumération, il nous suffira de citer la Compagnie maritime Transatlantique, les Messageries Maritimes, les Chargeurs Réunis, la Compagnie Borde, etc. Les navires effectuant les grands transports de passagers sont tenus d'embarquer un médecin sanitaire maritime; il n'en est point embarqué à bord des grands voiliers, dont l'effectif est bien moindre comme personnel. En dehors de leurs grandes lignes de navigation, les diverses compagnies ont établi des lignes secondaires opérant dans des zones plus limitées, se bornant par exemple à la navigation dans la Méditerranée, aux transports à effectuer entre un point donné de la grande ligne et une colonie déterminée : c'est ainsi qu'un service fonctionne entre Colombo et Madagascar. Nous ne saurions, sans risquer des redites inutiles, examiner chacune de ces subdivisions, qui ne donneraient lieu qu'à des observations sans grand intérêt, et nous pensons qu'il est préférable de nous restreindre à l'étude des grands types de bâtiments dont il s'agit.

1° **Paquebots.** — Les paquebots des Messageries Maritimes et de la Compagnie Transatlantique, un peu différents pour certains détails, sont assez semblables comme ensemble. Le pont en est dégagé ; l'équipage est logé à l'avant sous une tengue où sont disposées des cabines avec couchettes superposées, suffisamment aérées et ventilées par des sabords et hublots tenus le plus souvent ouverts au mouillage lors des relâches fréquentes, et aussi à la mer, ce qui est loin d'être rare lorsque le navire effectue des traversées dans les zones chaudes et par temps calme ; immédiatement en arrière sont placés les parcs d'animaux vivants et l'abattoir, un panneau de descente aux étages inférieurs, un grand roof contenant le carré des officiers, les cuisines et un bar room, puis une grande claire-voie donnant sur la machine, un autre roof réservé au salondes passagers de 1re et 2e classes et au fumoir. Au-dessus du pont, sur une passerelle disposée à cet effet à bord des paquebots récents, se trouve la chambre du commandant attenant au compartiment de la barre et de la timonerie. De chaque côté, et en arrière des roofs existant sur le pont, de longs couloirs, à la propreté desquels il est toujours soigneusement veillé, servent de promenoirs pour les passagers qui y trouvent un abri, les tentes qui les couvrent n'étant serrées que dans de rares circonstances.

A l'étage inférieur, dans l'entrepont, sont les cabines des passagers; celles de 1re et 2e classes à l'arrière et au milieu du navire; celles de 3e classe à l'avant. Ces cabines contiennent deux ou quatre couchettes, un mobilier simple mais suffisamment confortable, avec lavabos à cuvette mobile et commode; des filets destinés à recevoir les objets peu encombrants y sont aussi disposés.

L'aération en est assurée par des hublots mobiles, par des jours pratiqués dans les cloisons les séparant de l'entrepont et par des ventilateurs électriques; elles sont éclairées par des lampes électriques et par des fanaux, pouvant être utilisés au cas où la lumière électrique ferait défaut. Dans cet entrepont, des salles de bains et de douches, des water-closets et urinoirs sont réservés à l'usage des passagers.

Dans les étages sous-jacents, les soutes à charbon, à approvisionnements divers et à marchandises, la glacière, sont séparées les unes des autres par un certain nombre de cloisons étanches; sur les flancs du navire, de larges sabords mobiles servent au chargement et au déchargement dans les diverses relâches.

La machine, largement aérée par la claire-voie qui s'ouvre sur le pont, n'est point resserrée dans un petit espace, comme cela a obligatoirement lieu à bord du navire de guerre, qui doit satisfaire à des exigences multiples et emporter avec lui un matériel de combat très varié et encombrant : aussi se trouve-t-elle plus dégagée et d'accès plus facile, prévenant les accidents plus nombreux dans des conditions moins favorables.

L'effectif de l'équipage, de 100 à 150 hommes, sans compter les gens de service, maîtres d'hôtel, domestiques, est très suffisant pour qu'il n'y ait pas à craindre de surmenage à bord. En outre du commandant, qui est le plus généralement un officier de marine en activité hors cadres ou en retraite pour les paquebots susceptibles d'être appelés à servir comme croiseurs auxiliaires, ou un capitaine au long cours, le personnel embarqué comprend un nombre d'officiers, variable d'ailleurs suivant le tonnage du navire, de sous-officiers et de matelots de pont ou de spécialistes assurant dans des conditions très satisfaisantes la sécurité de la navigation. Dans les zones chaudes, et en particulier pour le passage de la mer Rouge, il est adjoint aux chauffeurs européens des chauffeurs arabes pour le service de la machine. Cette précaution est d'ailleurs indispensable en raison des coups de chaleur si fréquents dans ces parages et notamment dans la saison estivale.

Avant le départ, tous les matelots embarqués et même les agents civils sont l'objet d'une visite médicale individuelle, et nul n'est admis sans un certificat déclarant qu'il est apte à la spécialité qui lui est destinée; les chauffeurs arabes eux-mêmes, présentés par le surrang, sorte de haut contremaître indigène qui les dirige, sont soumis à l'examen d'une commission, dans la composition de laquelle est compris, avec un officier mécanicien, le médecin sanitaire maritime. Il n'est pas jusqu'au personnel chinois embarqué sur les paquebots des Messageries Maritimes effectuant les voyages d'Extrême-Orient qui ne soit soumis à cette visite médicale. Sous ce rapport, toutes les mesures indispensables sont donc prises pour éviter l'accès du bord à tout individu présentant une tare organique ou atteint d'une maladie transmissible ou contagieuse.

Le service s'effectue à bord de ces navires à la mer dans des conditions telles que des repos assez prolongés sont accordés au personnel; les travaux d'atelier même cessent à partir de cinq heures du soir, à moins de circonstances urgentes; mais il n'existe pas de règlement spécial relatif à la durée du travail imposé en dehors du service des quarts. Pendant les relâches, cette durée est proportionnée aux opérations du chargement et du déchargement des marchandises.

Le navire est suffisamment aéré et ventilé par les ouvertures naturelles, claires-voies, sabords, hublots et par des manches à vent multiples; dans les chaufferies, la température n'atteint pas les chiffres élevés constatés sur les navires de guerre, et le personnel affecté à la conduite et à l'entretien de la machine y est certainement bien moins éprouvé.

Si les passagers, surtout ceux de 1re et de 2e classe, jouissent, pendant les traversées, d'un confortable allant toujours progressant en raison de la concurrence étrangère, l'équipage lui-même se trouve placé dans d'excellentes conditions hygiéniques: les relâches sont fréquentes, les vivres frais et les légumes sont sans cesse renouvelés, et l'alimentation est certainement supérieure à celle des marins de l'État; l'eau distillée est seule utilisée comme eau potable, et, dans les régions chaudes, grâce aux ressources du navire pourvu d'une glacière et d'appareils frigorifiques, cette eau est distribuée fraîche. Pour le lavage corporel, toutes facilités sont accordées; ni l'eau, ni le temps nécessaire à la toilette ne sont ménagés.

Les poulaines de l'équipage, différentes de celles des passagers, sont vastes, disposées sous forme de gouttières coaltarées avec eau courante et chasses d'eau; celles de l'équipage indigène sont distinctes et séparées.

Les modes de répression sont très adoucis: la suppression de vin et la consigne sont quelquefois infligées, mais la peine principale est le renvoi à la fin de la campagne, et parfois une annotation spéciale pour les incorrigibles et fauteurs de désordre; la suppression de solde et les plaintes au ministère de la Marine qui entraîneraient la comparution du délinquant devant un tribunal maritime sont choses absolument exceptionnelles.

Passagers et équipage reçoivent à bord les soins du médecin sanitaire maritime, qui doit, en outre, veiller à préserver le navire de toute contagion, quelle qu'en soit l'origine, et faire procéder aux désinfections obligatoires, facilitées par l'étuve à désinfection qui existe à bord.

Toutes précautions sont prises pour assurer, autant que possible, en cas de sinistre, le personnel embarqué. Il ne nous a pas été possible de nous procurer une statistique de la morbidité et de la mortalité du personnel affecté à ce genre de navigation. Mais il résulte des renseignements recueillis que la petite infirmerie, ne contenant d'ailleurs que quelques lits, prévue sur chaque paquebot reçoit bien peu de malades, et surtout des blessés victimes d'accidents professionnels. Les malades ne sont du reste pas conservés à bord : à la prochaine relâche, ils sont déposés dans les hôpitaux à terre.

Les passagers, au moment de l'embarquement, ne peuvent être soumis à une visite médicale, non plus que les voyageurs effectuant des trajets sur les chemins de fer; mais ils doivent être cependant, de la part du médecin sanitaire maritime, l'objet d'une surveillance discrète. La tuberculose mérite tout particulièrement d'attirer son attention, et, lorsqu'il existe à bord un malade atteint de cette affection, il est nécessaire qu'il soit pris des mesures spéciales de protection ; les objets de literie, matelas, couvertures et traversins devraient être soigneusement désinfectés, et la cabine occupée lavée avec une solution antiseptique avant de l'affecter à nouveau à un autre passager. Des crachoirs avec liquide antiseptique devraient par ailleurs être répandus partout avec profusion, de même que les affiches mentionnant l'interdiction absolue de cracher à terre. Il est du reste des tuberculeux connus parmi les passagers : ce sont les militaires et les fonctionnaires rapatriés des colonies comme incapables de remplir leurs obligations ou en raison même de la nature de leur affection. Ces passagers devraient être isolés autant que possible, sans préjudice des modes spéciaux de préservation qu'il y aurait lieu de prendre pour que ceux qui sont astreints à vivre dans leur voisinage ou à leur contact ne soient pas exposés à une contamination évitable.

Nous avons dit que l'aération est généralement suffisante dans les diverses parties du navire; cependant, lorsqu'il y a de nombreux passagers et que, par gros temps, sabords et hublots doivent être maintenus fermés, les manches à vent ne suffisent pas absolument au renouvellement de l'air; à bord des paquebots plus récemment construits, il a été remédié à cette défectuosité par l'installation, dans les entreponts, de puissants ventilateurs électriques.

Cet encombrement se produit surtout à l'occasion de transports de troupes, alors que le nombre des militaires destinés au service colonial ne nécessite pas cependant l'affrètement d'un navire spécial. Ces militaires, logés dans l'entrepont, reçoivent chacun une couchette analogue à celle qui est en usage dans les casernes; il appartient au commandant de détachement d'assurer, de concert avec le capitaine du navire, les soins hygiéniques de propreté et de lavage corporel. Dans les cas de l'espèce, il y aurait tout intérêt à prévoir pour les militaires embarqués un hôpital spécial avec cabines d'isolement, l'infirmerie du bord étant exclusivement réservée à l'équipage.

2° **Transports de troupes.** — Lorsque, en vue d'expéditions de guerre et de campagnes lointaines, comme le fait s'est produit dans ces dernières années à l'occasion des affaires de Chine et de Madagascar, il devient nécessaire d'effectuer des transports de troupes avec chevaux, mulets et matériel de campagne, l'État se trouve dans l'obligation de conclure des marchés avec des compagnies de navigation, auxquelles il impose des conditions mentionnées dans un contrat.

La marine possède cependant de superbes navires affectés autrefois au service spécial de l'Indo-Chine; mais ces navires sont plutôt aménagés pour les évacuations de malades et ont d'ailleurs été utilisés dans ce but.

Pour les navires affrétés en vue des transports dont nous nous occupons, le département de la Marine s'assure, avant le départ, par l'intermédiaire d'une commission désignée à cet effet, que toutes dispositions utiles ont été prises en vue du logement, de la nourriture et de l'hygiène des passagers et des animaux. Tout chargement compris, les hublots du faux pont doivent être à une hauteur de 1 mètre au moins au-dessus du niveau de l'eau. Il doit être prévu pour chaque passager un espace de 2^{mc},750; cet espace doit être de 3 mètres cubes pour les convalescents, de 6 mètres cubes pour les malades et pour les animaux. Ces derniers doivent être installés dans des stalles, logés dans l'entrepont supérieur en raison des émanations qui pourraient être gênantes pour les hommes de l'équipage et les passagers, sous-officiers et soldats installés dans l'entrepont inférieur, où ces émanations se font ainsi moins sentir; les chambres des officiers doivent être disposées sur le pont supérieur à l'arrière. Des mesures sont imposées en vue de l'aération et du drainage des entreponts, et la commission désignée a tout pouvoir pour prescrire toutes modifications nécessaires, de même que pour contrôler les approvisionnements de vivres et fourrages au point de vue de la quantité et de la qualité. Il doit être réservé à bord un hôpital spécial destiné à recevoir des malades alités dans la proportion de 1 p. 100 de l'effectif des militaires embarqués. Cet hôpital est placé dans l'entrepont supérieur de façon à être facilement aéré et ventilé. Le navire doit aussi être muni de lavabos en nombre suffisant, de poulaines et urinoirs susceptibles d'être lavés à grande eau, et, en outre, d'une étuve à désinfection (fig. 27).

Dans le but d'éviter dans les entreponts la propagation de la chaleur provenant des machines, il est prescrit des précautions obligatoires relativement aux chaudières, qui doivent être suffisamment enveloppées pour prévenir tout rayonnement.

Au point de vue de l'alimentation, les clauses du contrat mentionnent la composition des repas pour chacune des catégories du personnel militaire embarqué : officiers généraux, supérieurs et subalternes, sous-officiers et rationnaires, l'eau douce fournie par les appareils distillatoires devant seule être employée comme boisson, pour la propreté corporelle et pour le lavage du linge.

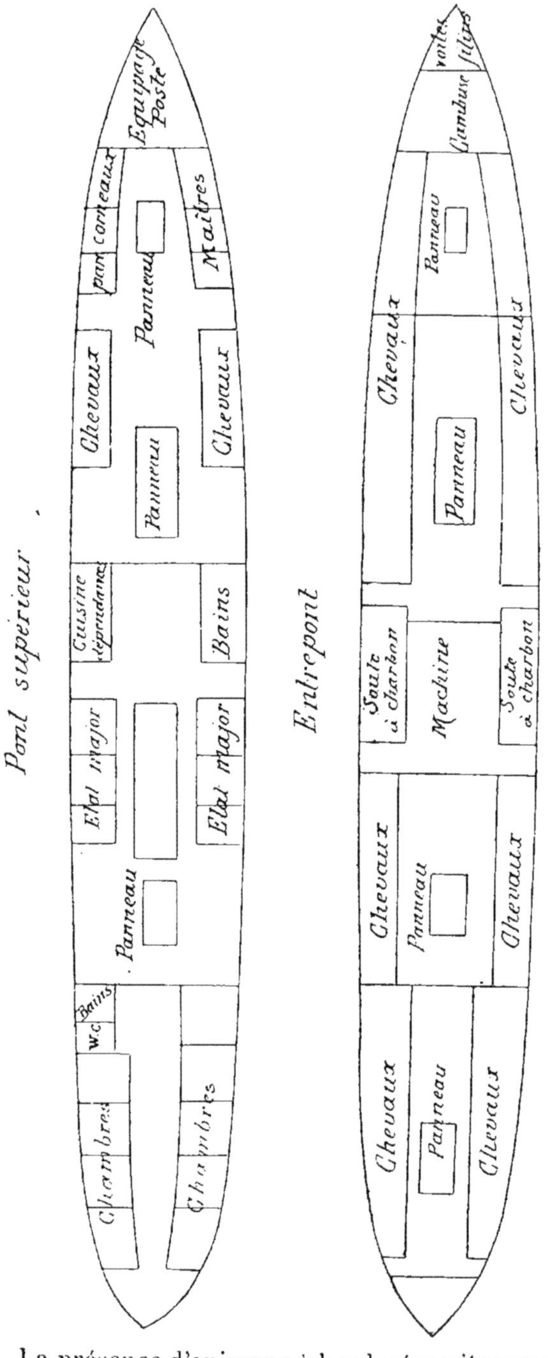

Fig. 27. — Transport Amiral Aube.

Les conventions établies fixent les approvisionnements de vivres de malades, de médicaments et de désinfectants à embarquer : chlorure de chaux, chlorure de zinc, sulfate de cuivre, acide phénique.

Relativement à la sécurité du navire, des clauses particulières règlent les procédés à adopter pour l'emmagasinement des munitions de guerre dans une soute spéciale pouvant être noyée en cas d'accident, l'obligation étant imposée d'une pompe à incendie avec ses accessoires. Une ceinture de sauvetage doit en outre être placée à proximité de chacune des couchettes affectées aux passagers.

La présence d'animaux à bord nécessite une attention constante; il y a lieu d'assurer la parfaite étanchéité des planchers et de veiller au renouvellement fréquent de la paille.

La lingerie, la boucherie, la buanderie et l'étuve à désinfection doivent obligatoirement être placées sur le pont, afin qu'il n'en résulte pas d'encombrement dans les entreponts exclusivement réservés aux passagers.

Il est arrivé parfois que, en cas de nécessité absolue, ces navires ont été utilisés au retour pour le rapatriement des malades; il y a lieu, dans ces conditions, de procéder à de nouvelles installations et à une désinfection préalable et complète.

Lorsque le département de la Marine devait recourir, pour le transport des troupes, à une compagnie de navigation, il établissait avec cette compagnie une charte-partie réglant, pour chaque navire, les conditions générales imposées suivant le nombre des passagers et des animaux à embarquer. Ce soin semble désormais devoir incomber au ministère de la Guerre, chargé des troupes coloniales qui relevaient autrefois du ministère de la Marine.

Les compagnies de navigation devaient fournir le matériel de couchage : il leur était alloué, pour l'alimentation, par jour de présence à bord, une somme de 10 francs pour les officiers supérieurs, de 6 francs pour les officiers subalternes, de 3 francs pour les sous-officiers, de 2 francs pour les rationnaires et de 3 francs pour les chevaux et mulets.

Les officiers devaient être nourris suivant le régime du pourvoyeur en usage à bord des transports de l'État, et la composition de leurs repas, déterminée à l'avance, ne laissait rien à désirer.

Pour les sous-officiers, le régime alimentaire était ainsi fixé:

Déjeuner	Deux plats de cuisine. Un dessert. Café et cognac.
Dîner.............	Un potage. Deux plats de cuisine. Deux desserts (fromage et fruits frais). Un petit verre d'eau-de-vie.

Celui des soldats rationnaires comprenait:

Déjeuner...	Tous les jours......	Pain frais...............	250	grammes.
		ou		
		Biscuit..................	183	—
		Eau-de-vie, rhum ou tafia.	4	centilitres.
		Café.....................	24	grammes.
		Sucre cassonade........	25	—
Dîner.......	Tous les jours......	Pain frais...............	250	grammes.
		ou		
		Biscuit..................	183	—
		Vin rouge de campagne.	23	centilitres.
	Deux fois la semaine.	Conserves de bœuf......	200	grammes.
		Avec fayots............	60	—
		ou		
		légumes desséchés.	18	—
	Trois fois la semaine.	Viande fraîche..........	300	—

Dîner (*suite*).	Une fois la semaine.	Lard salé	225	grammes.
		Avec fayots	60	—
		ou		
		légumes desséchés	18	—
	Une fois par semaine alternativement.	Fromage	80	—
		et		
		Fayots	60.	—
		ou		
		Sardines à l'huile	80	—
		et		
		Fayots	60	—
Souper	Tous les jours	Pain frais	250	—
		ou		
		Biscuit	183	—
		Vin rouge	23	centilitres.
	Six fois par semaine.	Fayots	100	grammes.
	Une fois par semaine.	Riz	80	—
		Lard salé	80	—
Assaisonnements.	Tous les jours	Poivre	13	centigrammes.
		Sel	24	grammes.
		Vinaigre	8	millilitres.
	Pour le dîner	Huile d'olive	4	grammes.
		ou		
		Graisse de Normandie	6	—
		Graine de moutarde	2	—
	Pour le souper	Choucroute	20	—
		ou		
		Achards	75	décigrammes.
		Avec huile d'olive	8	grammes.
		ou		
		graisse de Normandie	12	—
		ou		
		Avec graisse de Normandie	8	—
		et		
		gelée de viande	10	—

La ration des rationnaires musulmans comprenait :

Riz	800	grammes.
Sel	24	—
Sucre	16	—
Café vert	12	—

Chaque passager avait droit en plus à 25 millilitres de spiritueux entre les tropiques pour être mélangés à l'eau du charnier.

Des conserves, aliments légers, volailles et vives frais devaient en outre être embarqués pour l'usage des malades, auxquels un coffre spécial de médicaments était en plus spécialement réservé, en dehors des coffres réglementaires à bord.

3° **Transport d'émigrants**. — La loi sur l'émigration date du 18 juillet 1860. Cette loi prescrit que nul ne peut entreprendre les opérations d'engagement ou de transport des émigrants sans l'autorisation du ministre du Commerce et des Travaux publics, fixe les conditions imposées à cette autorisation, détermine l'emplacement qui doit être réservé à chaque passager sur les navires affectés à ce transport, les conditions d'aménagement et d'approvisionnement et le mode de visite des navires avant le départ.

Tout navire recevant à bord quarante émigrants est réputé spécialement affecté à l'émigration; mais l'émigrant qui devra être transporté par un navire ayant moins de quarante émigrants a le droit d'invoquer l'intervention du commissaire de l'émigration pour ce qui concerne la qualité et la quantité des vivres et les conditions de son contrat.

Est réputé émigrant (1), sans autre justification, tout passager qui n'est point nourri à la table du capitaine ou des officiers, et qui paye pour le prix de son passage, nourriture comprise, une somme de moins de 40 francs par semaine pour les navires à voiles et moins de 80 francs par semaine pour les navires à vapeur.

Tout navire affecté à l'émigration sera muni d'un coffre à médicaments suffisamment pourvu ainsi que d'une instruction sur l'emploi des médicaments.

Quand le nombre des émigrants embarqués atteindra le chiffre de cent, il devra toujours y avoir un médecin à bord.

Il est de plus interdit de recevoir à bord aucun passager atteint de maladie grave ou contagieuse et d'y placer aucune marchandise qui serait reconnue dangereuse ou insalubre.

Le décret du 15 mars 1861, rendu en exécution de la loi précitée, stipule qu'il doit être alloué, à bord, pour chaque émigrant un espace de $1^{mq},30$ à $1^{mq},49$ suivant la hauteur du pont, les enfants au-dessous d'un an ne devant pas entrer dans le calcul du nombre des passagers, et deux enfants âgés de plus d'un an et de moins de huit ans devant être comptés pour un passager.

L'entrepont de ces navires doit avoir $1^{m},66$ de hauteur au minimum.

Doivent être considérées comme marchandises dangereuses et insalubres et dont l'embarquement sera par suite interdit à bord : la poudre à tirer, le vitriol, les allumettes chimiques, le guano, les produits chimiques inflammables et les fromages, excepté ceux durs et secs ne portant aucune odeur; il en est de même des chevaux et bestiaux.

Le chiffre des approvisionnements alimentaires embarqués par les émigrants eux-mêmes ou fournis par le navire sera calculé d'après la plus longue durée probable de la traversée. Les qualités, quantités et espèces de vivres seront fixées et vérifiées dans chaque cas particulier par le commissaire de l'émigration, et le navire devra être pourvu d'ustensiles de cuisine, du combustible et de la vaisselle nécessaires.

Les couchettes devront avoir $1^{m},83$ de longueur et $0^{m},53$ de largeur : il ne pourra dans aucun cas y en avoir plus de deux rangées, chaque couchette devant être élevée de $0^{m},14$ au-dessus des bordages du

(1) Voy. en outre, Prophylaxie générale. *Traité d'hygiène*, fascicule XV.

pont inférieur et séparée du pont supérieur par un intervalle de $0^{m},76$; les objets de couchage doivent être chaque jour exposés à l'air sur le pont quand le temps le permet, et l'entrepont doit être purifié avec du lait de chaux au moins une fois par semaine.

Deux lieux d'aisances, et un plus grand nombre si le chiffre des émigrants est supérieur à cent, seront prévus sur le pont à l'avant, et en outre un cabinet d'aisances pour l'usage exclusif des femmes.

Le navire sera de plus pourvu d'un nombre suffisant de canots pour le sauvetage éventuel des passagers, de manches à vent et autres appareils propres à assurer la ventilation.

Les émigrants, quand leur nombre est inférieur à quarante, sont installés d'une façon strictement suffisante sur les navires à bord desquels ils prennent passage; ils sont logés dans le faux pont ou couchent sur le pont; leur alimentation peu variée, se composant surtout de riz, pommes de terre et fayots, est bien inférieure à celle de l'équipage. Dans un but d'hygiène et de propreté, les compagnies de navigation estiment qu'il serait préférable de supprimer les matelas qui leur étaient distribués et de disposer des toiles solidement tendues sur lesquelles s'étendraient ces passagers, auxquels il est délivré des couvertures; à tous égards, il existe de sérieuses lacunes à combler dans tous les détails relatifs à ce personnel pauvre, dénué de ressources et dont la santé est souvent précaire; il y aurait lieu d'insister particulièrement sur les mesures à prendre au point de vue de la propreté corporelle et au point de vue de la prévention contre les contagions possibles. Il appartient aux médecins sanitaires maritimes de faire ressortir les défectuosités auxquelles il semble possible de remédier, du moins en partie.

Les émigrants syriens effectuant les voyages du Levant sont encore moins bien traités; ils doivent fournir eux-mêmes leurs objets de couchage et pourvoir à leur alimentation; il en est de même des coolies indous et chinois transportés à Madagascar ou rapatriés chez eux. Là tout est à faire, et il n'existe à proprement parler aucune observance des règles les plus élémentaires de l'hygiène. Le fait est d'autant plus regrettable que, si les grands paquebots qui reviennent en France sont, après chaque voyage, l'objet d'un grand nettoyage fait avec soin et parfois même de désinfections complètes, il n'en est pas toujours ainsi de ceux que nous avons actuellement en vue et à bord desquels peuvent persister des germes de maladie. Les traversées sont, il est vrai, relativement courtes; mais, lorsqu'on se souvient des maladies nombreuses, parfois épidémiques, qui sévissaient jadis sur les navires affectés au transport des Indo-Chinois se rendant dans nos possessions américaines, lorsque l'on constate dans les rapports des médecins de la Marine embarqués sur ces navires affrétés l'incurie et la malpropreté des coolies dont ils avaient la surveillance, on ne peut que désirer la réalisation d'améliorations indispensables à bord des navires d'émigrants. L'attention n'est peut-être pas suffisamment attirée sur cette question spéciale, qui, au point de vue de l'hygiène, a cependant une importance capitale.

Là encore nous ne saurions, en produisant des chiffres, donner une idée de la mortalité de ces émigrants; mais, si faible qu'elle soit, peut-être en raison de leur séjour peu prolongé à bord, il n'en est pas moins vrai que les conditions déplorables de promiscuité et d'entassement dans lesquelles ils se trouvent placés peuvent non seulement leur être nuisibles à eux-mêmes, mais présenter de sérieux inconvénients et des dangers pour le personnel du navire obligé de vivre à leur contact et pour les populations au milieu desquelles ils débarquent ou peuvent être appelés à séjourner (1).

4° **Voiliers**. — Pour les traversées au long cours empruntant la voie du cap Horn ou celle du cap de Bonne-Espérance, certaines grandes compagnies de navigation emploient presque exclusivement des voiliers, ces navires étant d'ailleurs uniquement réservés au transport de marchandises ou de cargaisons diverses. La durée plus

(1) L'intéressant travail du professeur Chantemesse et du Dr Borel sur l'émigration et la santé publique, travail dont il a été fait mention à l'Académie de médecine, dans la séance du 6 février 1906, apporte une preuve nouvelle de l'intérêt qu'il y aurait à reviser notre législation actuelle, qui n'offre plus de garanties suffisantes au point de vue de l'hygiène. Alors que les États-Unis et l'Italie imposent à nos compagnies, pour le transport des émigrants, des conditions auxquelles elles ne peuvent se soustraire; alors que sur certains bateaux français sont embarqués des médecins étrangers veillant à la police sanitaire de leurs émigrants, qui jouissent ainsi d'un traitement de faveur, nos émigrants, en vertu des règlements désuets toujours en vigueur, se trouvent dans un état d'infériorité notoire.

Dans le but de défendre leur territoire et d'en interdire l'entrée à tout malade, l'Amérique, la Hollande, la Belgique, l'Italie ont établi de véritables barrières sanitaires, et rien n'a encore été édicté en France pour se préserver contre les maladies qui peuvent, en particulier, être importées par les émigrants syriens arrivant à Marseille et traversant la France entière pour se rendre au Havre, où ils doivent embarquer à nouveau. Les mesures protectrices mises en usage sont notoirement insuffisantes, puisqu'elles se bornent, au port d'embarquement, à une visite médicale dont le but est d'éliminer les émigrants qui ne seraient certainement pas admis à descendre à terre aux États-Unis, où ils sont tous soumis à un véritable conseil de revision, et de conserver en traitement jusqu'à guérison ceux qui sont atteints d'une affection transmissible telle que le favus, la blennorragie, la syphilis. Ces derniers vivent du reste dans des hôtels non surveillés, jamais désinfectés, ne sont l'objet d'aucune mesure d'isolement et sont susceptibles de semer la contagion.

Avant l'embarquement, tous les émigrants sont vaccinés, comme l'exigent les États-Unis; mais, lorsqu'il s'agit d'émigrants provenant d'un pays suspect de choléra, il n'est exercé à leur égard, dans ce port d'embarquement, aucune surveillance en France, car ces émigrants échappent aux règlements sanitaires de police sanitaire, puisqu'ils sont venus par terre; dans ces cas, les États-Unis imposent, avant l'embarquement, cinq jours de quarantaine dans un pays non infecté; mais encore serait-il nécessaire, pour préserver le territoire français, que ces émigrants pussent être isolés soit dans des campements installés dans les ports d'arrivée et de départ, soit dans des locaux spéciaux disposés à cet effet, où ils seraient visités par les médecins sanitaires, et que les hôtels où sont logés ceux qui seraient autorisés à habiter en ville fussent l'objet d'une surveillance médicale quotidienne et de désinfection. L'émigration atteint actuellement de telles proportions qu'une revision de notre législation est devenue absolument obligatoire.

longue des traversées est compensée, au point de vue de la dépense, par l'espace plus considérable laissé libre vu l'absence de la machine, ce qui permet une augmentation du chargement, et par les économies réalisées sur le charbon. A proprement parler, ces navires sont plutôt mixtes; mais leur machine est de si faible puissance et l'approvisionnement de charbon si peu important qu'elle peut uniquement être utilisée en vue de perdre le moins de temps possible dans les zones de calme ou lorsque le vent est contraire.

Aménagement. — Ces grands voiliers effectuant entre la France et la côte ouest d'Amérique des voyages dont la durée est prolongée sont construits en fer, jaugent de 2000 à 4000 tonneaux et comportent un équipage dont l'effectif varie entre vingt et un et trente-six hommes, chiffre suffisant pour assurer la manœuvre des voiles, bien qu'ils soient pourvus de trois ou quatre mâts métalliques. Ces manœuvres sont du reste facilitées par les treuils et appareils actuellement en usage sans que le personnel ait à déployer une force excessive, comme cela avait lieu autrefois et a même lieu encore aujourd'hui à bord des bâtiments de moindre tonnage et moins perfectionnés. Le personnel embarqué est visité avant le départ par un des médecins de la compagnie, qui tient à n'avoir à bord que des éléments sains, robustes et de bonne santé.

Le pont du navire est dégagé; à l'arrière se trouve généralement une dunette, sous laquelle sont logés le capitaine et les officiers; à l'avant, un gaillard où sont disposées les cabines de l'équipage; les logements de l'arrière sont aérés et éclairés par de petites fenêtres et des hublots mobiles; ceux de l'avant sont munis de hublots non mobiles, de telle sorte que l'aération n'est assurée que par les ouvertures qui font communiquer ce poste avec le pont, disposition notoirement insuffisante, empêchant toute ventilation énergique. Frappés d'ailleurs de ces défectuosités, et aussi en raison de l'encombrement de l'espace réservé à l'équipage dans les parties du navire où les formes amincies restreignent encore les dimensions du logement qui lui est affecté, les constructeurs des nouveaux navires ont disposé à l'arrière du mât de misaine un roof destiné à ce logement; l'aération et la ventilation se trouvent par suite assurées dans des conditions absolument avantageuses au point de vue de l'hygiène, ce roof comportant des fenêtres qui peuvent être constamment maintenues ouvertes.

A bord des navires où il n'existe pas de dunette et où le gaillard, trop peu élevé, ne peut être utilisé que pour les chaînes de l'ancre, les officiers et l'équipage sont logés dans le premier entrepont à l'arrière et à l'avant.

En outre des ouvertures nécessaires pour le passage des mâts, le pont présente des panneaux garnis d'hiloires servant aux communications avec les étages inférieurs, et des ouvertures à claire-voie, l'une à l'avant, l'autre à l'arrière, permettant, avec les panneaux, l'accès de l'air à l'intérieur du navire, sans préjudice des manches à vent mobiles, qui contribuent aussi à augmenter cette aération. Sur le pont, sont en outre placées les cuisines, de telle sorte que les odeurs et la chaleur ne se répandent pas dans les postes d'habitation.

Sur les grands navires, deux poulaines sont disposées à l'avant; ces poulaines sont lavées à grande eau, mais il n'existe pas cependant de courant d'eau continu avec caillebotis en fer comme à bord de la plupart des navires de guerre; ces poulaines consistent en sièges à la turque sans urinoir spécial et doivent, malgré tous les soins apportés, être fréquemment souillées.

A bord de ces mêmes navires est prévue une chambre d'isolement dans l'entrepont, chambre éclairée par des hublots fixes et réservés aux malades qui ont besoin de repos. D'après les renseignements obtenus, cette chambre est du reste rarement utilisée à moins d'affection très grave, car il n'est point embarqué à bord de médecin exigeant cette hospitalisation, et le marin se résout malaisément à cet isolement.

A part ces locaux spéciaux et ceux qui dans l'entrepont arrière sont affectés à la cambuse et aux approvisionnements divers d'objets indispensables à la navigation : filins, voiles, matériel de rechange, tous parfaitement aérés, le navire tout entier est consacré au chargement, lequel peut être constitué, suivant les circonstances, par des matières d'ordres différents pouvant intéresser l'hygiène et dont nous nous occuperons ultérieurement; des manches à vent servent à l'aération de la cale et des multiples compartiments; de larges ouvertures mobiles pratiquées sur les flancs facilitent, avec les orifices des panneaux s'ouvrant sur le pont et correspondant aux divers étages, les opérations du chargement et du déchargement des marchandises.

L'hygiène est en général satisfaisante à bord des grands voiliers effectuant au delà des caps des traversées au long cours dépassant une durée de cent-vingt jours à la mer; l'état-major et l'équipage sont l'objet d'un choix spécial de la part des armateurs : chaque cabine contient deux couchettes superposées; chaque marin embarqué apporte à bord ses objets de literie, matelas et oreillers en varech préféré à la laine, qui s'humidifie plus facilement, ainsi que ses couvertures. Tous ces objets, au débarquement, sont le plus souvent abandonnés par leurs propriétaires, sauf les couvertures; parfois cependant ils sont conservés lorsque l'inscrit renouvelle son embarquement ou lorsqu'ils sont encore susceptibles d'être utilisés, ce qui est rare après une campagne d'une certaine durée. Il appartiendrait d'ailleurs aux commissions d'examen de s'assurer jusqu'à quel point cette utilisation pourrait, sans inconvénient, être autorisée; mais ces commissions ne fonctionnent guère à l'arrivée du navire en France.

En outre des couchettes en bois et qu'il serait préférable, à tous égards, de remplacer par des couchettes métalliques, la cabine reçoit les coffres contenant les effets des marins embarqués, coffres qui servent en même temps de bancs pour s'asseoir. Il serait utile que l'on acquît avant le départ la certitude que ces coffres sont munis des vêtements appropriés à la nature des campagnes : lorsqu'il s'agit de voyages au long cours pendant lesquels le navire traverse les zones de température très différentes, sous l'Équateur, au cap Horn ou au cap de Bonne-Espérance et dans les régions tempérées, cette précaution serait essentielle ; recevant des avances de solde de trois mois, l'équipage pourrait en consacrer une partie à ces achats presque indispensables.

Les cabines s'ouvrent sur un poste chauffé par un poêle à charbon dans les parages froids ou humides. Lorsqu'il existe un roof sur le pont, il y est installé, près du poste et en dehors, une pendrille pour les vêtements mouillés ; mais pareille disposition n'existe pas sur les navires où l'équipage est logé sous le gaillard ou dans l'entrepont ; c'est alors sur les coffres que sont déposés ces vêtements, contribuant de la sorte à entretenir une humidité qu'il serait facile d'éviter. Les cabines sont séparées par des cloisons en bois, mais les couchettes ne sont point protégées du contact immédiat de la paroi métallique du navire par un revêtement qui serait cependant fort utile, car la vapeur d'eau, en se condensant sur cette paroi métallique, entretient une humidité constante. Le poêle, allumé d'ailleurs d'une façon intermittente dans le poste, ne suffit pas pour assécher et les cabines et les couchettes, et il y a là encore une défectuosité pouvant exercer une fâcheuse influence sur la santé et à laquelle il faudrait remédier.

Alimentation. — L'alimentation de l'équipage à bord est certainement équivalente à celle des marins de l'État et suffisamment variée. Au départ d'Europe, en outre des aliments plus spécialement réservés aux malades, le navire emporte quelques animaux vivants, porcs et moutons, et cinq à six douzaines de volailles. Cet approvisionnement est renouvelé à chacune des relâches, rares il est vrai. Lors du départ pour rentrer en France, en outre des animaux vivants, il est embarqué des œufs en assez grande quantité, et les vivres destinés aux malades sont complétés : lait concentré, thé, bouillon, chocolat. Les aliments sont convenablement préparés par un cuisinier-coq qui est en même temps boulanger ; le pain est fabriqué à bord. Chaque dimanche et jeudi, parfois même le mardi, une distribution de 1 livre et demie par homme est faite au personnel embarqué ; les officiers et la maistrance ont seuls droit à une ration journalière de pain. En outre du pain, l'équipage reçoit du biscuit conservé dans des caisses zinguées soigneusement entretenues et préalablement flambées à l'alcool. Aux biscuits français, certaines grandes compagnies préfèrent le biscuit anglais, qui serait, paraît-il, moins dur, plus nourrissant et moins susceptible d'altération.

Dans le régime alimentaire entrent : le lard salé délivré pour quatre repas par semaine, l'endaubage ou conserve de bœuf pour deux repas, la morue salée pour un repas ; les fayots sont donnés, pour ainsi dire, à discrétion ; il en est de même du riz, peu apprécié du reste en général par les marins ; le fromage fait aussi partie de la ration.

Le vin embarqué est du vin du Midi de deux qualités et qui est conservé dans des fûts. Chaque homme reçoit journellement 4 centilitres de tafia à huit heures du matin ; ce tafia est pris avec le café en même temps que le biscuit. En outre de cette distribution, il en est fait une autre de même quantité à la bordée de quart, vers cinq heures le matin. Cette bordée bénéficie par suite de deux rations d'alcool à intervalles très rapprochés ; bien que ces rations soient accompagnées d'une délivrance de biscuit et ne soient pas absorbées absolument à jeun, il y aurait tout intérêt à remplacer la première par une infusion aromatique, telle que le thé, boisson chaude qui, tout en réchauffant cette bordée de quart, n'aurait pas les inconvénients de l'alcool, dont il y a toujours lieu de modérer l'usage.

Eau potable.—L'eau potable provient de diverses sources : au départ, et dans les relâches, il est fait un approvisionnement d'eau, logée dans deux caisses en tôle d'une contenance de 8 à 13 tonnes placées dans la cale ; mais, lorsque cette eau est épuisée ou que la quantité en devient insuffisante, il y est suppléé par l'adjonction d'eau distillée préparée à bord à l'aide d'une petite machine à une ou deux chaudières verticales. Cette machine rend de grands services : quand le temps est humide, les capitaines ont mission de la faire fonctionner dans le but de faire sécher les vêtements suspendus à proximité. Pouvant fournir de 250 à 300 litres d'eau par heure avec une dépense minime évaluée à celle de 1 tonne de charbon pour 3 tonnes d'eau obtenue, elle permet de distribuer fréquemment à l'équipage 5 à 600 litres d'eau chaude pour le lavage corporel et le lavage du linge.

A ces modes de conservation et de distribution de l'eau, il peut être adressé quelques reproches : l'approvisionnement opéré dans les ports et les relâches peut être suspect et contenir des matières organiques entrant en putréfaction et susceptibles de communiquer à l'eau, en outre d'un goût désagréable, des propriétés nocives ; l'eau distillée logée dans les mêmes caisses, sans précautions préalables, peut n'être plus à l'abri de tout soupçon. Les caisses métalliques sont certes bien préférables aux caisses en bois, toujours employées à bord de certains navires, comme nous aurons souvent l'occasion de le dire ; mais ces récipients donnent à l'eau une couleur de rouille et une saveur styptique déplaisante ; il serait facile de remédier à ces inconvénients en badigeonnant préalablement l'intérieur des parois avec un lait de ciment. Puisqu'il existe à bord un appareil distillatoire, l'eau distillée devrait être uniquement réservée comme eau potable, l'eau prise à terre ou provenant de la pluie et recueillie dans des barils devant être exclusivement réservée pour le lavage corporel et le lavage du linge.

Nous devons faire remarquer que, dans l'alimentation, les légumes frais font presque complètement défaut, et il ne saurait guère en être autrement. La petite quantité embarquée au départ et dans les relâches est bien vite consommée ; il y aurait cependant avantage à y suppléer par la délivrance de quelques conserves, telles que celles de choux, très en honneur en particulier chez les Bretons. Nous ne saurions non plus nous élever trop énergiquement contre l'emploi du charnier avec suçoirs exposant à de nombreuses contaminations et en particulier à des contagions de syphilis ou de tuberculose, s'il se trouve à bord un homme atteint de l'une ou l'autre de ces affections.

Propreté. — La question du lavage corporel intéresse au plus haut degré l'hygiéniste. A bord des navires de guerre, il y est soigneusement veillé; l'ancienne *baille* commune a presque complètement disparu, et les marins embarqués sur les bâtiments de l'État acquièrent peu à peu des habitudes de propreté, qu'ils finissent par apporter à la longue sur les bâtiments de commerce. Mais, actuellement, il y aurait sur ces derniers un courant à remonter, une véritable éducation à refaire, et il serait du devoir des capitaines d'y apporter tous leurs soins. Lorsqu'il est délivré à l'équipage une quantité d'eau douce suffisante, cette eau est bien employée par lui pour le lavage de son linge, mais pour son propre usage il préfère en général l'eau salée ; ce sont là de vieilles traditions contre lesquelles il faut énergiquement lutter.

Emploi du temps. — Le travail n'est pas excessif à bord des grands voiliers, et l'équipage peut jouir d'un temps de repos et de sommeil suffisant; le service s'y fait par quarts. Pendant ces longues traversées, le capitaine doit même s'ingénier pour occuper et distraire ses hommes, et il y a toujours à bord suffisamment de menus travaux d'entretien pour que ce résultat puisse être aisément atteint; il serait utile néanmoins qu'une bibliothèque contenant des ouvrages de lecture facile et instructive, et aussi quelques jeux, fussent mis à la disposition des marins embarqués, comme cela se pratique à bord des navires de guerre.

Morbidité et mortalité. — Comme pour les paquebots et les autres catégories de navires que nous avons déjà passées en revue, nous nous trouvons dans l'impossibilité de fournir une statistique de la morbidité et de la mortalité. Cette morbidité paraît cependant minime, l'équipage ne comportant que des éléments sains, robustes, pour ainsi dire choisis ; il semblerait même que la santé des hommes se fortifie plutôt à bord, au cours de la campagne, et le fait s'explique facilement. Entre deux embarquements en effet, les marins ayant touché leurs salaires en quittant un navire et de nouvelles avances en s'engageant sur un autre se livrent volontiers à terre à des excès multiples, et il a été fréquemment constaté que des hommes arrivant un peu fatigués et ne présentant d'ailleurs aucune tare organique recouvraient en peu de temps leur embonpoint et leur vigueur.

Néanmoins, en dehors des accidents et des traumatismes, il survient sur ces voiliers des maladies accidentelles, pneumonie, bronchite, rhumatisme, insolation, etc., qui en l'absence de médecin sont traitées par le capitaine muni des instructions qui accompagnent le coffre à médicaments ; des fièvres typhoïdes ont parfois été constatées, revêtant même un certain caractère épidémique. En raison des parages fréquentés, le paludisme, la dysenterie ont été observés. Par suite de l'altération des denrées alimentaires et de l'insouciance de certains capitaines qui, pour obéir trop strictement aux instructions des armateurs, ne se sont pas crus dans l'obligation de relâcher pour renouveler leurs approvisionnements, alors qu'ils avaient à bord un nombre relativement considérable de malades, il est même arrivé que de véritables épidémies se soient déclarées à bord ; mais ce sont là des faits exceptionnels, et qui ne se produiraient pas si, comme autrefois, la présence d'un médecin était obligatoire à bord pour d'aussi longs et lointains voyages. Dans la majorité des cas, les capitaines font certes tous leurs efforts pour sauvegarder la santé de leurs équipages et pour soigner de leur mieux les maladies en présence desquelles ils se trouvent placés ; mais il n'en est pas moins vrai que, en dépit de toute leur bonne volonté et souvent même de leur dévoûment, des affections peuvent devenir graves et entraîner la mort, qui, rationnellement traitées, eussent suivi leur cours normal et régulier. Nous faisons surtout allusion à la fièvre typhoïde, qui nécessite, au point de vue de l'alimentation et des soins spéciaux, une surveillance dont les malades de l'espèce ne peuvent pas être toujours l'objet à bord et dont les capitaines ne sont pas à même de comprendre toute l'importance.

Lorsque, par hasard, une maladie pestilentielle sévit à bord, entraînant un certain nombre d'invalidités, une relâche s'impose, et le navire est alors soumis à toutes les exigences prévues par les règlements sanitaires.

Dans les descriptions qui précèdent, nous avons eu en vue les paquebots des grandes compagnies de navigation et les voiliers effectuant des voyages au delà des caps ; à part quelques considérations de détail que nous avons mentionnées au passage, l'hygiène y est satisfaisante. Il n'en est pas toujours absolument ainsi pour les vapeurs et voiliers de plus petit tonnage, transportant accidentellement des passagers ou chargés uniquement de marchandises, et dont les séjours à la mer sont moins prolongés ; l'engagement des marins n'y est pas, dans tous les cas, précédé d'un examen médical, et il n'est pas pris d'aussi minutieuses précautions pour l'alimentation, l'assèchement des cabines et des vêtements ; à bord des bâtiments où il n'est point installé d'appareils pour la manœuvre des voiles, l'équipage est exposé à de plus grandes fatigues ; néanmoins, la vie au grand air aidant, et en dépit des causes d'insalubrité plus multipliées et plus manifestes, l'état sanitaire de ces navires ne laisse guère à désirer. Là cependant sont déjà plus fréquents les cas de tuberculose évoluant insidieusement, sans qu'il soit possible d'affirmer que ces tuberculoses ont pris naissance à bord, vu l'ignorance des tares antérieures non médicalement constatées avant le départ.

Nous avons signalé les défectuosités existant à bord des navires effectuant les transports d'émigrants, les dangers provenant de la promiscuité qui y règne et de l'absence de toute mesure préservatrice. A bord des navires d'émigrants indiens, les Anglais se sont préoccupés de l'isolement et du traitement des tuberculeux, interdisant absolument de cracher à terre ou sur les murs ; multipliant les crachoirs en fer galvanisé avec liquide antiseptique, et dont le contenu doit être jeté une fois par jour par-dessus le bord ; ordonnant que les plats et ustensiles dont se sert un malade soient plongés dans l'eau bouillante, que les malades soient isolés sur le pont supérieur et que leurs logements soient lavés journellement avec une solution désinfectante ; prescrivant même la désinfection des vêtements.

Il serait à souhaiter que des précautions du même ordre fussent prises sur nos transports d'émigrants. A l'époque où des médecins de la Marine étaient affectés à l'émigration, la tuberculose n'était pas à l'ordre du jour comme elle l'est actuellement ; malgré le zèle apporté par eux agissant en qualité de médecins et en qualité de commissaires du Gouvernement, des épidémies de maladies transmissibles, comme le béribéri par exemple, ont parfois éclaté à bord. Aujourd'hui les traversées effectuées par les émigrants sont plus courtes, s'opèrent dans des conditions différentes ; mais elles n'en méritent pas moins d'attirer l'attention des hygiénistes et motivent une réglementation dont on ne semble pas jusqu'ici s'être spécialement préoccupé.

Sur les divers navires que nous venons d'examiner, le nombre des invalidités est certainement plus élevé dans le personnel mécanicien exposé à des risques professionnels plus multiples, notamment à des refroidissements et à des coups de chaleur, que dans celui des gabiers et matelots de pont, plutôt victimes des accidents provenant de la manœuvre des voiles, chutes de la mature et traumatismes variés ; ce personnel mécanicien est d'ailleurs moins éprouvé que celui de la marine de guerre ; mais nous ne saurions, faute d'éléments précis, établir une proportionnalité.

5° Grandes pêches de la mer du Nord, de Terre-Neuve et d'Islande. — Bien que la pêche dans la mer du Nord rentre, à proprement parler, dans la catégorie des pêches côtières, les conditions dans lesquelles elle s'exerce étant à beaucoup d'égards similaires de celles des grandes pêches d'Islande et de Terre-Neuve, nous avons pensé qu'il serait préférable de faire un rapprochement qui peut nous épargner des redites.

L'industrie maritime dont il nous reste à nous occuper présente, au point de vue de l'hygiène, un puissant intérêt : des améliorations sont peu à peu apportées à la situation déplorable des pêcheurs qui s'y livrent, mais, comme il sera aisé de s'en convaincre, il y a encore beaucoup à faire pour arriver à la rendre, sinon moins pénible, du moins plus conforme aux règles les plus élémentaires de l'hygiène.

Depuis quelques années, l'attention publique, qui n'est peut-être pas toujours attirée suffisamment en France sur les choses de la mer, bien que nos côtes soient baignées par trois océans, s'est plus vivement intéressée, la littérature y aidant, au sort de ces malheureux, qui, en échange de maigres salaires, mènent une existence rude, exposée à mille périls. Le ministère de la Marine s'en préoccupe d'une façon constante, incite les armateurs à apporter des modifications à des routines presque séculaires et qui doivent forcément disparaître. Mais, si de plus grands progrès n'ont pas été réalisés, la faute ne doit pas en incomber uniquement aux armateurs eux-mêmes, qui se heurtent de la part des équipages à une résistance ou à une force d'inertie qui n'est certainement pas de nature à encourager leurs efforts.

Le marin n'aime guère à se plaindre : si ceux qui fréquentent les grands centres industriels et les grands ports, se trouvant ainsi plus mêlés à la population civile, font parfois entendre des réclamations et s'adressent aux pouvoirs publics, il n'en est pas de même de ceux qui, vivant sur les côtes, habitués depuis leur plus tendre enfance à une vie laborieuse et misérable dont leurs pères leur ont donné l'exemple, acceptent sans murmurer les conditions qui leur sont faites. Ceux-là admettent plutôt avec une méfiance marquée tout ce qui peut apporter un certain trouble dans leur vie journalière, et même, s'il survient quelque mécompte à bord, ils sont plutôt disposés à incriminer les modifications apportées. Difficile est par suite le rôle des armateurs, plus difficile encore celui des capitaines, qui veulent, d'autorité, imposer des obligations nouvelles dont l'utilité n'est pas suffisamment comprise.

1° Pêche de la mer du Nord (1). — **1° Chalutiers.** — Cette pêche tend actuellement à se transformer. Des essais de chalutiers à vapeur sont tentés depuis quelques années : si ces essais se généralisent, ces navires, munis d'un moteur spécial, feront constamment le va-et-vient entre les lieux de pêche et les ports ; les séjours à la mer se trouveront ainsi abrégés, et beaucoup des inconvénients actuels prendront

(1) Valence, *Archives de médecine navale*, 1892. — Bonain, *Ibid.*, 1895.

fin par cela même. Une trentaine de chalutiers a été armée à Dieppe et à Boulogne, effectuant la pêche au maquereau pendant les premiers mois de l'année et celle du hareng à partir du mois de juin; une dizaine de ces navires a même été envoyée en Islande. Après avoir rempli leurs soutes au bout de quelques jours, ces chalutiers se trouvaient en état de rentrer en France et de repartir pour une nouvelle campagne. Il semblerait que ces essais heureux dussent être de nature à encourager la persévérance dans cette voie. Mais la morue ainsi capturée à l'aide des engins employés est, paraît-il, moins estimée, et ce motif empêchera peut-être, du moins pour la pêche en Islande, la substitution des vapeurs chalutiers aux voiliers, qui constituent la majeure partie de la flottille.

Les chalutiers (fig. 28) employés ont un tonnage de 100 mètres cubes, 40 mètres de longueur sur 7 mètres de largeur et 5 mètres de hauteur : l'équipage, composé de vingt-six à vingt-sept hommes, y est logé d'une façon assez sommaire à l'avant dans des cabines comportant chacune deux couchettes disposées comme à bord des voiliers; les mécaniciens sont au voisinage de la machine, à l'arrière, de même que le chef mécanicien et le capitaine; le poste de l'équipage, quelquefois mais non toujours chauffé par un poêle, est un peu plus vaste que celui des voiliers, mais la propreté n'y est pas plus grande; l'alimentation et les considérations générales de l'hygiène ne diffèrent pas de celles des voiliers. Le seul avantage de ce genre de navires est la courte durée des séjours à la mer. La bière est la boisson habituelle des marins embarqués, qui consomment fort peu d'eau; si minime que paraisse être cette consommation, même pour les soins de toilette, d'ailleurs fort négligés, ainsi que sur les voiliers, il y aurait tout avantage à n'user que d'eau distillée, que l'on obtiendrait à peu de frais par l'adjonction à la machine d'un appareil distillatoire n'occasionnant pas un grand encombrement.

2° **Voiliers.** — Le tonnage et les dimensions des voiliers sont à peu près les mêmes que ceux des chalutiers ; l'espace disponible n'y est pas plus considérable, la machine étant remplacée par les soutes à voiles et à piliers. Ce sont des bateaux de 50 à 70 tonneaux, munis de trois voiles et d'un foc, montés par une vingtaine d'hommes d'équipage ; de mai en novembre, chacun d'eux effectue de deux à cinq voyages avec relâches aussi courtes que possible, et remonte jusqu'en Écosse et aux îles Shetland ; deux mousses de douze à dix-sept ans sont adjoints à l'équipage, prêtant l'un et l'autre leur concours pour la manœuvre des filets ; l'un d'eux est plus spécialement chargé de la cuisine et de la propreté des postes.

Aménagement. — A l'avant se trouve le poste de l'équipage, de 7 mètres de long sur 2 mètres de large et autant de hauteur, espace restreint de chaque côté duquel sont les cabines, pourvues chacune de deux couchettes superposées, si l'on peut appeler de ce nom les étagères en bois supportant des matelas constitués par des paillassons, parfois même de vieux filets, et très accidentellement confectionnés en varech. Ces cabines reçoivent aussi les caissons contenant les vêtements des hommes et s'ouvrent sur le poste, dans lequel se fait la cuisine sur un poêle disposé à cet effet. Une cloison sépare de la cale ce poste, uniquement aéré par le panneau de descente encombré par une massive échelle en bois.

J.-J. Rousseau a écrit, dans un de ses ouvrages, ces lignes qui méritent de fixer l'attention : « Les hommes ne sont point faits pour être entassés en fourmilières ; plus ils se rassemblent, plus ils se

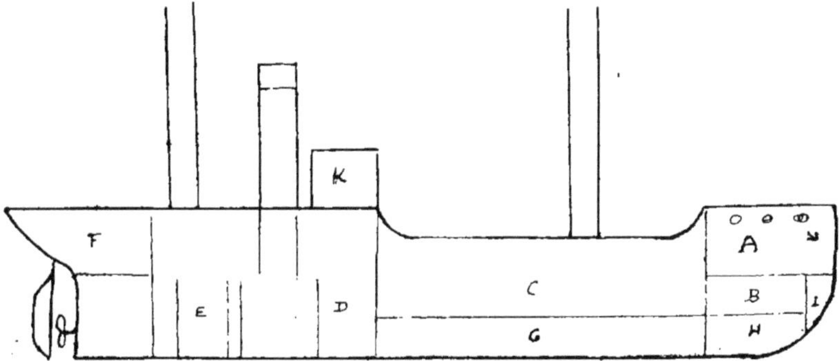

Fig. 28. — Chalutier type *Estafette* (longueur, 40 mètres ; largeur, 7 mètres ; tonnage 100 mètres cubes ; machine, 450 chevaux.)

A, poste du capitaine et des principaux de l'équipage, sous la tengue. — B, magasin cambuse. — C, poste d'équipage éclairé et aéré par claire-voie et écoutilles. — D, chaufferies. — E, machine. — F, carré avec deux petites chambres. — G, soute. — H, soute. — I, coqueron d'abordage. — K, Chambre des cartes et passerelles.

corrompent. Les infirmités du corps ainsi que les vices de l'âme sont l'infaillible effet de ce concours trop nombreux. L'haleine de l'homme est mortelle à ses semblables. » Nous trouvons ici réunies, avec l'entassement, toutes les conditions d'insalubrité, et nulle part, mieux que dans le milieu qui nous occupe, ne se trouve justifié le mot de Fonssagrives : « La navigation est un défi jeté à l'hygiène. »

Ce n'est pas seulement l'haleine, ce sont toutes les émanations diverses provenant de l'homme lui-même, de ses vêtements mouillés pendus au hasard, de la préparation des aliments, des détritus de poissons se putréfiant sur le parquet, qui contribuent à altérer l'atmosphère de ce local humide, nauséabond, servant de salle à manger, de fumoir, de chambre à coucher, milieu délétère où, par bonheur, les hommes ne passent que quelques heures par jour. C'est là, dans ce réduit malsain, que sont soignés à l'occasion les malades, cependant peu nombreux, ce qui justifie jusqu'à un certain point l'incurie grâce à laquelle un pareil état de choses a pu subsister si longtemps sans soulever la moindre protestation.

Il serait cependant si facile d'y apporter quelques améliorations !

A maintes reprises, les médecins de la marine embarqués sur l'aviso chargé de la surveillance de la pêche ont signalé les défectuosités relatives au défaut d'aération et de lumière des postes de l'équipage des navires pêcheurs, à la malpropreté qui y règne, la nécessité de l'étanchéité du parquet ; ils ont maintes fois réclamé la substitution d'une échelle en fer moins encombrante à l'échelle en bois du panneau de descente ; l'établissement sur le pont d'une claire-voie munie de hublots mobiles pouvant être ouverts par beau temps et permettant l'aération et la ventilation des postes, tout en leur procurant de la lumière, celui d'une manche à vent orientable et de hublots fixes disposés sur les flancs du navire et destinés à l'éclairage, hublots qui pourraient de même être disposés sur le pont : depuis de longues années aussi ils ont demandé avec instance que la cuisine fût installée hors du poste, qu'un local spécial fût prévu pour suspendre les vêtements cirés, mouillés par la mer et la pluie et recouverts d'écailles de poissons, entretenant par suite l'humidité et de mauvaises odeurs, mais leurs doléances sont restées trop longtemps vaines et sans écho ! On commence maintenant à s'en occuper et à leur donner satisfaction.

Les logements de l'arrière présentent des dispositions moins insuffisantes au point de vue de l'hygiène, l'encombrement y étant moindre, et les émanations de la cuisine ne viciant pas l'atmosphère ; mais ils sont loin néanmoins d'être à l'abri de tout reproche. Devenu patron, le marin se déclare du reste satisfait du moment qu'il occupe un local un peu plus confortable et n'est point enclin à soulever des réclamations auxquelles les armateurs seraient d'ailleurs souvent disposés à accéder.

Le mode de couchage des hommes devrait être obligatoirement amélioré ; nous avons indiqué en quoi il consiste : le matelas en varech est presque un luxe ; le matelot s'étend tout habillé sur de mauvaises paillasses, qui deviennent rapidement humides et se putréfient. A ce mode essentiellement défectueux, il serait possible de substituer une literie offrant plus de garanties. Le kapok, matière fibreuse, végétale, de densité très réduite, douée d'une flottabilité très grande, et par ailleurs offrant l'avantage d'être imputrescible, pourrait être utilement employé pour la confection des matelas et des oreillers. Il résulte des expériences qui ont été faites dans l'escadre du Nord qu'après vingt jours d'imbibition un matelas de couchette en kapok peut encore soutenir cinq à six hommes la tête hors de l'eau ; le seul reproche fait par la commission d'expériences à cette substance, qui conserve d'ailleurs fort longtemps sa souplesse, est sa grande inflammabilité ; mais, pour obvier à cet inconvénient, il suffirait de l'envelopper d'une toile rendue ignifuge. En raison des propriétés que nous venons d'énumérer, le kapok remplacerait avantageusement même le varech, et les matelas serviraient en même temps d'appareils de sauvetage, lesquels se bornent, à bord des navires que nous étudions, à quelques bouées et à quelques embarcations notoirement insuffisantes.

Alimentation. — Bien que, d'après les rapports des médecins embarqués sur l'aviso de la mer du Nord, les marins gagnent généralement en poids, malgré les durs travaux auxquels ils sont soumis, l'alimentation ne laisse pas que d'être défectueuse à plusieurs titres : d'abord, les heures de repas ne sont pas réglées et demeurent soumises aux exigences de la pêche; celui du matin a lieu entre neuf heures et deux heures de l'après-midi, se composant de soupe au poisson et accidentellement d'un ragoût; celui du soir est froid, constitué par les reliefs de celui du matin, auxquels chacun a la faculté de joindre ses conserves personnelles. L'alimentation est donc trop peu variée; quelques légumes pour la soupe, des pommes de terre, des conserves de bœuf sont emportés au départ ainsi qu'un approvisionnement de pain pour huit jours et deux jours de viande fraîche; lorsque ces vivres sont consommés, le biscuit remplace le pain, et le lard salé fournit à lui seul les quatre repas de viande réglementaires de la semaine, l'endaubage étant le plus souvent embarqué en quantité insuffisante pour des séjours prolongés à la mer. La cuisine est préparée par un mousse inhabile, auquel devrait être substitué un coq de profession, comme cela a lieu sur tous les navires étrangers.

La boisson habituelle est la bière; exceptionnellement, à bord de quelques navires, il est distribué une ration journalière de 25 centilitres de vin. L'eau douce, peu employée dans l'alimentation et servant surtout pour la cuisine, est emmagasinée au départ dans quelques barriques en bois d'une contenance de 150 litres, qui servent à loger le poisson, lorsqu'elles sont vides, et elles sont même vidées intentionnellement à cet effet lorsque la pêche est fructueuse.

La ration journalière d'alcool est de 6 centilitres réglementairement : cette ration est prise le matin, mélangée au café sucré et accompagnée d'ingestion de biscuit. Cette mixture est désignée par les Boulonais sous le nom de « bistouille »; c'est pour eux une sorte de boisson nationale. A la ration d'alcool que nous venons d'indiquer, il convient d'ajouter les distributions supplémentaires, qui sont loin d'être rares, et les approvisionnements particuliers introduits par fraude en dépit de la surveillance exercée.

Propreté. — La propreté du navire ne s'effectue guère qu'entre les deux périodes de pêche du hareng et du maquereau, en février et mars, et en vue de l'obtention des primes; une fois l'inspection subie, il n'en est guère plus question. La propreté corporelle est encore plus négligée; comme nous avons déjà eu l'occasion de le dire, le matelot n'attache à ce détail aucune importance; il est harassé de fatigue, tient son poste soigneusement fermé pour lutter contre le froid, et n'éprouve aucunement le désir de se refroidir encore en se livrant, au lever, à des ablutions; de plus, la période réservée au sommeil étant relativement courte, il ne veut pas en perdre un seul instant pour le consacrer à des soins de toilette. En outre, des matelots proprement dits sont embarqués à bord des navires pour la saison de pêche des cultivateurs et des ouvriers, qui n'ont pas d'ailleurs plus qu'eux le souci de la propreté.

Morbidité et mortalité. — Les équipages des navires pêcheurs de la mer du Nord ne sont soumis à aucune visite médicale avant l'embarquement. Bien que séjournant pendant un mois et demi ou deux mois au large, ces bâtiments restèrent longtemps à peu près dépourvus de toutes ressources pour panser un blessé ou donner les premiers soins à un malade. Ce fut seulement après l'épidémie de choléra qui sévit à Ostende, en 1866, et se propagea sur quelques navires, que les armateurs, de leur propre mouvement, délivrèrent à certains d'entre eux quelques médicaments.

Les médecins-majors de la station signalèrent énergiquement cette insuffisance de secours; actuellement, un coffre à médicaments et à pansements avec instruction médicale est obligatoirement embarqué sur chaque navire, et certaines améliorations, que nous étudierons ultérieurement, ont été apportées pour sauvegarder, dans la mesure du possible, la santé des inscrits qui prennent part à cette pêche. Hâtons-nous d'ajouter, d'ailleurs, que les rapports des médecins de la Marine, qui se préoccupent d'une façon constante des questions intéressant l'hygiène des navires pêcheurs que nous étudions actuellement, sont unanimes pour constater qu'à part les accidents résultant de la manœuvre et du maniement des engins de pêche les affections observées consistent le plus généralement en laryngites, bronchites ou rhumatismes n'affectant pas un haut caractère de gravité.

La composition du coffre à médicaments et à pansements à délivrer aux goélettes faisant la pêche dans la mer du Nord a été fixée par une dépêche ministérielle du 29 février 1896. Nous en donnons ci-contre le tableau (Voy. p. 293).

L'instruction médicale annexée au coffre à médicaments et à pansements contient des indications sur les secours à donner aux malades et aux blessés. Cette instruction, rédigée en un style facilement compris par les patrons des bâtiments de pêche, passe succinctement en revue les maladies le plus fréquemment constatées dans le personnel composant l'équipage, en relate les principaux symptômes et mentionne le traitement à mettre en usage; des figures jointes au texte facilitent la compréhension des enseignements formulés pour procéder aux divers pansements en cas de blessure ou d'accident. La question des secours aux noyés et celle du transport des blessés y sont traitées avec des développements suffisants pour que même des gens inexpérimentés puissent faire œuvre utile en recourant uniquement aux faibles moyens dont ils peuvent disposer. Des conseils

NOMS.	QUANTITÉS.	USAGE.
a. *Médicaments pour l'usage interne.*		
Chlorate de potasse........	12 grammes (en 3 paquets).	Faire dissoudre un paquet dans un verre d'eau tiède. — Contre angines, maux de gorge.
Ipéca en poudre...........	5 grammes (en 10 paquets).	Pour faire vomir. — Prendre trois paquets à quelques minutes d'intervalle dans l'eau. Boire ensuite quelques verres d'eau tiède pour faciliter les vomissements. — Contre indigestions, empoisonnements.
Laudanum de Sydenham....	15 grammes.	Vingt gouttes dans un verre d'eau sucrée. — Contre toux, diarrhée, choléra.
Compte-gouttes............	1	Pour compter les gouttes de laudanum.
Sulfate de soude...........	120 grammes.	Pour purger. — Faire dissoudre un paquet dans un verre d'eau tiède, que l'on boit quand il est froid. — Contre embarras gastrique, constipation.
b. *Médicaments pour l'usage externe.*		
Acide borique.............	60 grammes (en 2 paquets).	Faire dissoudre un paquet dans 1 litre d'eau. Cette eau boriquée sert à laver les plaies de la face, à laver les yeux en cas d'inflammation, à injecter dans l'oreille en cas de douleur (maux d'oreille).
Alcool camphré...........	250 grammes.	En frictions sur la peau au moyen d'un morceau de laine, en cas de douleurs et pour réchauffer dans le choléra.
Diachylon (sparadrap)......	1/2 rouleau.	Coupé en petites bandelettes avec les ciseaux et chauffé légèrement ; sert à réunir les bords des plaies.
Sinapismes (moutarde en feuilles).................	1 boîte de 10 feuilles.	Tremper la feuille dans l'eau froide ou tiède et l'appliquer directement sur la peau ; la laisser quinze minutes.
Solution glycérinée phéniquée (parties égales)......	150 grammes avec l'étiquette *poison.*	C'est un poison et un caustique violent ; avoir soin de n'en pas laisser tomber sur les mains. Sert à préparer la solution phéniquée dont on doit se servir en versant trois cuillerées dans 1 litre d'eau. C'est avec cette dernière solution qu'on lave les plaies, qu'on fait les pansements ; elle sert aussi à faire des cataplasmes antiseptiques en y plongeant du coton que l'on applique ensuite sur les parties malades et en recouvrant le tout de gutta-percha. On en verse un verre dans les bains pour le pied et la main en cas d'abcès.
Vaseline boriquée à 10 p. 100.	120 grammes.	Appliquée sur les engelures, les brûlures.
c. *Objets de pansement.*		
Compresses de gaze phéniquée. Petites....	10	Pour faire les pansements des plaies.
Compresses de gaze phéniquée. Moyennes.	10	Id.
Bandes de gaze souple de 7 centimètres de large....	10	Pour maintenir les pansements.
Coton absorbant (dit hydrophile) phéniqué.	750 grammes (en 6 paquets).	Entre dans les pansements des plaies. En tampon, sert à laver les plaies. On s'en sert pour faire des cataplasmes antiseptiques.
Bandage de corps..........	1	»
Triangles variés. 1 grand .. 2 moyens. 3 petits ..	6 triangles.	Pour fixer les pansements, surtout à la tête, maintenir les appareils à fractures ; enfin, comme écharpe pour les bras blessés.
Bande de caoutchouc de 3 m.	1	Pour arrêter les hémorragies.
Gutta-percha laminée......	1/2 mètre.	Pour recouvrir le coton des pansements et les cataplasmes antiseptiques.
Ciseaux forts (de lingerie)..	1	»
Cache-pot en treillis.......	1	Peut être employé avec avantage pour les fractures du bras et de la jambe.
Instruction médicale.......	1	»
Coffre....................	1	»

d'hygiène relatifs à la composition de l'équipage, à l'alimentation, aux excès de fatigue et à la propreté du navire et des hommes complètent cette instruction, qui, même sous ce dernier rapport, serait extrêmement précieuse s'il en était suffisamment tenu compte.

2° Pêches d'Islande et de Terre-Neuve (1). — La pêche à la morue dans les parages d'Islande et de Terre-Neuve constitue une véritable industrie nationale à laquelle sont affectés 15000 pêcheurs embarqués sur des goélettes, armées dans les ports bretons et dans les ports du Nord. Quelques chalutiers à vapeur ont été expédiés en Islande; mais cette expérience, tentée par quelques armateurs du Nord, n'a pas encore donné des résultats assez bien établis pour que l'on soit en droit de prévoir, dès maintenant, l'avenir qui lui est réservé.

Alors que le nombre des pêcheurs de la mer du Nord est de 2000 environ, celui des pêcheurs d'Islande atteint le chiffre de 4000 à 5000 et celui de Terre-Neuve de 10000. Ce total, comme l'a justement fait ressortir un ancien médecin de la marine, le Dr du Bois Saint-Sévrin, dans une conférence faite à Saint-Brieuc le 29 avril 1903, est équivalent à l'effectif d'un corps d'armée.

Autour de cette flottille qui comprend les éléments les plus disparates, depuis le côtre de 30 tonneaux jusqu'au trois-mâts carré de 600 à 800 tonneaux, se groupent d'autres industries : celle des longs-courriers, dits chasseurs, apportant aux bâtiments pêcheurs des approvisionnements et des rechanges de matériel; celle des graviers, jeunes gens de treize à dix-huit ans, partis surtout des Côtes-du-Nord pour travailler, sur les grèves ou graves, dans les sécheries de morue établies à Terre-Neuve, et logés dans les cabanes appelées *chauffauds* construites à cet effet.

Tous ces pêcheurs, uniques soutiens de familles représentant des centaines de mille d'habitants, exposés à des périls continuels et de tous genres moyennant un salaire qui ne dépasse guère 700 à 800 francs pour la durée de la campagne, sont assurément dignes du plus grand intérêt. Leur existence est certainement bien plus pénible que celle des mineurs, dont on s'est souvent préoccupé à juste titre, et l'on ne peut qu'applaudir aux efforts tentés depuis quelques années pour y apporter quelque amendement.

Sous certains rapports, les marins de Terre-Neuve et d'Islande sont mieux traités au point de vue de l'assistance médicale que ceux de la

(1) Rapports manuscrits des commandants de la division navale de Terre-Neuve et d'Islande pendant les dix dernières années : MM. les capitaines de vaisseau Reculoux, Parfait, Hennique, de Montferrand, Lacalloch de Kerilis. — Rapports médicaux des médecins majors : MM. Gazeau (1897), Chastang (1898), Glérant (1901), Tite (1902), Fallier (1903), Bastier (1904), Defressine (1904), Lucas (1904-1905), dont des extraits ont été insérés dans le *Recueil des archives de médecine navale*. — Barthélemy, Rapport général sur les navires pêcheurs. — Bonnafy, Assistance aux pêcheurs de Terre-Neuve, 1901.

mer du Nord, mais les absences sont aussi plus longues, les dangers plus grands, et le nombre des bateaux armés bien plus considérable.

Dans la conférence à laquelle nous avons fait allusion, notre ancien collègue du Bois Saint-Sévrin, qui a été longtemps embarqué sur le navire-hôpital des Œuvres de mer et sur les bâtiments de la division navale de Terre-Neuve et d'Islande, a produit d'intéressants renseignements sur la mortalité de la flottille de pêche : « C'est en 1897 seulement que fut relevée cette mortalité; sur 14218 hommes ayant pris part à la pêche, on notait 352 morts pour une campagne ayant duré six mois, soit 25 p. 1000. En 1901, en Islande, 12 navires se perdaient corps et biens, et sur 3076 hommes embarqués, 189 mouraient, soit 60 p. 1000 en six mois; 120 des disparus appartenaient à l'arrondissement de Saint-Brieuc, qui, de ce fait, atteignait une proportionnalité de 62 p. 1000. En 1902, 9820 marins prenaient part à la pêche de Terre-Neuve, répartis sur 426 navires, dont 220 armés en France et 206 à Saint-Pierre-Miquelon : 205 hommes périrent, dont 17 dans un naufrage, 87 par suite d'accidents de mer et 101 par suite de blessures ou maladies, soit 26,8 p. 1000. »

Établissant un rapprochement entre cette mortalité et celle des armées européennes qui, pour une période de six mois, oscille entre 2,66 p. 1000 pour l'armée russe, 2,97 p. 1000 pour l'armée française, 2,5 p. 1000 pour la marine anglaise, 6 p. 1000 pour l'escadre du Nord en France, il en arrive à conclure que seules les grandes guerres peuvent offrir une mortalité aussi considérable, les deux batailles de Magenta et de Solférino ayant amené pour l'armée française, d'après Morache, une mortalité de 23 p. 1000.

Pendant cette même période de six mois, on relève, pour les mineurs dont le chiffre était de 4700973 en 1901, une mortalité de 0,5 p. 1000.

Cette indication de la mortalité des marins pêcheurs revêt déjà, par elle-même, un caractère assez impressionnant pour qu'il ne soit pas utile d'y insister. Si l'on y ajoute encore, comme le dit du Bois Saint-Sévrin, le chiffre ignoré, car il échappe à la statistique, du nombre des estropiés et celui des décès causés par les fatigues de la campagne après le retour des marins dans leurs familles, on se rend compte du sentiment qui l'a inspiré lorsqu'il émet le vœu que les sociétés de secours des armées de terre consacrent une petite partie de leurs fonds pour venir en aide à ces rudes lutteurs, pépinière des marins de la flotte, contre les naufrages, accidents de mer, blessures et maladies.

Aux mois de février, mars et avril partent, des différents ports de France, Dunkerque, Gravelines, Fécamp, Paimpol, Binic et Saint-Brieuc, les goélettes de Terre-Neuve et d'Islande. Des équipages sont en outre transportés à Terre-Neuve pour y armer les goélettes saint-pierraises et concourir à terre aux travaux nécessités par les homarderies et les préparations à faire subir à la morue en vue de la vente.

Les conditions dans lesquelles s'exerce la pêche ne sont pas absolument les mêmes en Islande et à Terre-Neuve : dans la première région, les marins ne quittent pas le bord ; dans la seconde, le pêcheur doit, pour placer ses lignes, embarquer dans des embarcations légères, *doris* ou *waris*, et se trouve ainsi exposé à de plus grands risques : coups de mer, abordages, courants et brumes l'éloignant de son navire ou ne lui permettant pas de le rejoindre ; des sinistres sont survenus de la sorte ; des hommes ont disparu, sont morts d'inanition ou ont été retrouvés, après un séjour prolongé dans ces doris, atteints de gelures ou d'affections graves.

1° **Transport des marins pêcheurs.** — Avant de nous occuper de l'hygiène des navires pêcheurs, il nous paraît nécessaire d'indiquer comment s'effectue le transport des marins destinés à l'armement des goélettes saint-pierraises appartenant à des armateurs et séjournant constamment dans cette colonie. Il arrive parfois que des navires se rendant sur les lieux de pêche à Terre-Neuve embarquent quelques-uns de ces marins, mais le plus grand nombre prend passage sur des navires affrétés à cet effet. Dans la séance du 3 décembre 1904, M. Pelletan, alors ministre de la Marine, a caractérisé, par quelques paroles prononcées à la Chambre des députés, l'hygiène déplorable de ces navires transporteurs : « Sur les bateaux partant pour Terre-Neuve, a-t-il dit, des centaines d'hommes sont entassés à fond de cale, dans des réduits obscurs et sans air, couchés sur le fumier, sans lumière, réduits, pour s'éclairer, à allumer des chandelles. »

L'entassement est limité par les arrêtés ministériels que nous avons relatés et qui prescrivent le maximum de passagers que peut prendre le navire ; depuis quelques années, une délégation du ministère de la Marine assistée d'un médecin de la Marine se rend dans les principaux ports d'armement avant le départ des pêcheurs, constate l'état des goélettes et s'assure que les prescriptions relatives au transport ne sont point éludées ; il est même récemment arrivé à cette commission de suspendre le départ de l'un de ces transports, à bord duquel il avait été négligé d'embarquer un médecin réglementaire d'après le chiffre de son effectif.

Mais, en dépit de toutes ces mesures, il faut bien convenir que des modifications profondes doivent être apportées pour assurer, dans des conditions moins défectueuses, l'hygiène des marins passagers couchant sur des matelas disposés eux-mêmes sur les caissons et vivant dans une promiscuité fâcheuse.

Ainsi sont nées et se sont développées à bord de véritables épidémies de fièvre typhoïde dont les germes avaient été apportés par un homme déjà malade au moment du départ, propagation d'autant plus facile que les lieux d'aisances sont insuffisants, mal entretenus et qu'il n'est point procédé à des isolements et à des mesures prophylactiques de préservation indispensables qui devraient s'imposer en pareille circonstance.

Les fièvres typhoïdes se disséminent ensuite à terre ou à bord des navires sur lesquels sont embarqués ultérieurement ces passagers, de telle sorte que chaque année cette affection revêt à Terre-Neuve un caractère endémique pendant la saison de pêche.

2° **Goélettes de pêche.** — Les dispositions des goélettes de pêche, qu'elles soient armées en France ou à Terre-Neuve, sont à peu près identiques : longues de 27 à 30 mètres, larges de 6m,50 à 7 mètres, munies de deux ou trois mâts, elles sont partagées en trois compartiments (fig. 29) : à l'avant, le poste de l'équipage ; à l'arrière, les loge-

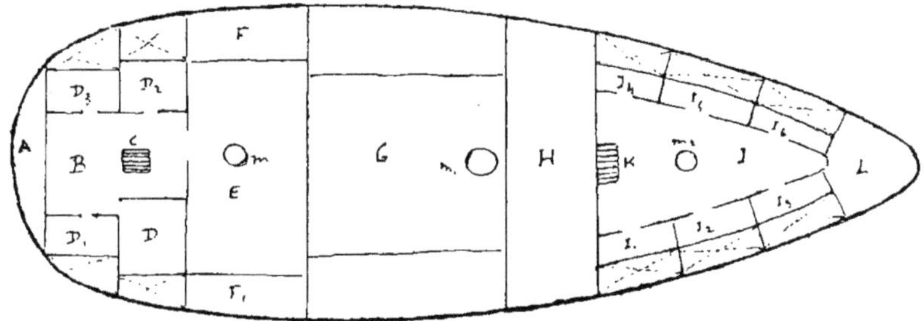

Fig. 29. — Goélette de pêche.

A, armoire. — B, carré du capitaine et des principaux de l'équipage. — C, panneau de descente. — D, D_1, D_2, D_3, chambres et cabines avec couchettes superposées. — E, cambuse. — F, F_1, soutes à biscuits et à vivres. — G, cale à sel et à poissons, divisée en trois compartiments. — H, cale à eau contenant le plus souvent des fûts, qui, vides, sont utilisés pour contenir l'huile de foie de morue. — I, poste de l'équipage avec cabanes I_1, I_2, I_3, I_4, I_5, I_6, contenant les caissons et les couchettes superposées. — K, panneau de descente. — L, réduit. — M, M_1, M_2, mâts.

ments du capitaine et des officiers ; au milieu, la cale comportant deux divisions, dont l'une affectée au chargement de sel, et l'autre réservée pour y déposer la morue pêchée ; à l'avant du logement des officiers, un espace est ménagé pour la cambuse.

L'équipage comprend de 18 à 24 hommes, une dizaine seulement sur quelques sloops dunkerquois. 50 p. 100 des marins embarqués ont moins de trente ans, 23,10 p. 100 n'ont pas vingt et un ans ; un mousse âgé de douze à quatorze ans est là, comme sur les bateaux de pêche de la mer du Nord, chargé de la cuisine.

Avant l'engagement, il n'est procédé à aucune visite médicale. Or, s'il paraît être au premier abord de l'intérêt du capitaine et des armateurs de n'enrôler que des hommes sains et robustes, cette considération est trop souvent primée par d'autres motifs d'ordre purement commercial ; en raison de sa valeur professionnelle, un homme de constitution médiocre est accepté de préférence à d'autres plus valides, mais réputés moins bons pêcheurs.

Le sel est embarqué franc de tous droits lorsqu'il est d'origine française, exempt de droits de douane et d'entrée lorsqu'il est d'origine étrangère; au fur et à mesure, la morue pêchée prend sa place dans le compartiment de la cale où il était déposé au départ.

Les inconvénients et les défectuosités déjà signalés sur les bateaux de pêche de la mer du Nord, relativement au poste de l'équipage, aux cabines occupées par les marins, au défaut d'aération et de ventilation, à la malpropreté, existent au même degré sur ceux de Terre-Neuve et d'Islande; mais ces défectuosités sont encore accrues de ce fait que la campagne de pêche est plus prolongée. Dans le poste, il n'y a même pas toujours un poêle lorsque la cuisine est placée sur le pont, comme cela a lieu sur les goélettes bretonnes, et ce poêle serait indispensable, ne serait-ce que pour assécher quelque peu ce poste lui-même et les cabines qui y ont accès. Dans ces cabines, véritables armoires presque hermétiquement closes dans le but de se préserver du froid, les hommes dorment tout habillés, chaussés de leurs bottes de mer, couchés sur des paillasses qui se putréfient rapidement, et ne disposant souvent que d'une seule couchette pour deux occupants, qui l'utilisent alternativement. Une lampe fumeuse alimentée à l'huile de foie de morue constitue le seul éclairage de ce réduit, où se fait la cuisine quand il n'a point été installé de local spécial à cet effet sur le pont de navire.

Alimentation. — L'alimentation est suffisante comme quantité, mais trop peu variée et d'une monotonie absolue; de plus, les aliments sont mal préparés : les Bretons usent plus largement du lard salé que les Dunkerquois; mais, chez les uns comme chez les autres, ce sont les têtes de morues bouillies qui constituent la base des repas; avec addition de graisse, on en fait des soupes; les pommes de terre, les fayots, les pois cassés et les haricots secs sont les seuls légumes employés pour varier le régime; les légumes verts en conserve pourraient y être utilement adjoints; l'endaubage, ou conserve de bœuf, commence à être introduit à bord de quelques navires. Les Bretons sont peut-être un peu mieux partagés que les Dunkerquois, les bateaux chasseurs qui viennent, au milieu de la campagne, recueillir les produits de la pêche leur apportant en même temps un nouvel approvisionnement de pommes de terre, de beurre ou de graisse de Normandie; ils usent très volontiers des choux au vinaigre conservés dans du sel, mais non du fromage de Hollande, qui est spécial aux Dunkerquois. — Pour tous, le biscuit remplace au bout de dix jours le pain pris au départ.

Comme boisson, l'eau logée à l'armement dans des barriques en bois, auxquelles tendent peu à peu à se substituer des récipients métalliques, barriques remplies à nouveau dans les relâches, est peu employée ; sur les bateaux dunkerquois, les hommes reçoivent de la bière, et accidentellement du vin donné à titre de récompense ; sur les bateaux bretons, du cidre ou du vin à raison de 75 centilitres par jour.

Si faible que puisse être la consommation de l'eau à bord, encore y aurait-il tout avantage à la conserver dans des caisses en tôle cimentées, remplies par une ouverture soigneusement fermée et cadenassée, caisses qui devraient d'ailleurs être rigoureusement nettoyées à chaque voyage.

Quel que soit le navire, breton ou dunkerquois, l'alcool est largement distribué à bord ; on a pu affirmer qu'en aucun point du monde il n'en est consommé une aussi grande quantité (1), et, en raison des méfaits dont il est responsable, certains se sont demandé s'il ne serait pas préférable de renoncer à protéger, à ce prix, les grandes pêches.

La ration journalière, qui était autrefois de 25 centilitres, a été, depuis 1897, abaissée à 20 centilitres ; il serait certainement possible de la réduire encore davantage, car il faut toujours compter avec les rations supplémentaires, fréquentes à bord des navires pêcheurs, et qui sont la preuve manifeste que l'approvisionnement régulier est dépassé.

Les Anglais exigent de leurs équipages une affiliation à une société de tempérance, et, à défaut d'alcool, distribuent des boissons stimulantes ; de même, à bord des bateaux américains, il n'entre pas une goutte d'alcool ; chez nous, il a été constaté que les pêches les plus fructueuses se font à bord des navires où les capitaines ont assez de fermeté pour restreindre le plus possible l'usage de cette pernicieuse boisson, et il y aurait lieu de prendre des mesures énergiques pour faire cesser son déplorable abus.

Bien des armateurs le comprennent et seraient tout disposés à entrer dans cette voie, à accroître les délivrances de café et de thé, mais n'osent le faire, dans la crainte de soulever des récriminations. Ajoutons que l'alcool embarqué marque souvent un degré assez élevé (60° et même 80°) pour éviter un trop grand encombrement, le soin étant laissé aux capitaines de le ramener à 42° avant d'être distribué à l'équipage.

Propreté. — De même que sur les bateaux de la mer du Nord, la propreté corporelle fait absolument défaut : les hommes chaudement vêtus, munis de vêtements cirés, les quittent rarement et se lavent peu ; pendant les séjours dans les baies, il est procédé au lavage du linge, qui se fait très exceptionnellement à bord.

Le navire lui-même est en général mal tenu, malgré les primes à la

(1) Bonain, *Recueil des archives de médecine navale*, 1904.

propreté concédées lors des inspections faites par le commandant de la division.

Les poulaines font parfois défaut, et il serait cependant possible d'en installer à bord des bâtiments de tonnage moyen et aussi d'en entretenir la propreté ; actuellement, les hommes sont astreints à s'accroupir sur les bastingages en s'y maintenant accrochés, ce qui n'est pas sans offrir quelque danger de chute à la mer, accident qui est quelquefois arrivé.

Morbidité et mortalité. — Les coffres à médicaments et à pansements sont maintenant mieux entretenus qu'ils ne l'étaient il y a quelques années, et, à cet égard, les rapports des médecins de la division navale signalent de notables progrès. Il y aurait cependant quelques modifications à y apporter : l'acide phénique, laissé à la disposition des capitaines, a été employé parfois à dose trop concentrée, et il en est résulté des gangrènes qui doivent amener à lui substituer un antiseptique moins dangereux à manier. Les vivres de malades ne sont pas non plus suffisamment prévus, en particulier le lait concentré, dont il n'est délivré qu'une seule boîte pour toute la durée de la campagne et qui serait cependant une ressource précieuse pour les fébricitants.

Il n'existe d'ailleurs à bord aucune infirmerie, aucun local d'isolement pour un malade.

Les navires attribués à la pêche en Islande et qui affectent les mêmes types présentent les mêmes défectuosités que ceux de Terre-Neuve.

Nous y retrouvons le même encombrement, le même défaut d'aération du poste, où l'air n'a accès, comme sur ceux de la mer du Nord, que par le panneau de descente, presque complètement occupé par une échelle massive de bois. Là aussi nous avons à constater la même incurie pour les malades. Il ne faudrait pas voir dans cette incurie une preuve d'inhumanité de la part des capitaines; mais, lorsque la pêche est fructueuse, ils se résignent difficilement à abandonner leur poste pour déposer un malade à terre, et ne le font guère que lorsqu'il se manifeste un état épidémique occasionnant de nombreuses invalidités. En Islande, les marins sont du reste privilégiés, vu la présence plus fréquente dans ces parages du navire-hôpital des Œuvres de mer et le nombre plus considérable des établissements hospitaliers.

Là, comme nous l'avons dit, la pêche se fait à bord à l'aide d'une longue ligne de 100 mètres et plus, additionnée d'un poids lourd, constamment abaissée et élevée pour exciter la voracité du poisson.

Cette manœuvre, des plus pénibles, se continue pendant cinq à six heures de suite, le pêcheur demeurant à peu près immobile et restant exposé à toutes les intempéries, les vêtements recouverts d'une eau glaciale ; les poignets sont garantis par une sorte de bracelet-manchette en cuir contre le frottement de la ligne : malgré cette précaution, la filtration de l'eau sous cette manchette amène la production de ces ulcérations avec crevasses décrites par notre collègue Chastang sous le nom de *Fleurs d'Islande* et dont une solution d'acide picrique assure la rapide guérison; cette solution paraît même avoir une action préventive, et elle est employée à cet effet par beaucoup de pêcheurs.

A Terre-Neuve, la pêche se fait dans les doris, embarcations plates et légères montées par deux hommes qu'y s'y embarquent le soir pour poser les lignes qu'ils vont relever le lendemain. Munis d'une boussole, ces doris emportent trois jours de vivres et de l'eau, soit en barils, soit dans des caisses métalliques dont la forme s'adapte à celle du bateau ; les appareils de pêche sont des lignes de fond dites palangres ou harouelles, comportant chacune 4 000 ou 5 000 hameçons, signalées par des bouées ou cernées de grappins. A la rentrée à bord, il faut boëtter ces lignes, et nombreux sont les accidents provenant de ces multiples hameçons.

Que ce soit à Terre-Neuve ou en Islande, les pêcheurs salent la morue à bord, l'embarillent et la jettent en vrac dans les cales en vue d'une sécherie ultérieure, qui s'effectue soit sur les grèves ou graves, soit seulement au retour en France. Les Dunkerquois lui font même subir à bord les préparations nécessaires pour qu'elle puisse être immédiatement livrée à la consommation.

La boëtte dont se servent les pêcheurs est variable : c'est le capelan, l'encornet, ou à défaut le bulot, petit coquillage dont les débris jonchent le pont des navires et dont le maniement occasionne des plaies septiques fréquemment suivies de phlegmons graves. Les Américains, pour parer à ces accidents, ont établi, au voisinage de leurs lieux de pêche, des dépôts de boëtte conservée dans de la glace, mesure qui devrait être adoptée chez nous. Quelques bateaux récemment construits possèdent du reste déjà une glacière installée dans ce but.

Nous ne saurions, sans entrer dans de trop grands développements, décrire l'existence journalière des pêcheurs, quel que soit l'intérêt qui s'attacherait à cette description faisant mieux ressortir encore l'urgence des modifications nécessaires. Les rapports des médecins de la Marine insérés dans le recueil des *Archives de médecine navale* ont maintes fois retracé ce tableau, et il suffira de s'y reporter pour être édifié à cet égard.

3°. *Hygiène des navires pêcheurs.* — Hâtons-nous d'ajouter que, l'attention étant désormais attirée de ce côté, des efforts sont tentés pour remédier à un état de choses dont se préoccupent constamment désormais les pouvoirs publics et le ministère de la Marine en particulier : les armateurs sont aussi entrés dans cette voie.

Quelques progrès sont déjà réalisés relativement aux conditions hygiéniques sur les navires plus récents, et l'an dernier a été lancé à Saint-Malo un bâtiment, le trois-mâts *Raymond* (fig. 30), qui pourrait servir de modèle pour de semblables constructions :

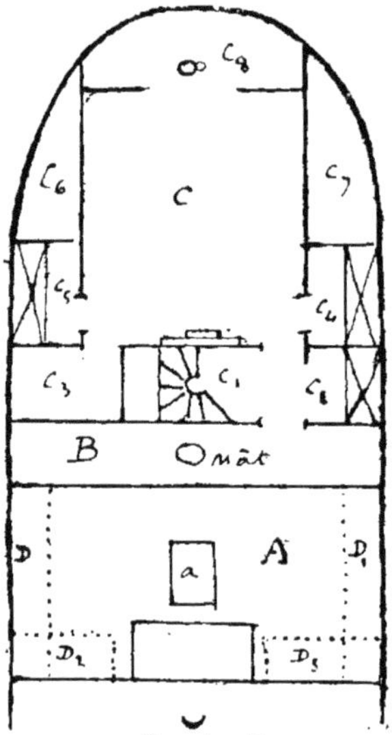

Le poste de l'équipage y est éclairé par une claire-voie et des hublots mobiles servant en même temps à l'aération ; dans ce poste, chauffé par un poêle, sont disposés des bancs et une table ; les logements des officiers situés à l'arrière, et, de même, bien éclairés et aérés, comportent de plus un carré et une antichambre ; sous ces logements sont installés les caisses à eau et le magasin des vivres, ainsi qu'une cambuse journalière indépendante. Des water-closets, au nombre de deux, sont placés sur le pont.

Fig. 30. — Trois-mâts terre-neuvien *Raymond*.

A, poste d'équipage avec claire-voie (a). — B, cambuse journalière. — C, carré. — C_1, antichambre. — C_2, C_3, C_4, C_5, chambres des principaux de l'équipage. — C_6, soute à biscuits. — C_7, soute à lignes. — C_8, soute à voiles. — D, D_1, D_2, D_3, cabines des matelots. Le poste de l'équipage est aéré par des hublots. Un appareil frigorifique pour conservation de la boëtte a été installé à bord. La soute à vivres est située au-dessous du carré. Les pièces à eau sont à l'arrière, sous les chambres, sur la dunette, et à bâbord sont installés les water-closets.

Cette goélette a été pourvue de voiles latines, plus faciles à manœuvrer, sans exposer les hommes à monter dans la mâture.

Les détails dans lesquels nous sommes entré en nous occupant des bâtiments de la mer du Nord nous permettront d'être brefs dans l'indication des améliorations à apporter à l'hygiène des goélettes de Terre-Neuve et d'Islande. Nous ne reviendrons pas sur les mesures déjà mentionnées relativement à l'éclairage et à l'aération des postes et des cabines, et au défectueux mode de couchage des marins, ni sur l'utilité de l'adoption du kapok pour remplacer la laine ou le varech dans ces couchettes ; mais nous insisterons particulièrement sur la nécessité absolue de pourvoir chaque homme d'une couchette spéciale et personnelle et sur le soin qui devrait être apporté au départ pour s'assurer du contenu des caissons à vêtements emportés par les marins, vêtements qui doivent être adaptés à la nature de la campagne.

Aux bottes pesantes de nos marins, les Américains ont substitué des bottes plus légères et tout aussi imperméables en caoutchouc, et cet exemple devrait être suivi, les risques se trouvant dans une certaine mesure amoindris en cas de chute à la mer.

Nous insisterons aussi sur la propreté indispensable à bord de ces navires et qui est partout trop négligée. Les primes accordées depuis 1896 et dont le taux varie de 100 à 200 francs avec prime spéciale de 500 francs accordée au capitaine dont le navire l'emporte sensiblement sur tous les autres, sont certainement un stimulant, mais non suffisant. Il semblerait possible cependant d'arriver à un résultat obtenu déjà par les Américains, dont les navires de pêche sont de véritables yachts. A proprement parler, nul n'est chargé de la propreté sur nos bâtiments. En théorie, ce soin concerne le mousse, déjà chargé de la cuisine, pour la préparation de laquelle il est du reste fort inexpérimenté.

Abstraction faite du côté moral de la question et du danger de placer un tout jeune enfant au contact constant d'hommes rudes, trop adonnés aux boissons spiritueuses, et susceptible lui-même de contracter de fâcheuses habitudes, côté moral envisagé par un grand nombre de commandants et de médecins de la Marine affectés à la division navale de Terre-Neuve et d'Islande, il y aurait intérêt à remplacer ce mousse par un cuisinier attitré, qui serait en même temps chargé de la propreté, et c'est ce qu'ont fait depuis longtemps les Américains et les Anglais.

Mais encore faudrait-il que l'entretien de cette propreté fût facilité par un nettoyage et même une désinfection complète du navire au désarmement, par l'emploi de peintures lavables, préférables encore au lait de chaux, par les soins apportés au préalable pour assurer l'étanchéité des parquets sur lesquels serait répandue de la sciure de bois permettant d'enlever plus aisément les détritus, qui sans cette précaution restent adhérents à ces parquets, le linoléum qui s'use très rapidement ne pouvant être recommandé sans occasionner de grandes dépenses.

Nous insisterons encore sur la nécessité de pendrilles en dehors des postes pour les vêtements cirés et sur le remplacement des caissons, si en honneur chez nos matelots, par des sacs qui seraient logés dans des casiers ajourés, comme cela a lieu sur les navires de guerre. Nous réclamerons énergiquement en outre une chambre d'isolement où un malade pourrait jouir du repos qui lui est nécessaire.

Le régime alimentaire trop peu varié serait susceptible de modifications ; les commandants et médecins de la division navale s'en sont vivement préoccupés et ont même dressé un tableau type de ration journalière que nous croyons utile de reproduire et qui mérite d'être pris en sérieuse considération (Voy. p. 304).

Tableau-type de ration journalière par homme officiellement proposé.

Denrées	Quantités	Observations
Porc salé ou Conserve de bœuf ou Viande fraîche (pendant les séjours sur rade et les deux premiers jours après le départ).	0kg,150 0kg,150 0kg,150	Sur les lieux de pêche, le repas du soir se composerait de têtes de morue et de tous poissons sous forme de soupe avec addition de graisse. Dans les traversées : de soupe à la graisse avec légumes et 1/2 ration de lard ou conserve de bœuf (endaubage).
Biscuit ou Pain frais (le plus souvent possible).	0kg,750 0kg,800	L'endaubage ne doit être mis dans la chaudière que lorsque les pommes de terre et les fayots sont cuits ; il ne doit pas y séjourner plus de dix minutes.
Pommes de terre ou Légumes frais ou Choux en fûts ou Légumes secs (fayots, pois secs) ou Riz	0kg,500 0kg,500 0kg,100	Les choux frais ou conservés dans le sel doivent être très cuits. Les légumes secs alterneront une ou deux fois par semaine avec les pommes de terre. Les fayots devront être trempés une dizaine d'heures dans l'eau avant la cuisson ; les pois secs, une ou deux heures.
Beurre	0kg,025	
Graisse de Normandie ou saindoux	0kg,045	
Cidre ou bière	0lit,50	
Vin	0lit,50	
Eau-de-vie. { En pêche En traversée	0lit,12 0lit,09	3 centil. au déjeuner dans le café ; 3 centil. au dîner dans le café ; 3 centil. au souper. En pêche, 3 autres centilitres dans infusion chaude de thé.
Sucre	0kg,050	
Café	0kg,030	
Thé (sur les lieux de pêche).	0kg,0025	
Supplément.		
Lait concentré	1 boîte par homme pour toute la campagne.	Lait et œufs doivent être conservés pour les malades.
Œufs (conservés dans du sel).	6 œufs par homme pour toute la campagne.	

Enfin l'alcool doit être plus parcimonieusement distribué ; s'il y eût quelques inconvénients à le supprimer d'une façon complète, la dose n'en devrait guère dépasser 10 centilitres par jour, toute surveillance étant exercée pour prévenir les fraudes au moment du départ et s'opposer aux approvisionnements particuliers pendant la durée de la campagne.

Les goélettes saint-pierraises, achetées pour la plupart aux Américains, sont en général plus propres que les goélettes métropolitaines. En raison sans doute des habitudes américaines qui se reflètent à bord, il y est fait un usage plus répandu et plus abondant des boissons chaudes.

Sur la côte de Terre-Neuve, au French shore, existaient des installations, en bois, dits chauffauds, pour la préparation et la sécherie de la morue. Les graviers venus de France, considérés comme embarqués, y vivaient à terre dans des conditions un peu analogues aux marins de nos côtes bretonnes, mais certainement meilleures que celles des marins embarqués, les travaux étant moins pénibles et l'alimentation meilleure et variée par des vivres frais. Un officier de santé était chargé du service médical des baies. En vertu de récents traités, ces chauffauds sont appelés à disparaître, et nous ne les signalons ici que pour mémoire, quelques-uns existant encore actuellement.

4° ***Soins médicaux***. — En outre des soins qu'ils reçoivent à bord,

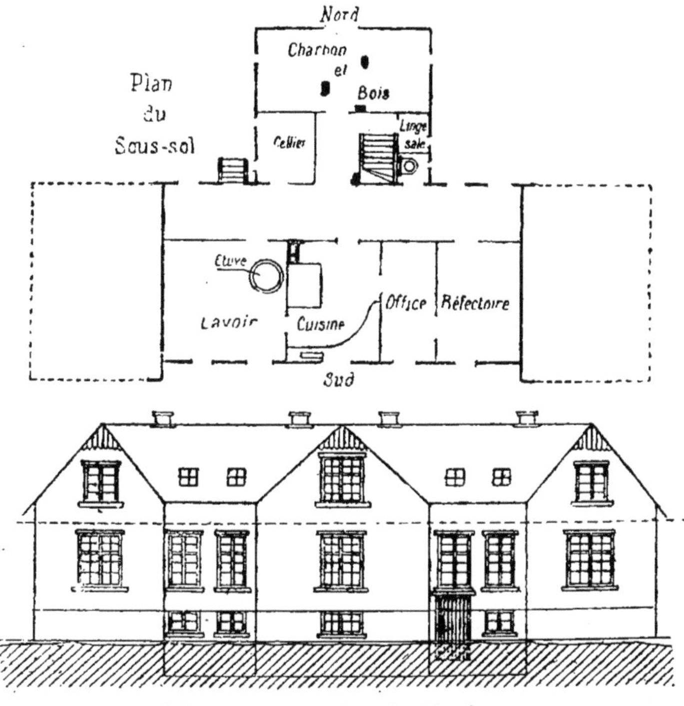

Fig. 31. — Hôpital français de la Société dunkerquoise de Reykiavick.

où, pour les raisons que nous avons indiquées, ils restent souvent trop longtemps maintenus dans une situation précaire, les marins pêcheurs malades ou blessés sont secourus par les navires des stations navales, par le navire hôpital des Œuvres de mer et peuvent être hospitalisés.

1° *Islande*. — L'Islande offre sous ce rapport des ressources plus nombreuses que Terre-Neuve. Nous y trouvons en effet (1) :

(1) Fallier, *Archives de médecine navale*, mars 1903.

1° A Reykiavick deux hôpitaux : l'un, dit des Sœurs de Saint-Joseph de Chambéry, comportant 40 lits et pouvant en contenir 50 avec salle d'opérations suffisamment bien aménagée et, en outre, deux grandes salles à galeries vitrées exposées au midi et plus spécialement destinées au traitement des tuberculeux ; l'autre, nouvel hôpital français de

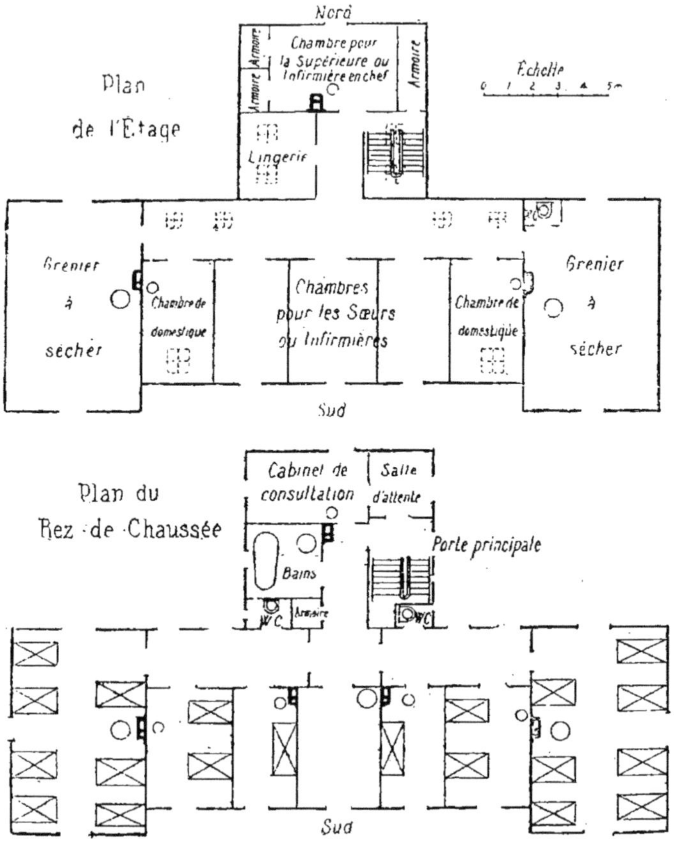

Fig. 32. — Nouvel hôpital français de la Société dunkerquoise de Reykiavick.

la Société dunkerquoise, dont les plans ci-joints indiqueront les dispositions (fig. 31 et 32) ;

2° A Faskrudsfjord, un hôpital tenu par les Sœurs de Saint-Joseph de Chambéry, mais souvent inaccessible, vu la persistance des glaces au printemps sur la côte orientale d'Islande, et un hôpital français élevé par la Société dunkerquoise et comprenant 20 lits, protégé des vents froids du nord, pourvu d'eau en abondance, très accessible à l'aide d'un wharf et situé dans un fjord très fréquenté par les pêcheurs.

A Faskrudsfjord, la Société des Œuvres de mer a fondé un établissement assez vaste pour loger au besoin pendant quelques jours tout un équipage naufragé et dans lequel les marins trouvent un refuge avec salles de jeux, de correspondance et journaux (fig. 33);

3° Toujours sur la côte est, à Seydisfjord, un hôpital islandais, situé au fond d'un fjord étroit et, pou rcette raison, peu fréquenté, malgré son aménagement assez confortable (fig. 34);

4° Sur la côte nord, les hôpitaux islandais de Vopnafjord et d'Akureyri, peu utilisés;

5° Sur la côte ouest, celui d'Isafjord, rappelant, avec des dimensions plus restreintes, celui de Seydisfjord, et enfin celui de

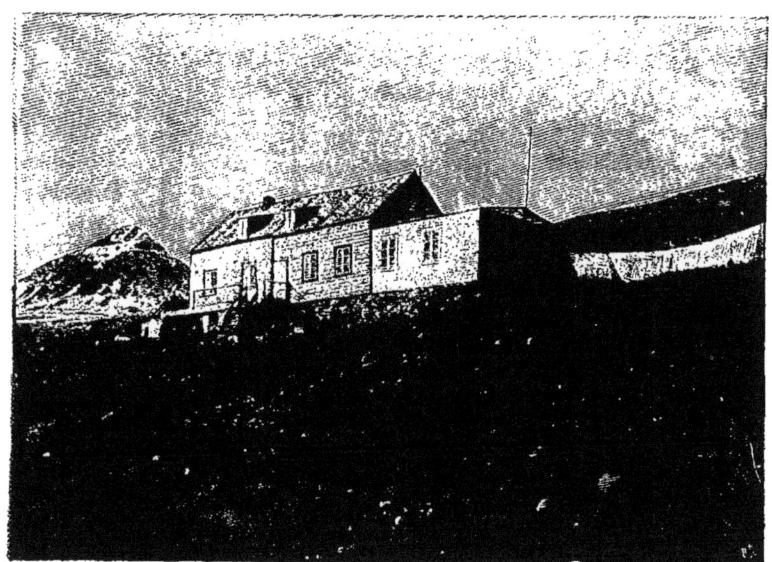

Fig. 33. — Maison des marins à Faskrudsfjord (Société des Œuvres de mer).

Patricksfjord, ouvert depuis 1902 et qui ne comporte que 16 lits (fig. 35 et 36).

Sur la côte sud, il n'existe aucun hôpital, et tous les rapports des médecins de la division navale s'accordent à considérer comme très utile la création d'un hôpital aux îles Westmann, autour desquelles s'effectue jusqu'en mai la première période de la pêche ; un malade grave ne peut, sur cette côte, être soigné que chez l'habitant.

2° *Terre-Neuve.* — A Terre-Neuve, les marins sont traités soit à l'hôpital militaire dirigé autrefois par les médecins de la Marine et maintenant par les médecins coloniaux, soit dans une clinique privée. Seuls ces deux hôpitaux dressent une statistique qui ne peut malheureusement pas donner une idée de la morbidité et de la mortalité des pêcheurs de Terre-Neuve, un grand nombre de malades étant conservés à bord, et les inscrits dont il s'agit ne pouvant guère être

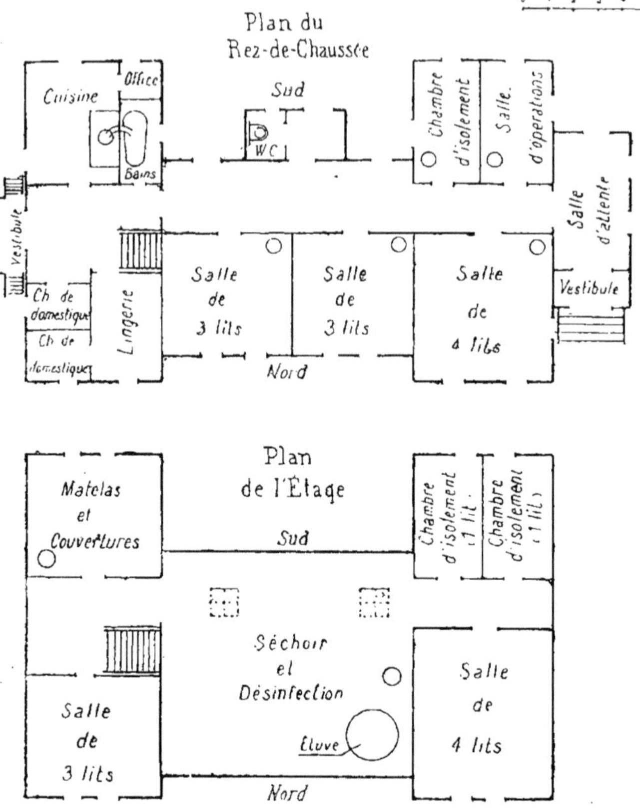

Fig. 34. — Hôpital de Seydisfjord.

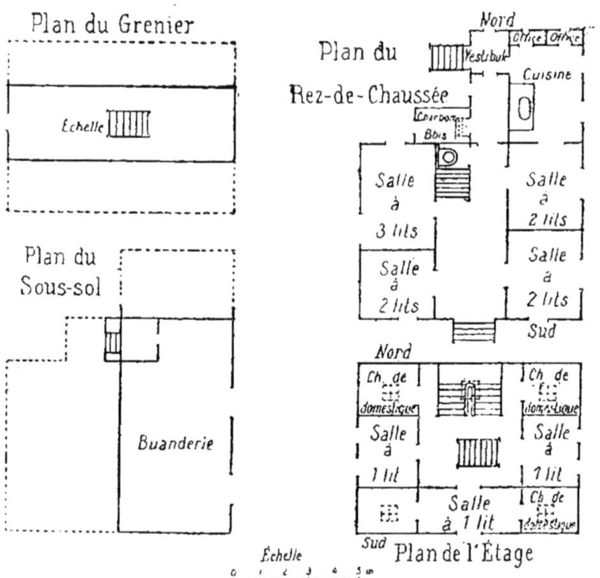

Fig. 35. — Hôpital de Patricksfjord.

suivis, non plus que ceux qui proviennent d'Islande, à leur rentrée en France. Cette morbidité et cette mortalité sont cependant consi-

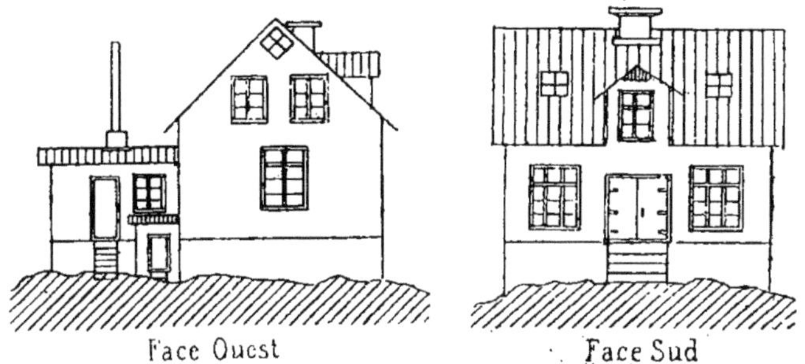

Fig. 36. — Hôpital de Patricksfjord.

dérables, comme nous l'avons déjà fait ressortir et comme nous nous réservons de l'établir ultérieurement.

III. — LE NAVIRE ET SA CARGAISON.

I. — MATÉRIAUX DE CONSTRUCTION DES NAVIRES.

Nous avons intentionnellement rejeté à la fin de cette étude l'examen des divers éléments rentrant dans la composition du navire et pouvant intéresser l'hygiène.

Si un certain nombre de bâtiments du commerce sont actuellement construits en fer ou en acier, tels les paquebots et les longs courriers, il en est encore beaucoup qui sont construits exclusivement en bois. A côté d'avantages incontestables, le métal offre des inconvénients : l'humidité s'y condense plus facilement, et le chauffage, non employé partout, ne suffit pas toujours pour la combattre : les couchettes devraient, pour cette raison, être garanties obligatoirement de la coque métallique par un revêtement en bois. En outre, le métal s'échauffe rapidement, et les navires de commerce ne possèdent pas, dans tous les cas, les rideaux de carène si utilement employés à bord des navires de guerre ; de plus, le fer absorbe l'oxygène de l'air ; mais, sur les bâtiments de commerce, il n'existe guère, comme sur les bâtiments de guerre, d'espaces clos d'aération difficile, où il y ait lieu de redouter une anoxhémie imputable à cette cause; enfin il est très sonore.

Quelle que soit la nature de la coque et de ses parties essentielles, le bois entre toujours pour une large part dans la construction et les aménagements du navire de commerce. A bord des paquebots, les ponts sont en bois de teck dur, résistant, incorruptible et ne se fendant pas au soleil ; sur d'autres navires, ils sont en chêne, en pin ou en sapin : le premier résiste bien aux parasites animaux et ne fermente guère ; mais, comme les derniers, il conserve l'humidité ; les joints sont calfatés à l'étoupe, parfois mais non toujours recouverte de brai ; lorsque cette précaution n'est pas prise, cette étoupe est susceptible de subir elle-même des fermentations, surtout lorsque les parquets humides sont imprégnés de détritus de toutes sortes, comme cela a lieu dans les postes de l'équipage des bateaux pêcheurs.

A part le fer et le bois, les autres matériaux entrant dans la composition du navire ne donnent pas lieu à des considérations importantes relativement à l'hygiène ; en dehors des machines, le cuivre est plutôt employé pour l'ornementation ; le plomb et l'étain sont en proportions minimes, et, si quelques cas d'intoxication saturnine ont été notés à bord des navires de commerce, il faut plutôt en incriminer le matériel de cuisine et l'emploi des conserves.

A bord des paquebots, les peintures sont lavables, laquées ; le blanc de zinc s'est substitué presque complètement au blanc de céruse, et le plomb ne s'emploie guère qu'à l'état de minium pour les joints de la machine, et de peinture pour recouvrir les pièces métalliques : ces produits peuvent être nuisibles pour ceux qui les appliquent, mais ne le sont guère pour l'équipage même du navire. Sur les navires de moindre importance, et en particulier sur les bateaux pêcheurs, les parois des portes sont recouvertes d'un badigeonnage à la chaux, qui serait parfait s'il était plus fréquemment renouvelé, car il disparaît rapidement.

Sur les navires de guerre, la voilure n'existe plus, à proprement parler, et l'antique filin n'a plus que des usages restreints et très limités ; sur les navires de commerce, il n'en est pas de même : les longs courriers et les bateaux pêcheurs sont abondamment pourvus de matières textiles, voiles fabriquées avec du lin, du chanvre, du phormium tenax, cordages de toutes dimensions ; sur les grands navires, la mâture est métallique ; beaucoup de manœuvres sont des filins d'acier ; mais, là comme sur ceux de plus petit tonnage, des voiles déchirées dans un grain sont parfois remises en soute étant encore humides, s'aigrissent et dégagent alors des odeurs nauséabondes. Ces émanations s'ajoutent à celles qui peuvent provenir des détritus animaux entraînés par les chaînes de l'ancre reposant sur des fonds vaseux, lorsque l'on ne prend pas le soin de laver à la lance ces chaînes avant de les rentrer à bord, et contribuent avec celles de la cale, non toujours soigneusement purgée et assainie sur les petits navires, à altérer l'atmosphère intérieure de ces bâtiments insuffisamment ventilés.

Nous devons encore tenir compte des matières grasses et oléonaphtes, étendues sur les parties métalliques des machines des bateaux à vapeur, et des risques d'incendie pouvant résulter de la combustion spontanée des étoupes ou chiffons employés pour cette opération ; plusieurs sinistres se sont produits de la sorte.

II. — CHARGEMENTS.

Sur les navires de guerre, et sauf les cas où ces navires sont utilisés comme transports, il n'existe point, à proprement parler, de chargement en dehors du matériel de combat, et il est pris des précautions spéciales relativement aux projectiles et matières explosibles, logés dans des soutes dont la ventilation est soigneusement surveillée et où l'on s'efforce d'éviter le maintien de températures trop élevées.

Sur les navires de commerce, il n'en est pas ainsi : nombre de matières insalubres et dangereuses peuvent y être accumulées, exerçant une influence qui peut être fâcheuse sur la santé des équipages. Nous ne saurions les passer toutes en revue, mais nous croyons cependant devoir en signaler quelques-unes.

Le lest n'est pas absolument indifférent : sur les navires de guerre, on fait usage de masses métalliques lisses; sur certains navires de commerce, on emploie volontiers n'importe quelles matières : pierres humides grossièrement concassées et imprégnées de résidus variés, matériaux provenant de démolitions. Sans vouloir faire revivre l'ancien marais nautique de Fonssagrives, nous croyons devoir signaler les inconvénients qui peuvent résulter de cette manière de faire.

La houille employée comme combustible dégage des gaz inflammables et susceptibles de produire des asphyxies; les produits animaux : fumiers, guanos, peaux, cuirs, graisses, ont parfois occasionné le développement de maladies à caractère typhique; les produits végétaux, fourrages, laines, crins, graines, telles que blés et arachides, sont susceptibles de putréfaction; les matières textiles provenant de pays où règnent des maladies pestilentielles peuvent donner abri à des germes infectieux et devraient toujours être isolées dans des soutes soigneusement fermées; les chargements de nitrates opérés par les longs-courriers entretiennent à bord une humidité qui imprègne les cales et les soutes, exposant les approvisionnements de denrées alimentaires à des altérations qui ont été, dans certaines circonstances, la cause d'épidémies.

Il en est de même à bord des navires effectuant la grande pêche, du chargement de sel nécessaire à la préparation des morues et de l'entassement dans la cale de ces morues salées elles-mêmes; le sel imprègne toutes les parties du navire, entretenant partout une constante humidité contre laquelle les précautions prises sont notoirement insuffisantes.

Au nombre des matières particulièrement dangereuses, nous devons citer le mercure, nocif par ses émanations, le chaux vive en raison des dangers qu'elle peut faire courir au navire en provoquant l'inflammation du bois au contact de l'eau, les alcools, éthers, pétroles, les acides, le carbure de calcium. Des règlements prescrivent d'ailleurs les mesures de préservation à prendre dans chacun de ces cas particuliers, vases clos, citernes, bonbonnes, et prévoient les locaux où ces substances, nuisibles par leurs émanations ou par leurs propriétés diverses, pouvant s'enflammer ou amener des sinistres, doivent être déposées.

Il n'est pas sans intérêt de reproduire cette réglementation, qui vise particulièrement les matières dites dangereuses, mais qui a peut-être trop négligé les marchandises insalubres dont il n'est guère fait mention que dans le décret du 4 janvier 1896 portant réglementation générale de police sanitaire maritime.

Ce dernier décret, dont nous n'avons point l'intention de nous occuper ici, la question importante qu'il a pour objectif devant être traitée dans une autre partie de cet ouvrage (1) avec les développements qu'elle comporte, concerne surtout la préservation de la santé publique contre l'invasion des maladies pestilentielles exotiques, et la contagion provenant d'autres maladies graves transmissibles et importables, notamment le typhus et la variole, pouvant être exceptionnellement l'objet de précautions spéciales. Les diverses marchandises embarquées à bord des navires n'y sont mentionnées qu'au point de vue des contaminations possibles et des désinfections qui peuvent leur être imposées, mais non point au point de vue des dangers qu'elles sont susceptibles de faire courir par elles-mêmes au personnel embarqué; il y est bien question des peaux brutes fraîches ou sèches, des crins, des débris d'animaux, des chiffons et des drilles; mais les mesures préservatrices prescrites à leur endroit s'appliquent uniquement au cas où le navire à bord duquel ces matières étaient emmagasinées doit être considéré comme suspect.

Le seul décret où se retrouve l'idée d'une préservation de l'équipage est celui du 1er décembre 1893, relatif à la réglementation de l'arrimage des marchandises à bord des navires de commerce. Ce décret vise surtout la bonne conservation de ces marchandises, mais il renferme cependant des articles qui, indirectement, constituent des mesures hygiéniques auxquelles il y a lieu d'applaudir : ainsi il est prescrit de réserver un emplacement séparé pour les marchandises dégageant des émanations, telles que certaines essences végétales ou minérales, de saturer de saumure les cuirs salés, de tenir les panneaux solidement fermés, recouverts de deux prélarts fixés d'une façon rigide contre les hiloires, soit en les clouant, soit en les maintenant par des tringles.

Il y aurait tout intérêt à ce que ce décret fût complété par une réglementation spéciale, concernant l'arrimage et l'emmagasinement à bord des navires des marchandises insalubres dont la nomenclature devrait être établie, comme l'a été celle des marchandises qualifiées dangereuses.

(1) Voy. Prophylaxie générale. *Traité d'hygiène*, fascicule XVII.

Toute matière pouvant occasionner, par elle-même ou par les fermentations dont elle est susceptible, des dangers d'insalubrité, devrait être logée dans des récipients nettement déterminés ou dans des compartiments clos qui, au moment du déchargement, ne seraient ouverts qu'avec précaution. Il existe, de ce fait, dans la législation relative à la marine du commerce, une lacune que nous croyons devoir signaler et qui doit être comblée.

Le décret du 12 août 1874 a indiqué la nomenclature des matières dangereuses pouvant donner lieu soit à des explosions, soit à des incendies, et celui du 8 septembre de la même année a prescrit les mesures à prendre pour l'embarquement et le débarquement de ces matières, qui sont, du reste, divisées en deux catégories :

1° Matières explosibles ou très dangereuses dont le transport exige les plus grandes précautions :

Nitroglycérine, dynamite, picrates, coton-poudre, coton azotique (pour collodion), fulminates purs ou mélangés, amorces, mélange de chlorate et d'une matière combustible, poudres et cartouches de guerre, de chasse et de mine, pièces d'artifices, mèches de mineurs, quand ces mèches sont munies d'amorces ou d'autres moyens d'inflammation ;

2° Matières inflammables et comburantes ou moins dangereuses, mais dont il importe cependant de soumettre le transport à des précautions spéciales :

Phosphore, allumettes, sulfure de carbone, éther, collodion liquide, huiles brutes de pétrole, de schiste, de boghead, de résine, essences et huiles lampantes de pétrole, schiste, boghead, résine, essences de houille, benzine, toluène, acide nitrique monohydraté.

Toutes les matières de la première catégorie doivent être désignées par des marques de couleur rouge tracées au pinceau en couleur à l'huile ou formées d'une peau en étoffe solide quelconque et apposées sur chacune des six surfaces des caisses les contenant. Des marques de couleur verte doivent désigner celles de la seconde catégorie.

Si les matières sont contenues dans des fûts, tonnes, bonbonnes ou flacons emballés ou non dans des paniers, ces marques seront apposées sur les quatre points opposés et symétriques des récipients.

Le décret du 8 septembre 1874 a prescrit les mesures à prendre pour l'embarquement et le débarquement de ces marchandises dangereuses dans les ports de commerce et les déclarations à faire par le capitaine du navire sur lequel elles sont embarquées. Des arrêtés préfectoraux approuvés par le ministre des Travaux publics assignent du reste, dans chaque port, la place réservée à ces navires, qui doivent arborer comme marque distinctive un pavillon rouge.

Une ceinture de barrages isolateurs établie aux frais de l'armateur doit entourer, dans des conditions fixées par ce décret, tout navire chargé de matières dangereuses et mouillé dans un port ; les chargements et déchargements de ces matières ne peuvent se faire, après autorisation écrite d'un officier du port, que de jour, sur des quais ou portions de quai désignés à cet effet, et à l'aide d'embarcations distinguées, comme le navire, par un pavillon rouge et dont la construction et l'agencement sont déterminés dans chaque port par un arrêté préfectoral approuvé par le ministre des Travaux publics.

Les essences doivent être contenues dans des vases métalliques exactement fermés ou dans des fûts cerclés en fer, l'usage des bonbonnes en verre ou en grès, même protégées par un revêtement extérieur, demeurant formellement interdit.

Il est expressément défendu de faire usage de feu, de lumières ou d'allumettes, ainsi que de fumer à bord des navires et sur les allèges employés au transport des matières dangereuses, de même que sur les quais où s'opèrent le chargement et le déchargement.

Tout navire de l'espèce reçoit à ses frais un gardien spécial désigné par les officiers du port pendant toute la durée de son séjour, et le même gardiennage permanent s'exerce sur les allèges et sur les quais de dépôt pendant la manutention des marchandises.

Enfin les entrepôts ou magasins de marchandises dangereuses établis sur des terrains dépendant du port ou y attenant sont soumis à des dispositions spéciales déterminées par des arrêtés préfectoraux approuvés par le ministre des Travaux publics.

Des dérogations peuvent du reste être admises, dans certains cas, aux dispositions de ce décret, lorsqu'il s'agit de navires chargés de petites quantités de matières dangereuses ou de marchandises qui, à raison de circonstances locales, exigeraient moins de précautions.

Des mesures du même ordre ont été prescrites par le décret du 31 juillet 1875 pour le transport, par eau et par les voies navigables intérieures, des matières dangereuses.

Tout bâtiment chargé de ces matières doit avoir à bord au moins deux personnes pour le diriger, arborer un pavillon rouge, et ne peut naviguer que de jour dans les villes, les ports et les biefs contenant une agglomération de bateaux ou de trains de bois. Ces bâtiments sont soumis aux mêmes formalités que ceux qui séjournent dans les ports de commerce relativement à leurs mouillages, à leurs chargements et déchargements.

Les marchandises dont il s'agit doivent être arrimées dans des compartiments isolés du reste de la cargaison, tenues à l'abri du soleil et revêtues d'une couche de sable de $0^m,20$ d'épaisseur.

Dans les cas où ces dispositions n'auraient pas été prises, il est interdit de faire du feu à bord, même pour la préparation des aliments, de fumer, et les seules lumières permises sont les lanternes réglementaires.

L'agent le plus proche de la navigation doit recevoir la déclaration de l'heure fixée pour le départ du bâtiment, de la nature et de la quantité des marchandises dangereuses embarquées, lorsque le chargement a été opéré en France ; il doit de plus être informé de l'itinéraire qui doit être suivi et des relâches prévues jusqu'à destination.

Si le bâtiment a été chargé à l'étranger, notification de la nature du chargement doit être faite à l'éclusier ou à l'agent de navigation le plus proche lors de l'arrivée en France.

Enfin, nous ne saurions passer sous silence les dangers inhérents à l'entassement humain, en particulier sur les navires d'émigrants et sur ceux qui transportent les marins à Terre-Neuve : nous avons indiqué les mesures déjà prises et celles qu'il y aurait encore lieu de prendre pour prévenir le retour des épidémies trop souvent constatées et imputables à l'agglomération d'un trop grand nombre de passagers dans des espaces restreints où les conditions hygiéniques sont par ailleurs fort défectueuses.

Si la Marine marchande s'enrichit d'unités nouvelles à l'apparition desquelles l'hygiène ne peut qu'applaudir, si les grandes compagnies de navigation construisent d'immenses paquebots de 190 mètres de long comme *la Provence* récemment lancée, véritable ville flottante pouvant donner asile, en outre des 425 personnes qui constituent son effectif, à 1937 passagers auxquels elle assure toute la sécurité et tout le confort que l'on est en droit d'exiger, il faut que ce mouvement de progrès se manifeste pour les navires de moindre tonnage et en particulier pour les navires pêcheurs qui, plus que tous les autres, méritent à tous égards d'attirer l'attention.

III. — MESURES DE PRÉSERVATION A PRENDRE A BORD DES NAVIRES DE COMMERCE.

Tout navire ayant fait campagne devrait être l'objet d'un nettoyage et souvent même d'une désinfection complète, et il serait désirable que les commissions d'examen prissent à cet égard toutes mesures utiles. Si, pour les bâtiments appartenant aux grandes compagnies de navigation, pour les paquebots effectuant les transports de passagers, il est procédé, au retour en France, à des réfections et à des désinfections lorsque les circonstances l'exigent, les navires de plus petit tonnage, appartenant à des armateurs, sont moins privilégiés, et les marins embarqués sont exposés à des dangers de contamination auxquels ils devraient obligatoirement être soustraits, fièvre typhoïde et tuberculose en particulier, béribéri à bord des navires d'immigrants naviguant dans des zones déterminées.

Cette désinfection s'impose d'une façon urgente pour les navires pêcheurs où les hommes vivent en continuelle promiscuité, les malades n'étant même pas isolés et leurs cabines pouvant être réoccupées sans avoir été assainies : la loi de 1902 relative à la protection sur la santé publique est du reste aussi bien applicable aux navires qu'aux habitations privées et ne semble pas comporter d'exceptions. Ces navires devraient être repeints, badigeonnés à nouveau après désinfection.

Il n'entre pas dans notre plan d'étudier les divers procédés qui peuvent être mis en usage dans les différents cas, les modes d'assainissement de la cale et des locaux, non plus que les moyens de détruire les rats à bord des navires rentrant en France après avoir visité des régions suspectes ; pour les bateaux pêcheurs, la combustion du soufre offrirait des garanties suffisantes sans entraîner de grandes dépenses pour les armateurs.

Nous ne reviendrons pas sur l'intérêt majeur qui s'attache à la visite médicale individuelle précédant tout engagement ; un grand nombre de marins réformés du service militaire demandent à la navigation commerciale les ressources indispensables pour pourvoir à leur subsistance, et, lorsque la réforme a été prononcée pour tuberculose, il s'introduit ainsi à bord des navires des éléments de contagion. Chez ces tuberculeux placés dans des conditions hygiéniques trop souvent défectueuses, la maladie s'aggrave rapidement, mais elle risque aussi de se propager dans l'équipage avec lequel il vit dans les conditions que nous avons indiquées. A bord des navires appartenant aux grandes compagnies, grâce à la sélection faite, le mal est peu à redouter, mais il est réel sur les bâtiments à bord desquels il n'est exigé aucun examen médical avant le départ. Prescrire sur ces bâtiments la profusion des crachoirs antiseptiques serait actuellement une utopie : là où il n'existe même pas de poulaines, le crachoir serait considéré comme un appareil encombrant et qui resterait sans emploi.

Pendant le cours du voyage, les capitaines devraient constamment veiller à la propreté du navire et à la propreté individuelle ; mais nous avons fait ressortir les difficultés qui surgissent dans la pratique pour arriver à ce résultat. Nous croyons cependant devoir signaler les gamelles vraiment trop primitives des marins du commerce embarqués sur les petits navires, gamelles dont le lavage est mal assuré et qui sont trop souvent simplement essuyées à l'aide d'un bouchon d'étoupe. Le charnier à suçoirs devrait être partout proscrit.

A bord des navires de commerce, les marins ne sont point exposés aux bruits qui, même la nuit au moment des changements de quart, peuvent troubler le sommeil sur les navires de guerre et, comme sur ces derniers, l'ouïe ne saurait en être fâcheusement influencée ; il n'en est pas absolument de même de l'acuité visuelle, étant donné le mode d'éclairage trop rudimentaire de certains postes d'équipage et le peu de précautions prises pour protéger les yeux.

Le marin n'est guère enclin à la nostalgie ; habitué dès sa plus tendre enfance à l'idée des longues séparations, il accepte, sans trop en souffrir moralement, les obligations inhérentes à sa profession; il est cependant du devoir des capitaines d'occuper et de distraire les équipages pendant les traversées et les intervalles des heures de travail. Il serait à désirer que, en dehors des jeux, existât à bord de tous les navires une bibliothèque composée de livres appropriés à l'intelligence des lecteurs.

Des précautions spéciales doivent être prises lorsque, en raison de ses opérations commerciales, un navire se trouve amené à séjourner dans des localités où règne une maladie pestilentielle. A son retour en France et dans les conditions déterminées par le règlement général de police sanitaire du 4 janvier 1896, ce navire peut, dans ce cas, être l'objet de mesures particulières que nous ne voulons pas examiner, ces questions ne rentrant pas dans les limites du cadre où nous devons nous restreindre; mais, en dehors des contaminations possibles par suite de maladies pestilentielles exotiques, il est d'autres affections évitables dont il y aurait le plus grand intérêt à se préoccuper.

Frappée des lacunes qui existent dans notre législation relativement à la protection de la santé des équipages embarqués sur les bâtiments du commerce, et animée du désir de les combler, la Commission permanente de préservation contre la tuberculose, instituée par décret du 11 juillet 1903 et présidée par M. Léon Bourgeois, nous invita, à la suite de la discussion du rapport que nous avons eu l'honneur de lui soumettre dans ses séances du mois de juin 1905, à préparer et à lui soumettre un projet de règlement sanitaire visant la marine marchande naviguant au long cours.

Cette commission s'était particulièrement émue de l'absence de toute mesure prophylactique à bord de certains bâtiments de la marine marchande, notamment sur les navires affectés aux grandes pêches, et de la mortalité considérable des marins qui y sont embarqués. Dépassant les limites de ses attributions, elle estima qu'il était de son devoir de faire une tentative pour remédier à un si déplorable état de choses, en ne se bornant pas uniquement à la préservation contre la tuberculose.

Le présent projet de réglementation sanitaire, examiné d'abord par la sous-commission des milieux collectifs présidée par le professeur Brouardel, fut adopté à l'unanimité par la Commission permanente de préservation contre la tuberculose siégeant au ministère de l'Intérieur; cette réglementation compléterait utilement le règlement sanitaire maritime que M. Léon Bourgeois, alors président du Conseil des ministres, soumettait le 4 janvier 1896 à l'approbation de M. le Président de la République; le règlement actuellement en vigueur résume les règles d'hygiène qui doivent être imposées à la navigation et qu'il y a lieu d'appliquer à la marine marchande sans y apporter aucune modification.

Bien que certains articles de ce dernier règlement, notamment les articles 1 et 31, concernent les mesures à prendre contre les maladies non exotiques, ces articles ne sont pas suffisants pour en assurer la préservation; les ravages causés par la tuberculose et par certaines autres maladies évitables sont plus graves encore que ceux causés par les maladies exotiques, et il est urgent et indispensable de leur opposer des mesures aussi efficaces que celles établies par les diverses nations à l'égard des maladies pestilentielles.

IV. — PROJET DE RÈGLEMENT SANITAIRE POUR LA MARINE MARCHANDE NAVIGUANT AU LONG COURS.

Titre I. — **Objet du règlement.**

Article premier. — Les mesures de prophylaxie sanitaire suivantes sont édictées contre certaines maladies graves, non d'origine exotique, tuberculose, fièvre typhoïde, maladies typhiques ou d'origine alimentaire résultant de l'hygiène défectueuse ou de l'encombrement des navires.

Des mesures complémentaires de précaution peuvent toujours être prises envers un navire dont les conditions hygiéniques sont jugées dangereuses par l'autorité sanitaire.

Titre II. — **Mesures à prendre pendant l'armement.**

Art. 2. — L'autorité sanitaire procède à la visite du navire avant le chargement, exigeant tous renseignements utiles concernant l'aménagement, la propreté des diverses parties du navire et du matériel embarqué, la qualité de l'eau potable et les moyens de la conserver et de la distribuer, la nature des vivres et des boissons, l'état de la pharmacie, et en général les conditions hygiéniques du personnel et du matériel.

Art. 3. — Sur tout navire, il doit être prévu un hamac ou une couchette pour chaque homme embarqué; une surface minima de $1^m,90$ de long sur $0^m,60$ de largeur et $1^m,66$ de hauteur est réservée pour chaque hamac ou couchette.

Art. 4. — Le poste de l'équipage, suffisamment aéré et ventilé, est pourvu d'un poêle, qui ne pourra pas être à combustion lente sur tous les navires appelés à séjourner dans des régions froides et humides (parages de Terre-Neuve et d'Islande en particulier).

Des casiers sont aménagés pour recevoir les vêtements de chacun des hommes de l'équipage; un local, situé hors du poste, sera disposé pour y suspendre les vêtements cirés et mouillés.

Art. 5. — Des compartiments spéciaux pour l'arrimage des vivres sont prévus dans des conditions telles que la conservation des denrées soit assurée.

Art. 6. — Les réservoirs d'eau douce doivent se fermer hermétiquement; ils doivent être dépourvus de tout suçoir, appareil absolument prohibé à bord de tout navire; ils doivent contenir un approvisionnement suffisant pour l'alimentation, la toilette et le lavage du linge de l'équipage.

Art. 7. — Les lieux d'aisances sont obligatoires ; ils seront placés sur le pont et devront pouvoir être facilement lavés à grande eau et désinfectés.

Art. 8. — Tout navire est pourvu des médicaments, désinfectants et objets nécessaires aux soins des malades et d'une instruction relative à leur emploi.

Tous ces articles doivent être conservés dans un compartiment spécial et sous clé.

Un règlement revisable fixe la nature et la quantité des médicaments à embarquer pour chaque campagne.

Titre III. — **Mesures à prendre avant le départ.**

Art. 9. — L'autorité sanitaire, par une inspection passée à bord, s'assure que les conditions déterminées par les articles 4, 5, 6, 7 et 8 sont bien remplies, que l'eau potable embarquée est de bonne qualité, qu'aucune désinfection complémentaire de tout ou partie du bâtiment est nécessaire.

Art. 10. — Elle exige les vérifications utiles concernant :

a) La quantité d'alcool embarqué, lequel ne doit pas dépasser 35° et dont l'approvisionnement sera au plus de 10 centilitres par homme et par jour ;

b) L'approvisionnement des matières alimentaires et notamment des matières grasses destinées aux équipages faisant campagne dans les régions froides et humides (parages de Terre-Neuve et d'Islande) ;

c) L'approvisionnement en sucre et en café, qui, dans les mêmes conditions, doit être de 60 grammes de sucre et 40 grammes de café par jour et par homme.

(Un cuisinier devra être chargé spécialement de la cuisine et des soins de propreté du poste de l'équipage.)

Art. 11. — Elle s'assure en outre qu'aucun homme atteint de maladie transmissible ou contagieuse ou hors d'état de faire campagne n'est inscrit sur le rôle de l'équipage.

Art. 12. — Les permis nécessaires pour prendre la mer ne sont délivrés par les autorités du port et par la douane que sur le vu d'une licence remise par l'autorité sanitaire.

Titre IV. — **Mesures à prendre pendant la traversée.**

Art. 13. — Le poste de l'équipage est nettoyé chaque jour et tenu dans un état de propreté parfaite ; il en est de même des lieux d'aisances, qui doivent être deux fois par jour lavés et désinfectés.

Art. 14. — Des crachoirs en nombre suffisant seront, dans toutes les parties du navire, mis à la disposition de l'équipage et des passagers, à qui il est interdit de cracher sur les ponts ou sur les parois du navire.

Art. 15. — Tout tuberculeux qui tousse et qui crache doit, autant que possible, être logé dans un local séparé, son linge recueilli à part et désinfecté. Une cabine occupée par un tuberculeux doit être désinfectée d'une façon complète, et la literie passée à l'étuve, avant d'être affectée à un autre passager.

Art. 16. — Tout décès survenu pendant la campagne est mentionné en face du nom du décédé sur le rôle de l'équipage visé par l'autorité du port de départ et sur le journal du bord où seront inscrites, en regard du nom du décédé, la cause présumée du décès et la date où il s'est produit.

Titre V. — **Mesures à prendre à l'arrivée.**

Art. 17. — Après chaque campagne, il est procédé à la désinfection complète du navire, du linge de corps, des draps, couvertures, objets de literie.

Art. 18. — L'autorité sanitaire a tout pouvoir pour faire exécuter ces désinfections.

Titre VI. — **Pénalités.**

Art. 19. — Tout capitaine convaincu de ne pas s'être conformé aux prescriptions du présent règlement est condamné à une amende de 50 à 200 francs.

Si une nouvelle infraction est commise dans le délai de cinq ans, l'amende est de 500 à 2 000 francs.

La Commission permanente de préservation contre la tuberculose a émis l'avis que les sommes ainsi perçues devaient être consacrées à l'entretien d'œuvres ayant comme objectif la préservation contre la tuberculose.

Considérant que les commissions de visite réglementaires n'exercent effectivement leur action que pendant la période de l'armement et avant le départ des navires, et qu'elles n'exercent guère de contrôle à l'arrivée en France, elle a cru devoir compléter comme suit l'article 18 :

La Commission d'examen devra se transporter à bord, à l'arrivée au port de retour, pour vérifier l'état du bâtiment au point de vue sanitaire et se faire rendre compte de l'exécution des diverses prescriptions du présent règlement au cours de la campagne. Elle devra interroger obligatoirement les hommes de l'équipage, ou un délégué spécialement désigné par eux, sur les conditions d'observation du règlement sanitaire à bord.

Elle a de plus exprimé le vœu que dans le projet de loi déposé par M. Pelletan et relatif à la composition des commissions de visite fussent ajoutés à la liste proposée le directeur du Service sanitaire et un délégué élu par les inscrits : l'hygiène ne saurait qu'applaudir à la réalisation de ces vœux, qui, tout en assurant la complète indépendance et la compétence de ces commissions, augmenterait en même temps leurs attributions et permettrait un contrôle sérieux qui fait actuellement défaut.

Le projet de règlement que nous venons de reproduire ne saurait avoir d'effet réellement utile que si les intéressés eux-mêmes demeurent pénétrés de l'importance de ses différents articles. Il paraît donc indispensable de donner, et aux constructeurs des navires marchands et au personnel appelé à commander ces navires, les notions d'hygiène indispensables. A cet égard il y a tout lieu de se féliciter de l'institution d'un cours d'hygiène et de législation sanitaire maritime à l'Ecole supérieure de commerce. Ce cours est actuellement confié à un médecin principal de la Marine, qui devra passer successivement en revue toutes les causes d'insalubrité des navires en indiquant les moyens pratiques pour y porter remède, et tous les détails de la vie journalière du marin, en inculquant à ses auditeurs la conviction qu'il n'en existe aucun de négligeable et qu'une précaution minime peut, en maintes circonstances, suffire pour sauvegarder la santé individuelle ou collective des marins embarqués.

Les questions relatives à l'éclairage, à l'aération et à la ventilation, trop négligées en particulier sur les bâtiments affectés aux grandes pêches, devront faire l'objet d'une étude spéciale, et cet enseignement pourra obtenir ce résultat que les constructeurs des navires eux-mêmes, y étant incités, apporteront d'heureuses modifications aux routines généralement suivies.

Il ne sera point nécessaire d'entrer, en s'occupant de l'alimentation, dans des considérations d'ordre trop technique qui pourraient ne pas être parfaitement comprises, mais il faudra faire sentir l'utilité de la variété du régime alimentaire et les modes de conservation des éléments qui le composent, de même que la grande influence de l'eau de boisson sur la santé.

A l'alimentation se rattache l'abus des spiritueux entraînant l'alcoolisme qu'il faut combattre par tous les moyens, aussi bien à terre sur les côtes où se recrute la marine marchande qu'à bord de tous les bâtiments.

La propreté du navire et la propreté individuelle mériteront d'autant plus de fixer l'attention qu'elles font trop fréquemment défaut dans un trop grand nombre de cas, et qu'il appartient surtout aux officiers de la marine marchande de répandre ensuite dans leurs équipages les notions d'hygiène qui entraîneront forcément des améliorations dont ils éprouveront eux-mêmes le besoin.

Le recrutement des équipages, soin le plus généralement laissé aux capitaines, présente une très grande importance qu'il y aura tout intérêt à faire ressortir. Là où il n'y a pas de médecin, plus que partout ailleurs, toute cause d'invalidité doit être évitée ; il ne faudrait engager que des hommes sains et robustes, et c'est précisément dans ces cas qu'aucune visite médicale n'est imposée. Les capitaines pourraient peut-être provoquer eux-mêmes cette visite, qui deviendra forcément un jour et partout obligatoire. Il s'agit souvent, du reste, et de l'intérêt particulier et de l'intérêt général. Chez un prétuberculeux, par exemple, la maladie latente se développe à l'occasion de campagnes particulièrement pénibles, et cette tuberculose devient un danger pour les autres, une cabine d'isolement, qui serait cependant absolument nécessaire, n'étant point prévue à bord de tous les navires.

Un cours pratique d'hygiène paraît aussi devoir être institué pour compléter l'instruction des constructeurs des navires de la marine marchande. La commission permanente de préservation contre la tuberculose a estimé qu'un enseignement spécial devait être créé dans cet ordre d'idées à l'école des Beaux-Arts, à l'effet de mettre les ingénieurs et architectes au courant des connaissances qu'ils doivent posséder relativement à l'habitabilité, dans des conditions hygiéniques satisfaisantes, des édifices publics et des maisons privées dont ils sont appelés à dresser les plans, et elle a même approuvé le projet de programme de cours présenté par Masson. Le navire constitue une habitation flottante où séjournent, pendant une période parfois assez prolongée, des hommes soumis par ailleurs à des causes multiples de fatigues et de dépression physique et morale inhérentes à leur profession, habitation qu'ils ne peuvent abandonner. Ces hommes ont droit de la part des pouvoirs publics à la même protection que ceux qui vivent à terre. Il serait équitable qu'à bord des bâtiments de petit tonnage l'équipage fût assuré d'un logement, sinon aussi satisfaisant qu'à bord des paquebots et des grands voiliers, du moins plus hygiénique que celui qui lui est actuellement concédé.

IV. — ASSISTANCE AUX MARINS DU COMMERCE.

Lorsque nous nous sommes occupé des lois, décrets et règlements applicables à la marine marchande, nous avons mentionné les mesures protectrices prises en faveur des inscrits maritimes; nous avons indiqué le rôle dévolu aux commissions d'examen chargées de s'assurer avant le départ qu'un navire est en état de suivre sa destination, que ses installations et approvisionnements divers sont suffisants et qu'il possède à bord le matériel de sauvetage nécessaire : nous avons fait ressortir le grand intérêt qu'il y aurait à modifier la composition de ces commissions pour les rendre plus indépendantes et l'appui donné à cette proposition par la Commission permanente de préservation contre la tuberculose. Sans revenir à nouveau sur les défectuosités déjà signalées et relatives aux différents détails de l'hygiène, défectuosités auxquelles les commissions d'examen pourraient, dans une certaine mesure, remédier, nous attirons plus particulièrement l'attention sur l'insuffisance des appareils de sauvetage à bord des navires pêcheurs. Le kapok pourrait être utilement employé dans le but de suppléer à cette insuffisance, tout en procurant aux marins un mode de couchage bien supérieur à celui qui est actuellement en usage : des bouées lumineuses rendraient aussi les plus grands services en cas de chute à la mer pendant la nuit; sur les doris, il devrait aussi être embarqué des ceintures de sauvetage en dépit des difficultés que l'on éprouverait peut-être à encombrer encore davantage une petite embarcation contenant déjà plusieurs kilomètres de lignes de pêche.

Nous ne pensons pas devoir rappeler l'assistance accordée aux marins à bord des navires, l'obligation imposée à l'armement de conserver à sa charge les frais de traitement soit à bord, soit à terre, des blessés et des malades, non plus que celles du rapatriement et de la conduite jusqu'aux quartiers de l'inscription maritime; mais nous devons faire observer cependant que nombre de navires qui étaient autrefois pourvus de médecins possèdent uniquement, maintenant, des coffres à médicaments avec instruction médicale. Les capitaines s'efforcent certainement de faire de ces médicaments le plus judicieux usage, mais ils sont cependant fort incompétents pour soigner d'une façon rationnelle les malades graves qu'ils se trouvent parfois dans l'obligation de conserver, vu l'impossibilité de les évacuer sur un hôpital. Or, d'une part, l'État ne saurait guère intervenir plus efficacement qu'il ne le fait aujourd'hui pour remédier à cette situation, et, d'autre part, il ne conviendrait pas d'édicter à nouveau, à l'égard des armateurs, des mesures abrogées qui se traduiraient pour eux par des charges onéreuses et rencontreraient dans la pratique de sérieuses difficultés. Il appartient à l'initiative privée de rechercher les améliorations qui peuvent être apportées dans chaque cas particulier, et à l'État d'encourager les efforts tentés dans ce sens. De notables progrès ont du reste été déjà réalisés: des institutions de prévoyance garantissent les marins contre les accidents professionnels, les aident dans leur vieillesse, et la Société des Œuvres de mer assure aux pêcheurs de haute mer, dans les parages de Terre-Neuve et d'Islande, une assistance des plus précieuses.

I. — CAISSE DES INVALIDES ET CAISSE DE PRÉVOYANCE.

A Colbert revient l'honneur de la fondation d'un fonds de réserve destiné aux pensions des marins ; en 1673, il prescrivait une retenue à opérer à cet effet sur la solde des marins de l'État; en 1709, cette mesure fut appliquée à la marine marchande ; ce fonds de réserve était alimenté en outre par les revenus des bris et naufrages et par une partie des prises faites à l'ennemi. En 1720, cette caisse fut organisée sous le nom de Caisse des invalides, laquelle, moyennant une retenue de 3 p. 100 sur les salaires, sert aux marins du commerce, à titre d'ancienneté de service et comme compensation de l'obligation de rester disponibles pour le service de la flotte de guerre jusqu'à l'âge de cinquante ans, des pensions de demi-solde.

Une loi du 21 avril 1898 institua une caisse de prévoyance au profit des marins français contre les risques et accidents de leur profession et un décret en date du 22 décembre 1898, portant règlement d'administration publique, détermina les justifications à produire pour l'établissement du droit des intéressés aux indemnités et pensions instituées par ladite loi. Cette caisse de prévoyance, indépendante de la Caisse des invalides, à laquelle elle est seulement annexée, est basée sur un principe exclusivement humanitaire. Elle permet, quelle que soit la durée des services, d'allouer des indemnités temporaires ou renouvelables, ou des pensions d'infirmité ou de demi-infirmité, suivant le degré d'incapacité permanente ou partielle, aux marins victimes d'accidents professionnels ou devenus prématurément invalides, et, en cas de décès, des pensions ou des secours annuels aux veuves et orphelins et même des secours viagers aux ascendants. Pour bénéficier de l'assistance de cette caisse, il suffit que les blessures ou maladies contractées aient leur cause directe dans un accident ayant bien le caractère professionnel maritime, ou s'y rattachant étroitement et survenu au cours du dernier embarquement.

Les inscrits jouissent par suite de retraites ouvrières non encore acquises par toutes les corporations, et d'une législation spéciale relative à leurs accidents professionnels.

En outre des revenus provenant des sommes déjà capitalisées et des retenues faites sur les salaires des marins, la Caisse des invalides est enrichie par un prélèvement opéré sur les primes à la navigation et à la compensation d'armement, prélèvement fixé par l'article 21 de la loi du 7 août 1902 sur la marine marchande et s'élevant aux $\frac{6}{10}$ de ces primes. Les deux tiers de ce prélèvement sont affectés à la Caisse de prévoyance dans le but de diminuer la retenue imposée aux marins, retenue qui, jadis de 1 p. 100, vient d'être notablement atténuée, et de grossir le fonds de secours aux victimes des naufrages et accidents de mer. Le dernier tiers revient à la Caisse des invalides, en vue d'accorder des subventions aux chambres de commerce ou à des établissements d'utilité publique pour la création et l'entretien d'hôtels de marins ou de toutes autres institutions utiles et notamment des écoles professionnelles de marins; les armateurs et constructeurs de navires coopèrent par suite très efficacement à l'alimentation de cette caisse accrue encore par la retenue complète des soldes des déserteurs, et par les successions non réclamées ainsi que par les produits des bris et naufrages. Les navires pêcheurs, quels qu'ils soient, les navires subventionnés par l'État et ceux de plaisance sont exemptés de tout droit à la prime et à la compensation d'armement.

Le Caisse de prévoyance, qui est en même temps une caisse de mutualité, a comme ressources, en outre de la cotisation des participants, des apports des propriétaires ou armateurs, des dons et legs des particuliers, des départements, des communes, des établissements publics et des associations, les intérêts des capitaux en caisse, les retenues sur les marchés de la marine, les avances, non productives d'intérêts, opérées par l'État en cas d'insuffisance de cette caisse, avances remboursables au moyen des ressources annuelles ultérieures. Les cotisations à verser par les propriétaires ou armateurs de bâtiments, suivant les différents cas, sont d'ailleurs réglées et déterminées. Participent à cette caisse de prévoyance tous les inscrits à partir de l'âge de dix ans, et le personnel non inscrit embarqué sur tous les bâtiments de mer français, autres que les navires de guerre, ou ceux exclusivement affectés à un service public.

Les pensions allouées par la Caisse de prévoyance sont incessibles et insaisissables; les veuves les conservent à moins qu'elles ne soient divorcées ou contractent un nouveau mariage; les orphelins de père et de mère, ou lorsque la mère est déchue de ses droits à la pension, reçoivent un secours annuel unique, quel que soit leur nombre et jusqu'à ce que le plus jeune ait atteint l'âge de seize ans; à partir de cet âge, leur part est reversée sur les autres enfants.

Cet extrait de la réglementation en vigueur suffit pour établir l'intervention active des pouvoirs publics en faveur des marins du commerce. Le Parlement a même tout récemment abaissé le chiffre de la cotisation individuelle à verser par les inscrits et non inscrits pour participer aux avantages procurés par la Caisse de prévoyance.

II. — ASSISTANCE DUE A L'INITIATIVE PRIVÉE.

L'initiative privée s'efforce, de son côté, de procurer une assistance aux marins de haute mer. Nous avons vu que des établissements hospitaliers se sont élevés en Islande, grâce à l'intervention de la Société dunkerquoise, et, bien avant la création de la Caisse de prévoyance, dès 1887, la Compagnie des Messageries Maritimes et plus tard la Compagnie générale Transatlantique et d'autres grandes compagnies de navigation avaient créé des caisses analogues; des asiles de vieillards spécialement affectés aux marins fonctionnent au Havre, à Saint-Malo, à Rochefort.

1° **Société des Œuvres de mer.** — Par ailleurs, la Société des Œuvres de mer s'est préoccupée des secours à donner en pleine mer, en particulier aux pêcheurs de Terre-Neuve et d'Islande; son origine remonte à 1895, et un décret du 7 décembre 1898 a reconnu cette société comme faisant œuvre d'utilité publique.

Dès l'année 1892 (1), le Dr Valence, médecin-major de la station de la mer du Nord, attirait l'attention sur le procédé employé par les Anglais pour réagir contre les abus se commettant dans ces parages, où le *Dutch Coper* affectant les allures d'un bateau de pêche, et sous le prétexte de procurer aux marins du tabac et des vêtements, n'était en réalité qu'un cabaret flottant, doublé d'un lupanar. La Société anglaise *Mission to the deep sea fishermen* se donna comme mission de fournir aux pêcheurs, sans en tirer de bénéfice, les divers objets utiles et de leur assurer en même temps des soins médicaux et chirurgicaux.

(1) VALENCE, *Archives de médecine navale*, 1892.

Ce n'est point le lieu de retracer ici l'historique fort intéressant de cette société, historique donné par notre collègue le Dr Bonain dans le recueil des *Archives de médecine navale* (1) ; qu'il nous suffise de dire que cette société dispose actuellement de 14 bâtiments répandus sur tous les lieux de pêche et jusqu'au Labrador. Sous le nom de *Deutscher Samariten Verein*, et s'inspirant de ses statuts, une société de même ordre s'est fondée en Allemagne, réalisant, sous l'impulsion du Dr Friedrich Esmarck des progrès que l'association anglaise a adoptés à son tour. Dans toutes les villes du littoral, en Angleterre, des cours sont organisés, cours essentiellement pratiques, dans lesquels sont enseignés les traitements à appliquer dans les cas d'accidents les plus fréquents à bord. Les navires appartenant à la *Mission to the deep sea fishermen* sont montés chacun par 8 ou 10 hommes et un patron ayant suivi ces cours.

Sur ces navires fort bien éclairés et ventilés se trouve un hôpital contenant 8 couchettes et 2 cadres suspendus ; il y est prévu une salle de bains, des magasins d'approvisionnements divers, des civières destinées au transport des blessés et malades, et le médecin embarqué, dont la cabine est voisine de l'hôpital, peut, à l'aide d'un judas pratiqué dans la cloison, surveiller ses malades.

La Société des Œuvres de mer est loin de posséder, en France, d'aussi grandes ressources; elle n'en est du reste qu'à ses débuts, qui ont été plutôt malheureux, puisque deux de ses navires se sont perdus l'un à Terre-Neuve, l'autre en Islande ; elle ne peut encore, comme les Anglais, détacher des bâtiments dans les diverses stations et les y laisser à demeure; ceux dont elle dispose actuellement quittent la France en même temps que les pêcheurs et y rentrent avec eux ; ils ne se rendent du reste qu'à Terre-Neuve et en Islande, en attendant que les legs et dons particuliers permettent l'armement de nouveaux bâtiments et l'extension d'une action actuellement très restreinte.

L'un des navires de la Société des Œuvres de mer, le *Saint-François d'Assise* (2) est à vapeur ou plutôt mixte, en acier, jaugeant 500 à 600 tonneaux, ayant une longueur de 50 mètres sur $9^m,20$ de largeur et $4^m,60$ de creux, une machine de 300 chevaux; il est divisé en 5 compartiments étanches par des cloisons (fig. 37 et 38).

Sur ce navire, à bord duquel est prévu un poste pour les naufragés, est aménagé un hôpital de 14 lits, avec salle de bains et douches, water-closets et salle d'opérations, en outre d'une grande salle pouvant contenir 20 lits. A l'arrière sont disposés les logements de l'état-major avec le carré des officiers et un petit salon de consultations servant en même temps de bibliothèque ; à l'avant, le poste de l'équi-

(1) Bonain, Société de l'hôpital Saint-Jean en Angleterre. *Archives de médecine navale*, 1895.

(2) La description détaillée se trouve dans le *Cosmos* du 1er avril 1901.

page avec salle de consultations entre la tengue et la cuisine placée sur le pont.

Ce navire, monté par 27 hommes, tout compris, peut recueillir 6 naufragés. Le médecin qui y est affecté et qui, jusqu'en 1902, appartenait au cadre actif des médecins de la marine, est assisté d'un infirmier.

Des hublots et claires-voies assurent l'aération dans des conditions satisfaisantes : une chaudière auxiliaire permet le chauffage à la

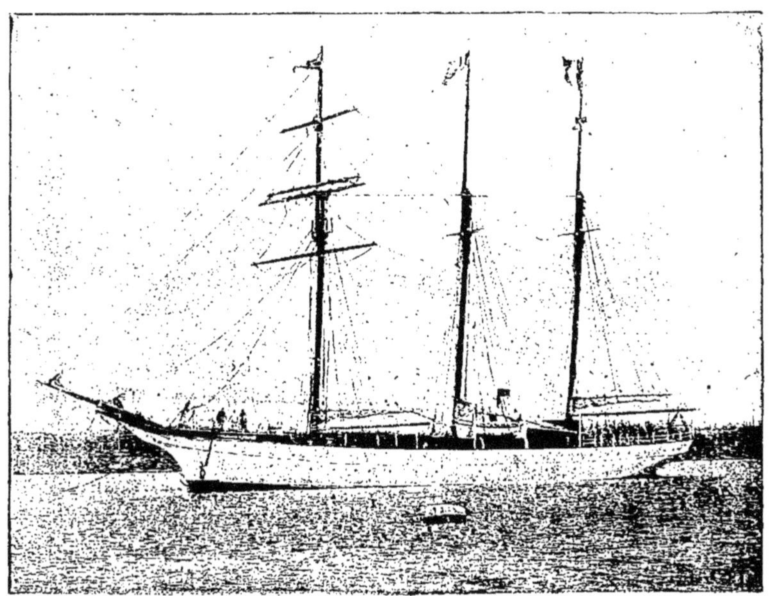

Fig. 37. — Le nouveau navire-hôpital de la Société des Œuvres de mer, le *Saint-François d'Assise*.

vapeur de toutes les parties du bâtiment, l'alimentation des salles de bains, de douches et de lavabos.

D'après les statistiques de la Société, depuis 1897 jusqu'en 1904 inclusivement, les navires des Œuvres de mer ont hospitalisé à bord 561 pêcheurs malades, ayant fourni 7544 journées d'hôpital ; ils ont donné en mer 2093 consultations, recueilli 211 naufragés, rapatrié 247 marins, effectué 456 distributions de médicaments et délivré 110 945 lettres aux divers bâtiments des deux stations visitées.

Les armateurs ont compris l'utilité de l'œuvre poursuivie, puisque, en 1903, ceux de Fécamp ont offert à la Société une somme de 100 francs par navire à titre de subvention, exemple qui a été suivi dans d'autres ports ; d'autre part, le 19 juillet 1899, la Société nationale d'encouragement au bien a décerné à la Société des Œuvres de mer une couronne civique.

Le navire-hôpital peut seul, en effet, remplir un rôle qui ne saurait être attribué à un navire de guerre ; il croise au milieu des navires pêcheurs, les visite, hospitalise les malades graves, les transporte au besoin dans les hôpitaux de terre et les ramène à bord, leur donne

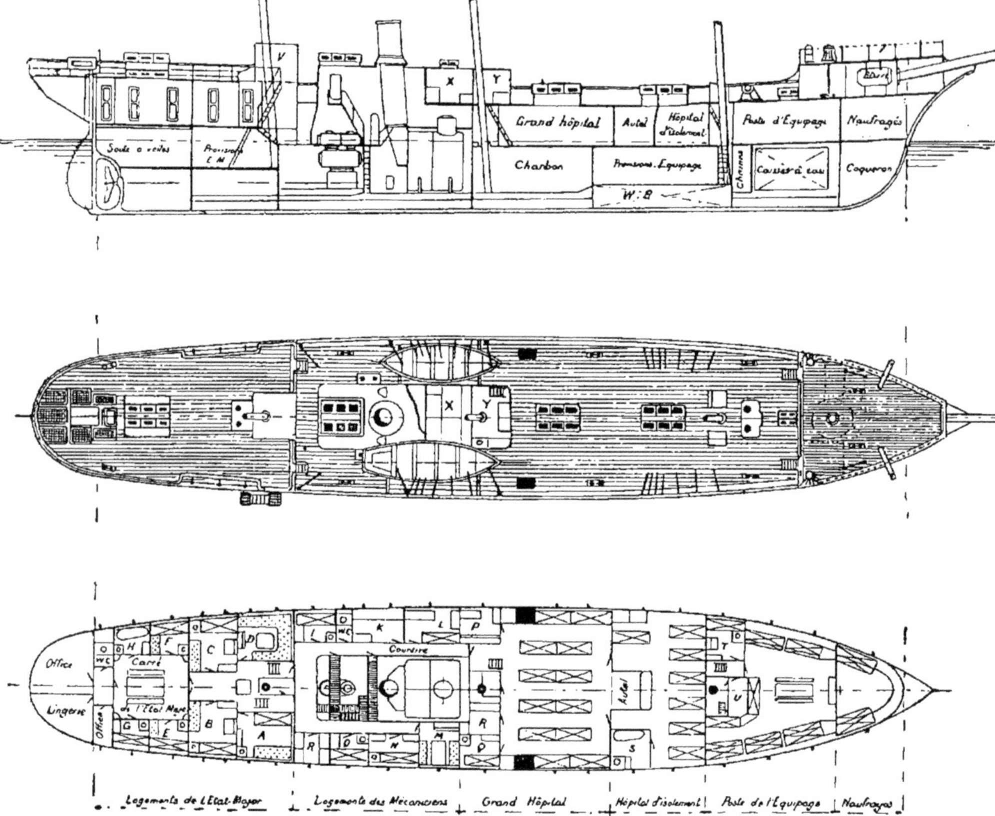

Fig. 38. — Aménagement du navire-hôpital le *Saint-François d'Assise*.

A, capitaine. — B, docteur. — C, aumônier. — D, salon. — E, second capitaine. — F, lieutenant. — G, cabine. — H, salle de bains. — I, domestique. — K, atelier. — L, chauffeurs. — M, carré des maîtres. — N, 1er mécanicien. — O, 2e mécanicien. — P, pharmacie. — Q, infirmier. — R, magasin. — S, salles de bains (malades). — T, maître d'équipage. — U, cambuse. — V, chambre de veille. — X, cuisine. — Y, chambre de consultations.

des vêtements, recueille les naufragés, rapatrie en rentrant en France les marins qui ne pourraient recevoir à bord de leurs navires les soins que comporte leur état de santé et fournit même au besoin sur les lieux de pêche des officiers pour remplacer momentanément ceux qui sont eux-mêmes hors d'état de faire du service. Son assistance ne se borne pas exclusivement aux marins français, et, en 1902, l'Amérique a exprimé publiquement à la Société sa reconnaissance pour les soins donnés par elle à des nationaux.

Sur les côtes de Terre-Neuve et d'Islande, elle a de plus établi des maisons de refuge fréquentées par les pêcheurs, qui sont ainsi soustraits aux tentations que leur offrent les cabarets.

Suivant l'exemple donné par les Anglais, elle a organisé dans les centres maritimes des conférences faites primitivement par des médecins de la Marine, continuées actuellement par les médecins civils et dans lesquelles il est traité des soins à donner aux blessés et aux malades, du maniement des coffres à médicaments et à pansements, et des dangers de l'alcoolisme. Ces conférences sont suivies avec intérêt : « Peu à peu, dit le Dr Bonain, l'horizon des connaissances médicales des capitaines s'est élargi, et d'eux-mêmes ils ont réclamé des notions de médecine élémentaire : la consolidation des fractures est devenue pour eux une question de matelotage; jumeler une vergue cassée ou ligoter un membre fracturé, c'est tout comme :... la gale commence à être suffisamment connue, les plaies sont, en général, bien soignées et les pansements appliqués d'une façon fort convenable. »

Les lieux de pêche étant appelés à se multiplier, il serait désirable que la Société pût affecter à chacun d'eux un navire spécial et approprié.

Les Hollandais ont adopté les statuts de la Société des Œuvres de mer, et, en 1899, la Société hollandaise a armé un navire-hôpital à voiles destiné à croiser dans la mer du Nord.

2° **Société centrale de sauvetage des naufragés**. — La Société centrale de sauvetage des naufragés, créée et reconnue d'utilité publique en 1865, se charge avec la marine de guerre de l'assistance en cas de sinistres en mer au voisinage des côtes. Elle a établi, partout où elle a pu recruter des équipages, des stations de canots insubmersibles, dont le nombre va toujours croissant et, sur les points déserts de la côte, là où il n'existe qu'un poste de douanes, un phare, un sémaphore, des postes porte-amarres. Cette Société, uniquement alimentée par des dons, legs, souscriptions volontaires, et dont la fondation est due à l'initiative privée a, jusqu'au 1er mai 1903, secouru 1 154 navires ou barques et sauvé 13 308 personnes. Chaque année, dans sa réunion publique, elle rend hommage au sublime dévoûment et à l'énergie surhumaine qui caractérisent si bien nos populations maritimes.

Lorsqu'un sinistre se produit au large, incendie, naufrage ou autre, le navire trouve parfois un secours apporté par un navire rencontré par hasard. Aucune législation, sauf dans les cas particuliers d'abordage, ne prescrit cette assistance obligatoire, qui fait cependant rarement défaut, étant donnée la solidarité qui unit tous les gens de mer exposés aux mêmes périls, quelle que soit du reste la nationalité à laquelle ils appartiennent.

3° **Maisons du marin**. — Nous devons enfin signaler un mode d'assistance aux marins du commerce qui tend à prendre une certaine extension et que l'État encourage d'ailleurs, puisqu'une partie des retenues opérées sur les primes peut lui être attribuée : les maisons du marin fondées dans un certain nombre de grands centres maritimes, à Marseille en 1880, à Dunkerque en 1885, à Bordeaux en 1896, à Nantes en 1897, à la Rochelle en 1898, sont dues à l'initiative privée; elles constituent une œuvre de protection, d'humanité et de morale. Dans ces maisons, le marin débarqué trouve, dans des conditions très appréciables de bon marché, nourriture et logement; il échappe aux tentations et à l'exploitation des garnis, des hôtels meublés et des cabarets, tout en y jouissant d'une grande indépendance. Ces maisons sont en même temps des bureaux de placement où les capitaines viennent volontiers recruter leurs équipages; le marin y rencontre comme un reflet de la famille; car, pendant le temps qu'il y séjourne, les gens de confiance qui en ont la gérance s'emploient pour aplanir toutes les difficultés relatives aux formalités qui précèdent l'embarquement, s'occupent même de son linge et des achats de vêtements nécessaires suivant la nature de la campagne qu'il doit entreprendre. Ces gérants conservent les fonds déposés par les locataires et qu'ils tiennent à leur entière disposition. Dans les maisons de l'espèce qu'il nous a été donné de visiter, nous avons pu constater qu'à défaut d'un luxe inutile il existe un confort suffisant et une propreté parfaite des locaux : une salle de correspondance et de lecture est attribuée aux pensionnaires et très fréquentée par eux. Bien que, en principe, le marin, lorsqu'il est à terre, n'aime guère à être surveillé et à voir ses actes contrôlés, il se soumet très volontiers à la discipline très paternelle de ces établissements qu'il abandonne bien rarement lorsqu'il y est entré.

Il serait à souhaiter que le nombre de ces maisons du marin se multipliât encore davantage. Une surveillance discrète, même au point de vue médical, pourrait y être exercée, et cette œuvre essentiellement humanitaire deviendrait en même temps une œuvre de prophylaxie contre certaines maladies transmissibles, en particulier la tuberculose et la syphilis, dont elle restreindrait la propagation.

Le marin, quel que soit son âge, conserve toujours une âme d'enfant : il se laisse facilement guider et demeure très sensible aux égards que l'on peut avoir pour lui; ces maisons du marin, maisons de famille, ne peuvent avoir sur son esprit qu'une très heureuse influence.

V. — NAVIGATION SUR LES FLEUVES, RIVIÈRES ET CANAUX.

Ce genre de navigation ne présente point pour l'hygiéniste le même intérêt que la navigation maritime : les bâtiments employés sont, ou des vapeurs ou des chalands, les premiers affectés au transport de passagers ou de marchandises, les seconds à celui de chargements divers. Il ne saurait être question, tout naturellement, des navires qui, revenant de la haute mer, sont amenés à remonter les fleuves ou les rivières. A la limite de la zone de l'Inscription maritime, ces navires, sauf de rares exceptions, déposent leurs rôles d'équipage et tombent sous la juridiction des ministères de l'Intérieur et des Travaux publics.

A bord des bâtiments fluviaux, les mesures de sécurité sont assurées par les garanties que doivent offrir les patrons de pilotage et les mécaniciens soumis, pour l'obtention de leurs brevets, à des examens spéciaux.

En outre du décret du 31 août 1875, relatif au transport des matières dangereuses et déjà mentionné, un décret en date du 20 janvier 1902, portant règlement général de police pour les voies de navigation intérieure, détermine les conditions à remplir pour naviguer, la vitesse de marche des vapeurs, etc. : mais les seules précautions relatives à l'hygiène que l'on y relève concernent le déchargement des résidus restant au fond des bateaux, résidus qui ne peuvent être déposés sur les berges, ni jetés à l'eau, non plus que les dépôts de boues, immondices, fumiers et produits de vidange; on y relève aussi l'interdiction de faire baigner et abreuver des animaux quelconques dans les canaux et leurs dépendances, en dehors des endroits régulièrement autorisés; il n'y est édicté aucune prescription pour ce qui est du bâtiment lui-même et de son personnel.

De fait, les bateaux à vapeur effectuant des transports de passagers ou de marchandises ne font que de courtes traversées; l'équipage y est peu nombreux, y séjourne relativement peu de temps, et n'y est pas soumis à des fatigues excessives, les machines étant d'ailleurs réduites et bien aérées. S'il peut se produire des accidents à bord, il ne s'y déclare guère de maladie sérieuse, et dans ce cas un malade serait promptement débarqué en vue des soins à donner. Mais il peut cependant exister des risques de contagion, de tuberculose en particulier, et de ce fait il y aurait des mesures à prendre.

L'attention doit surtout se porter sur ces grands chalands (1), encombrés de marchandises diverses, à bord desquels vivent des mariniers et où sont fréquemment logés les animaux employés pour le halage.

(1) Dr Henry Thierry, Habitations flottantes.

Le logement du personnel est fort exigu, situé soit au milieu, soit à l'arrière, consistant en une cabine s'ouvrant sur le pont par une porte médiane, quelquefois latérale, cabine aérée par de petites fenêtres, et accidentellement par une ouverture supérieure recouverte par un capot mobile: la cuisine se fait en dehors de la cabine dans un petit compartiment ouvert de toutes parts, garanti latéralement par des vitrages et supérieurement par une petite toiture. Une balustrade disposée autour du couloir qui entoure la cabine prévient les chutes à l'eau. Dans la cabine sont disposées les couchettes en nombre variable. Il règne forcément dans ce local restreint une grande promiscuité, favorable à la contamination, lorsqu'une affection transmissible atteint l'un des occupants.

Ces chalands relâchent fréquemment et entretiennent des relations constantes avec les populations des communes traversées; des germes contagieux peuvent ainsi être semés parmi ces populations et amener l'éclosion d'épidémies : grippe, fièvre typhoïde, diphtérie, coqueluche.

En outre, le tout à la rivière étant en usage à bord de ce genre de bâtiments, il est aisé de se rendre compte des pollutions possibles et des inconvénients et dangers pouvant résulter de cette façon de procéder lorsqu'il existe à bord un cas de fièvre typhoïde.

Il résulte de ce court exposé qu'une surveillance plus efficace devrait être exercée à l'égard de ces habitations flottantes, peu salubres par elles-mêmes et susceptibles de devenir, le cas échéant, un danger pour la santé publique.

S'il est malheureusement tout à fait impossible de dresser actuellement un tableau de statistique de la morbidité et de la mortalité des marins affectés à la navigation commerciale sur mer, il est tout aussi impossible d'en établir un pour la navigation des fleuves et des canaux.

VI. — MALADIES DES MARINS DU COMMERCE.

Il est, en réalité, bien peu de maladies qui puissent être considérées comme exclusivement spéciales aux marins du commerce; mais, parmi les affections banales d'ordre général auxquelles chacun est exposé et qui n'épargnent point les gens de mer, certaines, en raison de leur plus grande fréquence ou des allures particulières qu'elles affectent chez eux, revêtent un caractère, à proprement parler, professionnel.

Quelques-unes de ces affections sont, jusqu'à un certain point, évitables et subiraient certainement une notable diminution s'il était pris de plus sérieuses précautions hygiéniques; chemin faisant, nous avons fait ressortir toutes les lacunes qu'il reste encore à combler. Une visite médicale trop rarement imposée, non réglementaire d'ailleurs, et que seule la grande industrie maritime, comprenant mieux ses propres intérêts et pouvant en outre opérer une sélection dans le personnel de ses équipages, fait subir aux marins embarqués, devrait être rendue obligatoire avant l'engagement définitif. Comme toute innovation, l'application de cette mesure soulèverait sans doute, au début, d'énergiques réclamations, car elle porterait une certaine atteinte à la facilité des recrutements; mais il y va de l'intérêt général, de la préservation de la santé publique, et cette considération doit primer toutes les autres.

La marine marchande et la marine militaire sont intimement liées; ce sont les mêmes unités qui alimentent l'une et l'autre, de telle sorte que les intérêts de la défense nationale se trouvent, pour ainsi dire, en jeu. Les inscrits maritimes passent successivement des navires de guerre sur les bâtiments du commerce, et la morbidité de l'une de ces deux catégories de la Marine retentit aussi sur l'autre.

Pour les raisons multiples que nous ne croyons pas devoir énumérer et discuter dans cette étude, la tuberculose en particulier est fréquente dans la marine militaire; les réformes prononcées y sont nombreuses, et les réformés de l'espèce dont la navigation est généralement le seul moyen d'existence, réserve faite des mécaniciens, qui trouvent parfois des débouchés dans l'industrie, demandent à la marine marchande les ressources que leur refuse désormais la marine de l'État. Parmi ces tuberculeux, il en est un certain nombre dont l'état général assez satisfaisant ne trahit pas au premier abord la maladie dont ils sont atteints, et qui, porteurs de lésions peu avancées, qui s'aggravent d'ailleurs très rapidement étant données les obligations auxquelles ils sont soumis dans leur nouveau mode d'existence, sont enrôlés sur les navires du commerce. Là ils apportent et sèment les germes de la contagion d'autant plus facilement que la promiscuité y est plus grande et les mesures prophylactiques moindres. D'autres tuberculeux, plus gravement atteints, incapables de supporter les fatigues de longues campagnes, naviguent au petit cabotage, au bornage, ou se livrent à la petite pêche, jusqu'à ce que leur santé générale trop débile leur interdise tout travail (1).

Mais, à bord de ces divers types de bâtiments, de tout jeunes gens sont susceptibles d'être contaminés, et l'on se rend ainsi plus aisément compte du chiffre considérable des non-admissions lors de la levée des inscrits, et des réformes qui doivent être prononcées dans le cours de la première année, réformes dues à des tuberculoses, dont la marine militaire ne saurait être déclarée responsable. Ces réformes

(1) Le Congrès de la tuberculose a émis en 1905 le vœu que les marins réformés pour tuberculose ne fussent pas admis à embarquer à bord des bâtiments du commerce. Ainsi formulée, d'une façon absolue, cette proposition nous paraît devoir rencontrer, dans la pratique, de sérieuses difficultés relativement à son application.

concernent surtout les départements bretons, et nous avons vu la grande proportion d'inscrits maritimes de ces départements affectés aux grandes pêches de Terre-Neuve et d'Islande. La Bretagne fournissant un appoint considérable au recrutement de la marine de l'État, on est en droit d'affirmer qu'il existe une corrélation des plus étroites entre la tuberculose de la marine militaire et celle de la marine du commerce. Si, avant l'embarquement sur les bâtiments marchands, une visite médicale était partout imposée, bien des risques de contagion disparaîtraient par cela même ; la marine militaire lutte, par tous les procédés dont elle dispose, procédés qui sont même parfois inhumains en raison des défectuosités de notre législation actuelle non en rapport avec les idées scientifiques et sociales du jour, contre la propagation de la tuberculose ; mais la marine marchande, dans la majorité des cas, favorise plutôt son extension et porte ainsi un réel préjudice au recrutement de la marine nationale.

Interdire d'une façon absolue tout embarquement à ceux dont l'embarquement est l'unique gagne-pain est, certes, porter une grave atteinte aux ressources des populations du littoral; mais il existe cependant, dans l'état présent des choses, un danger qui mérite d'être signalé, quelque difficile que puisse être la recherche de la solution du problème à envisager. Ce problème confine du reste lui-même à l'hygiène déplorable des riverains maritimes, chez lesquels, dans la zone indiquée, la tuberculose est fréquente ; nous ne saurions l'aborder ici, mais il semble que la petite pêche devrait seule être permise aux tuberculeux; là la promiscuité est moindre, et, si cette petite industrie maritime n'est certes pas favorable à la cure de la maladie chez l'individu lui-même, les risques de contagion sont du moins très amoindris pour les autres, et la prophylaxie maritime en général contre la tuberculose ne pourrait qu'y gagner.

Il n'entre point dans notre programme de passer en revue tout le cadre nosologique ; nous ne nous attacherons même pas à décrire les espèces animales et végétales vénéneuses ou venimeuses, non plus que toutes les intoxications alimentaires auxquelles les marins du commerce sont peut-être plus exposés, les symptômes constatés ne donnant lieu dans ces cas à aucune considération particulière ; nous nous bornerons à l'examen des maladies, qui, dans le cadre spécial où nous nous sommes restreints, paraissent donner lieu à des observations susceptibles de présenter un certain intérêt.

FIÈVRE TYPHOÏDE. — L'embarras gastrique simple et la dyspepsie constituent, dans toutes les variétés de la marine marchande, des maladies banales : alimentation défectueuse, mauvaise préparation des aliments, uniformité du régime, abus des alcools dans certaines circonstances, tout concourt à les produire.

La fièvre typhoïde sévit de même à bord de toutes les catégories de bâtiments que nous avons successivement énumérées : les petits pêcheurs la contractent à terre dans les milieux où ils sont appelés à vivre, mais ne séjournent pas à bord lorsqu'ils tombent malades ; les marins embarqués sur les longs-courriers n'en sont pas exempts, non plus que ceux qui se livrent aux grandes pêches soit à bord des navires qui les transportent à Terre-Neuve, soit sur ceux qui composent l'équipage. Il n'est pas possible d'établir une statistique de la morbidité et de la mortalité afférentes à cette maladie ; tout au plus pourrait-on trouver quelques éléments d'appréciation dans les données fournies par les hôpitaux de Terre-Neuve pour ce qui concerne les pêcheurs de haute mer : en 1902, 107 typhoïdiques ont été hospitalisés, occasionnant 21 décès; en 1903, 162 ont donné 20 décès; en 1904, sur 50 typhoïdiques traités, il y a eu un décès, mais ces chiffres sont notablement inférieurs à la réalité des faits ; beaucoup de malades sont conservés à bord, quelques-uns y meurent ; d'autres sont soignés sur le navire-hôpital des Œuvres de mer. Aucun document ne permet de se rendre compte des allures présentées par ces fièvres typhoïdes, ni des complications qui surviennent dans le cours de leur évolution ; nous savons seulement que les perforations intestinales ne sont pas chose rare lorsque les malades sont traités à bord des navires, et nous pensons pouvoir incriminer l'alimentation parfois irrationnelle, donnée dans ces cas particuliers par des capitaines, certes animés du meilleur zèle, mais n'ayant pour se guider que leurs instructions médicales, auxquelles ils ne peuvent même pas toujours se soumettre, puisqu'ils ne possèdent pas à bord les éléments suffisants à cet effet, le lait faisant presque complètement défaut.

Les germes originels de la fièvre typhoïde proviennent généralement de l'eau; mais au départ peut avoir été embarqué un inscrit chez lequel la maladie évolue seulement alors que le navire a pris le large. Si ce malade est passager sur un navire transporteur dont nous avons indiqué l'encombrement, une épidémie éclate à bord, et un certain nombre d'hommes sont susceptibles de lui payer leur tribut, tout isolement étant d'ailleurs impraticable. Si ce malade fait partie d'un équipage à bord d'un navire armé, le même cas peut se présenter, et le navire est contaminé.

Les mesures prophylactiques découlent naturellement des considérations que nous venons de présenter : aucun fébricitant ne doit être autorisé à partir avec son navire ; l'entassement doit être évité ; l'aération et la ventilation doivent être suffisamment assurées ; un isolement doit être possible. L'eau ne doit être puisée à terre que dans les sources sûres ; elle doit être emmagasinée à bord dans des caisses métalliques badigeonnées au lait de ciment et nettoyées à la fin de chaque campagne, fermées au cadenas, la distribution journalière devant d'ailleurs se faire dans des récipients spéciaux utilisés exclusivement dans ce but, ce qui est facile à bord des navires de commerce où l'équipage est peu nombreux. Quand il est alloué à l'équipage de l'eau distillée comme boisson, cette eau ne devra jamais être mélangée à l'eau prise à terre; elle devra être amenée aux charniers par un tuyautage qui lui sera propre.

Tout homme atteint de fièvre avec état gastrique doit être autant que possible isolé; il sera l'objet de mesures spéciales de préservation. Une baille inodore devrait être délivrée à tout navire de commerce pour recueillir les selles, et il devrait être veillé à ce que, le cas échéant, cette baille fût lavée à l'eau bouillante, puis avec une solution désinfectante (chlorure de chaux ou sulfate de fer).

TUBERCULOSE PULMONAIRE (1). — Les diverses maladies des voies respiratoires : laryngite, bronchite, pleurésie, pneumonie, bronchopneumonie, sont souvent constatées dans les équipages des navires de commerce soumis aux refroidissements, aux intempéries et aux changements brusques de température, mais ne méritent pas de nous arrêter, en raison même de la banalité de leurs symptômes, identiques à ceux que l'on observe partout.

La tuberculose pulmonaire, plus intéressante à tous égards, exerce dans la marine marchande des ravages difficiles à évaluer, vu l'absence de renseignements précis, mais se traduisant par le grand nombre de demandes de pensions d'infirmité, d'indemnités ou de secours concernant les malades eux-mêmes ou leurs familles, et dont les dossiers parviennent au ministère de la Marine.

La tuberculose existe sur les bateaux effectuant la petite pêche, sur ceux qui naviguent au bornage ou au petit cabotage, moins fréquemment sur les longs-courriers à voiles ou à vapeur où les marins sont sélectionnés, constamment sur les navires affectés aux grandes pêches. A bord de ces derniers navires, la contagion est peut-être un peu moins active qu'on ne le supposerait au premier abord, les produits de l'expectoration ne s'y desséchant guère par suite de l'humidité qui règne perpétuellement à bord, et les fauberts humides employés pour le nettoyage des parois et parquets étant eux-mêmes lavés à l'eau de mer et toujours mouillés; mais elle existe néanmoins, ne serait-ce que par la promiscuité des couchettes et des couvertures. Si l'on s'en rapporte au nombre des entrées des inscrits dans les hôpitaux de Terre-Neuve, les tuberculeux semblent plutôt rares dans la flottille, puisqu'on n'y relève en moyenne que 25 à 50 hospitalisés à chaque saison de pêche; mais ces hospitalisés sont seulement les tuberculeux absolument incapables de tout service, et nul ne connaît les chiffres de ceux qui séjournent sur les navires. Pour les motifs que nous avons déjà indiqués, le mal est grand en réalité et digne de fixer l'attention.

(1) Dr Henry Thierry, Navires de commerce et de pêche; Habitations flottantes et tuberculose dans la Marine; Habitations insalubres; Nettoiement des navires, leur désinfection et désinfection des marchandises qu'ils renferment. — Drs Raybaud et Bruneau, Tuberculose dans la marine marchande.

Dans un très intéressant travail où ils font ressortir les dépenses occasionnées à l'armement par les tuberculeux et l'intérêt qu'il y aurait à essayer de les guérir en s'en occupant dès le début de la maladie, les Drs Raybaud et Bruneau ont essayé d'établir un tableau statistique de la tuberculose dans la marine marchande. Ils ont pris pour base l'enregistrement des malades traités à l'hôpital de la Conception à Marseille pendant une période de dix années. Cette statistique ne s'adresse qu'aux bâtiments ayant fréquenté le port de Marseille et y ayant débarqué des malades ; elle ne saurait par suite offrir un intérêt général, mais elle est cependant instructive, puisqu'elle nous apprend que, pendant ce laps de temps, 342 tuberculeux donnant un total de 15600 journées de traitement et ayant occasionné 71 décès ont été admis dans cet hôpital. Sur les 296 cas de tuberculoses médicales, la tuberculose pulmonaire en comprend 287, la proportion maxima des malades existant entre vingt-cinq et trente ans, devenant un peu moindre entre trente et quarante ans, s'abaissant fortement après quarante ans et surtout après cinquante. La contamination accidentelle semble jouer un rôle plus grand dans la production de ces tuberculoses que les prédispositions diathésiques des sujets. Les chauffeurs et mécaniciens sont particulièrement atteints ; puis viennent les agents de service recrutés en dehors des inscrits maritimes, les matelots de pont, les soutiers.

Les tuberculoses externes, ostéites et adénites, sont plutôt l'apanage des novices. La mortalité des tuberculeux traités à l'hôpital de la Conception pendant ces dix années est de 26,95 p. 100.

Il est vraisemblable que si une statistique du même ordre pouvait être dressée pour les navires pêcheurs de la mer du Nord, du golfe de Gascogne, d'Islande et de Terre-Neuve, elle indiquerait des chiffres beaucoup plus élevés de morbidité et de mortalité.

Les remèdes à apporter à cet état de choses, faciles à indiquer en théorie, rencontrent, dans la pratique, de très grandes difficultés. Le marin débute jeune dans la navigation ; si elle fortifie et endurcit ceux que leur constitution robuste met mieux à même de résister aux vicissitudes atmosphériques, aux fatigues et à la contagion, elle épuise rapidement les débiles, surtout lorsqu'ils sont porteurs d'une tare héréditaire organique ; à ceux-là il faudrait absolument l'interdire ; il faudrait aussi en exclure tous les tuberculeux avérés ou les suspects de tuberculose, c'est-à-dire les prétuberculeux ; il faudrait améliorer les conditions hygiéniques du navire, aération, ventilation, chauffage, logement, alimentation ; il faudrait lutter contre l'abus de l'alcool, éviter le surmenage, veiller à la propreté corporelle et à celle du navire, de même qu'à son assainissement ; il faudrait enfin pouvoir soigner les prétuberculeux et les tuberculeux dès le début de leur maladie. Mais toutes ces améliorations sont malaisées à réaliser tout d'un coup.

On ne pourrait vraiment, sans risquer d'encourir le reproche d'abus de pouvoir, imposer à des armateurs employant accidentellement des inscrits maritimes l'obligation de faire traiter à leurs frais, dans des dispensaires ou des sanatoriums, les tuberculeux qu'ils ont eus à bord de leurs navires et qui n'y ont peut-être pas toujours contracté la maladie, ce traitement devant d'ailleurs être prolongé, onéreux et suivi d'une longue période de repos, pendant laquelle il faudrait encore les assister. Les grandes compagnies de navigation n'admettent pas les malades de l'espèce ; la Caisse de prévoyance alloue des indemnités et des pensions d'infirmité lorsque l'affection résulte manifestement des risques professionnels; elle se montre même très libérale sous ce rapport, et l'État qui contribue à l'alimenter, de même que les armateurs en raison des retenues opérées sur les primes, accorde déjà une assistance très efficace, qui ne peut guère être accrue sans augmenter des charges déjà lourdes ; il semble donc qu'il appartient à l'initiative privée d'intervenir à son tour, et aux syndicats déjà formés de tenter des efforts que les pouvoirs publics ne manqueraient certainement pas d'encourager.

Le mal doit être attaqué dans sa racine. Les races bretonne et normande, sources principales du recrutement de la marine militaire, sont plus que toutes les autres, surtout la première, prédisposées à la tuberculose, qui sévit principalement sur le littoral et beaucoup moins dans l'intérieur des terres. Or c'est aussi sur le littoral que règne l'alcoolisme. Le Breton et le Normand agriculteurs vivant sobrement ne se livrent guère qu'à des excès pour ainsi dire hebdomadaires n'entraînant point l'alcoolisme, tandis que l'inscrit des côtes est adonné à une consommation journalière d'alcool fréquemment frelaté, de qualité très inférieure, qui crée un véritable état morbide. On ne saurait se refuser à établir une corrélation évidente entre cet alcoolisme des côtes et la plus grande fréquence de la tuberculose qui y est constatée. Là est réellement l'origine, là est la cause principale de la déchéance relative d'une race forte et robuste en elle-même, déchéance qui aboutit trop souvent à la tuberculose; là doit être porté le remède.

Quant aux mesures prophylactiques à mettre en usage à bord des navires, il en est peu, en dehors des améliorations d'ordre général, sur lesquelles nous avons insisté à maintes reprises, qui soient réellement applicables. Sur les paquebots qui relâchent souvent, un tuberculeux est vite débarqué, déposé à terre dans un hôpital ; un isolement relatif peut être appliqué, des lavages et désinfections peuvent être opérés; il peut même être veillé à l'emploi des crachoirs hygiéniques. Sur les longs-courriers voiliers effectuant de longs séjours à la mer, n'ayant point de médecin à bord, la chose est déjà plus difficile. Mais comment imposer de semblables mesures sur les navires pêcheurs? Le crachoir n'est pas encore entré dans nos mœurs; il commence à peine à être adopté sur les navires de guerre, où une surveillance constante et, malgré tout, trop souvent trompée, est cependant exercée, où en outre il est procédé au nettoyage de cet appareil dans des conditions hygiéniques satisfaisantes. Comment le rendrait-on obligatoire sur les bâtiments dont il s'agit, où les règles les plus élémentaires de l'hygiène sont méconnues, où, pour raison d'encombrement, il n'est même pas prévu de poulaines? Nul ne s'en servirait!

Il ne faut cependant pas désespérer d'arriver à un résultat. Des progrès sont déjà réalisés relativement à l'habitabilité des navires, il s'en produira encore; l'hygiène de la marine marchande ne date, pour ainsi dire, que d'hier: elle est aujourd'hui l'objet de l'attention de tous, et il y a beaucoup à espérer de l'avenir. La grande pêche est appelée à subir de profondes modifications, et il est à présumer que le voilier fera place au vapeur. D'un autre côté, l'instruction se répand peu à peu, bien que lentement, sur nos côtes, et sa diffusion amènera, sans aucun doute, des améliorations nécessaires dont l'utilité et le besoin pénétreront peu à peu les masses: les dangers de la tuberculose seront partout mieux connus, et les conférences faites dans les milieux maritimes y aidant, il se produira certainement une évolution inéluctable qui atténuera les funestes effets d'une maladie constituant, dans l'espèce, un véritable danger national.

ALCOOLISME. — Bien que l'alcoolisme ne soit pas exclusif aux marins du commerce, il revêt cependant chez eux, plus peut-être que partout ailleurs, un caractère professionnel. Les petits pêcheurs abusent volontiers de l'alcool, qui est pour eux un stimulant les aidant à lutter contre les refroidissements et les fatigues de la profession et des veilles prolongées. Sur les grands paquebots et les longs-courriers, l'alcool est assez parcimonieusement distribué et l'alcoolisme y est assez rarement constaté; mais, en échange, il doit être considéré comme la plaie des pêcheurs de haute mer.

Si la ration journalière, qui était primitivement de 25 centilitres pour les pêcheurs de Terre-Neuve et d'Islande, a été, malgré bien des protestations, abaissée à 20 centilitres, il ne faudrait pas en conclure qu'il n'en est consommé que cette quantité. Il est délivré, en maintes circonstances, des rations supplémentaires qui témoignent de l'embarquement d'une quantité d'alcool supérieure à celle qui serait réglementairement nécessaire. Les rations des disparus, des hospitalisés et des morts s'ajoutent à l'approvisionnement distribué à l'équipage, et il est convenu qu'à l'arrivée il ne doit plus rester une goutte d'alcool à bord.

Pour se convaincre des méfaits nombreux et de tous genres, sinistres maritimes et autres, imputés aux excès alcooliques qui se commettent dans ces parages, il suffit de parcourir les rapports des commandants de la division navale de Terre-Neuve et d'Islande, ceux des médecins de la Marine embarqués sur les navires de cette division ou détachés sur le navire-hôpital des Œuvres de mer. Navrantes sont les réflexions inspirées par la constatation de ce mal, inconnu sur les goélettes américaines et anglaises! La littérature s'est emparée de ces faits et en a retracé de lamentables et cruels tableaux; elle a fait ressortir que l'alcool est, pour le petit pêcheur comme pour le pêcheur de haute mer, la base de toute transaction, qu'il prime tout, qu'on le rencontre partout, qu'il est offert dans la petite industrie maritime sous forme de prime ou d'accroissement de salaires, et qu'il est considéré comme la boëtte du pêcheur de Terre-Neuve et d'Islande. Là il fait, pour ainsi dire, partie intégrante de la profession ; tout est prétexte à distribution d'eau-de-vie, et le degré alcoolique de la boisson délivrée n'est même pas toujours exactement connu, puisque, dans le but d'éviter l'encombrement, il est arrivé parfois que le soin fût laissé aux capitaines d'étendre eux-mêmes d'eau l'alcool embarqué marquant 80 ou 90°. Non seulement l'alcool est consommé en trop grande abondance, mais il l'est même dans des conditions absolument défectueuses, à jeun, par exemple, en pleine nuit lorsque l'équipage est réveillé au moment des passages de l'encornet qui doit servir à boëtter les lignes, ou le matin dès la première heure.

Sans vouloir supprimer absolument à bord des navires pêcheurs l'alcool, qui, à faible dose, additionné à des infusions chaudes, pourrait être utilement donné sous cette forme à des hommes demeurant longtemps immobiles, la ligne à la main, exposés au froid et aux grains de neige ou de pluie glaciale, il est indispensable d'abaisser encore le taux de la ration journalière et de le restreindre à 10 centilitres; il faudrait de plus veiller à ce que cet alcool ne fût jamais pris à jeun ; il serait possible en outre d'augmenter dans une certaine proportion la quantité de vin délivrée et d'encourager l'emploi des infusions de café et de thé, dont les Américains et les Anglais font un si large usage. Exiger comme eux l'affiliation des équipages à une société de tempérance, sociétés qui sont du reste assez rares en France, principalement sur nos côtes bretonnes et normandes, serait sans doute trop demander actuellement ; il serait à craindre qu'en présence d'une semblable obligation le recrutement des équipages se trouvât notablement entravé, voire même absolument tari. Peut-être, dans l'avenir, serait-il possible d'atteindre ce but, mais il n'y faut guère songer dès maintenant.

Il est difficile de se rendre un compte exact de la gravité du mal dont tous s'accordent à constater les effets. Lorsque, sur les bancs de Terre-Neuve ou en Islande, les marins viennent demander des consultations, la plupart doivent être dirigés sur l'hôpital pour alcoolisme, car il s'agit généralement d'accidents offrant une certaine gravité, accès de *delirium tremens*, troubles dyspeptiques très accentués, complications de cirrhose du foie; mais ces accidents, qui attirent forcément l'attention, se greffent eux-mêmes sur un état chronique qui, sans cette circonstance, serait demeuré inaperçu. Quand on songe que les équipages des navires pêcheurs sont composés d'hommes jeunes, parmi lesquels se trouvent même des mousses incités à contracter eux-mêmes de funestes habitudes, on ne peut s'empêcher de penser qu'il y a lieu de réagir vigoureusement contre de semblables abus. Il y a tout lieu de croire d'ailleurs que le mousse aura bientôt disparu et sera remplacé, à bord des navires dont nous nous occupons, par un cuisinier qui, en outre de ses fonctions, sera plus spécialement chargé de la propreté du poste de l'équipage.

Des ligues anti-alcooliques se sont fondées dans quelques grandes villes; une de ces ligues s'est même instituée à Saint-Pierre: mais il n'en existe pas sur les côtes bretonnes et normandes, où les débits de boissons et cabarets abondent, offrant à bas prix des alcools frelatés. Pendant la période obligatoire de service qu'il accomplit sur les navires de guerre, l'inscrit maritime subit une influence moralisatrice, car l'ivresse répétée et l'alcoolisme sont l'objet de mesures répressives et sont considérés comme un motif de non-réadmission; mais ce service terminé, et suivant les milieux où il se trouve placé, l'inscrit reprend vite ses anciennes habitudes.

Les armateurs se montrent tout disposés à modifier les anciennes routines; ils constatent eux-mêmes qu'en dehors de tout sentiment humanitaire il y va de leurs intérêts commerciaux de combattre l'alcoolisme; mais il faudrait les y aider en veillant attentivement à ce qu'il ne soit embarqué, en outre des approvisionnements conformes aux règlements en vigueur, approvisionnements qui devront être d'ailleurs notablement restreints, aucun approvisionnement particulier s'introduisant en fraude; à ce qu'en pays étranger tout achat d'alcool fût interdit de la façon la plus rigoureuse. Des pénalités sont du reste prévues dans les cas de l'espèce, et il suffirait de les appliquer. Une commission d'examen plus indépendante au départ des navires d'une part, et des responsabilités pécuniaires encourues par les capitaines en cas d'infraction d'autre part, permettraient peut-être d'arriver à un résultat.

Enfin, il serait désirable que des conférences instituées dans les centres maritimes et continuant l'œuvre déjà entreprise par les instituteurs dans les écoles signalent aux marins, en même temps que les dangers de la tuberculose, ceux qui résultent de l'abus excessif des boissons spiritueuses et de l'alcoolisme. A tort ou à raison, un grand nombre des pertes des navires et des doris sont imputées à ce fléau de la marine marchande, contre lequel il est urgent de réagir par tous les moyens.

Lorsque nous nous sommes occupé de la tuberculose, nous avons mentionné l'influence de l'alcoolisme sur son développement: il pourra nous être objecté qu'il n'est point rare de rencontrer sur le littoral, et sur celui des départements bretons en particulier, de vieux loups de mer, imprégnés d'alcool et parvenant cependant à un âge avancé sans devenir tuberculeux ; il semble qu'ils aient contracté, en vivant au grand air qui donne lieu à d'actives combustions, une véritable immunité contre les effets du redoutable poison, qui les aurait même préservés des risques de contagion tuberculeuse auxquels ils ont été fréquemment soumis. Les ouvriers des arsenaux, chez lesquels l'alcoolisme est souvent constaté, mais qui vivent dans un air plus confiné, résistent moins, et beaucoup d'entre eux sont victimes de la tuberculose. Il faut tenir un grand compte en effet des conditions différentes d'existence; l'atmosphère marine particulièrement saine et salubre et la vie au grand air sont favorables aux constitutions robustes, qui, en dépit des fatigues et de l'alcoolisme, résistent mieux à la contagion. Il n'est donc pas exact d'affirmer d'une façon absolue que toujours et dans tous les cas, comme on l'a dit en termes humoristiques, l'alcoolisme fait le lit de la tuberculose, et, de fait, dans l'éclosion de cette maladie entrent bien d'autres éléments.

Mais ce que l'on peut affirmer, c'est que les alcooliques invétérés transmettent à leur descendance une tare héréditaire qui les prédispose à la réceptivité plus grande des germes contagieux. Sur le littoral breton comme en Normandie, il arrive que non seulement le père, mais aussi la mère, présentent des signes manifestes d'alcoolisme chronique; dans ces régions, plus que partout ailleurs, on rencontre des enfants lymphatiques, strumeux, porteurs d'adénites et d'ostéites, facilement tuberculisables ; chez eux les affections nerveuses sont aussi maintenant plus fréquemment observées qu'autrefois; l'hystérie, les crises épileptiformes ne sont pas chose rare, et la dégénérescence des procréateurs n'est certainement pas indifférente à la genèse de ces accidents peu constatés dans l'intérieur des terres.

Dans le Midi, l'alcoolisme est moins répandu ; les populations de cette zone ont le privilège du vin à bon marché, et, pouvant en user, pour ainsi dire, à discrétion, n'en abusent guère ; les apéritifs et en particulier l'absinthe y sont plus en honneur. Ces boissons à essences occasionnent des délires aigus, devenant chroniques en cas d'abus prolongés et entraînant même parfois des maladies mentales incurables; mais ce sont là plutôt des exceptions. Par ailleurs, le Midi est loin de fournir à la marine en général, à la marine militaire en particulier, un contingent égal à celui que lui apportent le nord et l'ouest de la France, et l'alcoolisme qui peut y exister ne constitue pas, par suite, un aussi grand danger pour le recrutement de la flotte.

SCORBUT (1). — Grâce aux progrès de l'hygiène générale et aux

(1) Mahé, Dict. encycl. des sciences médicales. — Rey, Dict. de médecine et chirurgie pratiques. — Le Dantec, Précis de pathologie exotique.

modifications apportées dans le régime alimentaire, le scorbut, longtemps considéré, même à une époque rapprochée de la nôtre, comme la peste de la mer, a complètement disparu des navires de guerre. Il ne sévit point parmi les petits pêcheurs, ne s'observe même plus sur les navires effectuant le petit cabotage, est inconnu sur les paquebots et grands transports. A bord des voiliers effectuant de longues campagnes, il a été observé une affection dénommée par les uns scorbut, par d'autres béribéri, et au sujet de laquelle il persiste une incertitude que l'insuffisance des documents ne permet guère de dissiper. Sur les navires pêcheurs de Terre-Neuve et d'Islande, le scorbut est endémique, atteignant même parfois des équipages tout entiers; mais il ne règne pas à bord de tous les navires ni à tout moment de la saison de pêche; les équipages bretons y sont plus exposés que ceux de Dunkerque et du Nord, et chez eux la maladie sévit surtout pendant la seconde période ou à la fin de la campagne.

Cette affection a donné lieu à de nombreux travaux dont le résumé se trouve contenu dans le long article que lui a consacré notre ancien collègue de la Marine, le Dr Mahé. Plus récemment les Drs Chastang et Bonain (1), tous deux aussi médecins de la Marine, l'ont plus spécialement étudiée à Terre-Neuve et en Islande, étant du reste bien placés, en raison des fonctions qu'ils exerçaient sur le navire-hôpital des Œuvres de mer, pour observer les symptômes qu'elle présente chez les pêcheurs de haute mer. Si la mortalité n'est pas très considérable, la morbidité est grande: mais, pour les motifs déjà donnés, il nous est impossible de produire des chiffres précis; les entrées dans les hôpitaux ne pourraient servir de base à une statistique, car les malades très gravement atteints y sont seuls traités, les autres continuant leurs services à bord; presque chaque année cependant, des navires pêcheurs bretons, au retour en France, sont contraints de relâcher pour déposer à terre des malades, lorsque, le scorbut frappant une notable proportion de l'équipage et affectant des allures graves, il ne reste plus à bord un personnel valide suffisant pour assurer la manœuvre.

Tous s'accordent aujourd'hui pour attribuer au scorbut une étiologie complexe, chacun des éléments considérés successivement jadis comme une cause déterminante ne jouant en réalité qu'un rôle accessoire: l'absence de végétaux frais et de fruits succulents ne suffit pas pour produire la maladie, non plus que l'abus des salaisons; la théorie muriatique si longtemps en honneur a fait son temps et n'est pas plus soutenable que celle du défaut de sels de potasse dans l'alimentation; le *lime juice*, quoi qu'on en ait dit, ne suffit pas toujours pour prévenir et guérir le scorbut, et il faut

(1) Chastang et Bonain, *Archives de médecine navale*, années 1902 et 1904.

chercher ailleurs que dans une cause univoque les raisons des épidémies de scorbut constatées à chaque campagne de pêche, plus encore sur les navires banquiers de Terre-Neuve que sur ceux d'Islande, sur une certaine catégorie de navires et à une époque déterminée.

Les équipages bretons et les dunkerquois sont soumis aux mêmes conditions d'existence : sur ces deux catégories de navires, l'hygiène générale est tout aussi défectueuse, le froid et l'humidité agissent de la même façon, les hommes y sont tout aussi surmenés, consomment tout autant d'alcool ; les veilles sont, chez les uns comme chez les autres, aussi prolongées, les influences morales dépressives identiques. Si donc les équipages bretons sont plus constamment et plus régulièrement atteints, il faut en chercher la raison dans certains détails particuliers, qu'il paraît utile de faire ressortir. Il semblerait même au premier abord que les Bretons devraient être plus épargnés ; ils font en effet, plus que les Flamands, un usage presque constant de la pomme de terre, qui a toujours été regardée comme un excellent antiscorbutique, et reçoivent même, au cours de la campagne, un renouvellement d'approvisionnement que leur apportent leurs bâtiments chasseurs ; ils boivent du cidre, auquel on a attribué d'utiles propriétés en pareil cas, tandis que les Flamands boivent plutôt de la bière ; mais ils consomment aussi, et pendant toute la durée de la période de pêche, du lard salé qui est conservé longtemps à bord. Tandis que les Flamands utilisent, pour leur alimentation, les petites morues, ne conservant pour la vente que les belles morues mises en barils, les Bretons, travaillant à la pièce, mettent en cale toute morue pêchée et dont ils ne conservent que la tête servant à la confection de la soupe ; la proportion de vivres frais est donc moins grande ; de plus, dans la ration des Dunkerquois entrent le riz, les légumes secs et le fromage, qui ne font point partie de celle des Bretons.

Les salaisons ne sauraient être incriminées en elles-mêmes, non plus que les conserves de bœuf, qui ont été tout récemment encore mises en cause : A bord du *Fram*, lors de l'expédition de Nansen au pôle Nord, aucun cas de scorbut n'a été signalé, bien que l'équipage ait dû recourir à l'usage des conserves alimentaires ; mais hâtons-nous d'ajouter que le professeur (Tomps de Christiania) avait veillé lui-même à la préparation de ces conserves. Il a été remarqué que, en maintes circonstances, les navires à bord desquels régnait le scorbut appartenaient au même armateur ; on se trouve par suite autorisé à faire entrer en ligne de compte la mauvaise préparation des conserves délivrées au départ. En admettant même que la préparation soit parfaite, des altérations peuvent survenir de ce fait que les conserves séjournent longtemps à bord ; que, les barils de lard salé étant ouverts, ce lard n'est pas toujours recouvert par la saumure et reste ainsi exposé au contact de l'air. Ces altérations sont susceptibles d'apporter dans le tube digestif des éléments d'intoxication ou d'infection microbienne. Elles se produisent d'ailleurs plutôt vers la fin de la campagne, alors que la température est plus élevée, et l'on s'explique ainsi les symptômes plus graves observés à ce moment chez des hommes plus fatigués et dont les organes digestifs ne fonctionnent plus d'une façon normale.

De nombreuses tentatives ont été faites pour rechercher le bacille spécifique du scorbut; elles n'ont jusqu'ici amené aucun résultat probant, et l'origine infectieuse de la maladie ne saurait par suite être admise actuellement ; il semble qu'il s'agit plutôt d'une intoxication alimentaire survenant dans des conditions spéciales de misère physiologique, qui se rencontrent surtout sur les navires pêcheurs, et que cette intoxication soit imputable à la mauvaise conservation des produits alimentaires et, en particulier, des viandes et des poissons.

Le scorbut n'a point été signalé dans la flottille de pêche de la mer du Nord, non plus que dans celle du golfe de Gascogne ; le séjour des marins à la mer y est moins prolongé; il y est peu fait usage de conserves ; mais on l'a vu à terre à la suite de la consommation de sardines salées avariées : la lassitude, les douleurs musculaires, les hémorragies et l'insomnie notées dans ce cas, de même que les altérations des gencives, ne peuvent laisser prise à aucun doute.

Après quelques mois passés sur les bancs, presque tous les pêcheurs sont atteints de gingivite ulcéreuse ; mais cette gingivite n'est pas toujours en rapport avec le scorbut, qui présente du reste bien rarement les symptômes classiques partout signalés que nous croyons inutile d'énumérer à nouveau et dont il n'est point dans notre intention de discuter la valeur au point de vue du diagnostic. En dehors du malaise général et des troubles dyspeptiques, tout se borne parfois à des piquetés hémorragiques, et les altérations des gencives font même assez souvent défaut. On ne saurait accepter sans quelque réserve le diagnostic de scorbut porté dans certains cas, où des manifestations purpuriques avec phlyctènes remplies de sérosité sanguinolente et œdèmes ont seules été observées; ces états sont en rapport avec une altération profonde du sang pouvant fort bien provenir d'une autre cause que de la dyscrasie scorbutique, mais pouvant aussi coexister avec elle.

Si l'intoxication alimentaire nous paraît devoir être prise en sérieuse considération dans l'étiologie du scorbut, encore faut-il que cette intoxication soit favorisée par d'autres facteurs. C'est surtout dans les années pluvieuses, froides, à coups de vents répétés, que la maladie a été observée, frappant jusqu'à vingt-sept hommes sur trente à bord de navires où l'équipage avait été surmené ; il faut à cette intoxication un substratum de misère physiologiquet don, le rôle est pour ainsi dire prépondérant.

CACHEXIE HYDRÉMIQUE. — Compliquant le scorbut avec ses lésions gingivales et ses piquetés hémorragiques, il existe en effet chez les pêcheurs de haute mer une cachexie hydrémique observée surtout à la fin de la saison de pêche et caractérisée par des œdèmes quelquefois monstrueux. Cette cachexie hydrémique se montre fréquemment seule, rappelant à tous égards le béribéri, dénomination sous laquelle elle a été maintes fois désignée. Elle n'a jamais été notée dans les premiers mois de la campagne. Elle n'est point spéciale du reste aux pêcheurs de haute mer, car des observations en ont été recueillies sur des longs-courriers allemands et norvégiens, voire même, en 1902, sur un navire de cette catégorie appartenant à une grande compagnie de navigation de nationalité française. Dans tous les cas, l'altération des vivres a pu être imputée comme facteur essentiel dans la production de la maladie. Sur le dernier navire auquel nous avons fait allusion, eurent lieu trois décès, dont deux survinrent très rapidement en vingt-six et cinquante-huit heures, avec des œdèmes considérables; par suite de circonstances particulières, les approvisionnements alimentaires étant avariés, l'équipage, après une traversée déjà longue, ne reçut qu'une alimentation notoirement insuffisante, composée presque uniquement de salaisons, la graisse faisant complètement défaut. Ce fut aux environs de l'Équateur, où le navire dut séjourner pendant trois semaines, étant pris par les calmes, que se manifestèrent les premiers cas d'une affection se traduisant par des œdèmes débutant par les membres inférieurs, gagnant rapidement le thorax, maladie qui occasionna trois décès par syncope ou asphyxie et atteignit tout le personnel du navire. A l'arrivée en Angleterre, où les malades déposés à l'hôpital guérirent rapidement, le médecin traitant porta le diagnostic de béribéri.

Van Leent a observé en Australie une cachexie du même ordre chez des pêcheurs de perles et l'a considérée comme une affection mixte tenant du scorbut et du béribéri. La commission nommée par le Gouvernement norvégien pour étudier les cas constatés à bord des longs courriers attribue la maladie soit à une mauvaise alimentation végétale, soit à la consommation de mauvaises conserves de viande.

Il ne nous paraît pas que cette cachexie hydrémique puisse être considérée comme un véritable béribéri (1), affection qui sévit plutôt dans la zone intertropicale entre le 35° de latitude Nord et le 35° de latitude Sud, frappant plus particulièrement les races colorées, bien qu'elle puisse aussi atteindre la race blanche, mais cependant plus exceptionnellement, et ayant un foyer d'origine bien déterminé, d'où par migrations elle a étendu son domaine. Si les derniers travaux relatifs

(1) Rochard, Dict. de médecine et chirurgie pratiques de Jaccoud. — Leroy de Méricourt, Dict. encycl. des sciences médicales de Dechambre. — Le Dantec, *loc. cit.* — Vivian Danger-Field, Béribéri, 1905.

au béribéri sont confirmés, il semblerait même que le bacille spécifique de cette maladie, décrit par le Dr Vivian Dangerfield, ne résiste guère aux basses températures et, dans ces conditions, on s'expliquerait mal le béribéri des voiliers et des pêcheurs de Terre-Neuve. Les œdèmes dont il est question paraissent être plutôt la conséquence des causes multiples et complexes entrainant un appauvrissement du sang, une destruction des globules, une altération du système nerveux, et l'amoindrissement des moyens de défense de l'organisme contre les auto-infections qui résultent elles mêmes de fatigues prolongées et d'alimentation défectueuse. Ils sont la caractéristique d'un état de misère physiologique, d'une hémato-neurotoxie, comme l'a indiqué notre collègue le Dr Bonain (1) : la saturation de l'organisme par le sel pourrait ne pas être étrangère à leur production. Ces états guérissent d'ailleurs assez promptement par le régime et le repos, ce qui n'est pas le cas du vrai béribéri.

INTOXICATIONS ALIMENTAIRES. — Au nombre des intoxications alimentaires auxquelles sont plus spécialement exposés les marins du commerce, nous croyons devoir citer les cas exceptionnels d'empoisonnement notés après l'ingestion de morue fraîche : la cause intime de cette intoxication ne ressort pas du reste des observations relatées qui ne permettent pas d'affirmer si elle doit être attribuée à la chair même du poisson devenant vénéneuse dans des conditions particulières ou aux substances toxiques ayant pu être ingérées par lui.

La morue rouge, dont la coloration est due au *beggiatoa rosea perniciosa*, n'est point toxique par elle-même et peut, après lavage, être consommée sans danger ; il nous suffit donc de la signaler, les marins n'étant pas d'ailleurs les seuls exposés aux risques que certains lui ont autrefois imputés, et qui proviennent uniquement des parasites auxquels est précisément due cette coloration rouge.

Parmi les maladies internes observées chez les marins du commerce, nous pouvons signaler la grande fréquence du rhumatisme musculaire et du rhumatisme articulaire avec complication d'endocardite, des congestions et hémorragies cérébrales, ces dernières attribuables dans la majorité des cas à une artériosclérose d'origine alcoolique ; les maladies du rein paraissent relativement rares, de même que celles des centres nerveux.

MALADIES DE LA PEAU. — La gale est, parmi les maladies de la peau, celle que l'on trouve notée le plus souvent dans les statistiques des hôpitaux de Saint-Pierre et d'Islande ; mais il est une autre affection vésico-pustuleuse, connue et décrite par Chastang sous le nom de *fleurs d'Islande*, qui paraît spéciale aux pêcheurs de haute mer ; cette affection siège aux poignets, débute par des vésicules

(1) Bonain, *Archives de médecine navale*, 1904.

auxquelles succèdent des phlyctènes pleines de pus : elle reconnaît comme origine le frottement des manchettes en cuir protégeant mal les poignets, celui de la ligne et le contact incessant de l'eau salée, souillée elle-même par des détritus divers. Une solution d'acide picrique en applications guérit et même prévient cette éruption.

MALADIES SYPHILITIQUES ET VÉNÉRIENNES. — Aucun document ne nous permet de fournir des indications relativement au nombre des maladies syphilitiques ou vénériennes observées chez les marins du commerce. Ces affections ne figurent point dans les statistiques des hôpitaux de Terre-Neuve et d'Islande. Il semblerait donc qu'elles constituent plutôt une rareté; car, si elles s'accompagnaient d'accidents offrant une certaine gravité, les malades n'auraient pu être conservés à bord. Il y aurait lieu cependant d'attirer l'attention sur ce point spécial en raison des contaminations possibles, le charnier à suçoirs étant encore en usage à bord de beaucoup de navires.

MALADIES CHIRURGICALES. — **Fractures et luxations.** — Sur les navires de commerce comme sur les navires de guerre, les accidents sont fréquents; fractures et luxations se rencontrent partout sans donner lieu à des considérations particulières. Nous devons cependant signaler que, à bord des navires dépourvus de médecin, les luxations restent souvent non réduites, les fractures vicieusement consolidées, et il en résulte des impotences fonctionnelles mettant prématurément les intéressés dans l'impossibilité absolue de continuer la navigation ; il en est de même de certaines affections des yeux, qui, faute de soins appropriés, acquièrent une gravité exceptionnelle ne paraissant pas toujours en rapport avec la cause qui les a provoquées.

Crevasses. — Panaris. — Phlegmons. — Plus que toutes les autres catégories de marins, les pêcheurs sont sujets aux crevasses aux mains, aux panaris et aux phlegmons qui en sont la conséquence fréquente. Ces panaris consécutifs à des piqûres produites par les hameçons, par les arêtes de poissons, par des fils de fer, sont plus fréquents chez les pêcheurs qui se servent de lignes que chez ceux qui se servent plutôt de filets, comme cela a lieu dans la mer du Nord ; les pêcheurs de thon du golfe de Gascogne qui boëttent leurs lignes avec de la paille de maïs en sont moins souvent atteints que ceux de Terre-Neuve et d'Islande, qui emploient à cet effet des poissons parfois avariés ou des bulots ; le pouvoir pyogène de certains microbes de putréfaction des poissons suffit pour produire des suppurations locales ; le hareng paraît, à cet égard, particulièrement suspect. Ces panaris mal traités sont fréquemment suivis d'ostéites entraînant la perte de phalanges, de phlegmons étendus atteignant les gaines tendineuses et occasionnant des impotences fonctionnelles importantes. Ils s'observent exceptionnellement chez les pêcheurs de sardines, cette pêche se faisant au filet et la sardine n'étant pas munie de piquants : la sardine rouge donne naissance à des panaris spéciaux, dont le pus présente une coloration rose due à un microbe chromogène rosé, qui, inoculé chez un lapin, a provoqué un phlegmon où il a été retrouvé sans trace d'aucun autre microbe (1). Ces accidents ont été observés chez des soudeurs de boîtes à sardines dans une usine où se trouvaient accidentellement des sardines rouges.

Gelures. — Nous ne dirons qu'un mot des gelures des extrémités survenues chez des marins recueillis en mer après avoir séjourné quelques jours dans des doris, gelures qui ont dû être suivies d'amputation.

Hernie. — La hernie est fréquemment constatée dans la marine marchande et souvent insuffisamment traitée, à bord des navires où il n'est point embarqué de médecin imposant le port d'un bandage approprié, de là des complications qui pourraient être évitées.

SUBMERSION. — Les morts par submersion, en dehors même de celles qui résultent de la perte des navires, sont assez fréquentes sur les bancs de Terre-Neuve et d'Islande; ces accidents seraient peut-être plus rares si les appareils de sauvetage étaient plus répandus à bord et si aux lourdes bottes étaient substituées des chaussures plus légères. Il faudrait de plus que les marins fussent en général plus au courant des premiers secours à donner aux noyés, bien que les instructions médicales puissent, jusqu'à un certain point, leur servir de guide.

CONSIDÉRATIONS SUR L'UTILITÉ D'UNE STATISTIQUE MÉDICALE. — Nous avons, à diverses reprises, insisté, dans le cours de cette étude, sur l'impossibilité absolue de produire des statistiques de morbidité et de mortalité concernant les inscrits maritimes naviguant sur les navires de la marine marchande. Il est de même impossible d'indiquer la proportionnalité des invalidités relatives aux spécialités, d'ailleurs moins nombreuses sur les navires de commerce que sur les navires de guerre, des inscrits embarqués. Il semble que les mécaniciens et chauffeurs soient plus particulièrement éprouvés, à en juger par les documents qui parviennent au ministère de la Marine, mais aucun chiffre ne peut être cité à l'appui de cette assertion. Sur les grands paquebots, et sur les bâtiments comportant un personnel dépassant 100 unités, les médecins sanitaires maritimes doivent tenir des registres qui, centralisés, pourraient fournir d'utiles indications; mais c'est précisément à bord de ces navires que la morbidité est, en général, la plus faible.

Sur les bâtiments dépourvus de médecins, — et ce sont les plus nombreux, — et ceux à bord desquels l'existence est la plus pénible

(1) Du Bois Saint-Sevrin, *Archives de médecine navale*, 1895.

et l'hygiène la plus défectueuse, les capitaines ne peuvent fournir que de vagues renseignements sur les maladies observées. Les diagnostics portés, quand il en est fait mention, ne doivent être acceptés que sous les plus grandes réserves : une bronchite est aisément confondue avec une pleurésie, une bronchopneumonie, voire même avec une tuberculose, un embarras gastrique avec une fièvre typhoïde ; une appendicite de même qu'une affection rénale ou cardiaque peuvent rester méconnues, et il n'est pas jusqu'aux lésions chirurgicales qui ne puissent donner lieu à des erreurs.

Il serait intéressant cependant de pouvoir suivre davantage ces inscrits. Dans leur propre intérêt comme dans celui des armateurs, il serait utile qu'au débarquement, quel que fût d'ailleurs le motif de ce débarquement, chacun d'eux fût examiné au point de vue de son état général de santé, que les malades ou convalescents fussent surveillés et traités, s'il y a lieu, avant d'être admis à contracter un nouvel embarquement. Actuellement on ne peut se rendre un compte exact des déchets, et l'industrie maritime est peut-être la seule pour laquelle il existe une semblable lacune.

Peut-être serait-il possible de réunir dans les quartiers et arrondissements maritimes les documents qui font actuellement défaut et d'arriver à évaluer, comme cela existe partout, le bilan de la morbidité et de la mortalité de la marine marchande.

Dans les ports militaires des médecins de la Marine, dans les différents quartiers des médecins civils délégués par le ministère de la Marine pourraient être affectés aux visites médicales des inscrits ; l'État étendrait de la sorte son œuvre de protection sur un personnel qu'il conserve à sa disposition pendant une longue période, dont il ne peut se désintéresser, dont il s'occupe déjà très activement, et auquel il témoigne sa sollicitude, comme nous l'avons fait ressortir, en veillant à sauvegarder partout ses intérêts et en lui assurant, dans des circonstances déterminées, une assistance efficace et précieuse.

TABLE DES MATIÈRES

HYGIÈNE NAVALE

MARINE DE GUERRE

MARINE MARCHANDE

4632-C5. — Corbeil. Imprimerie Ed. Crété.

DIVISION EN FASCICULES

1. *Atmosphère et climats.* 124 pages, avec 2 pl. col. et [illegible]
2. *Le sol et l'eau.* 464 pages avec 2 pl. col. et fig. [illegible]
3. *Hygiène individuelle.* 296 pages, avec 38 fig.
4. *Hygiène alimentaire.* 320 pages.
5. *Hygiène de l'habitation.*
6. *Hygiène scolaire.*
7. *Hygiène industrielle.*
8. *Hygiène hospitalière.*
9. *Hygiène militaire.*
10. *Hygiène navale.* 356 pages, avec 3 pl. col. et 36 fig.
11. *Hygiène coloniale.*
12. *Hygiène et salubrité générales des collectivités rurales et urbaines.*
13. *Mesures d'assainissement spéciales aux communes rurales, etc.*
14. *Approvisionnement communal.*
15. *Enlèvement et destruction des matières usées.*
16 et 17. *Étiologie et prophylaxie générales.*
18. *Étiologie et prophylaxie spéciales.*
19. *Administration sanitaire.*
20. *Hygiène* [illegible]

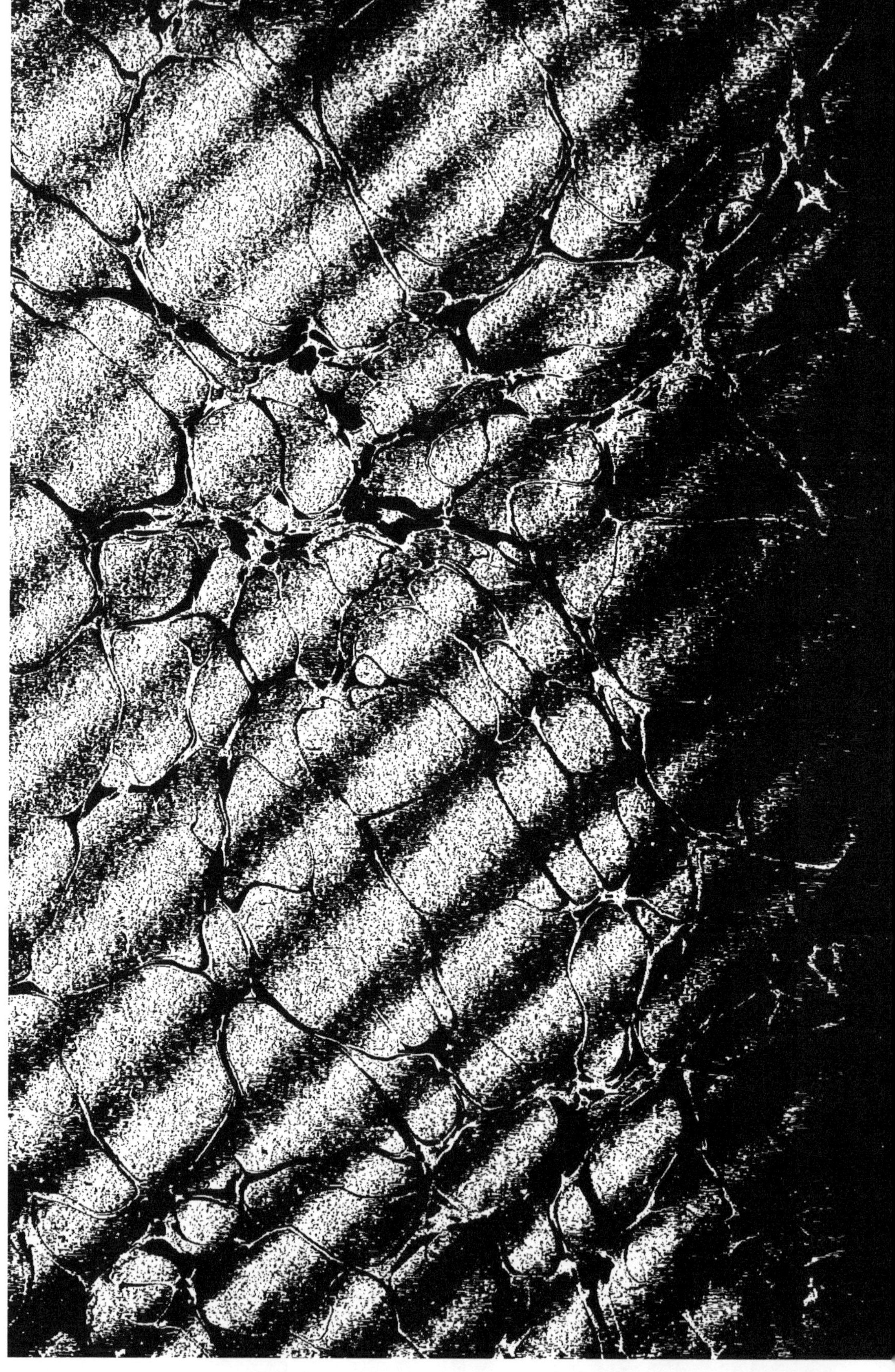

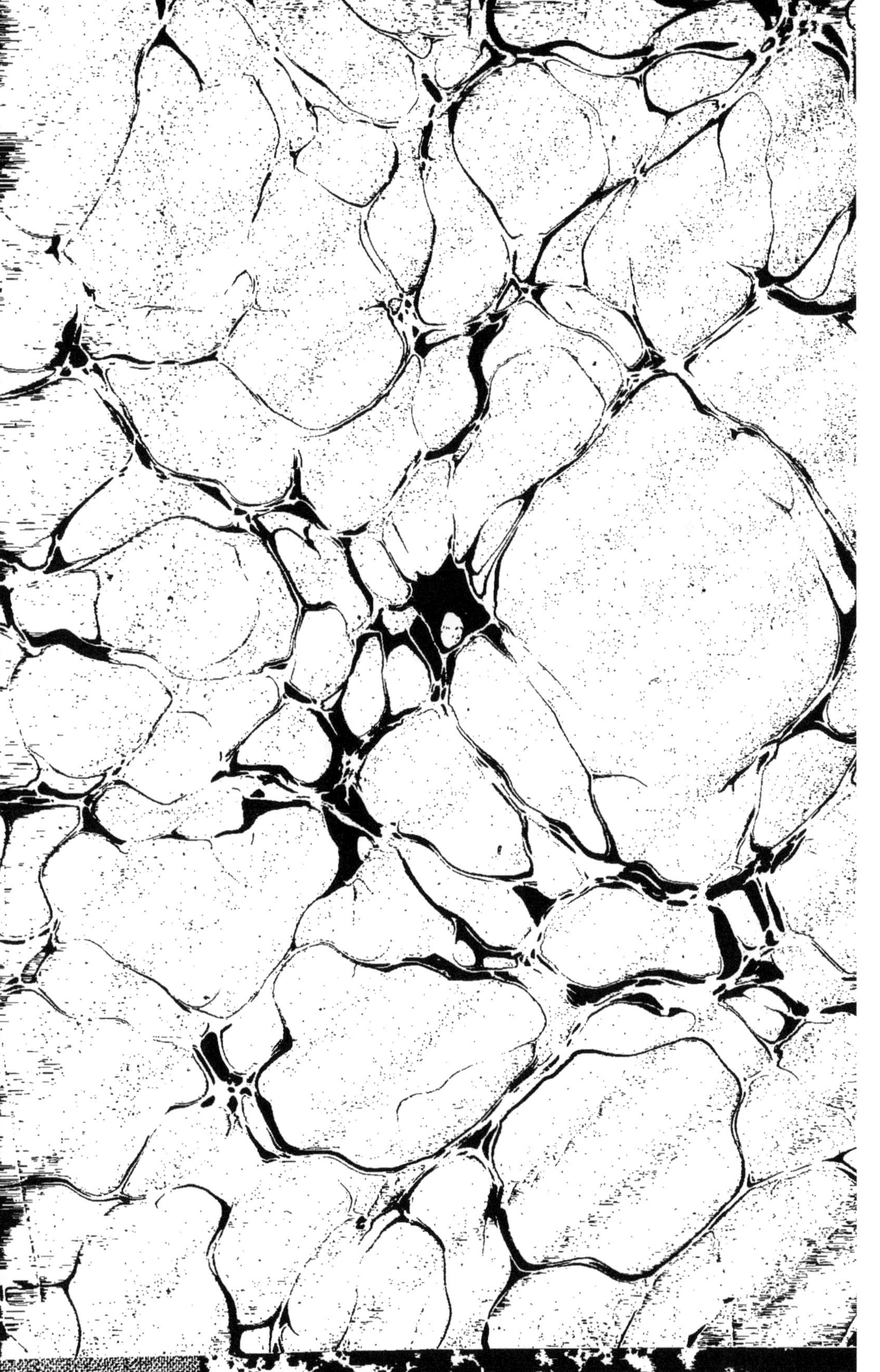

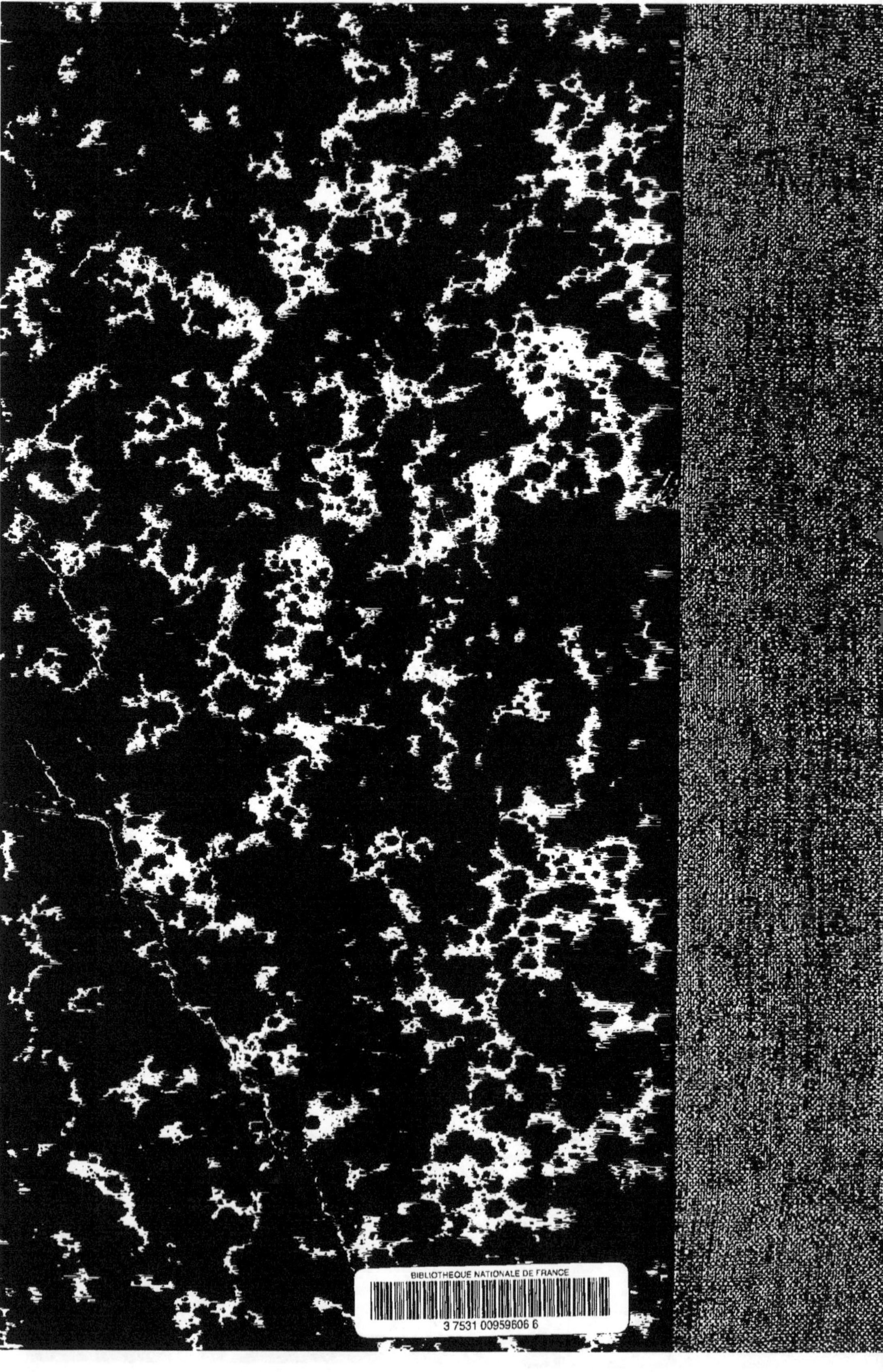

www.ingramcontent.com/pod-product-compliance
Ingram Content Group UK Ltd.
Pitfield, Milton Keynes, MK11 3LW, UK
UKHW012152240726
13966UKWH00002B/285

9 782011 770462